亲献民间验方与
特色疗法

主　编： 庞国明

副主编： 孙忠人　姜德友　韦绪性　朱恪材
　　　　　周丽霞　李　娟　何银堂　林天东
　　　　　刘仁毅

U0273635

中国中医药出版社
·北　京·

图书在版编目（CIP）数据

亲献民间验方与特色疗法 / 庞国明主编 .—北京：中国中医药
出版社，2016.8（2018.5 重印）

ISBN 978-7-5132-3532-7

Ⅰ.①亲… Ⅱ.①庞… Ⅲ.①验方—汇编 Ⅳ.① R289.5

中国版本图书馆 CIP 数据核字（2016）第 160989 号

中 国 中 医 药 出 版 社 出版

北京市朝阳区北三环东路 28 号易亨大厦 16 层

邮政编码 100013

传真 010 64405750

山东百润本色印刷有限公司印刷

各地新华书店经销

*

开本 880×1230 1/32 印张 19 字数 490 千字

2016 年 8 月第 1 版 2018 年 5 月第 3 次印刷

书号 ISBN 978-7-5132-3532-7

*

定价 49.00 元

网址 www.cptcm.com

社长热线 010 64405720

购书热线 010 64065415 010 64065413

微信服务号 zgzyycbs

书店网址 csln.net/qksd/

官方微博 http：//e.weibo.com/cptcm

淘宝天猫网址 http：//zgzyycbs.tmall.com

《亲献民间验方与特色疗法》
编委会名单

主　编：庞国明

副主编：孙忠人　姜德友　韦绪性　朱恪材

　　　　周丽霞　李　娟　何银堂　林天东

　　　　刘仁毅

编　委：(以姓氏笔画为序)

王文远　王秉隆　王喜聪　庄兴礼

孙治安　严兴海　李　柱　杨天颖

吴永贵　吴光速　吴远华　辛智科

汪卉林　张华明　张建英　张彦秋

张娜娜　陆　鹏　陈　涛　秦雪娟

高会彦　黄道学　阎均天　韩建涛

温　权　樊东升

主编介绍

　　庞国明，男（1958—　），二级主任中医师、教授、硕士生导师。现任开封市中医院党委书记、院长、理事长；享受国务院政府特殊津贴专家；中华中医药学会理事，中华中医药学会民间特色诊疗技术研究分会主任委员。擅长糖尿病及内科杂病的诊治，发表论文160篇，出版学术专著169部，获国家、省、市科技进步奖16项。

前　言

　　中医药根植于民间，发展于民间。有许多单方、验方、妙方散在于民间，还有许多绝招、特色疗法，深藏于民间。新中国成立以来，国家曾多次进行挖掘与抢救，发动了多次献方献技活动，抢救了不少濒临失传的祖传绝技（秘方绝招）。尽管如此，仍有很多行之有效的妙方绝技，遗散于全国各地。虽享誉一方，流传一隅，但其传播范围太过局限，其瑰宝的价值尚未得以彰显，致使那些饱受沉疴痼疾折磨的病人不能得到及时治疗，实为憾事。

　　每每想到这些，作为中华中医药学会民间特色诊疗技术与验方整理研究分会（以下简称"民间分会"）主任委员的庞国明教授，就会感到重任在肩，时不我待。为了使蕴藏在全国各地中医药宝库里的散珠碧玉，变为无价的珍宝，庞教授五年前即开始筹划，广泛收集整理民间妙方绝技，使之为人类健康服务。

　　在"民间分会"庞国明主任委员的组织带领下，在副主任委员、常委及委员的共同努力下，以全国"民间分会"为桥梁，以每年召开的"民间分会"学术研讨会为纽带，发动全国民间、基层医师，秉承大医精诚的古训，以普渡众生为宗旨，摒弃个人利益，打破家传陈规，把效如桴鼓的妙方绝技献出来，为人类健康做出自己的贡献。通过几年的努力，

将200多位民间、基层医师献出的经验方和特色疗法近300个，收集整理，汇编成册，书名为《亲献民间验方与特色疗法》。该书新颖闪光之处在于，书中除组成、功用、注意、方源、病案举例等之外，更有"作者小传""联系电话""电子邮箱"等信息，突出翔实、简便、易用、价廉、高效等特点。

由于该书收集的药方和治法，均为民间、基层中医药专业技术人员所亲献或传授，其中包含着他们多年的临床经验和智慧结晶，多有独到之处，专业性、技术性较强，不可随意选用。如有选用，则一定要有专业技术人员指导，避免不良现象发生，特此告诫。

编　者
2015 年 8 月

目　录

上篇

亲献民间秘单验方

第一章　内　科

邓铁涛浴足方治疗高血压病

邓铁涛

广州中医药大学第一附属医院　510405

【作者小传】邓铁涛，广东省开平县人。1916年10月出生，国医大师，广州中医药大学终身教授，现代著名中医学家。1991年，邓铁涛教授主持的课题《脾虚型重症肌无力临床研究及实验研究》，获得国家中医药管理局科技进步一等奖，1992年获国家科技进步二等奖。他本人荣获中华中医药学会"中医药抗'非典'特殊贡献奖"，并创新地提出了"五脏相关"学说。

【方药组成】怀牛膝30g，川芎30g，白芷30g，钩藤10g（后下），夏枯草10g，吴茱萸30g，肉桂10g。

【功能主治】平肝潜阳、引火归原，主要治疗肝火上炎、阴虚阳亢等引起的高血压。

【使用方法】上方加水2000mL煎煮，水沸后再煮20分钟，取汁（夏季38～41℃，冬季41～43℃）倒进恒温浴足盆内浴足30分钟。每日2次。

【注意事项】①合并严重心、脑、肾疾病及糖尿病、昏迷、精神病患者，包括下肢皮肤破溃患者，不宜使用。②检查浴足盆的性能、水温、患者的皮肤及生命体征情况。

【应用小结】经多年临床实践，邓铁涛浴足方现已广泛应用于广州中医药大学第一附属医院心血管科高血压患者，有利于调节血压，改善肝火上炎、阴虚阳亢等导致的临床症状。

【方药来源与特点】经验方。足与周身阴阳经络有密切关系。现代药理表明，浸洗皮肤的药液中的某些成分可经皮肤、汗腺、毛囊吸收，渗透进入体内产生药效。邓铁涛浴足方中钩藤、夏枯草平肝潜阳，吴茱萸平肝降逆，牛膝引火（血）下行，川芎、白芷祛风活血通络，肉桂、吴茱萸补肾温阳，引火归原。全方共奏平肝潜阳，引火归原之效。且川芎、肉桂、吴茱萸辛散温通，能促进他药透皮吸收，直达病所。

【病案举例】

病案一：张某，男，46岁，高血压病史10余年，有家族史，服用三联降压药，血压波动较大，尤以舒张压常偏高，入科后给予邓铁涛浴足方早晚各一次，治疗一周，动态监测血压，血压基本维持在正常范围，舒张压较入院前降低10mmHg。出院时患者要求增开邓铁涛浴足方带药返家继续调理。

病案二：蔡某，女，49岁，高血压病史2年，规律服用降压药，情绪急躁易怒，血压随情绪波动大，夜眠差，盗汗，面部潮红，手足心热。入科后给予邓铁涛浴足方早晚各一次，治疗5天，动态监测血压，血压基本正常、平稳，患者诉使用后睡眠及盗汗、面部潮红、手足心热等症状改善，心情舒畅。

联系电话：020-36591357

三五七鹿茸散治头晕

阎钧天

山西省运城市中医医院　044000

【作者小传】阎钧天，男，69岁（1946—　），副主任医师。1962年拜当地名医张德煜学习《伤寒杂病论》《黄帝内经》《难经》，同时拜师王太和、王天顺学习中草药炮制，后又拜师李复唐、师星明、孟锦绣、王全福等学习中医内科、外科、儿科、妇科等。1966 年出师独立行医，1979 年参加国家城乡闲散优秀中医考试，以优异成绩被录取为国家干部，分配于北京中医研究院（现中国中医科学院），后因故供职于运城市中医医院。精通传统中医五运六气，擅长治疗眩晕、疼痛及各科疑难杂症。学术观点：诸病皆生于气，治病首重调气。曾撰写发表学术论文 40 余篇，出版《运气摄要》《伤寒论纵横》《医学求真》《有病这样治》《伤寒、金匮、温病证治歌诀》《临证拾芥》等六部医学著作。

【方药组成】天雄 15g，细辛 15g，干姜 25g，山茱萸 25g，防风 35g，茯苓 35g，鹿茸 25g（打粉，分 2 次冲下）。

【功能主治】男妇老弱之头目眩晕。

【服用方法】以上药物前六味共为细末，每次用五钱，水煎 3～5 沸，滤去渣，以药汁调鹿茸温服，一日 2 次。

【注意事项】高血压病患者不宜服用。

【应用小结】用此方治疗男妇老弱头目眩晕数百例，治愈率 95% 以上。

【方药来源】从《张氏医通》三五七散化裁而成。

【病案举例】

病案一：周某，男，81 岁。2014 年 3 月 10 日来诊，诉经常头晕，已 3 年余，中西医诸治不效。年已耄耋，而步履尚健，惟时而头晕目眩，日 3～4 作，六脉洪大而重取无力，即予此方服一周后，头晕大减，一周来仅晕过 2 次，旋即止。予原方再服一周，头晕彻愈，随访一年来未再眩晕。

病案二：王某，女，61 岁。头晕 5 年余，血压时高时低，高时 170/95mmHg，低时 90/60mmHg，诸医皆以高血压病论治，常年服用降压药，头晕每因服降压药而加重，停服降压药后头仍眩晕难忍，遂又服降压药。2014 年 8 月请诊于余。体形肥胖，面色晦暗不泽，舌体胖大，苔白腻，六脉沉细弦，按之软弱无力，尺部取之似有似无。嘱停用现用的一切药物，与服三五七散。服药一周期间，眩晕未再作，照方续服两周，随访半年来一切如常。

病案三：王某，女，37岁。2008年子宫切除术后，一直头晕头昏，身乏无力，不思饮食，2008年3月来诊，身形消瘦，面色蜡黄，皮肤干燥皱褶，脉沉细弱，右寸独大。遂予此方依法服用。半月后，饮食渐思，乏力渐去，头晕头昏减轻大半，嘱照原药再服半月，头晕头昏痊愈，随访至今，未再头晕。

联系电话：13935937577

自拟定眩汤治疗颈性眩晕

李 柱

河南省开封市中医院　475000

【作者小传】李柱，男，53岁（1962年11月出生），主任医师，硕士生导师，现任中华中医药学会脑病专业委员会委员、开封市中医药学会中西医结合脑病专业委员会副主任委员。1985年毕业于河南中医学院中医系，在河南省开封市中医院从事中医脑病临床30年，擅长治疗中风、各种头痛、顽固性失眠、眩晕、面瘫、三叉神经痛、癫痫、痴呆等常见病。出版专著4部，发表论文25篇。

【药物组成】西洋参7g，天麻9g，川芎12g，丹参12g，胆南星6g，葛根10g，珍珠母30g，全蝎6g。

【适应证】颈性眩晕。

【注意事项】肝阳上亢型加白菊花12g，夏枯草12g，白芍18g，清气不升型加补中益气汤，痰浊壅盛加胆南星9g，石菖蒲12g，白术9g。

【应用小结】以本方治疗110例病人（均服定眩汤加减治疗）：痊愈54例，显效者31例，好转者21例，无效者4例。

【方药来源与特点】经验方。基于眩晕的成因，前人论述颇多，如有"无痰不作眩""无虚不作眩"等。通过对 114 例病例的观察可看出：本病以清气不升或痰浊壅盛两型占比例较大，且颈性眩晕在辨证上还有以下特点：

1. 从眩晕性质看，大多数患者表现为真性眩晕的旋转感和动摇感，由于风性主动，故此类眩晕符合中医辨证"风邪作祟"的特点。

2. 此类眩晕绝大多数（94.5%）有血瘀证表现，且平均病程较长，病久多瘀，故宜从瘀辨证。

3. 大多数患者有心神不宁和颈项僵硬不适的表现。

鉴于以上辨证特点，故在治疗用药中除按一般中医辨证确定治则，遣方用药外，还应根据颈性眩晕的辨证特点应用如下药物：①根据本病多为"风邪作祟"，故于每方中必用天麻以祛风。②根据多有血瘀见症而从瘀论治，故于每方中必用川芎等活血药。③根据多有颈项僵硬不适而均用解肌祛风之葛根。④根据多有心神不宁表现而选用安神之品如夜交藤，柏、枣仁，远志等。另外，根据现代药理研究，证明天麻、川芎、葛根等药有增加脑血流量的作用，故而将这些药物用之于脑供血不足的颈性眩晕也是适宜的。

【病案举例】

病案一：冯某，男，65 岁，症见眩晕。表现为视物晃动，两眼昏花，头脑不清醒，过劳则发，动则加重，活动颈部加重，颈部酸沉，有颈椎病病史。伴见面色无华，心悸懒言，倦怠乏力，舌质淡、有齿印，苔薄白，脉细无力。诊断：颈性眩晕（清气不升型），给予定眩汤加炙黄芪 30g，党参 15g，陈皮 10g。随诊加减 20 剂后症状消失。

病案二：李某，女，48 岁，肥胖，症见眩晕。表现为天旋地转，头重如裹，伴见恶心欲呕或呕吐，胸闷纳差，身困倦息，舌苔白腻，脉弦滑，有颈椎病史。近一月绣十字绣后病情加重。诊断：

颈性眩晕（痰浊壅盛型），给予定眩汤加胆南星9g，菖蒲12g，白术9g，远志10g。嘱停止刺绣，7剂口服，症状消失。

病案三：王某，男，56岁，平素性情急躁，有颈椎病史，就诊时症见视物旋转，晃动，头重脚轻，伴见耳鸣，头痛目胀，急躁易怒，少寐多梦。舌质红，少苔，脉弦。诊断：颈性眩晕（肝阳上亢型），给予定眩汤加白菊花12g，夏枯草12g，白芍18g，地龙10g，黄芩10g。随诊加减，半月后，症状明显好转。

联系电话：13949425275

电子邮箱：lizhu196263@163.com

柴陈泽泻汤治疗真性眩晕

刘仁毅

重庆市巫山县中医院重庆市中西结合康复医院　404700

【作者小传】刘仁毅，男，58岁，主任医师。获重庆市五一劳动奖章、中国医师奖等。擅用经方，临证注重辨识病机，抓疾病本质。特别是在病机多端，呈现真假、对立等复杂病情中，常以《内经》《伤寒论》等经典为准绳，每从脏腑、生理、病理相互联系入手，通过辨析病机脏腑间的相互影响、相互制约的关系，确立病机对立转化的两面性来指导治疗，常使经年顽症迅速治愈。明阴阳之理，晓生化之机，在处方遣药上，注重阳气，多以温热重剂屡起沉疴大症。

【方药组成】柴胡10g，陈皮10g，黄芩6g，法半夏10g，党参15g，大枣10g，生姜10g，茯苓15g，白术15g，泽泻20g，天麻10g，钩藤15g（后下）、菊花10g。

【功能主治】祛风，清火，豁痰，健脾。治疗真性眩晕，症见头晕，视物旋转，上腹满闷，呕吐心悸，动则加重，睁眼更剧。

【服用方法】水煎服，早、中、晚温服，每日一剂。

【注意事项】真性眩晕之病因病机，乃以风为中心，火、虚、痰并存。风非外风，乃厥阴风木之风，木旺则生风，由于厥阴风木与少阳相火同居，厥阴气逆，则风生而火发；虚者，风生必挟木势而克土，肾又为肝之母，肾主藏精，精虚则脑海空虚而头重，母盗子气，损伤肝阴，肝阴不足则生风；痰者，肝木克犯脾土，脾病则聚液为痰。风火痰为眩晕之标，脾肾虚为眩晕之本。因此，治疗上要祛风清火豁痰健脾。使风痰除，脾运而眩晕自止。

【应用小结】总有效率89.5%。

【方药来源】江尔逊柴陈泽泻汤随症加减，唐先平先生《古今名家验案全析》。

【病案举例】

病案：刘某，女，45岁，2006年5月5日初诊。于2年前发病，近1年来眩晕发作加重并频繁，2周前因劳累后受凉发作。症见头晕，视物旋转，上腹满闷，呕吐心悸，动则加重，睁眼更剧，经中西医药治疗无效。诊见身体肥胖，面浮肿，精神不振，不欲睁眼，舌质淡，舌苔白腻，脉弱。

联系电话：13594455968

电子邮箱：605656879@qq.com

荔枝草治疗美尼尔综合征

林天东

海南省中医院　570203

【作者小传】林天东，男，68岁，主任中医师，教授，海南省中医院原院长，现任中华中医药学会民间传统诊疗技术与验方整理分会副会长。国务院政府特殊津贴专家，中华医药学会常务理事，全国著名中医学术传承工作室导师，擅内科、男科、妇科，善用经方。曾在《中医杂志》《中西医结合杂志》等杂志发表论文100多篇，主编或合编医学著作 59 部。

【方药组成】荔枝草。

【功能主治】清热解毒，凉血散瘀，利水消肿。主治感冒发热，肺热咳嗽、咳血、吐血，尿血、崩漏，肾炎水肿，跌打损伤，蛇虫咬伤出血，眩晕。

【服用方法】取荔枝草 60g，水煎，早、晚分服，3 天为一个疗程。

【注意事项】服药期间不食过咸之食物，饮食宜清淡。

【应用小结】梅尼埃病（耳源性眩晕），在中医里属"眩晕"范畴。眩晕病之本属虚，标属实，以脾肾之虚，肝阳上亢居多。脾气虚弱，水湿分布失司，聚湿成痰饮，痰浊上犯于头，蒙闭清窍，则可见眩晕呕吐，故《丹溪心法》有"无痰则不作眩"之说；而荔枝草有利水消肿之功，可起到利湿除痰之用，与近代医学运用利尿脱水药，改变内耳液体平衡，使内淋巴减少，控制眩晕作用一致。该方简便易行，多年应用于临床，经临床观察 202 例病例统计，治愈率达 90% 以上。

【方药来源】海南省万宁市大茂镇卫生院林盛森（1925—2006）经验方。林盛森先生为林天东教授之父，曾任主治中医师，院长，善用中草药治疑难杂病，疗效独特，深得当地百姓喜爱，求医者众。

【病案举例】

病案一：林某，男，56 岁。2011 年 4 月 20 日就诊。患者旋转性眩晕 2 天，伴耳鸣，如立舟车，闭目而卧，不敢睁眼，伴有恶心呕吐，舌质淡胖，苔白腻略厚，脉濡滑。诊断为美尼尔综合征，属中医眩晕（痰浊中阻型）。给予鲜荔枝草 60g，水煎 500mL，早晚温服，服药次日，眩晕症状消失，连服 3 天巩固疗效。

病案二：吴某，男，52 岁。2001 年 5 月 10 日就诊。患者眩晕、耳鸣间作 2 年，2 天前加重，呈旋转性眩晕，伴恶心呕吐，头重如蒙，不能进食而求诊，舌淡，苔腻微黄，脉滑。诊为眩晕（痰浊型）。给予鲜荔枝草 60g，水煎 500mL，早晚温服，当晚服药后，症状明显减轻，连服 3 天症状消失。

病案三：郑某，女，47 岁。2011 年 3 月 9 日就诊。自诉眩晕发作 2 天，西药治疗无效而求诊，症状日渐加重，自感周围物体转动，耳鸣如蝉声，闭目不敢睁眼，伴恶心呕吐，心悸，舌淡，苔白腻，脉滑细无力。诊断为眩晕，辨证为痰浊蒙闭清窍。给予鲜荔枝草 60g，水煎 500mL，早晚温服，服 2 剂后症状基本消失。为巩固疗效，病者再续服 2 剂后痊愈。

联系电话：18689920201

电子邮箱：993076816@qq.com

化痰益气养血方

武素兰

河南省焦作市孟州市南庄镇一村卫生所　454750

【作者小传】武素兰，女（1947—　），医师，现工作于孟州市南庄镇一村卫生所。1968 年毕业于孟县中医学校。从事本专业时间 36 年，在农村基层医疗服务中针对实际情况，解除农民疾苦，年接待病人万余人，擅长治疗常见的眩晕。

【方药组成】白蒺藜 15g，菊花 30g，黄芩 9g，夏枯草 15g，熟女贞子 12g，石决明 10g（先煎），炙黄芪 30g，茯苓 10g，炒白芍 10g，丹参 12g，浮小麦 30g，姜半夏 12g，陈皮 10g。

【功能主治】养肝阴平肝阳，清头目，主治头晕、头胀、头痛、心悸、少寐、体倦懒言、烦躁。方中炙黄芪、丹参、炒白芍、浮小麦能治血虚生风所引起的眩晕，加白芍以养肝阴，加浮小麦以养心阴，合而用之能治疗血虚所引起的头晕、目眩、视物模糊、耳鸣、心悸等症。

【**服用方法**】水煎服，日一剂，分早晚温服。

【**方药来源**】武素兰医师在临床总结而成。

【**病案举例**】

病案一：宋某，66 岁，农民，2000 年 7 月 26 日初诊。主症：头晕、头胀、头痛，时有面部潮红，小便频数，急躁易怒，脉弦数，苔薄微黄，时有肢体麻木，血压 180/100mmHg。辨证：肾阴不足，肝失濡养。治法：平肝育阴，引火归原。诊断：眩晕。处方：白蒺藜、怀菊花、黄芩、夏枯草、女贞子、肉桂、石决明，5 剂。水煎服，日一剂，分早晚空腹温服。复诊：诸症大减，血压 150/95mmHg，用原方再服 5 剂，诸症悉退。

病案二：马某，女，68 岁，农民，2000 年 6 月 16 日初诊。主症：头晕目胀，目眩、耳鸣、胸闷、口涎分泌殊多，有时恶心、头重如裹，食少好睡，脉弦滑，舌苔白腻。辨证：痰浊中阻。治法：平肝阳兼化痰浊。诊断：眩晕。处方：白蒺藜、菊花、夏枯草、熟女贞子、陈皮、黄芩、姜半夏、广郁金、白术、茯苓，5 剂。水煎服，日一剂，分早晚空腹温服。6 月 21 日复诊，5 剂服后，诸症皆除，又服 5 剂以巩固疗效，并交代病人不能食厚味之品。

病案三：林某，女，78 岁，农民，1995 年 8 月 20 日初诊。主症：头晕、耳鸣、心悸少寐，体倦懒言，神疲少食，劳累加重，面色苍白，舌淡苔白，脉细弱。辨证：气血双亏。治法：益气养血为主。诊断：眩晕。处方：炙黄芪、党参、土白术、白芍、紫丹参、茯苓、广木香、枣仁、炙甘草。3 剂。水煎服，日一剂，分早晚二次温服。3 剂药服后，复诊，头晕大减，原有诸症皆轻不少，又用原方取服 5 剂，痊愈。

病案四：石某，女，36 岁，工人，2001 年 3 月 6 日初诊。主症：经常头晕胀痛、目眩、心悸、少寐、多梦，脉弦细，舌苔薄腻，中带裂纹。辨证：肾阴不足，肝阳上亢。治法：滋养肾阴，平肝潜阳。诊断：眩晕。处方：白蒺藜、菊花、黄芩、夏枯草、熟女贞子、炙黄芪、丹参、炒白芍、生龙骨、生牡蛎。5剂。水煎服，日一剂，分早晚二次温服。3月11日复诊：头晕胀痛、目眩、耳鸣症状均消失；心悸、失眠症状也有好转，按原方再服5剂，巩固之。

病案五：李某，女，57岁，1999年10月8日初诊。主症：头晕胀痛已多年，一遇惊恐则头痛加剧，头痛多在两侧头角，伴有心悸、害怕，有时还有心烦，急躁，夜间经常自汗，苔白腻，脉弦滑，少寐多梦。辨证：肝阳上扰。治法：平肝潜阳，滋补肝肾。诊断：眩晕。处方：白蒺藜、菊花、夏枯草、熟女贞子、炙甘草、浮小麦、石决明，3剂。水煎服，日一剂，分早晚二次温服。10月11日复诊，多年的头晕、头痛大大减轻，其余症状得到缓解，又用原方再服3剂，痊愈。

顽固的重症偏瘫后遗症的特效治疗

张华明

河南省开封市中医院　475000

【作者小传】张华明，男，73岁，1968年毕业于河南医学院医疗系，在开封市中医院工作30余年，副主任医师。善于钻研、创新，对治疗腰腿痛、重症面瘫、弱智等疑难杂症均有独到的见解。

【方药组成】

1.黄芪、红花、生姜、牛膝、马钱子（少量）、续断、杜仲等打成药粉，用香油和凡士林配成中风膏待用。

2.维生素 B_1 针，维生素 B_{12} 针。

3.远红外线治疗仪。

【使用方法】本疗法是治疗脑细胞和治疗上下肢相结合，即对应不同的症状，用中风膏贴不同的部位，能使症状很快减轻或消失。

【应用小结】顽固的重症中风后遗症患者，虽经过中西医各种治疗及康复科治疗，但还有些症状不能消失，使病人对治疗丧失信心，不能工作，有的生活不能自理，需家属照顾，给家属带来很大负担。我对这一类病人的症状做了长时间的科学研究，进行了有益的探索，取得了明显进展，使病人得到了意外的惊喜。如手不能握物，不能伸指，行走时脚拖地，足内翻，甩腿画圈，口歪漏口水，口齿不清，反应迟钝等症状，其中有 1/3，用新疗法可轻而易举地治愈，有 1/3 经 1～2 个疗程才能治愈，另有 1/3 经治疗只能好转。

【方药来源】经验方。

【病案举例】

病案一：张某，57 岁，男，河南医科大学工会主席。两年前患脑梗，住一附院神经内科病房，由教授亲自治疗，出院时站立困难，走路患侧脚尖拖地。治疗第一天，把中风膏贴在大腿前侧，在其下 2cm 处注射维生素 B_1 针加 B_{12} 针，最后用远红外线照射中风膏 20 分钟。第二天，用同样的方法治疗小腿前部。第三天，将中风膏贴于颈后侧发际下正中，其下注射维生素 B_1 针加 B_{12} 针。如此 3 天一个疗程，把对大脑治疗与对下肢治疗相结合，治疗 2 个多月后，老张痊愈了，他坐立迅速，完全能正常行走，并且能上 3 楼。

病案二：黄某，男，48 岁，新密市人。1 个月前因脑梗住进郑州 153 医院，经输水、针灸、电疗，症状好转一部分，住院 30 天。出院时，遗留如下后遗症：口歪，说话不清，右手不能握物。用上法轮流医治右前臂前侧和颈后正中，共治疗一个疗程，右手已能完全握物，口角已不歪，说话完全清楚。

病案三：周某，男，65 岁。两年前患脑梗，住院输液、针灸、电疗，好转一部分，出院时，右足内翻严重，不能下床走路，卧床两年，经用上法分别医治小腿前外侧和颈部一个疗程，右足内翻消失，足底放平，能正常走路。

病案四：冯某，男，60 岁。1 年前患脑梗，神志完全丧失，不会说话,如同植物人。经用上法治疗脑、颈部两个疗程,患者神志完全恢复,并能说话,其爱人陈述,昨天病人问他:这个大夫姓什么?治一次多少钱?咱不治吧?

病案五:孙某,男,71 岁,脑梗后在广州中医学院附属医院住院后,大部分症状消失,仅留吞咽困难,饮水呛咳症状未好转,给病人带来很大痛苦。用中风膏外贴颈后正中,风池穴注射维生素 B_1 针加 B_{12} 针,治疗半个月后,喝水已不呛咳,治疗 30 天后,已能吃 2 两干饭,痊愈。

联系电话:15938509703

电子邮箱:YYKX08@163.com

四辈治瘫丸

姬广奇

河南省焦作市修武县高村乡东沮近村第二卫生所　454350

【作者小传】姬广奇,男,53 岁(1962—　),主治医师,现任修武县高村乡东沮近村第二卫生所所长。1977 年修武卫校毕业,1982 年焦作市业余医科大学毕业,1989 年北京光明中医函授大学毕业。出生于中医世家,自幼随父学习中医眼科,又承蒙修武、焦作、北京名医师训,特别是 1991 年赴京参加北京名老中医进修班深造后对中医内科、眼科以及妇儿杂病有独到见解,先后发表学术论文 10 余篇,参与著书一部。其"四辈治瘫丸"治疗中风、偏瘫后遗症疗效卓著。

【方药组成】陈皮、全蝎、蜈蚣、地龙、白花蛇、制马钱子、甘草、纯羚羊角粉、川牛膝、人参、丹参、黄芪、红花、白附子、络石藤、伸筋草等。共研极细末、炼蜜为丸、每丸重 6g。黄酒为引。

【功能主治】顺气化痰溶栓、祛风活血通络。主治中风偏瘫后遗症。

【服用方法】上药共为极细末，炼蜜为丸，每丸重6g，每日3次，每次一丸，黄酒送服。

【注意事项】忌生冷油腻。

【方药来源】经验方。

【病案举例】

病案一：韩某，男，58岁，1999年因偏瘫住院40多天，但病情一直不见好转，医嘱回家后加强功能锻炼，但锻炼几个月仍没有进展。于是又住进了某偏瘫专科医院，治疗两个疗程，生活仍不能自理。后经他人介绍，慕名前来求治。采用自拟"偏复散"和"四辈治瘫丸"并以中西医结合综合治疗，仅住院10天就能一个人拄着拐杖走二里地。出院带"四辈治瘫丸"，交待他回去后加强功能锻炼。半年后回访已康复。

病案二：某，女，61岁，1995年3月20日突然中风。主诉：素感头痛眩晕口苦咽干，耳如蝉鸣，肢体麻木，腰膝酸软，昨晚睡觉如常，晨起右侧偏废不用，语言謇涩，喎僻不遂，精神紧张，邀余往诊。检查：脉弦滑，舌质红，苔白腻，由于患者不愿去医院做CT，故凭经验而辨治。诊断：风痰闭阻脉络；中风偏瘫。辨证：根据舌脉，患者一派阴虚火旺征象，火炽生风，肝风内动，肾阴亏虚，肝木失养。其嗜食肥甘，脾胃纳甘，最易生痰，风痰阻络发为偏瘫。治则：化痰平肝清热，补益活血通络。方药：口服自拟"偏复散加四辈治瘫丸"，每次一丸（6g），日服3次，黄酒送服，并静脉点滴20%甘露醇、5%葡萄糖，加用北京清开灵注射液、参脉黄芪饮等。患者于4月1日康复出院，并带回"四辈治瘫丸"100丸巩固月余，随访，10多年来身体仍然健康如初。

病案三：牛某，男，63岁，1999年3月28日初诊。患者于午饭后突然右侧肢体软弱无力、麻木，继而半身不遂，口噤不语，神志恍惚，痰多涎盛，血压偏高160/100mmHg，面色暗黄，舌苔黄腻，脉弦细。余陪同去医院做脑 CT，提示，左侧大脑腔隙性脑梗塞、脑萎缩。中医属痰阻血瘀型中风，以涤痰醒神、化瘀通络、补气活血为治则，口服"偏复散加四辈治瘫丸"，静滴甘露醇、倍他司汀、萄萄糖加红花、丹参、川芎嗪等，半月康复如初。继服"四辈治瘫丸"巩固一月，随访 10 年，壮如小伙。

病案四：蒋某，女，66 岁，1998 年 8 月 13 日初诊。主诉：患高血压病 20 多年，平素血压高达 240/110mmHg，头昏眩晕，头重脚轻，步履蹒跚，好似醉翁，四肢麻木，语言不清，反应迟钝，神呆目瞪，服用卡托普利、复方利血平等均不甚效，于 1998 年 3 月 24 日卒然昏仆，神昏项强，偏瘫失语，口眼歪斜，肢体抽搐，二便失禁，急求 120 住进当地医院。以急性脑出血救治，月余出院。半年来仍后遗语謇、半身不遂，终日靠两个人搀扶蹒跚行走，后经他人介绍不远百里前来求治。检查，血压 170/100mmHg，面色淡白无华，舌歪，质绛，苔腻，脉弦滑、半身偏废。此乃痰浊壅滞、气虚血瘀之征，治当顺气化痰，益气化瘀，给予四辈治瘫丸 100丸，每日 3 次，每次一丸，黄酒送服。于 9 月 15 日复诊，面色红润，舌淡苔薄脉细，语言较前流利，纳便正常，头清不眩，血压140/90mmHg，一个人拄着拐杖能行走，先后服用四辈治瘫丸 300丸，肢体功能基本恢复正常，年后随访，现能骑脚踏三轮车，能干些家务，对我很是感谢。

病案五：抄某，男，59 岁，1998 年 4 月 8 日，突然感觉说话不清，舌头强硬，逐渐口眼歪斜，流涎不止，肢体偏瘫，遂去医院诊治。CT 显示：双侧基底节腔隙性脑梗塞，住院治疗月余生活仍不能自理，于 1998 年 5 月 12 日携带一些药物出院，回家养治。5月 28 日求治于余，经检查，患者身体肥胖，神志清晰，感觉障碍，右侧肢麻，左侧偏瘫，苔黄腻，脉弦细，血压 140/90mmHg，此乃气虚血瘀之征，气虚则无力推助血运，血流不畅，脉络瘀滞，脑血循环障碍，发为偏瘫，治当补气顺气通络，化痰化瘀活血。给予四辈治瘫丸 50 丸，每日 3 次，每次一丸，黄酒冲服，6 月 13 日复诊，语言逐渐流利，口不流涎，面容端正，上肢较能抬举，手能握持，但无力，步履仍欠灵活，再服四辈治瘫丸 50 丸，诸症悉除。

联系电话：0391-7756120

治疗失眠症祖传经验方

吴光速

重庆市九龙坡区吴泽生大环医术研究所　400050

【作者小传】吴光速，男（1977—　），执业医师，现任重庆市中医药学会民间医药专业委员会副主任委员、重庆市针灸学会理事、吴泽生大环医术研究所所长、重庆当代系统科学研究院养身健心工程所所长助理、助理研究员。出身于六代中医世家，从事临床工作 16 年，擅长运用中医特色疗法治疗内、妇、儿科常见病、多发病及疑难杂症。

【方药组成】酸枣仁 30g，夜交藤 20g，生地黄 20g，大枣 6g，百合 10g，合欢皮 10g，煅龙骨 15g，炙甘草 6g。

【功能主治】养心安神，滋阴益气。主治失眠症。

【服用方法】以上药物加水煎煮 2 次，药液混匀后分早、晚温服，日服 1 剂，10 天为 1 疗程。

【注意事项】服药期间忌食辛辣生冷。

【应用小结】失眠为各种原因引起的入睡困难、睡眠深度或频度过短、早醒及睡眠时间不足或质量差等。短期可直接影响次日的工作或学习，致精神萎靡、疲惫无力、情绪不稳、注意力不集中。长期失眠者可出现焦虑、脾气暴躁、幻视、免疫功能降低、消化功能和性功能减退、记忆力下降等，容易诱发高血压、冠心病、中风、糖尿病等疾病，甚至使人变得多疑、敏感、易怒和缺乏自信，进而影响其学习和工作。服用安眠药容易养成依赖性，过量服用还会对身体和大脑造成伤害，而中医治疗失眠安全无副作用。中医认为，失眠的病因病机以七情内伤为主，涉及心、脾、肝、胆、肾，病机总属营卫失和，阴阳失调为病之本，或阴虚不能纳阳，或阳盛不得入阴。本方选取8味中药组成复方，酸枣仁、夜交藤共为君药，养心安神，敛汗通络；生地黄、大枣、百合、合欢皮、煅龙骨共为臣药，清热凉血，养阴润肺，补中益气，养血安神；炙甘草为佐药，补脾和胃，益气复脉。诸药合用，共奏养心安神、滋阴益气之功效。多年应用于临床，治愈率高，且安全、价廉。

【方药来源】重庆市著名老中医吴泽生先生祖传经验方。吴泽生，男（1930—　）。出身中医世家，14岁即随父吴梓卿先生应诊，先后师从全国知名中医前辈冉雪峰、吴棹仙、张锡君、任应秋、胡光慈等，从事中医临床、教学、科研70余年，创"大环医术"，擅长针灸中药并用，治疗内、外、妇、儿各科慢性疑难杂症，疗效显著，颇有声誉，深受病员推崇。

【病案举例】

病案一：邹某，女，40岁。近5年常失眠或多梦易醒，焦虑不安，易发怒，头昏乏力。给予本方治疗，日服1剂，服用10天后症状明显减轻，服用50天后上述症状基本消失，一年多未再复发。

病案二：邓某，女，57岁。失眠近1年，噩梦纷纭，渐至通宵不睡，伴心烦、躁热、心悸等症状。给予本方治疗，日服1剂，服用15天后可渐渐入睡，失眠症状得到缓解，服用20天后上述症状基本消失。

病案三：周某，女，18岁。学习压力大，3个多月来，入睡困难，睡后多梦，白天上课注意力无法集中，情绪焦躁。给予本方治疗，日服1剂，服用10天后症状减轻，服用30天后失眠症状基本消失。

联系电话：15922788815

电子邮箱：55350260@qq.com

小儿弱智、老年痴呆的特效治疗

张华明

河南省开封市中医院　475000

【作者小传】张华明，男，73岁，1968年毕业于河南医学院医疗系，在河南省开封市中医院工作30余年，副主任医师。善于钻研、创新，对治疗腰腿痛、重症面瘫、弱智等疑难杂症均有独到的见解。

【方药组成】

1. 人参、阿胶、葛根、丹参、石菖蒲、麝香、冰片等。将上药研成粉，用蜂蜜配制成智障膏。

2. 脑蛋白水解物注射液。

【使用方法】

1. 将智障膏外贴于颈后正中发际下，每日一贴。

2. 将脑蛋白水解物1.5mL注射于风池穴，每天一次。

【应用小结】小儿弱智、老年痴呆，是世界性疑难症，某些国内专科医院，1个月花费3万多，疗效不明显。而用智障膏治疗小儿弱智、老年痴呆，在短期内就能取得明显效果，且费用低廉，为治疗该类疑难症带来了新方法，这是成熟、安全、有效的中西医结合新疗法，不仅疗效好，而且可重复性强。

【方药来源】经验方。

【病案举例】

病案一：张某，68岁，男，郑州铁路局退休职工，近3年来逐渐出现很少说话，整天坐在床上不动，记忆力差等症状，在淮河医院做脑部CT，显示脑萎缩。经智障膏及脑蛋白水解物等中西药物治疗一个月后痊愈，说话正常，记忆力明显好转，也能干家务活了。病人痊愈后，又让我治疗其孙女，此女身体健康，但不开窍，不会做数学题。经我一个月用药，期末考试时语文、数学两门功课均考双百。从此我给很多学生用药，短期内使其学习成绩提高，考上大学者也有。

病案二：王某，女，62岁，近1年来记忆力特别差，10分钟前说的话就能忘记，说话少，活动少，在郑州某大医院被诊断为"老年痴呆"，给哈伯因等药治疗，疗效不明显。经智障膏治疗1个多月，患者能记得昨天发生的事，自述现在心里也清楚了，也能正常说话、活动了。

病案三：王某，女，1岁1个月，开封县人，出生时难产，脐绕颈，脑缺氧致使脑细胞损伤，患儿虽1岁1个月，却不认识父母，两眼呆滞不动，手、腿不会动，双耳无丝毫听力。曾在淮河医院做头颅拍片，显示轻度脑萎缩，经智障膏两个月治疗，听力恢复了，手脚会活动，也认识父母了，并开始喊"妈妈"。

病案四：李某，男，3岁半，3个月前患脑炎，高烧、昏迷、经开封儿童医院抢救治疗，出院后，意识完全丧失，不会说话，如同植物人。经智障膏治疗两个多月，神志恢复，认识父母了，说话正常。

病案五：刘某，男，14岁，河北长垣县人，出生时难产缺氧，造成脑细胞损伤，表现为颈软、头下垂，不能抬头，左侧流口水不止，说话不清楚，他说话其父也听不懂，到北京儿童医院治疗无效。经智障膏治疗1个多月，头已能抬起来，不再下垂，口角已不流口水，语言能力大大增强。

联系电话：15938509703

电子邮箱：YYKX08@163.com

治偏头痛方

祁树祥

吉林省白城市祁树祥诊所　137000

【作者小传】祁树祥，男（1950—　）主任医师，吉林省白城市中医药老科协副会长。从医40余年，擅长中医内科、针灸、皮肤科，对冠心病、中风、胆囊炎、哮喘等疾病治有妙方。发表论文5篇，参与编书2部。

【方药组成】归尾15g，生地黄15g，柴胡20g，桃仁15g，红花15g，甘草10g，枳壳15g，赤芍15g，川芎25g，桔梗15g，牛膝15g，菊花15g，白芷15g。

【功能主治】活血化瘀，散风止痛。主治偏头痛。

【服用方法】以上药物加水煎煮2次，药液混匀后分早晚温服，日1剂，1周为1疗程。

【注意事项】高血压患者慎用；忌烟酒、生冷、辛辣、油腻、牛肉、白鲢鱼。

【应用小结】此方治疗偏头痛，血瘀兼风热引起顽固性头痛，痛如刀刺，久治不愈，疗效显著。

【方药来源】经验方。

【病案举例】

病案一：于某，男，22岁，时有头部刺痛3年余，痛时数小时不止，舌质暗，苔白厚，脉弦。余用上方治疗，服用1周后，自述头痛逐渐减轻，发作频率降低，继续服用1月余，头痛未再发作。

病案二：刘某，女，53岁，近年来与儿媳关系不和，时常情志抑郁，头部时有刺痛半年余，伴头晕，乏力，诊见：面暗少泽，唇舌暗紫，苔腻，脉弦细。选用上方治疗，服用3剂后，即感头痛消失，继续服用一月，痊愈，随访一年，头痛未再发作。

联系电话：13943687387

川芎葱茶汤治疗头痛

刘 龙

山东高密市中医院　261500

【作者小传】刘龙，男，31岁，主治中医师，硕士研究生，

2012 年毕业于福建中医药大学，毕业后一直从事中医内科工作，发表中医论文 1 篇，参与中医科研 1 项，擅长中医药治疗心血管系统疾病和糖尿病及其急慢性并发症。

【方药组成】茶叶 10g，川芎 10g，葱白 2 段。

【功能主治】疏风散寒止痛。主治：风寒头痛。

【服用方法】水煎服，每日 2 次口服。

【注意事项】服药期间忌食辛辣、生冷、油腻食物；风热头痛禁用。

【应用小结】临床表现以头痛为主症，多伴有头项拘急感，恶风寒，无汗，口不渴，舌质淡红，苔薄白，脉浮紧。本方药少价廉，服用方便，无毒副作用，一般 1～3 剂显效，7～10 剂痊愈。

【方药来源】本方来自高密民间名医刘筱斋。刘筱斋（1900—1983），山东高密人，从医 60 余年，崇尚仲景之说，通晓《本草纲目》，擅长治疗疑难杂症，选方药少而精，价廉而效。

【病案举例】

病案一：陈某，女，22 岁。患者因感冒后头痛，头项拘急感，恶风寒，舌质淡红，苔薄白，脉浮紧。治以疏风散寒止痛。予本方 1 剂后头痛减轻，3 剂后头痛、头项拘急感完全消失，随访 3 个月，一切正常，未复发。

病案二：杨某，女，15 岁。患者平素自述头痛，遇风寒加重，手足发凉，舌质淡红，苔薄白，脉浮紧。治以疏风散寒止痛。予本方 3 剂后头痛减轻，14 剂后头痛完全消失，随访半年，一切正常，未复发。

病案三：尹某，女，40 岁。患者因感受风寒后遗留头痛 3 年，每遇天气变冷加重，头痛以前额、太阳穴区为主，舌质淡红，苔薄白，脉浮紧。治以疏风散寒止痛。予本方 3 剂后头痛减轻，10 剂头痛完全消失，随访半年，一切正常，未复发。

联系电话：0536–2367005

电子邮箱：174716654@qq.com

健脾化痰降脂汤

张吉成

河南省焦作市张吉成中医诊所　454000

【作者小传】张吉成，男（1957—　），1993 年河南卫生函授中等专业学校毕业，现在解放区张吉成中医诊所。1976 年参加工作，从事本专业 28 年。从医数十年来，潜心学习，有丰富的临床经验，特别是在心脑血管病方面尤为突出。

【方药组成】法半夏 10g，白术 10g，莱菔子 10g，茯苓 30g，泽泻 20g，橘红 10g，天麻 10g，制南星 10g，生甘草 10g。

【功能主治】高脂血症。

【服用方法】口服。

【注意事项】无。

【应用小结】临床总结 60 例，经中医诊断为眩晕（脾虚痰浊型），属西医的高血脂、高血压、脑动脉硬化者，用健脾化痰降脂汤加减，服药 1 个月治愈 50 例（随访一年未见复发，复查血三脂均正常），好转 6 例，无效 4 例。总有效率为 93.3%。

【方药来源】自拟经验方。

【病案举例】

病案：张某，男，45 岁，武陟县，1995 年 8 月 20 日初诊。既往有高血压病史 2 年，因头晕头痛胸闷反复发作 2 年，加重半月而前来就诊。主症：头晕头痛，舌质淡红，苔白腻，脉弦滑，就诊时持某医院有关检查单：血压 160/95mmHg，血脂三项：TC 7.41mmoL/L，TG 2.46mmoL/L，HDL–CO68mmoL/L，医院诊断为高脂血症、高血压、脑动脉硬化。笔者中医诊断为：眩晕（脾虚痰浊型）。治则：健脾化痰，泄浊降脂，以健脾化痰降脂汤加太子参 15g，黄芪 30g，玉米 30g，石菖蒲 10g，枳壳 10g。每日 1 剂，服

10 剂后，头晕头痛减轻，腹胀消失，大便正常，精神好转，但时有胸闷不适，上方去玉米、石菖蒲，加瓜蒌皮 10g，丹参 10g，续服 20 剂，上述症状消失。为巩固疗效，将上方药物粉碎，代茶 3 个月饮用。随访 1 年，未见复发，复查血三脂均为正常。

联系电话：15514777880

理气健脾方治疗高脂血症

李 娜

山东省高密市中医院 261500

【作者小传】李娜，女，31 岁，硕士研究生，2011 年毕业后一直从事中医内科工作，发表中医论文 3 篇，参与中医科研课题 2 项，擅长中医药治疗妇科疾病。

【方药组成】陈皮 5g，生山楂 10g，荷叶 5g。

【功能主治】理气健脾，降脂化浊。主治：高脂血症。

【服用方法】取上 3 种药，洗净，开水浸泡代茶饮，每日 1 剂。

【注意事项】服药期间忌烟酒、生冷滋腻之物。

【应用小结】临床表现为形体肥胖、懒言少动、平素多痰者，多合并糖尿病等代谢性疾病，舌红，舌体胖，苔白腻，脉沉或滑。多为饮食不节、脾胃受损、浊阴代谢失常而致。本方味少价廉，应用方便。随访观察 60 例中，男性 26 例，女性 34 例，经 2 个月治疗，血脂明显改善 56 例。

【方药来源】本方是我院曹沛德主任中医师用于消渴病合并高脂血症的降脂经验方，其方中诸药均为简、便、廉、验的常用药物，此方一直在高密民间广泛应用，临床疗效较好。

【病案举例】

病案一：曹某，男，40 岁，干部。有糖尿病病史 3 年，平素嗜酒，形体肥胖，懒言少动，喉中多痰，舌胖大有齿痕，苔白腻，脉沉滑，理化检查示血糖控制尚可，甘油三酯偏高。治以理气健脾、降脂化浊。给予上方服用，1个月后复诊，患者症状明显改善，饮用2个月，血脂恢复正常。

病案二：范某，男，35岁，公务员，身高160cm，平素爱吃肉，血脂偏高，应用西药效果欠佳。诊见：形体肥胖，懒言少动，舌淡，苔白腻，脉沉，治以理气健脾、降脂化浊。给予上方服用，1个月后复诊，患者症状明显改善，血脂较前明显改善，继续服用上方一个月，血脂正常。

联系电话：18265662068

电子邮箱：coolchentao918@163.com

益气降脂方治疗肥胖症

周丽霞

河南省开封市中医院　475000

【作者小传】周丽霞，女，46岁，副主任药师，主治医师，曾参与《膏方临床应用指南》《小病不求人》等书籍的编写。发表专业论文10余篇：任中国医药教育协会临床合理用药专业委员会副主任委员、中华中医药学会民间传统诊疗技术与验方整理研究分会常务委员、中国中药协会企业与医院药事管理专业委员会常务委员等；擅长内科常见病的诊治。

【方药组成】黄芪30g，石菖蒲10g，丹参12g，生山楂12g，荷叶15g，泽泻12g。

【功能主治】益气健脾，降脂祛浊。

【服用方法】上药加水煎煮2次，药液混匀分2次早、晚温服，日服1剂，30天为1疗程。

【注意事项】服药期间不食生冷滋腻之物。

【应用小结】肥胖症临床表现以形体肥胖、懒言少动、性欲低下为主，女性多有经量减少，甚或闭经。多见舌淡，苔白腻，脉沉。病因为元气亏虚，脾阳不足，津液不能输布人体，聚为痰湿，导致肥胖。方以黄芪扶助元气，石菖蒲化痰开窍醒神为助，丹参活血散瘀降低血液黏稠度，荷叶、泽泻升阳利尿，全方共奏健脾益气、化痰降浊之功。该方味少价廉，应用方便。随访观察57例中，男性13例，女性41例；经1疗程治疗，体重减轻显效54例，症状好转45例；患者血脂检查亦有明显改善。

【方药来源】开封市文庄卫生院袁永春（1915—1999）医师经验方，其方均为简、便、廉、验的常用药物，在开封民间颇有名气。

【病案举例】

病案一：高某，女，28岁。患者婚后3年未孕，逐渐出现体重增加，懒言少动，月经量少，性欲下降，体重由60kg增加至98kg，曾多次求医不效，患者精神疲惫，面色不华，形体肥胖，懒言少动。辨证为元气亏虚，痰浊内蕴。治以益气健脾，化痰降浊，予本方日服1剂。5剂后患者症状明显减轻，肢体有力，食欲增。服15剂后症状完全消失，服完1疗程体重下降10公斤，随访半年，一切正常，已怀孕。

病案二：刘某，女，30岁，教师，身高160cm，体重75kg，腹围90cm，近两年来体重逐日增长，伴有高血脂、高胆固醇血症，经服用减肥药、节制饮食、运动等均无效，而来就诊。予本方30剂，日服1剂，第一疗程体重减7kg。后不再来。

病案三：盛某，女，39岁。就诊目的：身体调理及减肥。自诉身体无力、懒言少动，月经量少，虚胖。予本方7剂，日服1剂治疗，7天后复诊，感觉气力有增，步行来就诊，15天后感到肤色亮，身体虚胖好转。

联系电话：18637889190

泄浊轻身茶方治疗代谢综合征

张 芳

河南省开封市中医院　475000

【作者小传】张芳，女，37岁，副主任医师，中华中医药学会糖尿病分会委员，河南省中西医结合糖尿病专业委员会委员，河南省中医重点专科学术带头人培养对象，开封市中医药学会中医、中西医结合内分泌委员会委员，市卫生系统"五位一体"工程后备人才。荣获开封市卫生系统"新长征突击手""优秀中医工作者"。曾在中国中医研究院广安门医院内分泌科进修学习。出版论著2部，发表论文10余篇，擅长糖尿病及其并发症、内科常见病及疑难杂症的诊治。

【方药组成】女贞子、荷叶、紫丹参、枸杞子、生黄芪各5g。

【功能主治】滋阴益气，活血降浊。

【服用方法】白开水泡服代茶饮，不拘时候，味淡色退即去。

【注意事项】服药期间忌生冷、辛辣刺激及油腻之品。

【应用小结】临床多用于肥胖症、高脂血症、高血压病、代谢综合征、糖尿病以及心、脑血管疾病的预防等。

【方药来源】江苏省南通市朱良春（1917—　）老中医经验方。朱良春，首届国医大师，早年拜孟河御医世家马惠卿先生为师。继学于苏州国医专科学校，并于1938年毕业于上海中国医学院，师从章次公先生，深得其传，从医已逾70载。对于内、妇、皮肤等科疾病基本上使用纯中药治疗，疗效显著。

【病案举例】

病案一：高某，男，50岁，商人。患有糖尿病多年，平素服药不规律，忙于应酬，喜食滋腻肥甘之品，体重日增，身高170cm，体重已达90kg。顾虑汤药难以入口，且出差服用不便，特来就诊，观其形体丰满，舌苔薄白，微腻，脉弦滑。此乃痰浊阻滞之象，故予此方，嘱其泡饮代茶，长期服用。3月后复诊，自觉身轻体适，体重减少5kg，嘱其继续服用，适当运动。

病案二：苏某，女，67岁，退休干部。患高脂血症10余年，3年前检查发现肝功异常，因惧怕服用降脂药物，一直坚持饮食控制及运动，但血脂却未见明显下降，故来求中医诊治。查胆固醇7.5mmol/L，甘油三酯4.1mmol/L，低密度脂蛋白3.7mmol/L，查舌淡红，苔白腻，脉沉。即书此方，泡饮代茶，频频服用，不拘时候。服用半年复查血脂四项未见异常。

病案三：曹某，男，17岁，学生。身高体胖，满面油光生痤疮，因学习压力大，注意力不集中，多食易困，大便偏干，临近高考，为求中医调理，前来就诊。因嫌服汤药不便，故予女贞子10g，新鲜荷叶5g，紫丹参5g，普洱茶5g，枸杞子5g，生黄芪10g，柴胡6g，制大黄3g，泡饮代茶，2月后复诊，症状较前改善，神清气爽，痤疮消退，大便通畅，再问高考情况，已金榜题名矣！

联系电话：18637889036

电子邮箱：zhangfang7766@126.com

升清降浊方治疗慢性肾功能衰竭

洪钦国

广州中医药大学第一附属医院　5170000

【作者小传】洪钦国，男（1939—　），教授，现任广东省肾病学会名誉主任委员。对中西医结合治疗肾病颇有研究，创制了升清降浊胶囊等药物供临床使用，公开发表论文30多篇，主编、参编著作10余部，主持国家中医药管理局重点课题，曾应邀到美国讲学，参加国际肾脏病会议，曾组织、主持中南六省肾脏病会议和广东省中西医结合肾脏病会议。

【方药组成】 法半夏 15g，陈皮 10g，竹茹 10g，枳壳 15g，黄芪 30g，蚕砂 10g，大黄 10g（后下），丹参 20g。

【功能主治】 益气升清，通腑泄浊。

【服用方法】 上药加水煎煮 2 次，药液混匀后分 2 次早晚温服，日服 1 剂，30 天为 1 疗程。

【注意事项】 服药期间宜低蛋白、低脂饮食。

【应用小结】 慢性肾功能衰竭的临床表现往往错综复杂，中医认为本病的基本病因病机是由于邪毒不清，长期侵蚀人体正气而使脾肾亏虚，浊邪壅塞三焦。故泄浊法为主兼以扶正便成为治疗本病的大法，以泄浊为基础兼以扶正便成为此方的组方思路。其中黄芪既能益气又能使清阳上升；大黄、蚕沙可通腑泄浊，祛湿化浊；陈皮、法夏、枳壳可调和胃气、使上逆之浊阴下降；竹茹除烦止呕；丹参既活血又行血。诸药合用，具有益气升清、通腑泄浊、和胃降逆、活血化瘀之功，泄浊之中兼以扶正化浊活血，又调和气机。

【方药来源】 升清降浊方是洪钦国教授总结 40 多年临床工作经验，以中医辨证理论为依据，针对慢性肾功能衰竭患者脾肾衰败、浊邪壅塞三焦的病机特点研发的，并创制成中成药供临床使用，经过临床观察证实能改善慢性肾功能衰竭患者的临床症状，延缓肾衰竭进程，动物实验研究也显示能改善 5/6 肾切除的肾衰大鼠肾脏病理改变、延缓肾小球硬化。

【病案举例】

病案一：张某，男，76 岁。糖尿病患者，既往血糖控制不佳，导致肾功能受损，查肌酐呈进行性升高，初次就诊时肌酐 390μmol/L，神疲乏力，烦热口干，腹胀，胃纳一般，眠可，小便有泡沫，夜尿 3 次，大便秘结，3～4 日 / 次，舌苔黄腻，脉弦滑，诊断属"虚劳"范畴，辨证为脾肾两虚兼湿热，治以清热解毒，通腑泄浊，在此方基础上加虎杖 20g，石菖蒲 15g，积雪草 30g 等，服用 1 月后，患者无疲乏，无腹胀，大便调，复查肌酐 326μmol/L。

病案二：代某，因反复神疲乏力来门诊就诊，查肌酐 785μmol/L，血红蛋白 50g/L，患者疲倦乏力，头晕，面色少华，恶心呕吐，纳呆食少，眠差，夜尿 2～3 次，大便 2 天 1 次，舌淡胖，苔白，脉弦缓，诊断属"虚劳"范畴，辨证为脾肾两虚兼湿浊，以益气升清，和胃降浊为法，在此方基础上加当归 15g，木香 5g，虎杖 20g，服用 1 个半月后，患者疲乏、头晕症状及胃口、睡眠较前大为改善，无恶心呕吐，复查肌酐 722μmol/L，血红蛋白 59g/L。

病案三：蓝某，58 岁，女，反复疲倦乏力，初次来门诊就诊时肌酐 230μmol/L，疲乏，面色少华，短气懒言，腰膝酸软，腹胀，纳眠差，小便夜尿 2～3 次，大便调，舌淡，苔白腻，脉弦，诊断属"虚劳"范畴，辨证为脾肾两虚兼湿浊，以益气升清，和胃降浊为法，在此方基础上加槐花 20g，当归 20g，佛手 15g，三七 10g，1 个半月后患者疲乏等症状及纳眠均较前改善，复查肌酐 148μmol/L。

联系电话：13600471481

益气养阴汤治冠心病

郭广义

长春中医药大学附属医院　130021

【作者小传】郭广义，男，74 岁，中华医学会仲景专业委员会理事，长春中医药大学教授，主任医师。临床擅治脾胃心等内科疑难症，参加省级科研课题一项，出版著作 13 部，学术论文 20 余篇。

【方药组成】黄芪 30g，黄精 10g，生地黄 20g，麦冬 20g，五味子 10g，党参 20g，丹参 10g，葛根 10g，川芎 10g，瓜蒌 20g，延胡索 10g。

【功能主治】益气养阴、宽胸理气。主治：气阴两虚之心痛（冠心病）。

【服用方法】取上药，水煎 2 次，药液混匀后分早、晚饭后温服。5 天为一个疗程。

【应用小结】气阴不足常容易引起胸痛。故用黄芪、党参养心气，黄精、生地黄、麦冬、五味子滋养心阴，川芎、丹参补血活血，葛根升提阴液，瓜蒌宽胸理气，延胡索理气止痛。诸药合用，疗效显著。

【方药来源】出自郭广义主任多年的临床经验。

【病案举例】

病案一：王某，男，52 岁，间断性心前区疼痛 3 年，现：胸闷气短，乏力，小便可，大便 2 日 1 行。既往冠心病病史 3 年。辨证为胸痛，气阴两虚。给予上方，两个疗程后心前区疼痛，胸闷气短消失。

病案二：郭某，女，58 岁，间断性胸闷隐痛 5 年，现：胸闷隐痛，时作时止，心悸气短，倦怠懒言，面色少华，头晕目眩，遇劳则甚，二便调。既往冠心病病史 5 年。辨证为胸痛，气阴两虚。给予上方，3 个疗程后胸闷隐痛，心悸气短消失。

病案三：陈某，女，58 岁。3 年前因劳累出现心前区闷痛，持续约 5 分钟，经休息后缓解，未予重视，未系统治疗。3 年来，上述症状时有发生，多与劳累过度有关。2 天前，于上楼时上症再次出现。诊见：胸痛，气短乏力，口渴，小便量少，大便可，脉细涩。诊为心痛，气阴两虚。给予上方，3 个疗程后胸闷隐痛，心悸气短消失，连服月余痊愈。

联系电话：13654319986

清热活血汤治疗急性冠脉综合征

吴 伟

广州中医药大学第一附属医院 510405

【作者小传】吴伟，男（1964— ）。医学、哲学双硕士学历。广州中医药大学第一附属医院大内科主任。通过实验和临床研究，提出冠心病的病机还存在热邪或热毒痹阻心脉的方面，认为热毒痹阻心脉、热壅血瘀是冠心病的基本病机之一，进而在治法上，在国内较早提出使用清热解毒活血法治疗急性冠脉综合征的治疗策略。

【方药组成】川芎10g，赤芍15g，降香10g，红花10g，丹参30g，黄芩15g，毛冬青30g。

【功能主治】清热活血。用于年龄18～75岁，中医诊断符合胸痹真心痛，西医诊断为急性冠脉综合征的患者。

【服用方法】以上药物加水煎煮2次，药液混匀后分早、晚饭后服用，每日1剂。

【注意事项】禁用于：①近期有活动性出血病史。②已知的出血体质如血友病、血小板减少性紫癜等患者。

【应用小结】经多年应用实践，清热活血汤现广泛应用于我院心血管科急性冠脉综合征患者，临床观察证明其在临床证候积分改善及体内炎症因子水平的下降方面均具有明显的疗效，有助于患者预后，且安全性良好。

【方药来源】随着社会环境变化，气候变暖及人民生活水平的提高，吸烟、饮酒、嗜食肥甘厚味、心理压力增加等诸多因素的作用，急性冠脉综合征的发病率也明显上升。我们在临床实践中发现患者多伴有舌暗红、苔黄腻、口干口苦、大便秘结等表现，结合临床辨证当属热壅血瘀，在临床上予以清热活血汤干预。

【病案举例】

病案一：黄某，女，70岁，因"反复胸闷痛3天"入院，症见：活动后胸前区闷痛，口干口苦，大便3天1次，质偏干，舌紫暗，苔黄腻，脉弦。诊断考虑"冠心病急性心肌梗死"，因患者及家属拒绝行PCI术，入院后给予清热活血汤内服，西药按冠心病常规用药。治疗3天后胸闷痛明显减少，口干口苦、便秘、饮食睡眠等改善，舌红苔薄黄。

病案二：徐某，男，42岁，因"突发胸闷痛2小时"入院，症见：胸前区及左肩背闷痛，气促，汗出，口干口苦口臭，大便3日未解，舌暗红，苔黄腻，脉弦。行急诊PCI术，前降支植入支架一枚。诊断："冠心病、急性前壁ST段抬高型心肌梗死"，术后给予清热活血汤内服，西药按冠心病常规用药。5天后出院，无胸闷痛症状，无口干、口苦、饮食可、二便调，舌红苔薄黄。随访患者坚持服用清热活血汤半年，未见胃脘不适、出血等副作用，未再出现胸闷痛等不适。

联系电话：020-36591357

河间舒心膏外治冠心病

吴 伟

广州中医药大学第一附属医院　510405

【作者小传】见《清热活血汤治疗急性冠脉综合征》。

【方药组成】延胡索15g，当归10g，赤芍10g，三棱10g，莪术10g，川楝子10g，肉桂10g，姜厚朴10g，木香10g，川芎10g，桔梗6g，黄芩10g，大黄10g，甘草6g，槟榔10g，冰片1g。

【功能主治】活血行气、清热解毒、舒心止痛。主要用于治疗冠心病，尤利于急性冠脉综合征患者。

【服用方法】以上方药混合蜂蜜制成硬膏贴剂，加热后，穴位贴敷于膻中、心俞，每日一次，每次4小时。

【注意事项】

1. 合并严重心、脑、肾疾病及糖尿病、昏迷、精神病患者不宜使用。

2. 注意膻中、心俞穴位处的皮肤是否破溃，避免膏药过热烫伤皮肤。

【应用小结】经多年应用实践，河间舒心膏现在广州中医药大学第一附属医院心血管科广泛应用于冠心病，尤其是急性冠脉综合征患者，有利于改善胸闷痛等临床症状。

【方药来源】河间舒心膏源于金元四大家之一刘完素的学术思想，其认为火热病机非常广泛，提出著名的"六气皆能化火"学说。本方具有活血行气、清热解毒、舒心止痛的功效。河间舒心膏混合蜂蜜制成硬膏贴剂，加热后，通过温热刺激，能促进药物对组织的渗透，从而引起局部血管扩张，促进局部和全身的血液循环，更好地发挥其活血行气、清热解毒、舒心止痛的功效和药理作用。

【病案举例】

病案一：张某，女，49岁，反复胸闷、气促2年，伴有头晕、乏力，每因活动后或情绪激动后症状发作，入我科后给予河间舒心膏贴敷膻中、双侧心俞穴，每日一次，治疗一周后，患者自觉胸闷、气促症状明显，较入院前减轻，持续时间缩短，活动耐量明显提高。

病案二：龙某，男，56岁，反复心慌4年，加重3天，来我科治疗，患者在无明显诱因下可出现心慌，伴有胸闷，情绪激动时症状明显加重，经休息半小时后可以缓解，症状反复，入我科后给予河间舒心膏贴敷，5天后，患者诉治疗期间再无自发心慌，情绪激动时出现心慌胸闷症状可快速缓解，心情也舒畅不少。

联系电话：020-36591357

强心散治疗心脏病

皇甫其伟

河南省焦作市博爱县皇甫诊所　454450

【作者小传】皇甫其伟，男（1954—　），医师，执业药师，现任博爱县皇甫诊所所长，中专毕业，1979年参加工作，从事工作以来，在古今中医理论的指导下，对中医药深厚的文化底蕴略有领悟，广学医药史籍，录用经方宝藏。参加过多次国家级学术会，取众人所长以辨证论治。对心脑血管病、腰腿痛、糖尿病、男女不孕不育、鱼鳞病的治疗，术后康复、无手术放疗的癌症治疗等颇有心得。在"治未病"及对亚健康的调理、养生益寿、提高生活质量、防病治病方面颇有成效，尤其是多年来调配的强心散、益胃散、腰腿痛丸、内分泌失调丸，疗效显著，十多年来口碑很好，求者甚多。

【方药组成】西洋参、三七、红花、鸡内金、珍珠、苦参、炙甘草等。

【功能主治】益气强心，活血祛瘀，安神定悸，养阴豁痰。治疗元气虚衰、心络瘀阻引起的冠心病，心悸气短，胸痹心痛（早搏，心肌供血不足，心律失常，阵发性房颤、心动过速，心肌梗塞，心绞痛）疲倦乏力。

【服用方法】上药共研细粉，调匀，每次3g。日服2～3次，温开水冲服。

【注意事项】无。

【应用小结】多年来有几千人次使用过强心散，有效率95%以上，治愈率70%以上。

【方药来源】自拟经验方。

【病案举例】

病案一：高某，男，62岁，家住温县黄庄村。2011年曾在温县医院就诊，心肌供血不足，有梗塞、心慌气短、怠倦乏力等症，诊治无效，院方建议做心脏搭桥手术，当时预算费用 10 万余元。因经济条件不允许，后听沁阳山路坪朋友介绍，来我处就诊。初诊时根据病情，先服用了几剂汤药稳定急症，后改强心散冲服。每月药费 50 余元，3 个月后前病症痊愈，至今无反复。

病案二：张某之妻，67 岁，家住沁阳山路坪村。几年前，因心慌气短、疲倦无力、走路气喘，经当地西医治疗无明显疗效，来我处诊治，初诊诊断属心气阴两虚、中焦积聚、水火不济，服用强心散 10 余天，病症消失，恢复正常。

病案三：郭某，78 岁，家住博爱县金城乡南张茹。早年心脏不好，常服用西药治疗，服药不可间断，后改服强心散一段时间后，无任何心脏不适症状，并介绍同病亲朋服用强心散，均有显著疗效。

病案四：李某，男，63 岁，家住博爱县金城乡刘村。两年前心律失常，时有不适、胸闷心悸、血压高。常服用西药控制，不能痊愈。后服用强心散一段时间，病情得到明显改善，继续服用，至今均无反复。

病案五：李某之妻，65 岁，经医院检查有早搏、心肌供血不足，服用强心散 20 余天症状消失，经医院复查病情康复。

联系电话：13513816283

治冠心病方

薛江波

吉林省白城市王文卿中医诊所　137000

【作者小传】薛江波，女（1978—　），主治医师，毕业于吉林大学。任中华中医药学会会员。拜老中医王文卿为师，精心研修中医，熟练应用中医药治疗小儿肺炎、喉炎、夜尿症、偏食、厌食及妇科月经病、乳腺病等常见病和疑难病。撰写中医论文 10 篇，参与编写医著 2 部。

【方药组成】三七 15g，红花 10g，三棱 15g，莪术 15g，丹参 20g，降香 5g，五灵脂 10g，芍药 15g，枳壳 15g，牛膝 15g。

【功能主治】活血化瘀、理气开郁。主治：冠心病（胸痹）。

【服用方法】1 日 1 剂，武火急煎 30 分钟，煎取药液 100mL 左右，温服。此方可反复煎 3 次，重症者可间隔 2～3 小时服 1 次。

【注意事项】禁烟、酒，过劳，忌食油腻、辛辣、生冷之物；注意情绪稳定。

【应用小结】应用此方治疗冠心病，因情志不畅、激动，劳累等因素而发的心前区憋闷，疼痛彻背，胸闷气短等症，疗效显著。

【方药来源】本方是王文卿主任中医师所传。王文卿，男，68 岁，现任中华中医药学会民间传统诊疗技术与验方整理研究分会委员，白城市中医药老科协副会长。1967 年毕业于吉林省中医学校医师班，从医 45 年。擅治心脑血管病、肝病、肾病综合征等疑难病。临床效疗好，深受群众爱戴。

【病案举例】

病案一：刘某，女，58 岁，2014 年 3 月来诊。诊见左侧胸部闷痛，气短乏力，时有嗳气打嗝，舌暗红，苔少，脉弦细。诊为胸痹，西医心电等诊为冠心病。辨证用冠心病方，服用 7 剂后症状明显好转，继续加减服用半月痊愈。

病案二：吴某，男，50 岁，诊于 2013 年 11 月。心慌，胸憋闷 20 余天，平素嗜好饮酒，眠差，手足凉，生气劳累后症状加重，舌稍暗，苔白腻，脉沉弦。选用冠心病方，服用 3 剂，心慌胸闷、眠差均好转，服用两周后症状消失，痊愈，随访 1 年未见复发。

联系电话：15143601779

电子邮箱：1365514903@qq.com

益气温阳活血方

丁有钦

广东省广州市广州中医药大学第一附属医院　510405

【作者小传】丁有钦，男，广东潮州人，1945 年出生。教授，主任医师，享受国务院特殊津贴专家。早年毕业于中山医学院本科医疗系；继结业于广东中医学院西中班；再就读于广州中医学院研究生，于 1982 年毕业并获得医学硕士学位。从医三十余载，擅长内科系统疾病的中医、西医及中西医结合诊治和抢救，尤其对治疗心脑血管疾病有很深的造诣。

【方药组成】黄芪 30g，党参 30g，白术 15g，茯苓 15g，淫羊藿 15g，补骨脂 15g，毛冬青 30g，益母草 15g，葶苈子 15g，桃仁 10g，赤芍 15g，炙甘草 12g。若畏寒明显，加熟附子 15g，干姜 10g；汗多加浮小麦 30g，山茱萸 20g。

【功能主治】益气温阳，通络活血。主治慢性心力衰竭，证属心气阳亏虚、瘀血内阻型。

【服用方法】水煎服，日 1 剂。

【注意事项】外感忌服，服药期间饮食宜清淡，忌肥甘厚味及辛辣之品。

【应用小结】心力衰竭的症状，其中医病机多为气虚血瘀，或为气阴两虚，或为气阳亏虚；或兼水溢饮停。治疗时当详辨病理，以便立法选方遣药。本例以气阳亏虚、瘀血阻络为主，依中医理论结合临床经验治疗，中西结合，颇见成效。

【方药来源】经验方。

【病案举例】

病案：陈某，男，67 岁。省计量所工程师。因神疲乏力，活动后心跳、气促，于 2003 年在本院心内科住院治疗。当时除上述主症，还有易汗出，时怕冷，纳可，大便溏；体型肥胖，面色灰白，唇黯；舌胖淡，齿印深，苔薄白，脉沉细；血压120/80mmHg，心率84次/分，律整；胸片示：心影普大，心胸比例0.71；心电图：窦性心率，左室高电压，左心室面巨大倒置T波。超声心动图显示：左室肥厚及室间隔不对称肥厚。中医诊断：喘证。证型：气（阳）虚血瘀。西医：非梗阻性肥厚型心肌病，心功能不全，心功能Ⅲ级。治法：益气温阳，通络活血。给予以上处方加培哚普利片4～8mg，1次/日，美托洛尔片25～50mg，2次/日，螺内酯20mg，1次/日。疗效评价：患者8年多从未中断治疗。自接受治疗后，病人不适症状逐步改善，体质日见增强，日常生活不受影响，还能坚持工作和出差。血压控制在100mmHg左右，心率在60次/分左右，心功能恢复到Ⅰ～Ⅱ级，8年多未因心脏疾病而住院。上月因上呼吸道感染入院复查，心脏结构没恶化，各功能指标均有改善，一般情况良好。

联系电话：020-36591357

鱼鳅串治疗肺热咳嗽

温 权

成都市慢性病医院　610083

【作者小传】温权，男（1983—　），主治医师，硕士研究生。先后毕业于成都中医药大学中西医结合与针灸推拿学专业。自幼随父学习中医骨科、中医外科疾病的诊治。曾有3年半基层医院工作经历。在缺医少药的环境中，见到不少疑难怪症，通过实践收集到一些简便廉效的治疗方法。

【方药组成】鱼鳅串鲜品或干品根茎。

【功能主治】清热利咽，降肺止咳。主治肺热咳嗽。

【服用方法】

1.取鱼鳅串根茎鲜品100～120g捣碎，开水浸泡10分钟，取汁加适量白砂糖温服，一日 3 次。

2. 鱼鳅串干品 50g，温水浸泡 15 分钟，煮沸 10 分钟，取汁酌加少许白砂糖，每日 3 次温服。3 天为一个疗程。

【注意事项】

1. 虚寒体质者不宜服用。

2. 咳嗽咯白色或清稀痰涎之风寒咳嗽者不宜服用。

【应用小结】风热犯肺，损伤肺阴，肺失宣降，气逆而咳；或风寒郁久化热，热伤肺阴，肺失宣降，气逆而咳。故此类患者病程多迁延不愈，多为久咳痰少或无痰，咽痒，胸闷气逆。鱼鳅串通过清热滋阴，降肺止咳而起到治疗作用，该方简便易行，多年应用于临床，经临床观察的 50 例病例统计，治愈率达 90% 以上。

【方药来源】内江市资中县曹祖银（1927— ）老中医经验方，其方均为简、便、廉、验的常用药物，在当地颇有名气。

【病案举例】

病案一：陈某，女，51 岁，因气温变化，不慎受凉，出现发热、恶风，汗出，动则加重，未予以诊治，3 天后出现咳嗽，咯少许白色黏痰，咽部不适，胸闷不舒，舌质淡红，脉数。考虑"肺热咳嗽"。予以鱼鳅串根茎鲜品 100g 捣碎，开始浸泡 10 分钟，取汁加适量白砂糖温服，一日 3 次，用该疗法治疗 4 天后咳嗽痊愈。

病案二：赖某，女，21 岁，因过食辛辣及吹空调后出现发热，微恶风，咽痛，未引起重视，2 天后出现咳嗽，咯少许黏痰，痰时黄时白，咽部不适，舌质稍红，脉浮数。考虑"痰热郁肺"。予以鱼鳅串根茎鲜品 100g 捣碎，开水浸泡 10 分钟，取汁加适量白砂糖温服，一日 3 次，以该疗法治疗 3 天后咳嗽基本痊愈。

病案三：杨某，男，63 岁，平素即有慢性咽炎，近来因天气变化，出现恶寒症状，自服感冒药后出汗，恶寒症状消失，但出现发热，咳嗽，咯出白色黏痰，咽部干痒不适，舌质淡红，脉细数。考虑"肺热咳嗽"。予以鱼鳅串根茎鲜品 100g 捣碎，开水浸泡 10 分钟，取汁加适量白砂糖温服，一日3次，以该疗法治疗5天后咳嗽痊愈。

联系电话：15828593259

电子邮箱：381338886@qq.com

痒咳宁汤治咳嗽

严兴海　江道斌

新疆维吾尔自治区昌吉州中医医院　831100

【作者小传】严兴海，男（1979—　），中医内科副主任医师，医学硕士，研究生学历，毕业于新疆医科大学。目前在昌吉州中医医院从事中西医结合肺病临床工作，研究方向为新疆重大疾病的中西医干预。擅长运用中医特色疗法治疗肺病科常见病、多发病，尤其对哮喘、肺胀等病有较深的造诣。先后主持科研课题四项，参与科研课题四项，2011年获武威市科技进步二等奖，论文曾获昌吉州十二届、十三届自然科学优秀学术论文奖，先后在各种医学期刊发表论文20余篇。

江道斌，男，34岁，医学硕士，主治医师，毕业于新疆医科大学，现就职于新疆医科大学附属中医医院。研究方向：呼吸系统疾病的诊疗。

【方药组成】荆芥10～15g，蜜旋覆花10～15g，前胡10～12g，蝉蜕15～30g，全蝎6～10g，徐长卿10～12g，白鲜皮15～30g，苦杏仁6～10g，桔梗10～12g，炒白芍12～15g，炙甘草6g，诃子6～10g。

加减法：咽痛者加北豆根、木蝴蝶以解毒利咽；咳嗽胸痛者加茜草、香附而成香附旋覆花汤《温病条辨》、旋覆花汤《金匮要略》之意；胁痛者加柴胡、炒枳壳而成四逆散《伤寒论》之意；腹痛者加炒枳实、大腹皮；咽痒剧烈者加地肤子、防风；痰多者去诃子加葶苈子、清半夏；鼻塞、喷嚏者加炒苍耳子、辛夷花；头痛者加炒蔓荆子、炒牛蒡子。

【功能主治】祛风化痰，理气止咳。主治久咳风痰宿肺证，现代医学感染后咳嗽、咳嗽变异性哮喘、变应性咳嗽，症见咽痒、咳嗽，多为干咳，或咳少量白色泡沫状痰，咽痒剧烈，咽痒即咳，有发作性的特点，舌淡，苔薄白或微腻，舌体胖大有齿痕，脉滑。可参照此方治疗。

【服用方法】以上药物水煎2次，药液混匀后分早、晚温服，日服1剂，3天为1疗程。服药期间忌辛辣刺激、生冷油腻饮食。

【注意事项】咳嗽痰多、痰黄黏稠者不宜应用。

【应用小结】外感病，经治疗后，寒热之邪大部分已除，风邪独恋，部分患者正气已伤，无力驱邪；部分患者体质偏弱（特别是过敏体质），新感外邪（风寒、风热）易于引动，干于肺系，肺失宣肃所致。痰之为物，乃津液凝聚所生；肺失宣肃，津液不布，津凝为痰。风痰相搏，内宿于肺而成本病。痰之为物，可为有形之痰，如咳出之痰；亦可为无形之痰，属痰象、痰征，如舌淡、苔薄白或微腻，舌体胖大有齿痕，脉滑等为痰象。风痰内宿于肺，肺气上逆，故见咳嗽、咳痰；风胜则痒，风邪偏胜，故见咽痒、喷嚏，甚则耳痒、眼痒。本病临床特点以咽痒、咳嗽为主，多为干咳，或咳少量白色泡沫状痰；咽痒剧烈，咽痒即咳，有发作性的特点。患者虽然痰少或干咳无痰，但舌淡，苔薄白或微腻，舌体胖大有齿痕，脉滑等痰象明显。痒咳宁汤中荆芥长于祛风、蜜旋覆花长于降气、前胡长于化痰，三者缺一不可，呈三足鼎立之势，共为君药；徐长卿、白鲜皮长于祛外风，蝉蜕、全蝎长于搜内风，合奏除风之效，共为臣药；苦杏仁、桔梗一升一降恢复肺的宣发、肃降之能，炒白芍、炙甘草，取芍药甘草汤之意以酸甘解痉，共为佐药；久咳必耗散肺气，故用诃子以敛肺止咳，为使药。全方升降相因、散收有度，验之临床，疗效确切。

【方药来源】痒咳宁汤为昌吉州中医医院肺病科青年医师根据

新疆昌吉地区地域及气候特点，结合临床实践提炼的验方。

【病案举例】

病案一：华某，女，26岁。患者一月前不慎受凉后出现咳嗽、咳痰、咽痛，发病后进行口服罗红霉素等治疗一周，咳痰及咽痛好转，但咳嗽迁延不愈，胸片及肺功能检查未见异常，症见干咳、咽痒即咳、舌淡、苔薄白。辨证为久咳，风痰宿肺证。治以祛风化痰，理气止咳为法，予本方日服1剂，1剂后患者症状明显减轻，服3剂后症状完全消失。

病案二：朱某，男，35岁。患者近3年来，每遇到刺激性气味出现即剧烈咳嗽，伴胸闷症状，曾进行肺功能检查诊断为"咳嗽变异性哮喘"，曾吸入激素治疗，后自行停药。本次于一周前闻到油漆味后出现剧烈干咳，胸闷症状，脱离环境后咳嗽迁延未愈，服用多种中西药物效不佳，症见：咽痒剧烈，咽痒即咳，咳则胸痛，时发时止，舌淡，苔白微腻，舌体胖大有齿痕，脉滑。辨证为咳嗽，风痰宿肺证。治以祛风化痰、理气止咳为法，予本方加茜草、香附日服1剂。3剂后患者症状明显减轻，续服3剂后症状完全消失。

病案三：火某，女，39岁。受凉后咳嗽半月，服用多种药物不效，症见：咳嗽，咳少量白色黏痰，不易咳出，咽痒，鼻痒，流清涕，舌质淡，苔薄白，脉滑。予本方加防风、炒苍耳子、辛夷花3剂，日服1剂治疗，3天后复诊，咳嗽顿减，续服4剂痊愈。

联系电话：13779276870

百合款冬饮治疗咳嗽

杜 磊

山东高密市中医院 261500

【作者小传】杜磊，男，31岁，主治医师。2011年毕业于青岛大学医学院，参加工作以来，发表国家级论文2篇，参与中医科研课题 1 项，擅长心血管系统疾病的诊疗。

【方药组成】百合 50g，款冬花 15g，冰糖 20g。

【功能主治】清热润燥止咳。主治燥热咳嗽。

【服用方法】水煎服，晚饭后睡前服用。

【注意事项】服药期间忌食辛辣、生冷、油腻食物。

【应用小结】临床表现以咳嗽无痰或痰少不易咳出为主症，多伴有口干、咽干、心烦失眠，舌质偏红，苔薄白，脉细数。本方药少价廉，服用方便，无毒副作用，一般 3 剂显效，10～20 剂痊愈。

【方药来源】高密市中医院秦福生主任中医师经验方，其方简、便、廉、验，在当地颇有影响力。秦福生，男，主任中医师，临床注重对内科、妇科疑难病症的研究，尤其擅长中医药治疗肺病、心血管系统疾病。

【病案举例】

病案一：李某，女，20 岁。患者因感冒后遗留咳嗽，干咳无痰，伴有心烦，手足心发热，舌质红，苔薄白，脉细数。治以清热润燥止咳，予本方 3 剂后咳嗽减轻，10 剂后咳嗽完全消失。

病案二：程某，女，32 岁。患者自述干咳无痰，咳嗽呈阵发性，咳剧时伴面色发红，咽干，平素嗜食辛辣，舌质红，苔薄白，脉细数。治以清热润燥止咳，予本方 5 剂后咳嗽减轻，20 剂后咳嗽完全消失。

联系电话：0536-2367005

电子邮箱：993261729@qq.com

自拟百橘汤治疗慢性咳嗽

李秋波

吉林省中医药科学院　130021

【作者小传】李秋波，女（1977—　），副主任医师，现任中华中医药学会民间分会委员。2002 年本科毕业于长春中医学院中医系，2005 年硕士毕业于吉林大学。专业：中西医结合临床。在吉林省中医药科学院呼吸科从事呼吸临床工作 10 年，擅长中西医结合治疗各种呼吸系统疾病，尤其对呼吸系统的疑难杂症或重症有专长。发表论文 5 篇。

【方药组成】百合 20g，橘皮 15g，桔梗 10g，焦山楂 15g。

【功能主治】养阴润肺，化痰止咳。主治慢性咳嗽。

【服用方法】取上药，水煎 2 次，取药液 300 毫升，早、晚空腹温服。7 天为一个疗程。

【注意事项】外感发热咳嗽者不宜服用。

【应用小结】咳嗽日久肺阴亏虚，肺失宣降，痰浊阻络。百合润肺，橘皮化痰，桔梗利咽，焦山楂消食积、健脾胃，诸药合用而起到治疗作用，该方简便易行，多年应用于临床，经临床观察的100 例病例统计，治愈率达 90% 以上。

【方药来源】临床经验方。

【病案举例】

病案一：李某，女，62 岁。感冒后遗留有咳嗽，咯痰量不多，慢性咳嗽数年，本次咳嗽 3 月余；诊为"慢性咳嗽"，给予自拟百橘汤。水煎 2 次，剩药液 200 毫升，早、晚空腹温服。以该疗法治疗 9 天后咳嗽消失。又服半月痊愈。

病案二：肖某，男，35 岁。感冒时出现发热、咳嗽，经静点阿奇霉素注射液 5 天后，热退，遗留有咳嗽，咯痰量不多，或白或黄，慢性咳嗽 1 月余；诊为"慢性咳嗽"，给予本方。服法同上。以该疗法治疗 7 天咳嗽消失。为巩固疗效，又服 1 月痊愈。

联系电话：18943188659

电子邮箱：azinabu@126.com

双芦汤治疗肺炎

王铁仁

吉林省白城市洮北区明仁社区卫生服务中心　137000

【作者小传】王铁仁，男，57岁，主治医师。从医30余年，擅长中医内科、妇科、皮肤科，对支气管炎、哮喘等疾病治有妙方。发表论文15篇，参与出版医著2部。

【方药组成】金银花25g，连翘15g，前胡20g，玄参15g，桔梗10g，芦根15g，荆芥15g，生石膏25g。

【功能主治】清热解毒，润肺止咳。主治肺炎。

【服用方法】1日1剂，常规水煎服，早饭前、晚饭后空腹温服。

【注意事项】忌生冷、油腻、辛辣、牛肉、鱼类、盐。

【应用小结】此方治疗急性肺炎，症见：发热恶寒，咳嗽喘息，口干渴，喉中痰鸣，舌质红，脉浮数。用此具有清热解毒、止咳润肺之功效的肺炎方，疗效显著。

【方药来源】长期临床验用之方。

【病案举例】

病案一：刘某，男，35岁，工人。2014年11月诊。自诉咳嗽，发烧恶寒，口干渴，喉中有痰，10天余，在家服西药无效，投以双芦汤治疗5剂，1日1剂，水煎服，服后症状好转。又服3剂，病情痊愈。

病案二：张某，男，6岁。咳嗽，发烧，咳黄痰7天。多处治疗，病情不见好转，经用清热解毒、止咳化痰的双芦汤治疗5天，病情痊愈。

联系电话：13324369199

电子邮箱：962355475@qq.com

治感冒方

王文卿

吉林省白城市王文卿中医诊所　137000

【作者小传】王文卿，男（1945—　），主任中医师，现任中华中医药学会民间传统诊疗技术与验方整理研究分会委员，白城市中医药老科协副会长。1967年毕业于吉林省中医学校医师班，从医45年，擅治心脑血管病、肝病、肾病综合征等疑难病；发表论文40余篇，参与编著医书5部。

【方药组成】藿香10g，紫苏叶10g，陈皮15g，茯苓10g，白扁豆15g，甘草10g，蝉蜕7.5g，半夏10g，竹茹10g，生姜3片。

【功能主治】清暑益气，利湿、消炎止痛。主治感冒（暑夏外感）。

【服用方法】1日1剂，水煎服，日3次温服。

【注意事项】忌食辛辣、油腻、醋、白鲢鱼、饴糖。

【应用小结】多年用本方治疗暑夏感受暑邪，身痛，关节疼，发热，恶寒，身重或伴有呕吐，腹泻。以此方清暑益气，利湿，消炎止痛。治愈率达90%。

【方药来源】吉林省白城市海明卫生院院长董捷三老中医临床经验。董捷三，男，89岁（1884—1973）。自幼学徒，建国后获卫生部医师证书，临床经验丰富，在当地小有名气，被白城市海明医院聘为院长，他擅治内、妇、儿科常见病和多发病。他的处方特点是简、便、验、廉，深受百姓赞扬。

【病案举例】

病案一：袁某，女，26岁，诊于2013年6月。症见发热，微恶寒，身体困重，乏力，大便黏腻，小便黄，舌苔黄腻，脉沉滑等，用此感冒方两剂而愈。

病案二：张某，男，42岁，诊于2014年7月。因天气炎热，与朋友大量饮用啤酒、白酒，酒后呕吐、腹泻，次日发热恶寒，周身疼痛，舌苔白腻，选此感冒方1剂症减，2剂后症状消失。

联系电话：0436-3657427

电子邮箱：1365514903@qq.com

白萝卜熬汤治疗胃脘烧灼症

辛智科

陕西省中医医院　710003

【作者小传】辛智科，男，63岁，主任医师、研究员、硕士研究生导师、陕西省名中医。1977年毕业于陕西中医学院中医系，长期从事中医科研和内科临床工作。发表学术论文80余篇，主编和参编论著20余部。

【方药组成】白萝卜（莱菔）。

【功能主治】消食化积，降气除胀。

【服用方法】取白萝卜1个，切成片状，加水煎熬10分钟左右，以汤代茶饮用，亦可食用萝卜。

【注意事项】气虚无食积或便溏稀、脾胃虚寒者不宜服用。

【应用小结】莱菔具有消积滞，化痰热，下气宽中，解毒之功。《本草纲目》称其"主吞酸，化积滞，解酒毒，散瘀血，甚效"。胃脘痛泛酸者多有烧心之症，用莱菔煎熬服用，可减轻泛酸，缓解烧心。

【方药来源】辛智科主任曾在临床上治疗一胃脘痛泛酸烧心患者，服药后诸症消失，唯烧心一症久久不能缓解，有一病友向患者介绍服用莱菔熬汤方法，疗效很好，患者遂推荐此法，用后部分病人确有疗效。

【病案举例】

病案一：米某，女，50岁。胃脘不舒，口干，烧心，大便成形，舌红苔白，脉细。嘱其熬白萝卜汤饮用，一周后烧心消失。

病案二：朱某，女，60岁。患慢性萎缩性胃炎，胃脘痛，食欲差，无泛酸，烧心症状明显，舌淡红，苔白，脉沉细弱。在服用中药基础上，加服白萝卜汤，以汤代茶，少量频饮，症状明显缓解。

病案三：王某，男，48岁。自觉食道胃脘烧灼，口干欲饮，平素患有慢性胃炎，近食火锅后，烧灼更加明显，嘱其熬白萝卜汤，加用石斛一起煎熬服用，服用一周后，口干烧心症状痊愈。

联系电话：13072988989

电子邮箱：445352476@qq.com

降逆和胃汤治胆汁反流性胃炎

黄道学

重庆万州黄道学中医内科诊所　404130

【作者小传】黄道学，男（1957—　）执业中医师，大专毕业，现任中华中医药学会民间传统诊疗技术与验方整理研究分会委员，重庆市中医药学会委员。曾在验方整理研究分会第五次学术年会上发表过论文。从医40余年，擅长治疗皮肤病、急慢性胃病、骨伤等疑难杂症，临床治愈率达95%以上，受到广大患者一致好评。

【方药组成】吴茱萸、黄连、甘草、太子参、白术、厚朴、苏梗、法半夏、茯苓、瓜蒌、竹茹、煅瓦楞子、代赭石、莪术、三七等。

【功能主治】疏肝利胆、降逆和胃、止呕、健脾理气止痛。

【服用方法】每日一剂，水煎2次，药液混匀后分早晚温服，四周为一疗程。

【注意事项】勿食生冷辛辣，过甜过酸之物，禁烟酒。

【应用小结】胆汁反流性胃炎属中医"胃脘痛""心下痞""嘈

杂"等范畴，是临床常见的消化系统疾病，是由胆汁及十二指肠液反流入胃腔内引起胃黏膜相关性炎症的病例变化。临床多以胃脘部灼热痛、胀满、口干苦、呕吐、嗳气、泛酸等主要表现。近年来笔者用自拟降逆和胃汤加味治疗本病，有效率达95%以上。

【方药来源】黄道学医师参照（慢性胃炎中西药结合诊断辨证和疗效标准）中有关胆汁反流性胃炎的诊断标准拟定，又经多年的临床经验总结，自拟降逆和胃汤治疗胆汁反流性胃炎有效率达95%以上，受到当地患者的一致好评。

【病案举例】

病案一：刘某，女，31岁，教师。自觉上腹部饱胀，灼热3年余，多治疗效不佳。近月来，上腹部灼热胀满加重，并兼轻度疼痛，嗳气频繁，泛酸口干苦，食少，舌苔薄黄腻，脉软滑。大便3日一次，体瘦乏力，曾多次服用吗丁啉、奥美拉唑、阿莫西林等药，均罔效。遂于2009年5月23日来我门诊就诊。当日电子胃镜检查：胃底黏液中色黄、大量、胃体红白相间，可见较多黄色胆汁附着于黏膜上，胃窦处可见散在充血糜烂病灶。提示：胆汁反流性胃炎。证属肝胃不和，胃气上逆，脾虚湿郁。治宜健脾疏肝和胃降逆，采用降逆和胃汤治疗，并嘱其勿食生冷、辛辣、过甜过酸之物，禁烟酒。药服7剂后，症情大减，患者大便通畅，1日1次，胃灼热胀满减轻，口干苦、泛酸、嗳气症状明显缓解，食欲好转，精神尚可，心情舒畅。嘱以此方加减再进15剂追治。服药1个月后，诸症悉除，精神焕发，复查胃镜：未见胆汁反流，胃底红斑减退，糜烂灶消失。病理检查示：轻度浅表性胃炎。随访1年，未见复发。

病案二：刘某，男，38岁，干部。2012年3月来诊。胃脘疼痛，反复发作4年。曾在2010年8月一次聚餐后，胃脘部发生绞痛，疑为"胃炎""胆囊炎"，而在某医院住院治疗，好转后出院。2013年2月上班时又复发胸口疼痛，食后痛减，有时嗳气、泛酸、口干苦、嘈杂纳呆，上腹部有灼热感伴有恶心欲呕，大便不爽，小便黄。诊见面色白、体瘦、舌质淡、苔薄黄、脉软滑。治拟疏肝利胆，降逆和胃止呕，健脾理气止痛。采用降逆和胃汤治疗，每日一剂，水煎两次，取汁 500mL，分两次温服。服药 4 周后，疼痛吐酸大减，食尚可，灼热口苦减轻，大小便正常。本方适当加减，又嘱追治一周，诸症消失，饮食如常，体重增加，体力渐复，随访至今未见复发。

病案三：陈某，男，53 岁，农民。于 2010 年 4 月 14 日就诊，胃脘隐痛，刺痛伴泛酸呕吐、嗳气、腹胀、烧心，时轻时重十余年。在 2000 年 6 月经某医院胃镜诊断为"胃溃疡"，经治疗好转出院。近几年来仍时有发作，来诊前两天因饮酒而诱发。现胃部嘈杂不舒，隐痛、刺痛阵作，腹胀拒按，甚则连及两胁，泛酸呕吐，舌红有紫斑，苔黄，脉滑数。辨为气滞血瘀兼有郁热。采用降逆和胃汤加大黄 10g，乌贼骨 20g，服 2 剂疼痛减轻，诸症递减，已能进流质饮食。复查胃镜：未见胆汁反流，胃糜烂消失。随访一年未复发。

联系电话：13996698432

电子邮箱：394578211@qq.com

乌白甘草粉治疗胃及十二指肠溃疡

任娟莉

陕西省中医医院　710003

【作者小传】任娟莉，女，57 岁，陕西省中医医院主任医师、研究员，享受陕西省委、省政府"三秦人才"津贴专家，国家中医药管理局中医药重点学科带头人。兼任中华医学会医史分会常委、中国中西医结合学会信息专业委员会委员、陕西省医学会理事、陕西省医学会医史分会主任委员、陕西省中医药专家委员会委员、陕西省中医药科技开发研究会理事等。长期从事中医临床研究工作，擅长失眠、头痛、头晕、抑郁、焦虑、心慌、心悸等病症的中医药诊治。先后主持及参与国家级、省部级、厅局级科研课题 30 余项，获陕西省中医药科技成果奖 2 项，出版学术著作 20 余部，发表专业论文 50 余篇。

【方药组成】乌贼骨 120g，白及 100g，甘草 60g。

【功能主治】收敛止血、制酸止痛、温中生肌。主治胃及十二指肠溃疡。

【服用方法】上药共研细粉，每次 4.5g，每日 2 次，冲服，1 剂为 1 疗程。

【注意事项】服药期间忌食生冷、油腻、辛辣刺激性食物。

【应用小结】乌白甘草粉是治疗胃酸过多胃病的有效验方。乌贼骨加白及制酸止痛，生肌止血，甘草益中缓急。乌贼骨制酸止血，有利于溃疡面溃疡愈合；白及生肌止血，可促进溃疡愈合；甘草含甘草甜素，能解除平滑肌痉挛，减少胃酸分泌，从而对溃疡面有保护作用。本方标本皆治，止痛制酸作用十分显著，服用后可在短期内酸痛全止。

【方药来源】本方为陕西冶金医院中医科刘春芳老中医经验疗法。刘春芳，原陕西冶金医院中医科大夫，现常年在西安易圣堂国医馆应诊。早年毕业于陕西省渭南中医学校，学业既成，又先后在多所医院进修学习。从事中医临床工作 40 余年，擅长诊治内科疑难病症和妇科疾病，临证用药善于根据传统药性和现代中药研究成果辨证组方，特别对胃肠道疾病的中医中药治疗有独到的见解和丰富的经验，据多年临床经验自拟乌白甘草粉，治疗胃及十二指肠溃疡，组方严谨，用药精练，多获良效。

【病案举例】

病案一：李某，男，29 岁，经常腹胀，腹痛，尤以饥饿时为重，纳差，在某医院做胃镜提示胃溃疡，服用乌白甘草粉一疗程后腹痛、腹胀感消失，食纳增加，自觉精力充沛。又服一疗程复查胃镜，已痊愈。

病案二：张某，38岁，经常腹胀难忍，食欲不振，饭后和空腹时胃疼明显，胃镜提示十二指肠球部溃疡。服用乌白甘草粉一疗程后腹胀、腹痛消失，食纳进增、精神转好，为巩固疗效，又服一疗程，复查胃镜，十二指肠溃疡已痊愈。

联系电话：15929903926

电子邮箱：bianjibu2004@sina.com

胃炎1号方

李学文

河南省焦作市武陟西陶镇卫生院 454950

【作者小传】李学文，男（1945— ），中共党员，本科毕业，中医内科副主任医师，现任西陶镇卫生院中医科主任。1965年5月参加工作，现任西陶镇卫生院中医科主任。任现职33年来，医德高尚，医风严谨，知名度高，年门诊量在万人次以上，曾结合临床工作经验，研制出胃肠宁1号、胃肠宁2号（治胃炎）、胃肠宁3号（治结肠炎）、溶栓降糖胶囊、乙肝胶囊、清脑1号及儿科用的风寒止咳散、清热化痰散、解热散、收敛散等中成药，疗效均十分可靠。在国内中医杂志上发表学术论文6篇。

【方药组成】人参12g，天冬、麦冬各12g，生赭石30g，白芍30g，生龙骨、生牡蛎各20g，生大黄3g，白花蛇舌草30g，枳壳10g，竹茹10g，焦三仙各10g，白及20g，炙甘草10g。

【功能主治】益阴养胃，疏肝和胃。适用于各种胃炎，如胃阴不足型、肝胃不和型等。

【服用方法】一日一剂水煎早晚内服，后期巩固可制成丸散内服。

【注意事项】湿阻中焦或脾胃虚寒、中气下陷者慎用。

【方药来源】自拟经验方。

【病案举例】

病案一：李某，女，64岁，系本镇中东陶村人。2008年12月15日～2009年1月5日，20天内在武陟和焦作做两次腹部手术。始终频繁呕吐，继而吐血不止，滴水不进，靠补液、输血、血浆、白蛋白等维持。院方多次告病危并劝其出院。诊见：枯瘦如柴、奄奄一息、胃管引流液为鲜血，观其舌红瘦小有黑苔，且不燥，脉之洪滑弦硬有力，自思脉证绝对相反。忽忆《回春录新诠》王孟英治一吐血盈碗之例（135页）。自忖舌红瘦小、苔黑、脉洪大弦硬，应属阳明气分热炽。苔不燥是输液昼夜不停所致，遂书方一剂冀希于此。处方：白虎加人参汤加减。生石膏50g，知母15g，西洋参15g，白及30g，竹茹10g，生赭石30g，大黄炭5g，白芍12g，炙甘草10g。水煎服，一剂分数次从胃管推进。当夜即解下黑柏油状稀便半盆，次晨又观之，胃管已不再出血，药已中的。嘱继用，下午即想喝水而不再呕吐。先后调方十余剂，竟渐康复。

病案二：苗某，男，33岁，患慢性浅表性胃炎（重度糜烂型），心动过速，患病1年余，先后经几家大医院数次住院，支付医药费数万元，均罔效。1992年8月16日转诊于我处。诊见：心悸气短，疲乏无力，走路需双人扶持，终日昏昏欲睡，头晕胀疼，口干咽燥，失眠多梦，心烦易怒，干呕不欲食，嗳气频繁，满腹隐隐作痛，舌淡红无苔，有裂纹，脉沉细急促，心率115～135次/分，辨证属胃病日久，治不得法，气阴两虚，阴火内炽。拟养阴和胃，调畅气机。方用胃炎1号方加百合、山茱萸，生赭石至60g，3剂，日1剂早晚水煎服，停用一切西药。8月19日二诊时各种症状均明显减轻。以后稍作加减，守方服药120余剂，已能参加一般体力劳动，12月12日胃镜复查，胃黏膜恢复正常，无糜烂渗出及潴留。心率控制在86～96次/分，临床治愈。随访2年未复发。

病案三：郭某，女，48 岁，1990 年 9 月 12 日就诊，2 月前患心下隐痛，心满腹胀、恶心呕吐，胃镜示反流性食管炎，重度糜烂型浅表性胃炎，胃液潴留。某医给予输液、抗炎、止呕治疗 2 周罔效，邀余会诊。症见表情淡漠，反复呕吐，嗳气频频，咽胀如塞，嘈杂难耐，夜不能寐，便溏不爽，舌淡胖大，边有齿痕，苔白厚滑腻，脉濡缓。辨证属素体阳虚湿盛，枢机不利，升降失常，导致胃不和降，胃气上逆。治以辛开苦降，和降胃气。方用胃炎 1 号加半夏、川朴、夜交藤、远志、灵脂、生姜，3 剂，日 1 剂，水煎 2 次服。9 月 15 日二诊：呕吐止，食欲增，夜能寐。稍作加减服药 30 剂，各种症状均无，临床治愈。10 月 20 日胃镜复查：轻度浅表性胃炎。遂将原方 5 剂配成丸药以资巩固。

联系电话：13939186785

木香养胃汤治疗胃脘痛

解德俊

吉林省海的科技有限公司　130021

【作者小传】解德俊，男（1945—　），主任医师，现任全国工商联医药业商会东北大区工作站专员，吉林省海的科技公司中医内科门诊专家。本人出身于中医世家，1969 年获大学本科学历，从事中医药工作 50 余年。擅长中医内科，尤其对胃病、风湿病、心脑血管病等有独特疗效。先后发表论文 40 余篇，完成科研课题 6 项，研发新药 3 种，保健品 10 种，出版著作 2 部。

【方药组成】党参 15g，厚朴 15g，神曲 15g，枳实 15g，山楂 15g，陈皮 15g，香附 15g，砂仁 15g，木香 20g，肉桂 10g，甘草 5g。

【功能主治】消食健胃、理气止痛。主治胃脘痛、胃胀、食欲不振、消化不良等症，相当于西医的急慢性胃炎、消化性溃疡、萎缩性胃炎等。

【服用方法】以上药物水煎 2 次，药液混匀后分早晚温服，每日 1 剂，7 天为 1 疗程。

【注意事项】服药期间忌烟酒、白鲢鱼，生冷、辛辣之物，体弱气虚者慎用。

【应用小结】本方临床应用多年，临床观察病例 150 例，男性 49 例，女性 101 例。治愈 102 例，好转 41 例，无效 7 例，总有效率达 90%。本方对多种胃病具有标本兼治，防治结合的特点，适应范围广，疗效确切。

【方药来源】本方为吉林省名老中医解起崑的祖传验方。解起崑，男（1920—1994），原白城市中医院院长，主任医师。本方由其子笔者解德俊继承开发成医院制剂，并在吉林省科技厅申报科研重点课题进行中药 6 类新药的研究。

【病案举例】

病案一：李某，男，68 岁，患胃病多年，近因生气、吃硬饭后发病，胃脘疼痛反复发作。诊见：胃脘胀痛，拒按，呃逆，嗳气，不能进食，患者瘦弱无力，面色萎黄，精神萎靡，舌质淡，苔薄白，脉沉弦。诊为：气滞型胃脘痛。治以疏肝解郁、理气止痛。投以本方每日 1 剂，遵法制用。3 日后来诊，胃痛大减，胀满已消，呃逆嗳气皆止。又投以 7 剂，巩固疗效，症状完全消失。随访 1 年，未再复发。

病案二：曹某，女，36 岁。胃脘疼痛 4 年余，近半月加重。自诉胃部灼痛，得食则缓，心烦胸闷，食少纳差。胃镜检查：诊断为十二指肠球部溃疡。先后投本方治疗 2 个月，诸症消失，胃镜复查溃疡基本愈合。

联系电话：15843123985

电子邮箱：xiedejun888@126.com

收敛制酸散治疗胃溃疡

张 平

吉林省长春市长春长中风湿骨病医院　130021

【作者小传】张平，女（1979—　），毕业于长春中医药大学，从事临床工作十余年，擅长治疗各种风湿、类风湿、强直性脊柱炎、颈椎病、骨关节病、腰椎间盘突出症等病。

【方药组成】海螵蛸15g，鸡蛋壳（炒黄）10g。

【功能主治】除湿，制酸，止血，敛疮。治胃痛吞酸，吐、衄、呕血，便血等溃疡病。

【服用方法】打粉，口服，1次5g，一日2次。严重时加服1次。

【注意事项】服药期间忌食辛辣油腻食物。

【应用小结】胃溃疡的主要症状就是胃酸分泌过多，海螵蛸、鸡蛋壳能够有效减少胃酸分泌。临床应用观察120例病例统计，其有效率达到95%以上。

【方药来源】临床经验方。

【病案举例】

病案一：徐某，男，35岁。胃溃疡伴胃出血病史3年，近因过度疲劳，饮酒后，突然胃脘部疼痛，泛酸、嗳气，恶心。给予本方5剂后胃脘痛、泛酸减轻，继服7剂，症状基本消失，后又服一个月，痊愈。随访半年，未见复发。

病案二：李某，男，32岁。胃溃疡病史5年，平素喜饮酒嗜辛，近日劳累过度后解黑色柏油样便，量中等，近日突然胃脘部疼痛并呕血。一次来诊，给予本方5剂后，胃脘痛减轻，未再出现呕血，继服7剂，大便正常，后又服一个月，痊愈。随访半年，未见复发。

联系电话：13943003217

电子邮箱：fengshiyiyuan@163.com

胃肠乐治疗慢性胃肠炎

邢苏斌

河南省焦作市解放区上白作乡老牛河村中医诊所　454000

【作者小传】邢苏斌，男（1952—　），中医师，现任焦作市解放区上白作乡老牛河村中医诊所所长。1988 年 8 月毕业于北京健康报刊院，1983 年个体执业至今，从事本专业 21 年。

【方药组成】苍术 10g，半夏 10g，泽泻 10g，云苓 15g，猪苓 10g，白术 10g，川朴 10g，陈皮 10g，甘草 5g，丹参 15 ～ 20g，砂仁 6 ～ 10g，木香 6g。

【功能主治】安胃利水止泻，祛湿和胃。因痰湿所致的慢性胃肠炎等病。

【服用方法】汤剂：水煎服，日一剂，早晚各一次。散剂：诸药共为细末，温开水冲服，日 2 ～ 3 次，每次 10g。

【注意事项】脉弦数、舌质红、少苔或无苔者禁用。

【方药来源】赵太丰经验方——胃苓汤化裁。

联系电话：13782778808

神效补泻方治疗肠胃病

孙泽普

河南省焦作市沁阳市西万镇校尉营第二一体化卫生所　454561

【作者小传】孙泽普，男（1947—　），中医师，现工作于沁阳市西万镇校尉营第二一体化卫生所，1989 年毕业于北京中医函授大学，41 年来，共接诊病人 30 余万人次，其中接诊乳腺疑难杂症病人 500 余人、心血管病人 550 余人、肝胆病人 500 余人、泌尿系结石 400 余人，发表论文十余篇和专著一部。

【方药组成】焦白术 15g，乌梅 12g，米壳 6g，大枣 12 枚、甘草 10g。气虚加党参 20g；胃不和加焦山楂 15g，炒麦芽 15g，炒神曲 10g，生姜 3 片。

【功能主治】健脾和胃、缓急止痛、收敛止泻。主治脾、肾阳虚泄泻（慢性结肠炎）和慢性痢疾。

【服用方法】以上药物水煎 2 次，药液混匀后分早晚温服，日服 1 剂。

【注意事项】忌食生冷厚味，油腻食物。

【应用小结】一般 1～3 剂痊愈，治疗 150 例，全部痊愈。

【方药来源】传自清朝中期，由祖父秘传。

【病案举例】

病案一：张某，男，60 岁，2003 年 2 月 3 日初诊。患者半年来，常感腹部隐痛，痛即腹泻，食欲欠佳，体力虚弱，每日大便 7～8 次。在某医院经西医治疗数次而不见好转，随来我所就诊。检查：体温 37℃，血压 115/70mmHg，呼吸 16 次 / 分，脉率 80 次 / 分，患者面色萎黄，少动懒言，腹痛蜷曲、微胀，舌质淡，苔白，脉沉细。属脾肾阳虚证（慢性结肠炎），治以温阳健脾，除湿止泻。用祖传《神效补泻方》加减：乌梅 10g，米壳 6g，大枣 12 枚，焦白术 12g，红参 10g，云苓 10g，炒怀山药 30g，焦三仙各 15g，甘草 6g，生姜 3 片。取药 3 剂，每日 1 剂，水煎 2 次温服。2 月 7 日复诊，患者精神转佳，语声洪亮，腹已不痛，食欲大有好转，大便每日减至两次，脉象有力，舌质红，苔薄黄。因有效，嘱其照原方续服两剂，巩固疗效。

病案二：苏某，女，45 岁，2003 年 11 月 5 日初诊。患者近一月来，常感脘腹胀满，肠鸣泄泻，食欲不好，畏寒肢冷，每日大便 5～6 次，在几家医院诊断为"慢性结肠炎"。因服西药无效，随来求治于中医。检查：体温 37℃，血压 110/70mmHg，呼吸 16 次 / 分，脉率 80 次 / 分，患者面色萎黄，语声低微，少气懒言，腹胀肠鸣，舌质淡，苔薄白，脉沉细。证属脾虚泄泻（慢性结肠炎），治以温阳健脾，除湿止泻。用祖传神效补泻方加减：党参15g，焦白术12g，云苓10g，乌梅10g，米壳6g，大枣12枚、甘草10g，炒怀山药12g，生姜3片。取药3剂，每日1剂，水煎2次温服。11月9日复诊，患者精神转佳，语声洪亮，诉说大便每天只有一次，脘腹不再疼痛，脉象有力，舌质红，苔薄黄，饮食大有增加，因有效，嘱其照原方续服两剂，巩固疗效。

病案三：张某，男，58岁，2003年9月6日初诊。患者两个月前，因患痢疾，经输液、打针、吃西药，至今仍未能彻底治愈。现每天仍有里急后重，大便一日数次，量极少，带有脓性便，腹部隐隐作疼，痛苦至极，随来我所就诊。检查：体温37℃，血压120/80mmHg，呼吸16次/分，脉率80次/分，患者面色憔悴，烦躁，腹部微胀，舌质红，苔白，脉细。证属痢久脾虚，湿滞肠中。治以健脾、除湿、止泻。用祖传神效补泻方加减：党参15g，白术10g，云苓12g，川黄连10g，白头翁10g，乌梅10g，米壳8g，大枣12枚，生怀山药30g，甘草10g。取药3剂，每日一剂，水煎2次服。9月10日复诊，患者精神转佳，心情愉快，舌质微红，苔薄黄，脉象平和。诉说病情大有好转，腹不再痛，大便恢复正常，没有脓血。因有效，嘱其续服原方两剂，巩固疗效。

病案四：孙某，女，46岁，2003年3月6日初诊。患者半年来，每天凌晨5点钟泻肚，肠鸣泄泻，伴有腰腹畏寒，肢冷，食欲不振，面色萎黄，消化不好，在几家医院均诊断为"慢性结肠炎"。因用西药治疗效果不佳，随来求治于中医。检查：体温37℃，血压130/90mmHg，呼吸16次/分，脉率80次/分，患者面色萎黄，精神萎靡，腹胀肠鸣，舌质淡，苔白，脉沉细。证属脾虚泄泻（慢性结肠炎）。应温阳健脾，除湿止泻。用祖传神效补泻方加减：乌梅12g，米壳8g，大枣12枚、党参20g，焦白术

20g，云苓 12g，干姜 6g，炒怀山药 30g，甘草 10g。取药 3 剂，每日一剂，水煎 2 次温服。3 月 10 日复诊，患者精神转佳，体力增强，五更泄泻停止，腹痛腹胀减轻。因有效，嘱其按原方续服两剂，痊愈。

病案五：李某，男，48 岁，2003 年 6 月 5 日初诊。患者 3 个月来，常感腹部疼痛，少腹坠胀，大便溏泻，不成形。每日大便 5～6 次，食欲欠佳，体力虚弱。输液和服用西药均不见好转，随采用中药治疗。检查：体温 37℃，血压 115/70mmHg，呼吸 16 次 / 分，脉率 80 次 / 分，患者面色萎黄，腹部胀满，肠鸣，少动懒言，舌质淡、苔白，脉沉细。证为脾肾阳虚（慢性结肠炎），应温阳健脾，止泻除湿。用祖传《神效补泻方》加减：党参 15g，焦白术 12g，云苓 10g，乌梅 10g，米壳 6g，大枣 12 枚、炒怀山药 20g，焦三仙各 15g，炙甘草 10g，生姜 3 片。取药 3 剂，每日 1 剂，水煎两次温服。6 月 9 日复诊，患者面色红润，语声洪亮，精神转佳，舌质红、苔薄黄，脉有力。因有效，嘱其照原方续服 2 剂，痊愈。

沙枣治疗慢性泄泻

温 权

成都市慢性病医院　610083

【作者小传】温权，男（1983—　），主治医师，硕士研究生。先后毕业于成都中医药大学中西医结合与针灸推拿学专业。自幼随父学习中医骨科、中医外科疾病的诊治。曾有 3 年半基层医院工作经历。在缺医少药的环境中，见到不少疑难怪症，通过实践收集到一些简便廉效的治疗方法。

【方药组成】沙枣。

【功能主治】益气健脾，涩肠止泻。主治脾虚泄泻（小儿尤宜）。

【服用方法】取沙枣干燥，去核，炒制粉末备用。取沙枣粉20g（小儿酌情减量），开水调成糊状，可酌加少许饴糖或白砂糖，每日3次温服。3天为一个疗程。

【注意事项】

1. 湿热邪气壅盛内阻者不宜服用。

2. 腹满者不宜加糖，可加少许陈皮。

3. 服药期间不食生冷滋腻的食物。

【应用小结】慢性泄泻多由于先天脾土不足、后天失养或急性泄泻病后调摄不当，迁延不愈而发病。由于小儿脾常不足，稍有饮食不慎即发生泄泻，反复发作即成该病。沙枣通过益气健脾，涩肠止泻而起到治疗作用，该方简便易行，多年应用于临床，经临床观察的40例病例统计，治愈率达90%以上。

【方药来源】巴音郭楞自治区民间单方。温权医师2004年造访巴音郭楞自治区，在库尔勒市经济开发区和塔什店镇获得此法，并亲见当地中医为小儿慢性泄泻者开具此药，用后获奇效；当地百姓亦有不少人知晓此法，故多有耳闻。之后遇此类问题方便之时用此单方，屡试不爽。

【病案举例】

病案一：谭某，男，10岁，反复泄泻半年。平素喜食生冷，且偏食，遇有爱好者则暴饮暴食，是以反复便溏，便次增多，每日2～4次，食欲不振，不思饮食，舌质淡，脉沉无力。考虑"慢性泄泻"，给予沙枣粉15g，开水调成糊状，加少许饴糖，每日3次温服。用该疗法治疗12天后大便正常。

病案二：王某，男，30岁，反复泄泻2年，复发时每日3～5行不等，质地清稀或呈溏状，每遇饮食不慎、过度紧张或疲劳之后容易发生。刻诊：食少，食后脘闷不舒，大便溏，神疲乏力，头昏，舌质淡，苔白滑；考虑"慢性泄泻"，给予陈皮10g煎水取

50mL，投入沙枣粉 20g，开水调匀，每日 3 次温服。用该疗法治疗 15 天后大便正常。

病案三：刘某，女，42 岁，大便溏泻 3 年，反复迁延，时发时止，常在进食油腻、生冷后加重复发，大便稀溏，每日约 3 行，伴形体消瘦，面色萎黄，倦怠无力，舌质淡白，脉弱，考虑其为慢性泄泻，给予沙枣粉 20g，开水调成糊状，加少许饴糖，每日 3 次温服。用该疗法治疗 18 天后大便正常。

联系电话：15828593259

电子邮箱：381338886@qq.com

地锦草治疗腹泻

吴永贵

云南中医学院　650500

【作者小传】吴永贵，男（1958—　），云南中医学院教授，国家中医药管理局重点学科"傣药学"方向学术带头人。长期从事中医药和民族医药的基础和临床研究，先后担任方剂学、医古文、中医学术思想源流概要、民族医药文献整理研究、医案选读的教学工作。主持并参与多项国家级和省级课题，出版著作 16 部，发表学术论文 30 余篇。

【方药组成】地锦草。

【功能主治】清热解毒，凉血止血，利湿退黄。主治痢疾，泄泻，咯血，尿血，便血，崩漏，疮疖痈肿，湿热黄疸。

【服用方法】取鲜地锦草 30～40g（儿童减半），水煎服，一日 2～3 次，3 天为一疗程。

【注意事项】无。

【应用小结】小儿常因湿热病邪侵入肠道导致湿热性腹泻，地锦草通过清热解毒、凉血止血，利湿止泻而起到治疗作用，对成人肠易激综合征也有较好的疗效。该方简便易行，多年应用于临床，经临床观察的 10 余例病例中，有效率达 100%。

【方药来源】民间验方。

【病案举例】

病案一：王某，女，两岁半，因饮食不节致腹泻 2 日。症见泻下急迫，泄泻水样，小便短赤。予鲜地锦草 15g，水煎服两次，第 2 天腹泻已止。

病案二：李某，男，6 岁；野餐过程中饮食不当，次日腹泻不止，泻下急迫，肛门灼热；予鲜地锦草 20g，水煎服，一日 3 次。第 2 天饮食、大便即正常。

病案三：张某，男，32 岁，近年来出现反复发作性腹痛、排便后症状缓解，排便次数增加，大便稀溏，体检大便常规阴性，便隐血试验阴性，血尿常规正常，血沉正常，诊断为肠易激综合征，给予鲜地锦草 40g，水煎 200mL，一日 3 次。该疗法治疗 3 天后大便即转为正常。

联系电话：13888535472

电子邮箱：2645881680@qq.com

莲子扁豆散治疗泄泻

王文杰

山东高密市中医院　261500

【作者小传】王文杰，女，27 岁，主治医师。2012 年毕业于青岛大学医学院。参加工作以来，发表国家级论文 2 篇，参与中医科研课题 1 项，擅长神经系统疾病、妇科疾病的诊疗。

【方药组成】莲子 20g，白扁豆 20g，炒薏米 20g。

【功能主治】补脾止泻。主治：脾虚泄泻。

【服用方法】水煎服，每日 2 次口服。

【注意事项】服药期间忌食辛辣、生冷、油腻食物。

【应用小结】临床表现为泄泻反复发作，饮食减少，食后脘闷不舒，神疲倦怠，面色萎黄，舌淡红，苔白，脉细弱。本方药少价廉，服用方便，无毒副作用，一般 3 ～ 5 剂显效，15 ～ 20 剂痊愈。

【方药来源】本方来自高密民间名医刘筱斋。刘筱斋（1900—1983），山东高密人，从医 60 余年，崇尚仲景之说，通晓《本草纲目》，擅长治疗疑难杂症，选方药少而精，价廉而效。

【病案举例】

病案一：杜某，女，38 岁。患者泄泻反复发作 1 年余，饮食减少，伴有神疲倦怠，面色萎黄，舌淡红，苔白，脉细弱。治以补脾止泻。予本方 3 剂后泄泻减轻，15 剂后泄泻完全消失。

病案二：宋某，女，50 岁。患者泄泻反复发作 3 年余，畏寒怕冷，神疲乏力，面色萎黄，舌淡红，苔白，脉细弱。治以补脾止泻。予本方 5 剂后泄泻减轻，20 剂后泄泻完全消失，随访半年，一切正常，未复发。

病案三：曹某，男，48 岁。患者泄泻反复发作 4 年余，大便完谷不化，伴有神疲乏力，气短，纳差，食后胃胀，舌淡红，苔白，脉细弱。治以补脾止泻。予本方 3 剂后泄泻减轻，20 剂后泄泻完全消失。

联系电话：0536-2367005

电子邮箱：174716654@qq.com

苘麻子治急性肠炎

张 磊

长春中医药大学附属医院 130021

【作者小传】张磊，男，26 岁，长春中医药大学硕士研究生。学医以来，跟师临床多年，积累了一些内科常见病、疑难病的治疗经验，参与出版著作 3 部。

【方药组成】苘麻子。

【功能主治】健脾和胃，燥湿止泻。主治急性肠炎。

【服用方法】取苘麻子 50g，放入锅中炒熟，研面或直接嚼服，1 日 1 次顿服；病重形盛者 1 日 2 次，1 次 50g，可连服 2～3 天。未成年者酌减其量。

【注意事项】忌烟酒、生冷、坚硬及变质食物，忌辛辣刺激性强的调味品。

【应用小结】本人跟师临床运用数年，治愈率达 90% 以上，疗效显著。

【方药来源】本方是长春中医药大学附属医院特聘专家教授张林老师所传。张林，男，75 岁，吉林省名中医，第二批全国老中医药专家学术经验继承指导老师。现任中华中医药学会民间传统诊疗技术与验方整理研究分会副主任。临床擅治内科、妇科、皮肤科疑难杂症。临床疗效好，深受百姓爱戴。

【病案举例】

病案一：张某，男，8 岁，2011 年夜间来诊，其母叙述：患儿上午食用大量零食及瓜果，夜间腹痛，频繁腹泻如水，不甚臭秽，舌淡红，苔薄白，脉沉细。诊为"急性肠炎"。嘱患母取苘麻子 30g，炒熟研面，顿服。次日来诊：腹泻止，无不适。

病案二：李某，男，32 岁，2 天前大量饮酒受凉后，出现腹泻不止，1 日 7～8 次，便稀薄，腹痛，自行服用多种药物无效，诊见：舌红，苔白，脉弦细。考虑"急性肠炎"，投以苘麻子 100g，炒熟嚼服，1 次 50g，1 日 2 次，服用 1 日即愈。

联系电话：15948371789

电子邮箱：1107495567@qq.com

叶下珠治疗痢疾经验

唐宗灿

四川天祥骨科医院 610043

【作者小传】唐宗灿，男，49岁，副主任医师，毕业于成都中医药大学中医学专业，从事中医临床近20余年，中华中医药学会民间传统诊疗技术与验方整理研究分会委员，发表医学论文12篇，现就职于四川省成都市四川天祥骨科医院，擅长应用中医正骨法治疗骨折。

【方药组成】叶下珠干品50g。

【服用方法】用开水300mL浸泡约15分钟，倒出全部药液，第一次服饮约100mL，此后每间隔5分钟左右服饮10mL，直至药液饮完。

【适应证】湿热痢、疫毒痢。

【注意事项】对于因痢疾脱水者，特别要严密观察生命体征，注意水、电解质和酸碱平衡，一旦发生严重脱水、电解质和酸碱失衡，需采用中西医结合方法进行救治，以免危及患者生命。

【应用小结】36例患者服用汤剂，总有效率达90%以上。

【方药来源】经验方。

【病案举例】

病案一：张某，女，16岁，上午因不洁饮食，下午腹部稍感疼痛，夜间腹痛更加剧烈，痢下鲜紫脓血便，且里急后重，口渴，头痛烦躁，伴有肛门灼热，小便短赤，舌红，苔黄腻，脉弦细数。急用叶下珠干品约50g，开水约300mL，浸泡15分钟后，顿服约100mL，此后约间隔5分钟后，每次服饮约10mL，直到饮完汤剂。患者服后约1小时左右，腹痛、里急后重、肛门灼热症状显著减轻，解脓血便频率明显减低，坚持服用3天后，症状基本消失。

病案二：王某，男，45 岁，下午误食不洁西瓜，晚上恶心呕吐，腹痛难忍，后下水样大便，势如水龙头放自来水，神疲乏力，卧床不起，急用叶下珠 50g 干品，照上方服用，连续服用 24 小时后，症状明显减轻，日大便次数 3 次。

联系电话：13458594270

电子邮箱：tangzongcan6610@sina.com

清热泻火汤治便秘

刘铁军

吉林省长春中医药大学附属医院　130021

【作者小传】刘铁军，男，62 岁，教授，博士生导师，国家级名老中医，第四、五批全国老中医药专家学术经验继承工作指导老师，现兼任世中联肝病、消化病专业委员会理事，国家科学技术奖励评审专家，国家自然科学基金委员会评议专家，吉林省中医药学会肝脾胃病专业委员会主任委员等。主持完成及在研课题 25 项。出版专著 3 部，主编著作 2 部。在各级医学杂志发表学术论文 90 余篇。

【方药组成】石膏 30g（先煎），知母 15g，生甘草 10g，大黄 5g（后下）。

【功能主治】清热泻火，泻下通便。主治：热盛伤津之便秘。

【服用方法】取上药，水煎 300mL，早、晚饭后各取 150mL 温服。7 天为一个疗程。

【注意事项】脾胃虚寒者不宜服用，忌辛辣、油腻、白鲢鱼等刺激之品。

【应用小结】火热伤津常容易引起便秘。石膏清热泻火，知母泻火滋阴，生甘草清热和中，大黄泻下通便。该方简便易行，临床疗效确切。

【方药来源】出自刘铁军教授多年的临床经验。

【病案举例】

病案一：金某，男47岁，3天前因大量饮酒后出现口渴，烦躁，小便黄，大便秘结。今日为求中医药系统治疗前来我院就诊。辨证为热盛伤津，津枯便秘。治以清热泻火，泻下通便。予本方日服1剂，2剂后患者症状消失。

病案二：宋某，男，21岁。患者近1月，大便一直不畅，数日一行，曾服果导等多种药物，只能取效一时，旋即如故。有大便干结，腹部胀满，按之胀痛，口干或口臭，舌质红，苔黄燥，脉弦数。辨证为热盛伤津，津枯便秘。治以清热泻火，泻下通便。投以本方日服1剂，水煎服，1日2次。3剂后患者症状好转，大便顺畅。续服5剂痊愈。

病案三：商某，男，9岁。大便干结难解4日，口干，口臭，脸红，腹胀痛，小便黄短，舌红，苔黄干，脉数。投本方，1剂分2日，4次服，3剂后患者症状消失。

联系电话：13154369669

当归身治疗肠燥便秘

蔡丽銮

广东省揭阳市揭东县新亨镇硕和村老大队脚倪俊绍诊所　　515548

【作者小传】蔡丽銮，女，51岁，中医师，现任中华中医药学会民间传统诊疗技术与验方整理研究分会委员。从小喜欢医学，中学毕业后拜老军医倪俊绍为师，曾问学于名老中医郑见之医师。1997年毕业于河北省泊头市卫校，从医20多年，擅长中医内科，尤其对泌尿系结石、良性甲状腺肿瘤、坐骨神经痛及腰腿疼痛等疗效独到。

【方药组成】当归身。

【功能主治】养血，润肠通便。

【服用方法】取当归身 10g，水煎，早、晚温服。10 天为一疗程。

【注意事项】大便泄泻者不宜用。

【应用小结】血虚肠燥便秘。由于血虚肠液不足，引起便秘。当归身补血润燥，滑肠通便。该方简便易行，临床应用治愈率达 95% 以上。

【方药来源】广东省揭阳市揭东县桂岭镇名老中医郑见之医师经验方。郑见之，男，已故。从医几十年，擅长中医内科，尤其对肝病的治疗疗效颇佳。在当地很有名气，深得百姓喜爱。

【病案举例】

病案一：李某，女，67 岁，长期大便秘结不行，肠道失润，久服通便药而不效，面色不华，口干，诊为血虚肠燥便秘，给予当归身 10g，麦冬 10g，10 剂，日服 1 剂。10 天后复诊，大便变软，再给 10 剂，服完后，面色较润，大便正常。

病案二：倪某，女，10 岁，大便秘结，排出物如羊屎，肠燥失润，经服西药而不效，面色不华，诊为血虚肠燥便秘。给当归身 6g，生地黄 8g，10 剂，日服 1 剂。10 天后复诊，大便变软，再给 10 剂，服完后，面色转华，大便正常。

病案三：黄某，女，45 岁，大便秘结已年余，口苦口干，气机郁滞，通降失司，面色不华，诊为血虚肠燥便秘。给当归身 10g，生地黄 15g，麦冬 10g，10 剂，日服 1 剂。10 天后复诊，口苦消失，大便变软。再给 10 剂，服完后，肠道滋润，气机通畅，面色转华，大便正常。

联系电话：13729357051

治习惯性便秘方

文炎光

吉林省白城市济生肛肠医院　137000

【作者小传】文炎光，男（1961—　），主治医师。现任吉林省中医药学会肛肠专委会常委。从事肛肠专业工作30多年，临床擅治肛肠科各种疑难杂症，尤其对结肠炎、习惯性便秘等治有良方。发表论文19篇，参与出版医著3部。

【方药组成】肉苁蓉20g，生地黄20g，何首乌20g，火麻仁10g，郁李仁10g，柏子仁10g，枳壳20g，木香10g，厚朴10g，黄芩5g，当归10g。

【功能主治】清热利湿，润肠通便。主治习惯性便秘。

【服用方法】1日1剂，水煎，早饭前、晚饭后空腹温服。

【注意事项】孕妇忌用；忌食腥臭辣物。

【应用小结】临床应用此方治疗习惯性便秘，症见：大便干燥，数日1次，咽干口燥，舌淡红，脉弦细者，疗效显著，治愈率达90%。

【方药来源】临床经验总结。

【病案举例】

病案一：孙某，女，56岁，排便困难10年余，3～5日1次，大便干燥，时有腹部疼痛，舌质红，苔白少，脉细数。选用上方治疗，1周即见明显好转，继服1月余而愈。

病案二：孙某，男，61岁，2012年8月诊。自述排便如羊粪状，干硬难下，3～5日1次，时有干便带血，时轻时重已20余年。诊见：体质中等，面微红，口干舌燥，舌红少津，脉弦细。治用上方2周，诸症逐渐好转。连续调治一月余痊愈。随访一年，未见复发。

联系电话：13504366950

人参鳖甲汤治鼓胀

张 林

长春中医药大学附属医院 130021

【作者小传】张林，男（1941—2015），主任医师，长春中医药大学附属医院特聘专家教授。吉林省名中医，第二批全国老中医药专家学术经验继承指导老师。现任中华中医药学会民间传统诊疗技术与验方整理研究分会副主任。1963 年毕业于长春中医药大学。从医 50 余年，擅治内、妇科疑难杂症，创立肝病"治臌系列方组"。主编医著 5 部，发表论文 69 篇。

【方药组成】茵陈 25g，当归 25g，川芎 25g，白参 20g，牡丹皮 15g，赤芍 15g，姜黄 15g，郁金 15g，茯苓 15g，鸡内金 15g，炙鳖甲 10g（单包），土鳖虫 10g，青皮 10g，柴胡 10g，白术 10g，甘草 5g。

【功能主治】健脾益气、固本扶正、理血柔肝、清热解毒、化瘀消痞、利湿行水；主治各型病毒性肝炎、酒精肝、脂肪肝、情志不遂等导致的肝郁脾虚，肝血瘀阻，虚实错杂，水湿内停之臌胀，即肝功能失代偿期肝硬化（腹水）的各种常见症；如脘、胁、上腹胀满不舒或疼痛，食少纳呆，消瘦乏力，舌质暗或有瘀斑、苔多黄腻或白腻，脉象多见沉弦涩；腹大如鼓，按之微痛，叩有水声，体似蛙型，青筋暴露，或有肝掌、蜘蛛痣、脐突阴肿或周身水肿如囊，尿少，心悸气喘，吐、衄、便血，昏迷，狂躁谵妄等症。

【服用方法】先将鳖甲、鸡内金捣碎，加水适量，先煎半小时，再将已浸透的其他药兑入，再加水适量，以慢火煎 40 分钟，取药液 200 毫升，再加水适量，煎 20 分钟，取药液 100 毫升；将两次药液合在一起，均分两次空腹温服。

【注意事项】忌食辛辣肥腻、薄荷、醋、白鲢鱼、生冷之品，低盐，切忌房事、过劳、恼怒等恶性刺激，严戒烟、酒。

【应用小结】首选方中参术苓草四君健运中州，大补元气而扶正，以归、芍、芎、牡丹皮活血柔肝，化瘀生新，益气养血为其君；臣以鳖甲、土鳖虫、姜黄、郁金、鸡内金活血破瘀，软坚散结，消积去痞，辅助君药主攻瘀血阻络之臌胀；以茵陈、茯苓、甘草清热解毒，化湿利水，益肾气，通利膀胱三焦气化功能为其佐；以柴胡、青皮疏利肝胆，泄热开郁，理气消胀为其使。诸药合用，全面掌握病情，辨清机理，抓准主证，辨证加减，故收主方之功效。

【方药来源】张林主任医师临床应用多年之经验总结，疗效显著。

【病案举例】

病案一：詹某，男，60 岁，工人。长期饮酒，患肝硬化，腹部明显胀大两年余，近日加重，叩有水声，胸腹青筋显露，两胁痞硬疼痛，乏力，两手呈朱砂掌，面暗无泽，微黄，舌红苔少腻，脉弦细；诊为肝硬化腹水，中医诊断为臌胀；给予人参鳖甲汤去姜黄；将白参改为西洋参 15g，加泽泻 15g，大腹皮 10g，制服法同上，服用 1 周后症状明显改善，继服 1 月后症状基本消失，连续调治 3 个月痊愈。

病案二：朱某，女，52 岁。患有乙肝大三阳多年，近日胁肋胀痛明显，食欲不振，脾气暴躁，舌质暗，苔黄腻，脉弦细。经检查为肝硬化，给予人参鳖甲汤加川芎 10g，香附 10g，服用 10 天症状减轻，继调加延胡索 15g，五味子 15g，服月余痊愈。

联系电话：13596456509

电子邮箱：zhanglinzhensuo@163.com

随心汤

张集体

河南省焦作市沁阳市覃怀办事处灯塔街二所　454550

【作者小传】张集体，男，43岁，主治医师，现任沁阳市覃怀办事处灯塔街二所所长，出生于中医世家，第八代传人，曾就读于沁阳卫校中医中专班，2000年毕业于郑州中医学院，从医27年来，凭高尚的医德、精湛的医术，为众多患者解除病痛，深受广大患者的信赖与称赞。擅长治疗肝炎、肝硬化腹水、肾病综合征、腰腿疼、不孕不育等慢性病，曾发表文章《肝硬化的诊治》。

【方药组成】炒苍术12g，陈皮10g，茯苓10g，清半夏10g，炒枳实15g，川芎12g，白芍10g，焦栀子10g，连翘10g，醋香附15g，黄连8g，吴茱萸4g，焦山楂12g，炒神曲10g，甘草12g，青皮12g。

【功能主治】清热解郁，除湿祛痰；治疗传染性肝炎、胃痛、吞酸、食道癌、胃癌、冠心病、心绞痛。

【服用方法】生姜3片为引，水煎服。

【注意事项】忌辛辣、油腻、生冷。

【方药来源】家传秘方。

【病案举例】

病案一：布某，女，38岁，曾患冠心病心绞痛3年余，多方治疗效果不佳，1998年4月前来就诊，症见心胸疼痛剧烈，疼如针刺，痛引肩背，伴胸闷、舌质暗红，舌下瘀筋，苔薄，脉弦滑。证属：胸痹（气滞血阻型）；西医诊断：冠心病心绞痛。治法：疏调气机，和血通脉，用随心汤加减。处方：炒苍术12g，陈皮10g，炒枳实15g，川芎12g，白芍10g，焦栀子10g，连翘10g，茯苓

10g，清半夏 10g，醋香附 15g，焦山楂 12g，炒神曲 10g，黄连8g，吴茱萸 4g，甘草 9g，生姜 3 片，水煎服，每日 1 剂，空腹服，共 3 剂。21 日复诊，症状大减，随上方加青皮、苏梗、郁金再给 3剂。24 日复诊，患者自述疼痛消失，自觉精神好，诊期脉象正常，再给 5 剂，以巩固疗效。

病案二：秦某，女，48 岁。2009 年 4 月 3 日就诊，自述 3 年前因与家人生气出现胸闷、胸痛、脘闷，经多方治疗疗效不佳，后放弃治疗，住进庙里 2 年多，今逢母亲患肝硬化腹水来我所治疗，十余天痊愈，故特来为其诊治。现症状：心胸疼痛，疼痛牵引肩背，心烦，伴有胸闷，胃脘胀痛，舌质暗红，苔薄，脉滑涩。诊断：胸痹（肝气犯胃、气滞瘀阻型）；西医：冠心病心绞痛。治法：活血化瘀，通脉止痛。用随心汤加减。处方：炒苍术 12g，陈皮 10g，炒枳实 15g，川芎 12g，白芍 10g，茯苓 10g，清半夏 10g，焦栀子 10g，连翘 10g，醋香附 15g，青皮 12g，焦山楂 12g，炒神曲 10g，黄连 8g，吴茱萸 4g，甘草 10g，生姜 3 片为引。3 剂，水煎服。每日 1 剂，空腹服。4 月 6 日复诊，疼痛减轻，随上方加苏梗、香附加量，再给 3 剂，4 月 9 日复诊，上述症状已消失，照上方再给 5 剂。4 月 14 日来诊，病已痊愈。

病案三：石某，女，47 岁，2009 年 3 月 12 日就诊，曾在沁阳市人民医院诊断为冠心病、心绞痛，经用药，效果不佳，随来就诊。症状：胸闷心痛，心痛彻背，心烦，舌苔薄白，脉滑涩。诊断：胸痹（瘀血痹阻）；西医：冠心病心绞痛。治法：活血化瘀、通脉止痛，用随心汤治疗。处方：炒苍术 12g，陈皮 10g，云苓 10g，清半夏 10g，炒枳实 15g，川朴 12g，川芎 12g，白芍10g，焦栀子 10g，连翘 10g，焦山楂 12g，炒神曲 10g，黄连 8g，吴茱萸 4g，醋香附 15g，青皮 12g，郁金 12g，甘草 10g，生姜 3片为引，水煎服，每日一剂，空腹服。3 月 15 日复诊，疼痛大减，胸闷已轻，上方加苏梗、香橼，再给 3 剂。3 月 18 日复诊，上述症状基本消失，按上方再给5剂，3月23日再复查，患者告知已痊愈。

病案四：赵某，男，32岁，2009年3月15日就诊。自述其3年前与前妻离婚，情志过急，而伤肝，在沁阳市人民医院做胃镜，被诊断为胃溃疡，服西药效果不佳。现症状：胃脘灼痛，病势急迫，泛酸嘈杂，口干口苦，大便干，舌质红，苔黄，脉弦滑。诊断：胃痛（肝胃郁热型）。西医：胃溃疡。治法：疏肝泄热和胃，用随心汤加减。处方：炒苍术12g，陈皮10g，云苓10g，清半夏10g，炒枳实15g，焦栀子10g，连翘10g，川芎10g，白芍10g，醋香附15g，焦山楂12g，炒神曲10g，乌贼骨15g，黄连8g，吴茱萸4g，甘草10g，生姜3片为引，水煎服，每日1剂，空腹服。3月18日复诊，疼痛消失，大便下，照上方再给3剂。3月21日复诊，自述没有不适，痊愈。

病案五：刑某，男，38岁，1998年7月就诊。曾在焦作市二院住院2月余，用药不详。住院期间，B超检查，肝脾肿大，乙肝五项查属乙肝大三阳。现症状：面色黧黑，眼珠发黄，胸脘痞满，腹胀，大便溏，舌苔厚腻微黄，脉弦滑。诊断：黄疸（湿重蕴热型）。西医：传染性黄疸肝炎（早期肝硬化）。治法：清热解毒，活血利疸。用随心汤加减。处方：炒苍术12g，陈皮10g，厚朴12g，炒枳实15g，云苓10g，清半夏10g，川芎10g，白芍10g，栀子10g，连翘10g，金银花12g，醋香附15g，焦山楂12g，炒神曲10g，黄连8g，吴茱萸4g，甘草10g，大黄10g，生姜3片为引，水煎服5剂，每日1剂，空腹服。5日后前来复诊，症状已轻，再给10剂，共治疗近3个月，经查各项指标均正常，临床基本治愈。

联系电话：13721486131

柔肝解毒汤治肝炎

张崇尚

河南省焦作市沁阳市山王庄镇盆窑村中医诊所　454562

【作者小传】张崇尚，男（1961—　），中医师，现任沁阳市山王庄镇盆窑村中医诊所所长。1986年毕业于石家庄中医函授学校，一直在本村中医诊所从事中医专业，1980年参加工作，从事本专业24年，在中医内、妇、儿科，脑血管病后遗症，特别是乙型肝炎的治疗上有独到之处。曾著有"乙型肝炎的治疗""古方运用""小儿遗尿的治疗""妇科病的治疗"等文，分别在1999年台海出版社出版的《跨世纪中华城乡名医大典》和《中华名医名院》杂志上发表，并获荣誉证书。

【方药组成】叶下珠15g，茵陈30g，虎杖20g，野生丹参30g，栀子10g，滑石30g，薏苡仁30g，柴胡30g，白芍20g，生龙骨、生牡蛎各20g，水牛角粉（吞服）2g，人工牛黄0.3g（吞服）。

【功能主治】本方有清热解毒、舒肝理气、活血化瘀之功效。主要用于慢性迁延性乙型肝炎的治疗。

【服用方法】水煎服，每日一剂，饭前服，一日3剂，15天为一疗程，3～4个疗程可痊愈。

【注意事项】孕妇禁用，禁食辛辣食物和油腻食品

【应用小结】经临床观察，对慢性迁延性乙型肝炎的治疗有效率达95%以上。

【方药来源】在60年代，由张崇尚中医师之祖父张继善所创，由其父张发光在临床多次应用观察，又经张崇尚中医师和其弟张务本二十年来在临床中应用，总结，完成此方。

【病案举例】

病案一：王某，女，71岁，本乡盆窑村人，因肝硬化腹水后

期，昏迷，2001 年 11 月从沁阳市医院回来等死。回来后让我去其家中诊治，先用输液脱水，纠正昏迷后，服用柔肝解毒汤加减治疗 80 余天，病情康复，生活自理，直至现在没有复发，健在。

病案二：张氏兄弟二人同时患乙肝近 2 年余，其父带兄弟二人曾去广州、焦作等医院治疗花了数万元，没有明显疗效，经友人介绍来求我用中药治疗，经诊脉象查病情后，投以柔肝解毒汤加减治疗，调治 2 月余。到沁阳人民医院作乙肝定量化验，结果为正常范围，其父母为巩固疗效，要求再服 1 个疗程，服完后又到医院化验，结果为抗体形成，其父母才放心，2004 年亮亮考大学，明明考高中，至今一直没有复发。

病案三：卫某，男，41 岁，山王庄镇万北村人，2002 年 8 月 6 日来诊，诉其在体检时化验乙肝五项为大三阳，随来求以中药治疗，经我看其化验单，又诊其脉象，问其病情后，投柔肝解毒汤加减治疗，共服 3 个疗程，化验结果为抗体形成，病告痊愈。追访至今没有复发。

病案四：张某，女，31 岁，2000 年 7 月 13 日来诊，诉其一月前因剖腹产后贫血，输血后诱发乙肝，要求我诊治，经我诊断为正气不足，邪毒内陷所致，急投柔肝解毒汤加黄芪、当归、龙眼肉、太子参、枸杞子、贯众、砂仁加减治疗，共服药 20 余剂，化验结果正常。嘱其服同仁堂人参归脾丸 2 盒，以补正气，巩固疗效，追访至今，没有复发。

病案五：武某，男，53 岁，山王庄镇郭庄村人，2003 年 5 月 9 日来诊，诉其 5 天前在某医院化验检查，甲肝、乙肝都为阳性，经我检查后，投柔肝解毒汤加大黄、龙胆草、白花蛇舌草、蒲公英加减治疗，共服药 20 余剂，到医院化验为正常，病告痊愈。

联系电话：13849521912

瓜蒂散搐鼻法治疗黄疸型肝炎

周丽霞

河南省开封市中医院　475000

【作者小传】周丽霞，女，46岁，副主任药师，主治医师，曾参与《膏方临床应用指南》《小病不求人》等书籍编写，发表专业论文10余篇，任中国医药教育协会临床合理用药专业委员会副主任委员、中华中医药学会民间传统诊疗技术与验方整理研究分会常务委员、中国中药协会企业与医院药事管理专业委员会常务委员等，擅长内科常见病的诊治。

【方药组成】丁香、瓜蒂、赤小豆等。

【功能主治】小儿伤寒发黄、小儿诸黄，心胸壅闷，纳呆、眼赤黄，小便不通等。

【服用方法】空腹搐鼻吸入或直吹鼻中黑豆粒大，男左女右。鼻中黄水出即歇。

【注意事项】

1. 不食生冷油腻。

2. 皮肤破溃停用。

3. 重症配合内服中药。

【应用小结】开封民间流传治疗黄疸型肝炎的搐鼻方为经验方。70年代初周丽霞医师之父从袁永春处得方，因当时小儿黄疸型肝炎较多，遂试用，早空腹搐鼻吸入极细药粉0.1～0.2g。片刻后打喷嚏、鼻腔开始流黄色液体，连续治疗3天，小儿食欲大增，祛黄效果堪佳。坊间求药无数，均不收分文。后用于慢性肝炎的辅助治疗，均可起到祛黄与增加食欲的功效。瓜蒂的作用是引去湿热、利胆退黄，使湿热之邪从上窍化解；赤小豆利湿解毒，性善走行，协助瓜蒂引流黄水毒液；秫米养胃护阴，调和诸药。此方配伍简洁，引去黄疸湿热，祛邪而不伤正。

【方药来源】开封市文庄卫生院袁永春（1915—1999）医师经验方，其解放前行医民间，对时疫有独到治疗思路，方药均为简、便、廉、验的常用药物，在开封民间颇有名气。

【病案举例】

病案一：张某，女，6岁，发热，口渴，巩膜发黄色淡，小便急数疼痛，尿色黄。瓜蒂散吸入，十分钟后鼻流黄水，晚上家长反馈可进食，连用3天，每日空腹吸入一次，黄染减轻，治以去黄散配龙胆草、栀子、白芍、茯苓、泽泻等，大热得泄，黄疸亦除。一周后黄染消退。

病案二：张某，男，15岁，发热恶心，医者曾按上感和胃病治疗无好转。后因巩膜、小便黄来诊，既往体健，无肝炎和胆石症史，无药物过敏史，无输血史，无疫区接触史。用瓜蒂散吸入配茵陈蒿汤，治疗当天鼻流黄水，食欲大增，3天后黄染减轻无发热，恶心症状消失，一周后化验指标恢复。

病案三：李某，女，47岁，肝硬化腹水患者，纳呆，黄染，求助辅助治疗，瓜蒂散每日空腹吸入一次，3天停一天，又吸3天，鼻流黄水不断，食欲改善。

联系电话：18637889190

胆黄胶囊治疗胆囊炎

冯二旦

河南省焦作市修武县郇封镇小营村卫生所 454350

【作者小传】冯二旦，男（1957— ），修武县郇封镇小营村卫生所，1996年毕业于河南卫生函授中等专业学校。在三十多年的行医生涯中，以"传承中医精髓，为民除疾治病"为己任，全心全意为患者解除病痛。对工作兢兢业业，一丝不苟，刻苦钻研中医理论知识和不断积累总结临床经验，努力提高业务技术水平。擅长中医内科常见病的预防和治疗，对平素的小儿食积、成人呕吐腹泻、痹症疼痛、腰腿疼痛等常见病，用中药以及针灸、拔罐等方式治疗，有很好的效果。在中风偏瘫、口僻、中医痹症疼痛、肝胆疾病等常见疾病的中医治疗方面积累了一定的临床经验，特别是在胆囊炎（中医"肋痛""结胸"）的治疗上，通过长期的临床实践，总结出独特的以健猪胆等常见中药治疗方法，以健猪胆等常见中药经加工成胆黄胶囊，为数百名胆囊炎患者解除了病痛，在修武、武陟及获嘉等地均有一定的知名度。

【方药组成】健猪苦胆20个，绿豆500g，大黄50g，甘草20g。

【功能主治】疏肝利胆，清热利湿，行气活血，逐瘀止痛。

【服用方法】各味药经加工研末拌匀，装入0.5g胶囊内，一日3次，一次20粒（10g），15天为一疗程。

【注意事项】忌荤腥、油腻食物。虚证型肝阴不足之胆囊炎，禁用胆黄胶囊。

【应用小结】治愈率95%以上。

【方药来源】自拟经验方。

【病案举例】

病案一：薛某，女，51岁，获嘉县人，2000年11月2日初诊。病史：右上腹持续性阵发性疼痛加剧，伴绞痛，放射至右肩部，伴两胁刺痛，固定不移，夜间加重，失眠、懊怒、恶心呕吐。检查：舌质紫暗，脉细涩。触诊上腹部胆囊区压痛。触诊胆囊区墨菲征阳性，B超显胆囊炎。辨证：瘀血停滞型胁痛（胆囊炎）。诊断：胆囊炎。治疗：用自制胆黄胶囊，一日3次，一次20粒，连服15天为一个疗程。服用3个疗程痊愈。经B超检查胆囊未见异常。随访8年未复发。

病案二：刘某，男，49岁，修武县一中老师，2002年8月10日初诊。病史：因刺激而诱发右上腹胀痛，伴右肩部疼痛，走窜不定疼痛，胸闷，纳少，恶心欲呕，嗳气频频发作。同时素日每因情绪刺激而诱发多次发作。检查：苔腻、脉弦，触诊右上腹部压痛。胆囊区墨菲征阳性，B超检查胆囊壁厚、毛糙显胆囊炎。辨证：肝气郁滞型胁痛（胆囊炎）。诊断：胆囊炎（中医"胁痛""结胸"范畴）。治疗：疏肝理气、清热利湿、行气活血、逐瘀止痛。用自制胆黄胶囊，一日3次，一次20粒，连服15天为一个疗程。患者服用一个疗程，随诊病症消失。为巩固疗效，再服2个疗程痊愈。后经B超检查，胆囊功能恢复正常，随访6年未复发。

病案三：刘某，男，58岁，修武县郇封镇小营村人，2007年1月9日初诊。病史：突起右上腹疼痛，呈持续性阵发性加剧，并向右肩和背部放射疼痛，伴发热、口苦、胸闷、纳呆、恶心、呕吐、大便秘结。检查：苔黄腻、脉弦数，触诊右上腹胆囊区压痛，墨菲征阳性，B超显胆囊炎。辨证：肝胆湿热型胁痛（胆囊炎）。诊断：胆囊炎（中医"胁痛""结胸"范畴）。治疗：疏肝理气、清热利湿、行气活血、逐瘀止痛。用自制胆黄胶囊，一日3次，一次20粒，连服15天为一个疗程。经服胆黄胶囊一周后诸症消失。为巩固疗效，患者服用3个疗程，经B超检查胆囊未见异常，随访2年未复发。

病案四：刘某，女，73岁，修武县郇封镇小营村人，2007年4月17日初诊。病史：右上腹持续性阵发性剧痛难忍，并向右肩放射，伴发热、口苦、胸闷、纳呆、恶心、呕吐、大便秘结。检查：舌红、苔黄腻、脉弦数。右上腹胆囊区触诊明显压痛。胆囊触诊墨菲征阳性。B超显胆囊壁厚毛糙，诊断为胆囊炎。辨证：肝胆湿热型胁痛（胆囊炎）。诊断：胆囊炎（中医"胁痛""结胸"范畴）。治法：疏肝理气、清热利湿、行气活血、逐瘀止痛。用自制胆黄胶囊，一日3次，一次20粒，连服15天为一个疗程。服一疗程诸症消失，为巩固疗效，服药3个疗程。经B超检查胆囊功能恢复正常，炎症消失，随访2年未复发。

病案五：薛某，女，39岁，武陟县谢旗营村人，2008年8月12日初诊。病史：两胁刺痛，固定不移，夜间加重，右上腹阵发性持续性刺痛，向右肩放射。伴失眠、恶心呕吐、胸闷。检查：舌质紫暗，脉沉涩，触诊右上腹压痛，胆囊区墨菲征阳性，B超显胆囊炎。辨证：瘀血停滞型胁痛（胆囊炎）。诊断：胆囊炎（中医"胁痛""结胸"范畴）。治法：疏肝理气、行气活血、清热利湿、逐瘀止痛。用自制胆黄胶囊，一日3次，一次20粒，连服15天为一个疗程。患者连服4个疗程痊愈。经B超检查未见异常，随访10个月未复发。

联系电话：13523203412

加味缩泉丸治疗夜尿症

辛智科

陕西省中医医院　710003

【作者小传】辛智科，男，63岁，主任医师、研究员、硕士研究生导师、陕西省名中医。1977年毕业于陕西中医学院中医系，长期从事中医科研和内科临床工作。发表学术论文80余篇，主编和参编论著20余部。

【方药组成】山药30g，台乌药12g，益智仁9g，山茱萸9g，金樱子9g，鸡内金9g。

【功能主治】温肾固涩，缩小便。

【服用方法】以上药物水煎2次，药液混匀后分早晚温服，日服1剂。年龄小者可分3次服用。

【注意事项】大便干结者不宜服用。

【应用小结】夜间尿床是小儿常见之症，也是难治之症，该病多由肾气不足，膀胱气化失司所致，故用加味缩泉丸治之。缩泉丸由益智仁、台乌药、山药组成，温肾补脾，固涩小便；加山茱萸、金樱子增强补肾固涩之功；加鸡内金消食缩溺。

【方药来源】陕西中医学院王正宇（1909—1982）教授经验方，其方药简效佳。王正宇先生是著名中医专家，在陕西中医界被称为"活字典"，学识渊博。本人曾随王老学习，侍诊抄方，故得此方。

【病案举例】

病案一：李某，男，14岁，学生。患遗尿症多年，经常夜间尿床，严重时甚至一夜两次尿床，舌淡苔白，脉沉弱。家长曾多次求治不效。辨证为肾气虚衰，固摄无力。服用本方7剂后尿床间断发生，明显减轻。服用14剂后，症状完全消失，嘱其再服7剂，以固疗效，此后未再发生。

病案二：刘某，女，12岁，学生。睡眠深沉，经常尿床，家长诉其夜间叫之不醒，为之甚为苦恼。在本方基础上加用远志12g，石菖蒲10g，服用5剂后，患者症状明显减轻，偶有遗尿，嘱其继续服药。先后断断续续服用20剂后，未再尿床。

病案三：张某，女，52岁。自诉经常大笑或用力便有遗尿现象，夜尿频，睡眠差，舌淡苔白腻，脉沉细。以上方加夜交藤30g，柏子仁20g，补骨脂15g，服用7剂，症状明显改善，嘱其再服7剂，以固疗效。

联系电话：13072988989

电子邮箱：445352476@qq.com

单味蜂房治疗遗尿

傅禹砜

吉林省长春市长春恒康中医院　130021

【作者小传】傅禹砜，男（1980— ）出身于中医世家，毕业于长春中医药大学，研究生学历，中医学硕士学位，执业医师，吉林省中医药学会风湿专业委员会委员、长春市青年联合会第十六届委员会委员。大学毕业后一直研究风湿骨病的诊治。曾被共青团吉林省委员会授予"吉林省青年岗位能手"荣誉称号。

【方药组成】蜂房。

【功能主治】攻毒杀虫，祛风止痛。主治：顽固性遗尿。

【服用方法】取蜂房100g，剪碎，放铁锅中慢慢加热，直至松脆时趁热粉碎成细粉，过筛，每日早晚各服4g（可混入白糖开水中冲服）。

【注意事项】气血虚弱者慎用，肾功能差者忌用。

【应用小结】临床应用本法治疗顽固性遗尿300例，有效率达90%以上。

【方药来源】祖传验方。

【病案举例】

病案一：张某，女，20岁，患遗尿2年多，曾多处求医不效，心情之压抑自不待言，且因此而无法住校，学习成绩下降。我即用蜂房散治之，患者服药当天即无尿床。观察至今，其间仅有两次尿床，基本治愈，患者及其父母均大喜过望。

病案二：周某，男，13岁，自诉从小尿床，经多处诊治效果均不明显，近两年来尿床几乎每晚都有，多时3～4次，诊见患者身体发育较好，唯见时流浊涕，舌脉无大异。于是投用蜂房散，早晚各一次，一次4g，当晚遗尿次数减少，连续应用一个月痊愈。

联系电话：18943688111

电子邮箱：fengshiyiyuan@163.com

自拟糖肾方治疗糖尿病肾病蛋白尿

刘　云

山西省中西医结合医院　030013

【作者小传】刘云，女，1964年生，主任医师，山西省民间医药特色技术和方药筛选中心专家库成员。1986年毕业于山西中医学院中医临床专业，从事临床工作29年。擅长中西医结合治疗糖尿病及糖尿病肾病；用中医内、外治法治疗慢性肺病；自拟退热散穴位贴敷治疗高热。撰写论文十多篇，发表于国家级和省级杂志，参与科研3项。

【方药组成】 基本方：丹参、芡实各30g，黄芪15～30g，生地黄、熟地黄各20g，金樱子、桑螵蛸、益智仁、五倍子各15g，山药、山茱萸各12g，川芎10g，牡丹皮、茯苓、泽泻各9g，水蛭6g。加减：脾虚明显加党参、白术；肝肾阴虚加枸杞子、女贞子、旱莲草；肾阳虚加巴戟天、仙茅、仙灵脾、肉桂；气虚加太子参、五味子；痰湿加苍术、薏苡仁；瘀血明显加桃仁、红花。

【功能主治】 益气养阴，活血通络。主治糖尿病肾病蛋白尿。

【服用方法】 每日一剂，水煎分2次早晚温服。治疗3个月后评价疗效。

【注意事项】 控制血糖，避免剧烈运动。服药期间不食生冷滋腻辛辣之物。

【应用小结】 糖尿病肾病是糖尿病常见的微血管病变，属中医学消渴、水肿尿浊等范畴。糖尿病肾病蛋白尿阶段，以肾虚为本，气阴两虚、脉络瘀滞为主要病机，治疗关键就是益气养阴，活血通络。从2002年3月至今，用此方加减，共治疗糖尿病肾病临床尿蛋白患者110余例，治疗3个月后评价疗效，临床蛋白尿减少或转阴为有效，总有效率89.35%。

【方药来源】 临床经验方。

【病案举例】

病案一：底某，男，62岁，糖尿病病史10年，确诊糖尿病肾病2年。就诊时消瘦乏力，口干尿频，腰困腿肿，视物模糊，食欲尚可，舌质暗，苔薄白，脉沉。化验尿蛋白（+++），24h尿蛋白总量1240mg/L，肾功能正常，属糖尿病肾病Ⅳ期。证属气阴两虚，瘀血阻络，治以益气养阴，活血通络。药用：丹参、芡实、黄芪各 30g，生地黄、熟地黄各 20g，金樱子、桑螵蛸、益智仁、五倍子各 15g，山药、山茱萸各 12g，川芎 10g，牡丹皮、茯苓、泽泻各 9g，水蛭 6g。每日一剂水煎，早晚温服。4 周后化验尿蛋白降至（＋），24h 尿蛋白定量 312mg/L。继续原方巩固治疗，继续服药 2 个月后，尿蛋白阴性，24h 尿蛋白定量 75mg/L。

病案二：吕某，男，44 岁，糖尿病病史 9 年，确诊糖尿病肾病一个月，就诊时，乏力口干，尿频，腰背困重，常有饥饿感，体重减轻，舌质暗，有瘀斑，苔少，脉细。化验尿蛋白（＋），24h 尿蛋白总量 1022mg/L，肾功能正常，属糖尿病肾病Ⅳ期。证属气阴两虚，瘀血阻络，治以益气养阴，活血通络。药用：丹参、芡实、黄芪各 30g，生地黄、熟地黄各 20g，金樱子、桑螵蛸、益智仁、五倍子各 15g，山药、山茱萸各 12g，川芎 10g，牡丹皮、茯苓、泽泻各 9g，水蛭 6g。每日一剂水煎，早晚温服。4 周后化验尿蛋白转阴，24h 尿蛋白定量 60mg/L。继续原方巩固治疗 2 个月，化验尿蛋白为阴性。

病案三：李某，81 岁，糖尿病病史 15 年，确诊糖尿病肾病 5 年，就诊时，怕冷便秘，乏力纳差，夜尿多，腰困腿肿，食欲尚可，舌质暗，苔薄白，脉沉迟。化验尿蛋白（＋＋），24h 尿蛋白总量 1109mg/L，肾功能正常，属糖尿病肾病Ⅳ期。证属气阴两虚，瘀血阻络，脾肾阳虚，治以益气养阴，温补脾肾，活血通络。药用：丹参、芡实、黄芪各 30g，生地黄、熟地黄各 20g，金樱子、桑螵蛸、益智仁、五倍子各 15g，山药、山茱萸各 12g，川芎 10g，牡丹皮、茯苓、泽泻各 9g，巴戟天、仙茅、仙灵脾各 10g，肉桂 3g，党参、白术各 15g，水蛭 6g。每日一剂水煎，早晚温服。4 周后化验尿蛋白降至（－），24h 尿蛋白定量 212mg/L。继续原方巩固治疗 2 个月后，尿蛋白阴性，24h 尿蛋白定量 60mg/L，症状明显改善。

联系电话：15203469646

电子邮箱：liuyun2266680@163.com

乌茴散治疗老年患者阳虚尿频

贾秋颖

吉林省长春市长春长中风湿骨病医院　130021

【作者小传】贾秋颖，女（1974—　），副主任医师，硕士研究生导师，第五批全国名老中医药专家胡永盛教授学术经验继承人。现任中国民族医药学会风湿病分会理事，吉林省中西医结合学会第二届青年工作委员会常务委员，吉林省中医药学会专业委员会心衰防治专业委员会常务委员。擅长治疗老年心脑血管疾病、糖尿病、皮肤病、消化系统疾病。

【方药组成】乌药 20g，小茴香 20g。

【功能主治】温阳散寒，缩泉止遗，用于老年阳虚尿频。

【服用方法】上药等分研细末，每服 3g，每日 3 次，饭后 1 小时后，白开水冲服。

【注意事项】注意休息，避风寒，宜保暖，调情志，孕妇禁用。

【应用小结】老年患者常见夜尿频多，甚至有遗尿现象发生。在临床上往往出现小腹胀满，尿频尿急，每次小便便出不多，但时有尿意，尤其夜尿频多。理化检查往往不能发现阳性结果，应用抗生素治疗往往效果不佳，反而增加一些不良反应。而采取中医单纯的补肾温养疗法，也是收效甚微。殊不知，本病的发生与三焦的关系极为密切，"三焦者，决渎之官，水道出焉"。本方以小茴香散小腹之寒，宣畅下焦气机；乌药暖肾散寒，消除肠间积气。临床应用效果显著。

【方药来源】临床经验方。方中乌药取缩泉丸之意，意在暖肾散寒，缩泉止遗；小茴香直走下焦，散下焦寒气。使下焦气机调畅，从而促进水液运行，以愈尿频之疾。

【病案举例】

病案一：张某，女，60 岁。2 年来反复出现尿频尿急，严重时小便难以自控，曾多次在某院反复检查尿常规，均未见明显变化，伴下腹部胀满，尿意明显，但每次如厕均不能顺畅解出小便，夜间尤甚，痛苦不堪。投乌茴散口服2个月，症状基本缓解。随访半年，未见复发。

病案二：刘某，男，70岁。前列腺增生病史5年，常常苦于小便不畅，同时有明显的小腹坠胀，便意频频，夜尿5～8次，每次均等待时间较长，日间小便淋沥，常常沾湿衣物。给予乌茴散口服半年，症状痊愈。

联系电话：15948000786

电子邮箱：fengshiyiyuan@163.com

补肾壮腰方治疗腰痛

汤水福

广州中医药大学第一附属医院　510405

【作者小传】汤水福，男，53岁，主任中医师，曾参与《中西医结合肾脏病诊断治疗学》《中医内科学》《中西医结合内科学》《中医名家学说与现代内科临床》等10部书籍的编写，发表专业论文72篇。任中华中医药学会肾病分会常委、广东省中西医结合学会肾病专业委员会副主任委员、广东省中医学会药学会肾病专业委员会副主任委员等职务，擅长肾内科常见病及危重疑难疾病的诊治。

【方药组成】熟地黄30g，怀山药30g，两面针30g，延胡索30g，山茱萸15g，续断15g，田七10g。

【功能主治】补肾壮腰。

【服用方法】上药加水煎煮2次，药液混匀后分2次早晚温服，日服1剂，7天为1疗程。服药期间注意休息，避免劳累。

【注意事项】服药期间忌寒凉之品，此方对热证腰痛不宜。

【应用小结】临床表现以腰部酸痛、喜揉喜按，遇劳则甚、休息后可减轻为特征。病机为肾虚腰府失养导致的腰痛。方以熟地黄、怀山药、山茱萸滋补肾阴，续断补肾壮腰，两面针、田七、延胡索活血通络止痛。全方共奏补肾壮腰、活血止痛之功。该方味少价廉，应用方便，对各种慢性腰肌劳损、腰椎骨质增生、腰部外伤等以腰痛为主、以肾虚血瘀为主要病机者，效果很好。

【方药来源】汤水福医师在临床历经 30 年的经验总结而成。

【病案举例】

病案一：陈某，男，40 岁，商人。自述近 10 年来腰痛反复发作，呈酸痛、隐痛，喜揉喜按，多在劳累后出现，休息后可减轻。舌淡暗，苔白，脉沉细，诊断为腰痛（慢性腰肌劳损），曾服用西药效果不明显。辨证为肾虚血瘀，治以补肾壮腰，活血止痛。予本方日服 1 剂，7 剂后患者症状消失，继续巩固治疗 7 天，随后 1 年，未再复发。

病案二：李某，男，65 岁，退休工人。述近 1 年来腰酸痛反复发作，曾有腰部外伤史。诊断为腰痛（慢性腰肌劳损），服用补肾中药和中成药效果不明显。辨证为肾虚血瘀，治以补肾壮腰，活血止痛。予本方日服 1 剂，7 剂后患者症状消失。

病案三：王某，女，32 岁，公务员。述近 3 年来腰酸痛反复发作，劳累后或经期症状加重。诊断为腰痛（慢性腰肌劳损），曾服用中西药物效果不明显。辨证为肾虚血瘀，治以补肾壮腰，活血止痛。予本方日服 1 剂，7 剂后患者症状消失，继续巩固治疗 7 天，随访 3 年，未再复发。

联系电话：13609751775

电子邮箱：tsf08@126.com

张氏耳鸣良方

阎钧天

山西省运城市中医医院 044000

【作者小传】阎钧天，男（1946—　　），副主任医师，已退休。1962年首拜当地名医张德煜学习《伤寒卒病论》《黄帝内经》《难经》，同时拜师王太和、王天顺学习中草药炮制，后又拜师李复唐、师星明、孟锦绣、王全福等学习中医内科、外科、儿科、妇科等。1966年出师独立行医，1979年参加国家城乡闲散优秀中医考试，以优异成绩被录取为国家干部，分配于北京中医研究院（现中国中医科学院），因故供职于运城市中医医院。精通传统中医五运六气，擅长治疗眩晕、疼痛及各科疑难杂症，曾撰写发表学术论文40余篇，出版《运气摄要》《伤寒论纵横》《医学求真》《有病这样治》《伤寒、金匮、温病证治歌诀》《临证拾芥》等六部医学著作。

【方药组成】熟地黄100g，川牛膝30g，鹿茸15g。

【功能主治】填补肝肾，滋益精血。治疗肝肾虚弱，精血不足而致之耳鸣。

【服用方法】前两味水煎一时许，分二次温服；鹿茸打粉，分二次冲服。

【注意事项】心肝火旺所致之耳鸣不宜服用。

【应用小结】中老年人耳鸣，多为肝肾两亏，精血不足，髓海空虚而致。方中熟地黄、鹿茸，阴阳双补，大补肝肾，牛膝引药下至病所，故治肝肾虚亏之耳鸣效如桴鼓。尝治此类耳鸣约数十百人，无一例不效，耳鸣轻者十数剂而愈，其重者不过三四十剂即愈。

【方药来源】阎钧天医师之师父张德煜自创方。

【病案举例】

病案一：屈某，男，59 岁。1966 年夏因饮食不洁而大吐大下，二日不已，乃至"脱水"送医院输液抢救。痊愈出院后，即发生耳鸣、头晕。始未行治疗，两个月后，耳鸣加重，耳中嘤嘤嗡嗡，老觉得有人和他说话，遂使心烦意乱，不能睡眠。师父乃出此方，但其时鹿茸难买，所幸他有一亲戚在县鹿场养鹿，遂得配方予服。3 剂后，耳鸣大减，再 3 剂耳鸣竟愈。

病案二：申某，男，66 岁。耳鸣如蝉，时如蚊蝇叫声，昼夜不止，夜间尤甚，两年来百治不效。2011 年 7 月就诊。备述耳鸣之苦，诊脉两寸洪大，重取则软弱，关尺沉细如丝，即予此方 5 剂。二诊时云耳鸣大减，白昼已不闻鸣响，夜间时而作响，但声音比以前低弱许多。遂再照方服用十剂，耳鸣终罢。

病案三：韩某，女，48 岁。耳鸣半年，安静时鸣响特甚，夜间不能入眠，经中西医治疗两月余，鸣响不减，且日益加重，几乎无有间断时。2015 年 4 月请诊。其脉六部皆沉细而迟，面色少泽，即予此方服用，服药 5 剂后，耳内竟未闻及鸣响，一周后虽偶有鸣响，但为断断续续。乃再诊，嘱照方续服二周，耳鸣遂已。

联系电话：13935937577

杜氏消肿汤

杜志明

河南省焦作市解放区王褚乡东王褚村卫生所 454000

【作者小传】杜志明，男（1957— ），中医师，现担任解放区王褚乡东王褚村卫生所名誉主任，2006 年毕业于焦作市中医药学校。1985 年参加工作以来，对工作认真负责，对患者细致诊断，仔细推敲处方，不断总结自己的得失，写了上百万字的读书笔记。

同时注重细节，带领杜氏中医团队从中药材的购进、炮制到患者的诊断、处方、司药、煎药等各种环节严格把关，从而提高了患者的好转率和治愈率。杜志明不满足学校所学到的知识，在临床实践的同时，还写了"大黄䗪虫丸加减治疗肝硬化合并肝脾肿大25例临床研究""小柴胡汤药物剖析""自拟化瘀祛痰治疗急性黄疸肝炎30例""治疗糖尿病坏疽经验浅谈"等多篇论文，曾到北京、西安、成都、合肥、郑州等地参加学术会议，和专家学者在一起研讨疑难杂症，从而获益很多。擅长治疗肝硬化、肝腹水、顽固胸水及消化道肿瘤等疾病，同时对妇科、儿科常见病也有很深造诣。

【方药组成】泽泻20g，猪苓15g，栀子15g，土白术40g，党参15g，丹参20g，水蛭10g，葱白3个。

【功能主治】肝硬化腹水。

【服用方法】每日一剂，7剂为一疗程。

【注意事项】无腹水者不能使用。

【方药来源】张仲景《伤寒论》。

【病案举例】

病案一：王某，男，49岁。2004年因口干苦、黄疸、腹胀急、大量腹水求治。查：总胆红素高，喝酒引起肝硬化腹水。舌质红、苔黄腻、脉弦数。处方：茵陈50g，金钱草30g，泽泻20g，猪苓15g，栀子10g，生白术30g，党参10g，丹参20g，水蛭10g，葱白3个。服7剂药后小便量多，口苦轻，调理两月而愈。

病案二：李某，女，55岁。2010年因怕冷、腹胀大、口淡不渴、有腹水求治。查：因乙肝引起肝硬化腹水。舌淡红，苔白有水湿，脉细缓。处方：泽泻20g，猪苓18g，炒栀子15g，丹参25g，炒党参20g，土白术40g，附子10g，干姜6g，土鳖虫10g，葱白5个。服6剂药后，怕冷减轻，腹胀轻，随症治疗痊愈。

病案三：陈某，男，60岁。1998年由于长期营养不良引起下肢浮肿，腹泻消瘦，少气懒言。查：少量腹水，舌质瘦小淡，苔白，脉细弱。处方：泽泻15g，猪苓10g，土白术25g，丹参25g，黄芪25g，熟地黄20g，生姜5片，大枣5个。8剂药后，精神明显好转，浮肿减轻。不到一个月痊愈，嘱加强营养以免复发。

病案四：孙某，女，45岁。2011年因服抗结核药引起肝损伤，肝区隐痛不适，乏力气短，周身浮肿。查：少量腹水，舌质红，苔少，脉细数。处方：麦冬20g，沙参15g，泽泻10g，生白术15g，太子参15g，猪苓10g，丹参15g，葱白3节。服药6剂后，肝区不适消失，饮食增加，又加减调理2个月痊愈。

病案五：闪某，男，55岁。因丙肝长期不愈导致肝腹水，因生气引起腹胀难忍，不敢多进食。查：腹腔里气体多，中等量腹水，舌质红，苔白，脉弦数。处方：泽泻15g，猪苓15g，生白术20g，丹参20g，沉香6g（后下），莱菔子10g，水蛭10g，栀子10g，葱白3节。服药后，患者腹鸣，放屁多，小便量多，腹胀减轻。以后转长期抗病毒治疗。

联系电话：13513814267

温阳利水方治疗慢性心功能不全

严兴海 何 苗

新疆维吾尔自治区昌吉州中医医院 831100

【作者小传】严兴海，男（1979— ），中医内科副主任医师，医学硕士，研究生学历，毕业于新疆医科大学。目前在昌吉州中医医院从事中西医结合肺病临床工作，研究方向为新疆重大疾病的中西医干预。擅长运用中医特色疗法治疗肺病科常见病、多发病，尤其对哮喘、肺胀等病有较深的造诣。先后主持科研课题四项，参与科研课题四项，2011年获武威市科技进步二等奖，论文曾获昌吉州十二届、十三届自然科学优秀学术论文奖，先后在各种医学期刊发表论文二十余篇。

何苗，女，44岁，本科，中医内科主治医师，毕业于新疆医科大学，现就职于昌吉回族自治州中医医院。研究方向：脾胃病的中医治疗。

【方药组成】红参15g，麦冬40g，五味子30g，桂枝30g，茯苓60g，甘草30g，泽兰30g，桑白皮30g，黄芪60g，葶苈子30g，苦参15g，桑寄生30g，当归30g，川芎30g，丹参30g，酸枣仁30g。加减：若心悸、唇绀、脉虚或结或代，加附子、肉桂；若见喘促，呼多吸少，汗出，脉虚浮而数，宜重用人参、蛤蚧、五味子、山茱萸、牡蛎、龙骨，以防喘脱之变。

【功能主治】益气温阳，活血利水。主治水肿阳虚水泛、气虚血瘀证，现代医学慢性心功能不全可参照此方治疗。症见喘息，胸闷气短，动辄喘甚，双下肢浮肿，纳差，夜寐不安，舌质紫暗，舌苔白滑，脉细涩。

【服用方法】上药加水煎煮2次，药液混匀后分早晚温服，日服1剂，7天为1疗程。服药期间限盐限水，忌生冷油腻饮食。

【注意事项】阴虚内热者忌服。

【应用小结】慢性心功能不全是临床常见之病。全国名老中医何复东积累多年经验指出，心衰的发生病机关键在于心之元气受损，进而出现气滞、血瘀、水饮等标实之证。治疗时当益气温阳、活血利水诸法并举。方中红参、麦冬、五味子用生脉散之意，配以桑寄生，重用黄芪养阴益气，顾护心气。酸枣仁养心安神，桂枝温阳利水，茯苓健脾利水，泽兰活血利水，共奏利水之良效。桑白皮、葶苈子泻肺平喘，苦参味苦，入于心经，具有引经之用。当归、川芎、丹参活血化瘀，甘草之用一则补气养心，一则调和诸药。综观全方，攻补兼施，收散并用，兼顾病机之各个方面，故能获得良效。

【方药来源】此方为全国第五批名老中医何复东治疗心衰经验方。何复东（1942—　），男，汉族，主任医师，北京中医药大学博士生导师。2012年由国家中医药管理局批文聘为"全国第五批名老中医"，2013年由国家中医药管理局批文成立"全国名老中医何复东工作室"，现为国家中医药管理局"第五批全国老中医药专家学术经验继承工作"指导老师。

【病案举例】

病案一：李某，男性，58岁。患者自诉3年前无明显诱因出现活动后胸闷、喘息，进行性加重，间断有双下肢水肿。发病后患者曾前往昌吉市人民医院住院治疗，诊断为"扩张性心肌病"，后多次住院治疗，本次于两月前一次上呼吸道感染后加重至昌吉州人民医院住院治疗，诊断为"肺部感染、扩张性心肌病、心衰"。住院治疗后好转出院，现服用"阿司匹林肠溶片100mg每日一次，硫酸氢氯吡咯雷75mg每日一次，辛伐他汀20mg每晚一次，曲美他嗪20mg每日3次，地高辛0.25mg每日一次，布美他尼1mg每日两次，螺内酯20mg每日一次，氯化钾缓释片0.5g每日3次"治疗。出院不到十天，患者心悸、胸闷、喘息再次加重，双下肢水肿，前来就诊。患者有"糖尿病"病史十余年，现服用"二甲双胍片0.5g每日3次，瑞格列奈片1mg每日3次"控制血糖，但不理想。症见：神清，精神差，喘息，胸闷气短，动辄喘甚，双下肢浮肿，纳差，夜寐不安，二便调。舌质紫暗，舌苔薄黄，脉细涩。初诊给予温阳利水方3剂，患者服药后自觉尿量显著增多，胸闷、喘息症状顿减，双下肢水肿逐渐消退，纳食增加，夜寐改善，排便通畅。遵前方继续服用5剂，症状大减。按原方加入阿胶、鹿角胶各15g制为膏方治疗。随访一年，生活质量显著提高，未再住院治疗。

病案二：王某，女，60岁。肺心病多年，每至冬季，频繁住院治疗，症情逐年加重，长期口服利尿药物，效不佳，双下肢水肿持续存在，尝试中医治疗，症见：双下肢水肿，按之凹陷，喘息气促，动辄喘甚，夜间不能平卧，夜尿频数，舌质紫暗，苔白腻，脉细。辨病为水肿，证属阳虚水泛、气虚血瘀。治以益气温阳、活血利水之法，予本方7剂，日服一剂。7剂后患者症状明显减轻，续服7剂后，双下肢水肿消退，活动耐力显著改善。后制为膏剂长期巩固治疗。

病案三：刘某，男，75岁。冠心病病史十余年，房颤，慢性心功能不全，症见：面浮身肿，腰以下为甚，按之凹陷不起，心悸，气促，腰部冷痛酸重，尿量减少，四肢厥冷，怯寒神疲，面色㿠白，舌质淡胖，苔白，脉沉迟无力。辨病为水肿，证属阳虚水泛，治以温肾助阳，化气行水。予温阳利水方加附子、肉桂、牡蛎、龙骨，服药3剂，诸症大减，续服7剂，效甚佳，水肿显著减轻，续服10剂后水肿消退，纳佳，夜寐安。

联系电话：13779276870

万氏姜蜜治阳虚

万仁全　代　星

武汉万福中医专家门诊部　430010

【作者小传】万仁全，男，70岁，中西医结合主任医师、研究员。现任中华中医药学会民间传统诊疗技术与验方整理分会副主任委员、中华中医药学会微创专家委员会常务副主席、中华中医药学会外治分会常委、武汉万能医药新技术科研中心研究员、武汉万福中医专家门诊部主任兼首席专家、中国老科协武汉中老年保健分会会长、中国发明家协会常务理事、中国易经协会副会长兼资质培训部教授。出生于五代中医世家，先后毕业于山东医学院西医临床专业和第一军医大学中医研究生班。1964年入伍，从医50年。擅长中西医结合治疗疑难杂症，如颈肩腰腿痛、中风偏瘫、内分泌紊乱、胃肠病等。获得 10 项中国专利权和多项科研成果奖。发表论文 100 余篇，编写科普文章 500 余篇，主编、参编专著 5 部，在全国各地参与大型中医养生保健巡讲 200 余场。

代星，女，29 岁。毕业于湖北理工学院的护理本科专业。先后就职于武汉万能医药新技术科研中心和万福中医专家门诊部。师从著名去痛专家、中医养生专家万仁全教授。

【方药组成】鲜生姜 1000g，蜂蜜 100g。

【功能主治】阳虚证。四肢关节冷痛、屈伸不利；寒性胃脘疼痛、寒性痛经。

【服用方法】先将生姜去皮后榨成汁，后放入锅中用文火（小火）煮，使生姜的水分蒸发大部分后慢慢加入蜂蜜并搅动均匀。放冷后装瓶放冰箱冷藏。每天早上和中午各食 1 ～ 2 小匙。

【注意事项】热盛、阴虚内热者不宜服用。

【应用小结】适用于阳虚、风寒湿重、关节疼痛、肌肉疼痛、屈伸不利者，有胃寒或胃部受凉后痉挛性疼痛者，寒性痛经者。生姜温经散寒，缓急止痛，温中祛寒，蜂蜜补脾益气。该方简便易行，尤其是秋冬使用效果更佳。以本方长期应用于临床，观察了 500 例病人，有效率 95% 以上。

【方药来源】该方来源于武汉市万福中医门诊部万仁全主任医师的祖传验方。

【病案举例】

病案一：王某，女，22 岁，消瘦，不思饮食，肢体倦怠，手足不温。天热出汗喝冰水后出现胃部疼痛，腹泻。考虑为阳虚，中阳不足。服用此方并用热水袋敷胃部后疼痛缓解，口服 3 天后痊愈。

病案二：李某，女，70 岁。面色萎黄，食欲欠佳，脉沉细无力，冬天怕冷。因下雨降温穿衣少受凉后出现胃部不适。诊断为阳虚胃寒。用此方 2 天后，胃部疼痛缓解，继续口服一个月，前胸后背都不再发凉，食欲变好。

病案三：胡某，男，72 岁。吃斋 30 年，舌淡苔白，脉沉细，小便清长无力，怕冷。降温后，双膝关节发凉疼痛，走路困难。用此方口服 7 天后，疼痛减轻，继续服用 10 天，可慢慢行走。口服 3 个月后，无发凉疼痛，能正常行走。

联系电话：027-82861676，13807167183

电子邮箱：wanrenquan@126.com

天雄在肿瘤放化疗后的应用

陆 鹏

成都中医药大学 610075

【作者小传】陆鹏，男，28 岁，中医博士研究生，现为成都中医药大学中医内科博士研究生。承多位名医相传，擅长运用中医特色疗法治疗儿科、妇科常见病、多发病。

【方药组成】天雄。

【功能主治】温阳、祛风、散寒。

【服用方法】天雄打粉，每次 0.3～0.5g 冲服或 10～20g 煎服。

【注意事项】注意用药反应，从小剂量开始服用，有疑似中毒症状时停服，观察。

【应用小结】放化疗是治疗肿瘤患者常用的治疗方法，放化疗不仅仅杀灭肿瘤细胞，同时会消灭正常细胞，导致白细胞、红细胞及血小板降低，天雄粉冲服或者煎服能够有效增强患者机能，在增加患者白细胞、红细胞及血小板方面有较好作用，该方简便易行，多年应用于临床，经临床观察有较好疗效。

【方药来源】《本经》载："破积聚邪气"，"强筋骨"。《别录》载："破心腹结积"，谓该药能驱有形之积，强壮人体。

【病案举例】

病案一：患者李某，女，45岁，因"甲状腺癌术放疗一次后"就诊。病史：患者自述甲状腺癌术后已行第一次化疗，按照疗程准备进行第一次化疗，但化疗前血生化检查提示白细胞、血小板及血红蛋白下降明显。医院拒绝进行第二次化疗，并给予升白细胞、血小板及甲状腺替代疗法对症治疗。一月后，患者生化检查提示仍然不能进行第二次化疗。为此，患者寻求中医治疗。症见：畏寒肢冷，咽部哽噎不适，夜寐差，小便频多，大便溏，舌淡苔白厚干，脉沉细。给予中药配方及天雄治疗，半个月治疗后，患者自述畏寒肢冷，咽部哽噎症状缓解明显，复查血生化检查提示白细胞已经恢复正常，血小板及血红蛋白不同程度上升。继续调整治疗两个月后，患者复查血生化检查提示白细胞、血小板及血红蛋白均恢复正常，回医院进行第二次化疗。

病案二：罗某，女，43岁，半年来出现全身酸软无力，行腹部CT及血生化检查提示"肝癌"。各医院考虑患者情况，已不适合行手术及介入治疗，随求诊于中医，患者面色淡白，血常规提示白细胞及红细胞明显降低，给予配方中药及天雄粉末冲服，从小剂量开始服用，1月后患者白细胞及红细胞较前有所增加。

联系电话：13881961614

电子邮箱：694427718@qq.com

平癌散

华益州

浙江省东阳市江北华店村　322100

【作者小传】华益州，男，65岁，出身于中医世家，继承家传中草药治疗经验，后拜吕士龙为师。吕士龙出身于中医世家，青年时就读于兰州医学院，由于品学兼优，留校任教，1969年因医术高超调任兰州市医附二院任副院长。本人在继承吕士龙老师治疗经验的基础上，采用祖传"平癌散"治疗肝硬化、肺癌、胃癌、直肠癌、宫颈癌等病时疗效独到，临床中擅长运用中医辨证治疗疑难杂症。

【方药组成】金钟草、水线草、郁金、重楼、仙鹤草、红参、山慈菇、苦参、焦山楂、血竭、生大黄、佛手、白芍。

【功能主治】攻坚破积、消肿散结、除湿祛毒、健脾理气。

【服用方法】一日3次，每次3～6g，温开水冲服。

【注意事项】服用本药期间应当忌烟、酒，并要注意慎食烧烤和刺激性较强的食物，要避免一切对疾病不利的精神刺激。

【应用小结】临床应用本法治疗癌症30例，总有效率达90%。

【方药来源】祖传。

【病案举例】

病案一：韦某，女，56岁。在浙江省肿瘤医院入院诊断为宫颈恶性肿瘤，住院号：00283293。在医院化疗2个疗程后，头发脱落，癌细胞扩散到淋巴，人越来越虚。后来到我处治疗，经过一段时间"平癌散"口服治疗，病情已好转，再到浙江省肿瘤医院检查。MRI报告：MR号：MR0582419，宫颈区平扫及增强扫描未见明显肿块，周围间壁见结节灶，呈等T1稍低T2信号，增强后轻度强化，双侧附件区无明显肿块，两侧髂血管旁无明显肿大淋巴结影。证明已痊愈。

病案二：谢某，女，45岁。医院超声检查：超声号：US183165，肝硬化，脾肿大。在医院治疗不见好转，后来到我处治疗。经过一段时间的"平癌散"口服治疗后，病情已好，到医院做彩超检查。超声号：710389，肝脏外形饱满，包膜尚光整，实质回声增亮，分布致密，肝内血管网变细，肝远扬回声无衰减，肝内胆管不扩，门静脉不扩，痊愈。

病案三：华某，女，56 岁。医院 CT 报告：CT 号：CT122315，肝硬化，脾肿大，脾静脉分支增多，扩张，扭曲。在医院治疗不见好转，而且越来越痛，后来到我处治疗，用"平癌散"口服治疗。3 天后痛减，再 7 天基本不痛，再经过一段时间治疗，病情已好，到医院检查。超声号：711420，肝脏大小形态正常，包膜光整，实质回声增粗，血管网清，肝内管道系统走行正常，肝内胆管未见扩张，门静脉内径宽约 9mm，痊愈。

联系电话：13665847921

电子邮箱：2662204732@qq.com

血竭虫马丹治寒湿痹痛

阎钧天

山西省运城市中医医院　044000

【作者小传】见《三五七鹿茸散治头晕》。

【方药组成】全蝎二两（60g），血竭花四两（120g），马钱子一两（30g）。

【功能主治】风寒湿痹，筋骨疼痛。

【制作方法】先水煮马钱子 2 ～ 3 小时，干燥去皮后，入香油中炸焦，至横断面呈褐黄色，研为细面，再入全蝎、上好血竭，共研细粉，瓷瓶储，备用。

【服用方法】每次取 3g，黄酒或开水送下。一日 2 ～ 3 次。

【注意事项】此方要特别注意马钱子的炮制，炮制不至断面呈褐黄色，则毒性未去，易杀人；若炮制黑枯太过，则药力全失，用之无效。

【应用小结】阎钧天之师父张德煜生前常配制此药，治疗风湿痹痛病。农村此病甚多，用以治之者未计例数，凡服用者不愈亦好转，可以说 100% 有效。

【方药来源】此方是张德煜先生在河北景县张书堂中医的祖传秘方上加入全蝎而成，久经试用，效果较原方更好。

【病案举例】

病案一：郭某，男，38 岁，护路工人。两腿疼痛，昼轻夜重，天凉风雨时加剧，气候变化前两三天即疼痛加重，常服止痛药。予此方一剂，其服用近一月后，疼痛减轻，气候变化前反应已不明显。再照方配制 2 剂，服药未完，疼痛已不再作，坚持服完后，感觉体力较前倍增。

病案二：范某，男，50 岁，矿工。常年涉水，以致全身肌肉、关节俱痛。也按此方配制 3 剂，服完一剂后，疼痛大减，坚持服用至药完，除下矿后两腿尚有轻微酸痛外，平时几如常人。

病案三：史某，女，34 岁。产后受凉，全身骨节痛五六年，常服抗风湿药以缓解疼痛，不用药则疼痛依旧。配以此方服用，4 剂未服完，疼去病愈。

联系电话：13935937577

散寒通痹汤外洗治疗风寒湿痹

罗月中

广州中医药大学第一附属医院　510405

【作者小传】罗月中，女（1959—　），教授，主任医师，博士生导师。中国老年学学会医药保健康复委员会委员，广东省中医、中西医结合肾脏病专业委员会委员。从事内科临床、教学、科研工作 30 余年，擅长运用中医特色疗法治疗肾脏疾病及内科疑难杂症。发表论文 50 余篇，主编、参编著作 10 部，包括《实用民间验方便览》。

【方药组成】制南星20g，制川乌20g，制草乌20g，制半夏20g，川芎30g，当归尾30g，赤芍30g，鸡血藤30g，宽筋藤30g。

【功能主治】温经散寒，祛风除湿，活血止痛。

【服用方法】上药加水2L，煎至1L，先趁热熏蒸患处，待温度适宜后外洗患处，复煎，1日2次。

【注意事项】不可内服，孕妇禁用。

【应用小结】风寒湿痹之病因多为平素体虚，阳气不足，卫外不固，腠理空虚；加之久居潮湿之地，被严寒冻伤，贪凉露宿，睡卧当风，暴雨浇淋，水中作业或汗出入水等，风、寒、湿邪乘虚侵袭，痹阻筋脉、肌肉、骨节，寒凝血瘀，临床表现为肢体关节疼痛，甚至关节不可屈伸，遇冷痛甚，得热则减，痛处多固定，亦可游走，皮色不红，触之不热，苔薄白，脉弦紧。方以制川乌、制草乌温经散寒、通络止痛，制南星、制半夏祛筋脉、骨节中寒湿痰邪，川芎、赤芍、当归尾活血化瘀、通络止痛，辅以鸡血藤、宽筋藤祛风通络止痛。全方共奏温经散寒、祛风除湿、活血止痛之效。临床随访观察百余例辨证属风寒湿痹患者，坚持外洗，均可减少疼痛，部分可痊愈。

【方药来源】本方源于《宋·太平惠民和剂局方》中三生饮（生川乌、生附子、生南星、木香）化裁而来，原方治疗寒痰卒中，罗月中教授改生药为制药，减轻毒副作用，取其温经散寒之功，加入半夏辛燥化痰通络，配合芎、归、芍活血化瘀通络，外用治疗风寒湿痹，尤其是寒偏胜者有奇效。

【病案举例】

病案一：王某，女，45岁，水产店店主。双手、膝关节痛10年余，每于天气变化及秋冬季节加重，遇冷痛甚，得热则减，痛处多固定，皮色不红，触之不热，舌淡胖，苔白腻，脉弦紧。2005

年冬就诊，使用本方外洗半月，疼痛减半，继以本方隔日一剂使用半月，疼痛消失。此后每年天气寒冷时使用本方数剂，均效。

病案二：郭某，男，65岁。青壮年时喜贪凉露宿，年老后逐渐出现周身关节疼痛，尤以下肢膝关节为甚，周身畏寒，尤以关节疼痛处为甚，夜尿频多，舌淡，苔薄白，脉弦无力，使用本方7剂后痛减，14剂痛消。此后每年冬天关节冷痛时使用数剂。

病案三：罗某，女，55岁。素体阳虚，畏风寒，喜热饮食，关节时有酸痛，1周前淋雨后下肢关节疼痛明显，遇冷加重，得温痛减。舌淡暗，苔水滑，脉弦缓，使用本方7剂后痛减，14剂痛消，隔日一剂巩固半月痊愈，随访至今未发疼痛。

联系电话：13660512031

电子邮箱：luoyuezhong@126.com

兴阳活血通痹汤治痹证

薛垂黑

河南省焦作市修武县郇封镇郇封村卫生所　454350

【作者小传】薛垂黑，男（1948—　），中医师，现任修武县郇封镇郇封村卫生所所长。1980年毕业于修武县卫校，从医40余年，先后为方圆数百里的群众治疗成千上万个病例，治愈率达到90%以上，为广大人民群众排忧解难，受到他们的一致好评，在临床上刻苦认真钻研，勤奋学习，对中医内科风寒湿引起的各种痹症和妇科疑难杂症有丰富的治疗经验。

【方药组成】当归15g，川芎10g，桂枝10g，威灵仙10g，独活10g，乌梢蛇6g，全蝎10g，杜仲15g，川木瓜15g，牛膝10g，生姜7g，大枣15g，炙甘草6g，附子10g（先煎1小时）。

【功能主治】温经散寒，活血祛湿通痹。

【服用方法】以上药物水煎 2 次，药液混匀后分早、中、晚温服。

【注意事项】服药期间不吃生冷水果，不吃大肉，忌房事。孕妇、内有湿热、久泻、感冒者禁用。

【方药来源】自拟经验方。

【病案举例】

病案一：薛某，男，34 岁，农民，修武县郇封镇郇封村一组，1990 年 10 月 5 日来我所就诊，右腿疼痛一年有余，最近 3 个月疼痛加重，疼痛自右臀部起，沿右腿外侧及后侧向下放射，连及腿肚痉挛疼痛，行走不便，左腿沉重无力，西医诊断为原发性坐骨神经痛。曾用中西药多方治疗，病情未见好转，脉诊沉迟无力，舌淡苔白。症属寒湿之邪，涩滞血脉，是太阳经脉痹阻。治疗原则：温经散寒，活血祛湿通痹去痛。在兴阳活血通痹汤基础上加党参 30g，黄芪 30g，川断 15g，连服十剂，右腿疼痛明显减轻。

病案二：解某，男，41 岁，家住修武县郇封镇郇封村 3 组，2003 年 11 月 3 日来我所就诊，主诉近 2 年腰腿疼，从腰部沿臀放射到两腿外侧后侧直至脚底涌泉穴，疼如过电，抽筋发麻，两膝以下有轻度浮肿。左腿重右腿轻，坐着轻，动之重，行走不便，从家里到村卫生所休息 4 次，在县医院诊断为椎间盘脱出引起坐骨神经疼，中西药多方治疗未见好转。诊其脉沉缓濡，舌淡腻苔白。根据以上症状属于寒湿之邪，凝滞经脉脉络受阻，气血运化失职，则出现足太阳经脉痹阻。治疗原则：温经散寒，活血利湿通经，连用 5 剂兴阳活血通痹汤，痛与浮肿减轻。接原方加狗脊、骨碎补、淫羊藿各 10g，又用 10 剂症状基本消失，天冷阴雨天疼痛大减。三诊接上方去附子、乌梢蛇、白芍改为炒白芍 20g，加党参、白术，连用 10 剂症状全部消失，随访 3 年未见复发。

病案三：吴某，男，32 岁，农民，家住修武县郇封镇雪庄村，

1977年3月5日来我所就诊。其妻代诉患者1976年8月在地里干农活，当时天气炎热，干的活比较重，累得全身是汗，心里非常烦躁。用凉水洗澡后，感觉身体不正常，全身关节不灵活，痛感像虫爬一样从颈项到腰背沿臀部放射到脚踝部，腰以下关节疼痛尤甚，大小便不能自理。中西药多方治疗未见好转。诊其脉沉迟无力，舌淡，苔白腻，用兴阳活血通痹汤，加葛根15g，川羌10g，防风10g，党参30g，减牛膝，白芍改为炒白芍15g，连用10剂症状明显减轻，尤其是颈和背部基本痊愈。二诊根据以上症状接上方去葛根、川羌，加狗脊、川断、淫羊藿壮腰健肾之品。连用10剂后从腰以上症状全部消失，出现大便溏软，每日2次。三诊在上方的基础上去乌梢蛇、牛膝、白芍、当归，加党参、白术、玉米，连用10剂，腰以下症状明显减轻，现在大小便可以自理，有时天气变化腰腿还不灵活。四诊接上方去附子、乌梢蛇连用10剂，病情痊愈，随诊2年未复发。

病案四：侯某，女，47岁，农民，修武县葛庄乡官司村，2004年9月3日来我所就诊，腰腿疼痛2年有余。2002年8月份去浇地，赤脚卷着双腿浇了一天地，到下午4点左右下了大雨。患者的脚被水泡了一天，全身又被大雨淋了一个小时，回家后头重脚轻，全身发冷，想多盖衣被还发抖。疼痛从腰沿臀部往下放射至脚底，疼如抽筋，剧烈难忍，四肢活动不便，经村医检查，体温38℃，心跳每分钟100余次，血压120/80mmHg。用西药治疗后，体温、心跳正常，但腰腿疼痛未减轻，这两年经中西药多方治疗未见好转。诊其脉沉迟细涩，舌淡、苔白腻，用兴阳活血通痹汤10剂症状明显缓解。二诊时症状缓解，大便次数增加2次，四肢无力，食欲不振，在原方的基础减去乌梢蛇、当归，白芍改为炒白芍，加上党参、炒白术、黄芪。上方连服10剂，基本痊愈，但又因天气变化，双腿打软疼痛无力，比较轻微。三诊接上方又服10剂，痊愈。随访2年未见复发。

病案五：聂某，男47岁，司机，家住修武县周庄乡李村。2003年3月8日来我所就诊。因职业关系，他夏天经常在车上睡觉，后发现腰腿疼痛，开始比较轻，逐渐疼痛加重，病情发展到四肢关节行动不便，只能仰卧休息，不能转侧翻身，昼轻夜重，解大小便需人搀扶，十分痛苦，中西药已治疗2年，病情未见好转，在县人民医院拍片检查为原发性坐骨神经炎，中西药、推拿、贴膏药，多方治疗无效。诊其脉沉迟紧涩，舌淡、苔白腻。以兴阳活血通痹汤连用10剂，症状明显减轻，能下地活动，食欲好转，但腰以下疼痛未减轻。二诊接上方加狗脊、骨碎补、川断，白芍减为20g，连用10剂全身症状好转，大小便自理。三诊在上方基础上，减去附子、乌梢蛇，桂枝减为6g，加党参20g，黄芪20g，防风10g，白术15g。连用10剂，基本痊愈，遇天冷、阴雨天两腿打软无力。四诊接上方去乌梢蛇、附子、桂枝、白芍，加白参10g，白术15g，黄芪20g，狗脊10g，川断15g。连用15剂病情痊愈，随访3年未见复发。

联系电话：0391-7855636

张春馀化痰通络法治疗糖尿病周围神经病变

晁卫红

江西省南昌市洪都中医院　330006

【作者小传】晁卫红，女（1962—　），主任中医师，现任江西省中医药学会委员。1985年毕业于江西省中医学院，学士学位，江西省名中医，在南昌市洪都中医院从事中西医结合临床30年，发表论文20余篇，主持科研课题4项，擅长中西医结合治疗心脑血管病、糖尿病、支气管哮喘、慢性支气管炎及中医养生保健等。

【方药组成】黄芪60g，当归10g，川芎10g，桂枝10g，生附片10g，丹参20g、忍冬藤20g，桃仁10g，红花10g。

【使用方法】将上述药物加水煎煮后，先熏蒸患肢，待温度降至可耐受时，将患肢放入药液中浸泡，每次浸泡30分钟左右，每日浸泡1次，疗程42天。

【适应证】糖尿病周围神经病变。

【注意事项】

1. 中药熏洗过程中随时注意观察药液的温度，切不可过高，以免烫伤皮肤；也不可过低，以免影响疗效。熏洗完后立即用毛巾擦干患肢水分，保持皮肤清洁。

2. 局部症状处理：疼痛剧烈可给止痛片，配合理疗、针灸等；对有温觉障碍者嘱其要注意患肢保暖，避免长期暴露于寒冷的环境中，切忌用热水袋、暖炉、电热毯取暖，以免足部烫伤，并按摩患肢，按足部应由趾向上，每天4～8次，每天适当运动，晚间洗脚水温不超过50℃，洗脚前测水温，以免烫伤；对触觉减退者要勤修剪指（趾）甲，切勿伤及指（趾），修剪完将甲边锉光滑。

【应用小结】临床应用本法治疗糖尿病周围神经病变100例，95%的患者一个疗程症状缓解。

【方药来源】国家级名老中医张春馀经验疗法。张春馀，男，73岁（1942—　）。师承上海名医姜春华，较好地继承了姜老先生的临床经验，擅长中医治疗各种常见病症与疑难杂症，深得当地百姓喜爱。

【病案举例】

病案一：刘某，男，65岁，患2型糖尿病8年，平时口服二甲双胍、阿卡波糖降血糖，血糖控制不理想，近一年来常感双下肢麻木如蚁走感，畏寒肢冷，在控制饮食、合理运动、西药控制血糖的基础上，取上方药物煎煮后，先熏蒸患肢，待温度降至可耐受时，将患肢放入药液中浸泡，每次浸泡30分钟左右，每日浸泡1次，疗程42天，症状缓解。

病案二：肖某，女，70岁，退休教师，患2型糖尿病15年，用胰岛素降血糖，四肢常感麻木，神经系统检查见痛觉减弱、四肢腱反射减弱，肌电图测定提示周围神经损害，诊断为"糖尿病周围神经病变"，在控制饮食、合理运动、西药控制血糖的基础上，取上方药物煎煮后，先熏蒸患肢，待温度降至可耐受时，将患肢放入药液中浸泡，每次浸泡30分钟左右，每日浸泡1次，疗程42天，症状缓解。后一直坚持用上法外用治疗，病情稳定，血糖控制较好。

病案三：汪某，女，63岁，患2型糖尿病16年，在西医口服降糖药不理想后改用胰岛素治疗，近2年血糖控制不理想，且出现四肢麻木疼痛，畏寒肢冷，肌电图测定提示周围神经损害，诊断为"糖尿病周围神经病变"，在控制饮食、合理运动、西药控制血糖的基础上，取上方药物煎煮后，先熏蒸患肢，待温度降至可耐受时，将患肢放入药液中浸泡，每次浸泡30分钟左右，每日浸泡1次，疗程42天，症状缓解。后一直坚持用上法外用治疗，病情稳定，血糖控制较好。

联系电话：13184579350

消疝止痛丸治疗精索静脉曲张

韩建涛

河南省开封市中医院　475000

【作者小传】韩建涛，58岁，主任医师，30余年来，致力于糖尿病、男科病的科研与治疗。理论功底扎实，临证经验丰富，擅长中西医结合治疗糖尿病及其并发肾病、周围神经病变和血管病变、男性不育症、性功能障碍、前列腺疾病等，疗效显著。出版著作40余部，发表学术论文30余篇，获国家专利4项，科研成果 6 项。

【方药组成】黄芪 30g，红花 15g，当归 10g，川芎 10g，党参 10g，赤芍 10g，熟地黄 20g，地龙 10g，王不留行 10g，怀牛膝 15g，穿山甲 6g，生山药 30g，橘核 6g。

【功能主治】补益肾气，活血化瘀。

【服用方法】打粉制水丸，口服。一次 6～9g，一日 2～3 次。

【注意事项】忌食生冷、油腻食物。

【应用小结】中医认为，精索静脉曲张的病机以瘀血凝滞、阻于络脉为基本特点，故其治疗则以活血化瘀通络为基本原则。在自拟消疝止痛丸中，以黄芪、党参、山药、熟地黄、怀牛膝合用以补肾益气，使之肾气充裕。又以红花、当归、川芎、赤芍、王不留行配伍用以活血化瘀，使之瘀滞消除。穿山甲、地龙、橘核配合软坚散结、散瘀通络。诸药配伍，气虚得补，瘀血可去，共奏补益肾气、活血化瘀之功。经临床观察的 80 例病例统计，治愈率达 87%。

【方药来源】自拟方，在临床中用此方治疗男性精索静脉曲张 30 余年，疗效显著。

【病案举例】

病案一：阮某，男，35 岁。结婚 4 年未育，女方检查正常。曾在某院诊断为左侧精索静脉曲张 3 级，并行左侧精索静脉高位结扎术。近半月来患者又出现阴囊坠痛，休息则轻，疲劳则重。查体：左侧精索静脉曲张 2 级，左侧睾丸容积大于 15 毫升，双侧附睾未扪及结节。舌暗红，脉弦细。给予消疝止痛丸治疗，服药 1 周，阴囊坠胀明显减轻。效不更方，守方续服半月后基本痊愈，后嘱患者续服 1 月，以巩固疗效。

病案二：王某，31 岁。患腰痛多年，婚后 6 年未育，小便时有尿道滴白，外院诊断为"左侧精索静脉曲张"，治疗无效。体检：

腰骶部酸痛，直立或转侧时加剧，左侧阴囊松弛不收，有触痛，伴有头晕失眠，倦怠无力，面色萎黄，纳差，苔微黄厚腻，脉濡无力。给予消疝止痛丸治疗，服药半月，症状减轻。继服1月，其妻怀孕。

联系电话：18637830981

蜂房散治疗阳痿

陈 涛

山东高密市中医院 261500

【作者小传】陈涛，男，31岁，主治中医师，研究生学习期间，曾先后跟从国家名老中医阎洪臣教授、吉林省名中医张林教授、赵继福教授学习，2011年毕业后一直从事中医内科工作，发表中医论文2篇，参编中医著作2部，参与中医科研2项，擅长中医药治疗糖尿病及其慢性并发症、更年期综合征、妇科疾病及内科杂病，并擅长应用膏方调理慢性疾病。

【方药组成】蜂房6g。

【功能主治】兴阳起痿。主治：阳痿。

【服用方法】研末，水冲服，临睡前服，得效停用。

【注意事项】服药期间忌食辛辣、生冷、油腻食物。

【应用小结】临床表现阳痿、无性欲或性欲低下者，多伴有面色㿠白，头晕目眩，精神萎靡，腰足酸软，脉多沉细等肾阳虚的征象。本方药单味少，服用方便，无毒副作用，一般5天起效，10～15天明显改善，服过月余95%患者痊愈。

【方药来源】我国著名已故中医大家周凤梧教授经验方，其方均为简、便、廉、验的常用药物，一直在山东民间应用，笔者参加工作以来，逐渐在高密民间推广应用，其疗效显著。

【病案举例】

病案一：王某，男，38 岁。患者阳痿 1 年余，性欲低下，伴有精神萎靡，腰足酸软，舌质淡红，苔薄白，脉沉细。治以兴阳起痿。予本方 3 剂后，患者阳痿改善，10 剂后阳痿症状逐渐恢复正常，随访半年，一切正常，未复发。

病案二：李某，男，50 岁。患者糖尿病病史 10 年，现自述阳痿，性欲低下，伴有面色㿠白，头晕目眩，腰足酸软，舌质淡红，苔薄白，脉沉细。治以兴阳起痿。予本方 5 剂后，患者阳痿改善，20 剂后逐渐恢复正常。

病案三：杜某，男，40 岁。患者自述阳痿 3 年，性欲低下，伴有面色㿠白，头晕目眩，腰足酸软，舌质淡红，苔薄白，脉沉细。治以兴阳起痿。予本方 3 剂后，患者阳痿改善，14 剂后逐渐恢复正常，随访半年，一切正常，未复发。

联系电话：18265662018

电子邮箱：281768606@qq.com

补肾膏治疗男性性功能障碍

韩建涛

河南省开封市中医院　475000

【作者小传】韩建涛，58 岁，主任医师，30 余年来，致力于糖尿病、男科病的科研与治疗。理论功底扎实，临证经验丰富，擅长中西医结合治疗糖尿病及其并发肾病、周围神经病变和血管病变、男性不育症、性功能障碍、前列腺疾病等，疗效显著。出版著作 40 余部，发表学术论文 30 余篇，获国家专利 4 项，科研成果 6 项。

【方药组成】熟地黄 300g，生地黄 150g，枸杞 150g，五味子

100g，女贞子 100g，白芍 150g，山药 150g，山茱萸 100g，杜仲 100g，制首乌 200g，仙灵脾 100g，山楂 100g，肉苁蓉 100g，巴戟天 100g，怀牛膝 100g，鹿角胶 100g。

【功能主治】滋补肝肾、益肾生精。

【服用方法】上药除鹿角胶外，其余药物加水煎煮 3 次，滤汁去渣，合并滤液，加热浓缩为清膏，再将鹿角胶加适量黄酒浸泡后隔水炖烊，最后加入蜂蜜 300g 收膏即成。以瓷罐或玻璃瓶等收贮备用。夏季注意放冰箱内。用法：每次 10g，每日 2 次，用温开水冲服。每 1 个半月为 1 疗程，或服用至症状消除。

【注意事项】忌食生冷、油腻食物。

【应用小结】男性性功能障碍是男性中最常见、最严重的一种病症。其治疗取效较难，疗程较长，长期煎服汤药病人很难接受。运用中医膏方治疗本病有其独特的优势。膏方可用于整体调理，辨证、辨病相结合，针对性强；无须煎煮，易存易携；药补兼顾，口感较佳；药性缓和、稳定持久，四季皆宜。治疗本病时可根据不同的病人进行辨证施方，可以做到因人施膏、因证施膏，从而取得显著效果。经临床观察的 60 例病例统计，治愈率达 85% 以上。

【方药来源】自拟方，在临床中运用本方治疗男性性功能障碍 30 余年，疗效显著。

【病案举例】

病案一：王某，男，45 岁。阴茎不能勃起 3 月。病人 10 年前结婚，婚后性生活尚算和谐，近几年因为忙于应酬而发福，性生活时常不尽人意，3 月前因生意亏损巨大，心情始终压抑，此后发现临房不能勃起，至今 3 月竟无一次成功性生活，现病人体胖，神情忧郁，乏力倦怠，纳食不香，食后腹胀，临房不能勃起，平素喜食肥甘，不爱运动，舌淡白，苔白腻，脉弦滑。给予补肾膏治疗，服药 5 天后，乏力减，纳食香，夜间有勃起现象，继服 10 天后，症状消失，性生活和谐。

病案二：李某，男，35 岁。阴茎不能勃起 2 年。病人已结婚 7 年，婚后性生活基本正常，但由于房事过频，逐渐出现阳事举而不坚现象，并且时间短暂，由于羞于启齿，一直未予治疗，近 1 年几乎无法勃起，才来求治，病人面色淡白，神情倦怠，周身乏力，头晕健忘，四肢发凉，腰膝酸软，有性要求，但不能勃起，舌淡苔薄，脉沉细。给予补肾膏治疗一周，已成功行房 2 次，继续服药半月，性生活质量已恢复到新婚时的美满状态。

病案三：高某，男，45 岁。素嗜酒醴，终年从无间断，婚后房事频多，常醉以入房，性功能下降而阳痿不举，且逐年加重。自服壮阳药物治疗 2 月无效。并服壮阳之剂 60 余剂亦无改善。阳痿 2 年不复。精神苦恼，以酒自慰。现眩晕，心烦，失眠，大便困难，小溲黄热，面色潮红，舌质暗红，脉弦细。给予补肾膏治疗，服药 1 周，勃起可，连续用药 10 天，已能同房。

联系电话：18637830981

治慢性前列腺炎方

黄志刚

吉林省白城市洮北区长庆社区卫生服务中心　137000

【作者小传】黄志刚，男（1963—　）。主治医师，从医 30 余年，擅长中医内科、妇科、针灸、皮肤科、男科病，对高血压、冠心病、中风、胆囊炎、盆腔炎、支气管炎、哮喘等疾病治有妙方。发表论文 7 篇，参与出版医著 2 部。

【方药组成】当归 25g，浙贝母 10g，苦参 20g。

【功能主治】清热利湿、通淋止痛。主治：慢性前列腺炎。

【服用方法】1 日 1 剂，常规水煎，每日 2 次，早饭前，晚饭后，空腹温服。

【注意事项】忌烟酒、生冷、辛辣油腻刺激性之品，节制房事。

【应用小结】临床应用本方治疗慢性前列腺炎：症见尿频、尿急、尿痛，腰酸、小腹胀满等症，疗效显著。

【方药来源】临床验用方。

【病案举例】

病案一：万某，男，43岁。尿频急痛1年余，近日加重，小便色黄，心烦，舌尖红，苔黄，脉细数。选用上方治疗，10剂而愈。

病案二：张某，男，59岁，2013年5月诊。自诉：尿频、尿急、尿痛、排尿不爽3年，伴有腰酸、小腹胀满，尿黄等症。诊见：体胖、面微红，舌红，苔黄厚，脉弦细。西医诊为慢性前列腺炎。服用本方7剂，尿频、尿急、尿痛逐渐好转，连续服用两周后症状消失。

联系电话：13596478281

前列速康丸治疗前列腺炎

韩建涛

河南省开封市中医院　475000

【作者小传】韩建涛，58岁，主任医师，30余年来，致力于糖尿病、男科病的科研与治疗。擅长中西医结合治疗糖尿病及其并发肾病、周围神经病变和血管病变、男性不育症、性功能障碍、前列腺疾病等，疗效显著。出版著作40余部，发表学术论文30余篇，获国家专利4项，科研成果6项。

【方药组成】板蓝根10g，连翘10g，半枝莲15g，萹蓄10g，瞿麦10g，当归15g，金银花15g，车前子15g，升麻10g，地龙10g，黄芪10g，怀牛膝10g，甘草10g。

【功能主治】清热利湿，活血化瘀。主治前列腺炎。

【服用方法】打粉制水丸，口服。一次 6～9g，一日 2～3 次。

【注意事项】忌食生冷、油腻食物。

【应用小结】前列腺炎属中医精浊、淋证范畴。从症状上看，患者表现为尿频、尿急、尿痛、尿不尽等，此乃湿热邪毒内蕴，下注膀胱，膀胱气化不利所致。患者下腹部、会阴部、腰骶疼痛不适乃湿热下注，气血运行不畅，瘀血内停，不通则痛。湿热瘀血交阻，则疾病缠绵难愈，故治疗上以清热解毒、活血化瘀为主要治疗大法。自拟前列速康方中金银花、连翘、半枝莲、板蓝根均可清热解毒；萹蓄、瞿麦、车前子均可清利湿热；当归、怀牛膝、地龙有活血化瘀之功；佐以黄芪、升麻、甘草以托举下陷。诸药配合共奏清利湿热、活血化瘀之功效。经临床观察的 200 例病例统计，治愈率达 90% 以上。

【方药来源】自拟方，在临床中运用本方治疗前列腺炎 30 余年，疗效显著。

【病案举例】

病案一：邢某，男，31 岁。2008 年就诊。小腹坠胀 3 年，加重半月。病人 3 年前因工作过于劳累，长时间久坐，逐渐出现了小腹及会阴胀痛症状，同时小便不爽，在医院被诊断为前列腺炎，口服多种中西药，病情反反复复，故来求治。病人表情痛苦，乏力易汗，小腹坠胀难忍，同时伴有食少倦怠，大小便正常，余无所苦，舌淡苔白，脉弦。经诊断为慢性前列腺炎。给予前列速康丸治疗 1 周后症状明显减轻。嘱患者继续服药治疗，1 月后症状完全消除。

病案二：张某，男，27 岁。2009 年就诊。患者尿频尿急，有时尿痛伴会阴不适 2 年余，因 4 年前新婚燕尔，房事无度，经常一日数次，不到 2 年，即出现尿频尿急症状，会阴隐痛不舒，且喜饮酒，每次饮酒后有小便灼热疼痛感，随即诸症加重，大便时有浆糊样液体从尿道口流出。经化验，被诊断为前列腺炎。现病人体瘦，颧红，精神不振，咽干，腰骶酸软，失眠多梦，遗精，尿频尿急尿痛，会阴小腹不适，有灼热感，疼痛隐隐，阴囊潮湿，尿后滴白，性生活无法进行。诊之舌红有瘀斑，苔薄黄稍腻，脉细数，尺涩。给予前列速康丸治疗，服药2周后症状明显改善。治疗2月后症状消失。

病案三：钱某，41岁，阴囊潮湿3月。病人一年前曾有少腹会阴不适感，同时小便频数，由于症状不是很严重，又不经常发作，未予正规治疗，3月前无诱因出现阴囊潮湿症状，如同水洗浸泡过一样，求治于医院，被诊为前列腺炎，治疗近3月，毫无效果，最后求中药治疗。病人乏力，易汗，肢冷畏寒，腰酸腿软，阳痿，食冷易腹泻，阴囊潮湿冰冷，小腹略有不适感，尿后有白浊，舌淡苔白滑，脉沉无力。给予前列速康丸治疗，服药1周，阴囊潮湿症状大减，余症亦减轻，继服10日，最终诸症皆消。

联系电话：18637830981

治慢性前列腺炎方

王春武

吉林省白城市洮北区海明社区卫生服务中心　137000

【作者小传】王春武，男（1963—　）。副主任医师，1984年毕业于吉林省中医徒弟班。从医29年，擅长中医内科、妇科、针灸、皮肤科、男科病，对中风、胆囊炎、盆腔炎、支气管炎、哮喘等疾病治有妙方。发表论文5篇，出版医著2部。

【方药组成】金银花30g，板蓝根15g，黄芪40g，山楂40g，玄参15g，泽泻15g，赤芍15g，猪苓10g，牡丹皮10g，延胡索15g，黄柏15g，连翘15g，甘草5g。

【功能主治】清热利湿、通淋止痛。主治：慢性前列腺炎。

【服用方法】1 日 1 剂，常规水煎，每日 2 次，早饭前，晚饭后，空腹温服。

【注意事项】忌烟酒、生冷、白鲢鱼、辛辣油腻之品，节制房事。

【应用小结】本方对慢性前列腺炎，有小腹胀满坠痛、尿频、尿急、尿痛、排尿困难、尿浑浊，尿等待等症，疗效显著，治愈率达 90% 以上。

【方药来源】多年临床验用之方。

【病案举例】

病案一：苗某，男，52 岁，2011 年 10 月诊。主诉尿频、尿急、尿痛 3 月余，伴小腹胀满坠痛，小便黄浊，诊见舌质红，苔微黄，脉弦细。选用上方治疗，服用 1 周症状明显改善，服用 20 剂后即感痊愈。

病案二：李某，男，63 岁，尿频、尿急、尿痛 1 年余，排尿困难，尿浑浊，尿等待，脾气急躁，排便黏腻，舌红，苔黄腻，脉弦数。服用上方 1 周后症状改善，继续服用 1 月余，诸症消失。

联系电话：13843680800

电子邮箱：361862717@qq.com

原发性性腺功能低下所致
不育症的中医特色治疗

李令宣

河南省兰考县西街李令宣中西医结合门诊　475300

【作者小传】李令宣，男（1962—　　），主治医师，现任中华中医药学会会员、委员。任兰考县西街村一体化卫生所所长。毕业于焦作中医药学校中西医结合专业，在兰考县多家医院及疑难病专业诊所从事疑难病研究和临床工作 30 多年，擅长治疗顽固性颈肩腰腿疼、男女不孕不育症、支气管炎及哮喘、癫痫病、顽固性皮肤病及顽固性胃肠炎等疑难杂症。

【方药组成】熟地黄 12g，肉苁蓉 9g，枸杞子 9g，淫羊藿 9g，山茱萸 9g，菟丝子 9g，补骨脂 9g，锁阳 9g，杜仲 9g，党参 12g，黄寸青 9g，鱼鳔胶 9g。

【功能主治】原发性性腺功能低下所致的不育症。

【服用方法】将上述药物加水煎煮 2 次，药液混匀后分早晚温服，每日 1 剂。3 个月为一个疗程，外加服五子衍宗丸，疗效很好，治愈率达 75% 以上。

【注意事项】

1. 注意调整自己的思想情绪，保持乐观开朗的心情。

2. 要注意自身保暖，避免感冒受凉。

3. 不要过度劳累。

4. 禁食含辣椒、生蒜的食物。

【应用小结】临床应用本法治疗原发性性腺功能低下所致不育症患者已有几百例，85% 的患者服用一个疗程后彻底治愈。

【方药来源】祖传。由李令宣医师自其父—一代名医李焕堂（1933—2013）传下，李令宣医师继承了李老先生一些治疗男女不孕不育症及疑难杂症的临床经验。在当地深受老百姓及疑难杂病患者的喜爱。

【病案举例】

病案一：赵某，男，汉族，30 岁，结婚后 4 年不孕，一家人非常着急，通过服用此药物一个疗程后，家妻就受孕生了一男孩。

病案二：陈某，男，35 岁，汉族，结婚后 5 年不孕，通过服用此药进行治疗一个疗程，结果妻子受孕生了一女孩。

病案三：徐某，男，汉族，结婚后 3 年妻不孕，当时其患有原发性性功能低下所致的不育症，通过服药生了一个女孩。

联系电话：13295080688

电子邮箱：zhangyanzhi1008@163.com

二十五味续嗣丸治疗男性不育症

韩建涛

河南省开封市中医院　475000

【作者小传】韩建涛，58 岁，主任医师，30 余年来，致力于糖尿病、男科病的科研与治疗。理论功底扎实，临证经验丰富，擅长中西医结合治疗糖尿病及其并发肾病、周围神经病变和血管病变、男性不育症、性功能障碍、前列腺疾病等，疗效显著。出版著作 40 余部，发表学术论文 30 余篇，获国家专利 4 项，科研成果 6 项。

【方药组成】巴戟天 10g，肉苁蓉 10g，补骨脂 10g，山茱萸 20g，天冬 20g，水蛭 3g，麦冬 20g，熟地黄 20g，菟丝子 10g，枸杞子 10g，女贞子 10g，覆盆子 10g，蛇床子 10g，五味子 12g，山药 20g，阳起石 10g，白芍 20g，黄芪 20g，黄精 20g，当归 12g，生麦芽 10g，柴胡 12g，生地黄 20g，续断 10g，淫羊藿 10g。

【功能主治】益肾填精，壮阳助孕。用于肾气不足型男性不育症。

【服用方法】打粉制水丸，口服。一次 6～9g，一日 2～3 次。3 个月为 1 疗程。

【注意事项】忌食生冷、油腻食物。

【应用小结】男性不育症主要责之于肾。由于肾主生殖、藏精，精化气，肾精是产生精子的重要物质基础，而肾气是推动精子活动的主要动力。因此，肾气虚是导致弱精子症的重要原因，本方以补益肾气、填精益髓、补肾阳、滋肾阴为主，从而改善肾精肾气，达到治愈目的。方中巴戟天、淫羊藿、补骨脂、肉苁蓉、蛇床子、阳起石、菟丝子温肾壮阳，鼓动肾气，激发生精功能；女贞子、枸杞子、黄精滋阴补肾，益精添髓；天冬、麦冬补肺阴，益水之上源而下通肾；覆盆子、五味子固肾涩精；黄芪、山药益气行气，疏通精道，气旺则血旺；生地黄、熟地黄、当归、水蛭补血活血，精血同源，使精血化生不绝；佐以白芍、柴胡疏肝解郁，共奏疏肝补肾之效。经临床观察的 200 例病例统计，治愈率达 90% 以上。

【方药来源】自拟方，在临床中运用本方治疗男性不育症 30 余年，疗效显著。

【病案举例】

病案一：古某，男，30 岁，2005 年 6 月 6 日就诊。婚后 3 年，夫妻同居未孕。女方曾多次检查未发现异常。多次精液常规检查发现精子质量差。曾因屡用温肾壮阳或滋肾填精之剂治疗未效而几乎想放弃治疗，后经朋友介绍来我处就诊。症见：形体稍胖，腰膝酸痛，间或尿频尿急，尿后余沥，阴囊潮湿，会阴部略感酸胀。精液常规：总量 5mL，色微黄，液化差，精子密度 25×10^9/mL，活率 50%，A 级 13%，B 级 21%，会阴部压痛（+），舌淡红、苔白、中心黄腻，脉滑细数。辨证为肾气亏虚。予其二十五味续嗣丸治疗 3 月后，精液质量恢复正常，其妻在半年后自然怀孕。

病案二：李某，男，28 岁，2007 年就诊。结婚 2 年余，夫妻性生活正常亦未避孕，但妻子一直未能怀孕。曾多次查女方身体，并未见异常情况，于是建议男方进行检查。半年前男方曾在当地县医院做两次精液常规检查，均示：精液量少，活动率为 0%，诊断为死精症。医生给其开了药物服用，但未见好转，且又增加了一些会阴部不适症状。患者这才专程到本院求治。查精液示：量不足 1.5mL，精子活动率为 0%。症见神疲嗜卧、腰膝酸软、舌淡红、苔薄白、脉沉细尺弱。辨证属肾气不足。给予二十五味续嗣丸治疗半年后，检查精液质量恢复正常。

病案三：张某，男，32 岁，2011 年就诊。结婚 6 年半未孕，女方妇科检查正常。男方查精液：灰白色，量 3.5mL，黏稠度（++），液化时间 1.5 小时，活动率 45%，精子数 $34×10^9$/mL，白细胞（+）。系精子偏少，精液过于黏稠、难以液化而导致的男性不育症。经中西医治疗半年未效，转中医诊治。症见阳痿、早泄，伴腰膝酸软，头晕耳鸣，记忆力减退，齿摇发脱，舌淡苔白，脉沉迟。此属肾虚精亏之弱精症。给予二十五味续嗣丸治疗 3 月后，精液质量恢复正常。2011 年底其妻怀孕。

联系电话：18637830981

桂枝加龙骨牡蛎龙齿汤治疗遗精盗汗

王德超

吉林省长春市长春长中风湿骨病医院　130021

【作者小传】王德超，男（1986—　　），中、西药师，毕业于长春中医药大学制剂专业。拜师于长春长中风湿骨病医院院长傅警龙，常年致力于风湿骨病和中药制剂的研究与开发。

【方药组成】桂枝 10g，芍药 15g，生姜 3 片、甘草 5g，大枣 7 枚，龙骨 15g，牡蛎 15g，龙齿 20g。

【功能主治】平补阴阳，潜镇固摄。治虚劳阴阳两虚，夜梦遗精，自汗盗汗，少腹弦急，阴头寒，目眩发落，脉象沉虚芤迟。

【服用方法】上 8 味煎煮取汁 300mL，一次 150mL，一日 2 次，早晚饭后 1 小时温服。

【注意事项】服药期间忌食辛辣油腻食物。

【应用小结】桂枝龙骨牡蛎汤为虚劳证而设，治疗遗精确为对症之方，另加龙齿增加其补精安神的治疗效果。经临床应用观察150例病例统计，其治愈率达到95%。

【方药来源】王德超药师的祖父是赤脚医生，善用经方加减治疗各种疑难病症，本方就是其祖父治疗遗精盗汗的常用方，效果显著。

【病案举例】

病案一：徐某，男，35岁。病人曾有遗精史，近3个月来遗精频繁，3～5日一次，伴头晕耳鸣，腰膝酸痛，五心烦热，潮热盗汗。诊见颧红，舌红少苔，脉细数。给予本方7剂，患者症状减轻，继服15剂后患者症状消失。随访半年，未见复发。

病案二：王某，男，65岁，遗精2年余，多为有梦而遗，晨起醒后汗出，甚至全身大汗淋漓2年。平素喜食辛辣，口干，痰干硬贴于咽部，夜间梦多，下肢轻度浮肿，大便干，食欲尚可，舌苔白，舌质红，脉虚大芤。给予本方7剂，患者症状缓解，继服15剂后患者症状基本消失，后又服1个月。随访半年，未见复发。

联系电话：18943972996

电子邮箱：fengshiyiyuan@163.com

山茱萸饮治疗自汗症

崔玉梅

山东省高密市中医院　261500

【作者小传】崔玉梅，女，32岁，主治中医师，硕士研究生，2011年毕业于山东中医药大学，后一直从事中医内科工作，发表中医论文2篇，参与中医科研1项，擅长中医药治疗老年病、妇科病、产后病。

【**方药组成**】山茱萸 15g，地骨皮 5g，黄芪 5g，桑叶 5g。

【**功能主治**】固表止汗、清热凉血。主治：自汗症。

【**服用方法**】将四味药放入水杯中，开水冲入代茶饮，每日 1 剂，10 天 1 疗程，可连续服用。

【**注意事项**】服药期间忌食辛辣、生冷、油腻食物。此方不适于阳虚体质的人服用。

【**应用小结**】临床表现以自汗、口渴、心烦、发热为主。消渴病人以自汗、舌质偏红、苔薄白或少苔、脉弦细或细数为主。用本方治疗自汗症一般 5 剂显效，10～20 剂痊愈。对消渴病人的自汗治疗也较为满意，但需服用时间较长，宜服 1～3 个月，无明显毒副作用。

【**方药来源**】高密民间名医田明三验方，其方简、便、廉、验，在高密本地颇有影响力。田明三（1918—1999），男，山东高密人，出身中医世家，擅长治疗慢性肝炎、肝硬化腹水等内科疑难杂症。

【**病案举例**】

病案一：陈某，男，70 岁。糖尿病病史 10 年，现患者自述自汗，活动后加重，伴口渴、心烦、失眠，舌质红，苔薄白，细数。治以固表止汗、清热凉血。予本方 7 剂服用后自汗症状缓解。连用一个月后患者自汗完全消失，随访半年，一切正常，未复发。

病案二：刘某，女，48 岁。患者因更年期综合征就诊，现自述阵发性出汗，伴有心烦易怒，口干口渴，失眠，舌质红，苔薄白，脉弦细。治以固表止汗、清热凉血。予本方 5 剂后自汗减轻。14 剂后自汗完全消失，随访半年，一切正常，未复发。

联系电话：0536-2367357

电子邮箱：wangtao19830828@163.com

治疗多汗症祖传经验方

吴光速

重庆市九龙坡区吴泽生大环医术研究所　400050

【作者小传】吴光速，男（1977—　），执业医师，现任重庆市中医药学会民间医药专业委员会副主任委员、重庆市针灸学会理事、吴泽生大环医术研究所所长、重庆当代系统科学研究院养身健心工程所所长助理、助理研究员。出身于六代中医世家，从事临床工作 16 年，擅长运用中医特色疗法治疗内、妇、儿科常见病、多发病及疑难杂症。

【方药组成】浮小麦 20g，麻黄根 15g，五味子 15g，煅牡蛎30g，当归 10g，生地黄 30g，熟地黄 15g，大枣 20g，党参 15g，黄芪 15g。

【功能主治】益气养血，滋阴敛汗。主治多汗症。

【服用方法】以上药物加水煎煮 2 次，药液混匀后分早、晚温服，日服 1 剂，10 天为 1 疗程。

【注意事项】服药期间忌食辛辣生冷。

【应用小结】多汗症是由于交感神经过度兴奋引起汗腺过多分泌的一种疾病，表现为全身或局部异常出汗过多，最常发生的部位是手掌、腋窝和足底，偶有发生于头颈部、躯干部和小腿。中医认为本病多因气血不足，腠理不密，卫外不固，津液外溢而致；或因脏腑内热，蕴蒸肌肤，迫津外泄而致。本方选取十味中药组成复方，浮小麦、麻黄根、五味子共为君药，除虚热，收敛固涩；煅牡蛎、党参、黄芪共为臣药，益气固表，敛汗固脱；生地黄、熟地黄、当归、大枣共为佐药，清热生津，滋阴养血。诸药合用，共奏益气养血、滋阴敛汗之功效。本方多年应用于临床，治愈率高。

【方药来源】重庆市著名老中医吴泽生先生祖传经验方。吴泽生，男，85岁（1930— ）。出身中医世家，14岁即随父吴梓卿先生应诊，先后师从全国知名中医前辈冉雪峰、吴棹仙、张锡君、任应秋、胡光慈等，从事中医临床、教学、科研70余年，创"大环医术"，擅长针灸中药并用，治疗内、外、妇、儿各科慢性疑难杂症，疗效显著，颇有声誉，深受病员推崇。

【病案举例】

病案一：杜某，女，42岁。因双手不自主的汗出而就诊，平日身体健康，无任何疾病，只是四季双手经常汗出不止，以写字时汗出尤甚，舌淡红，苔白腻，脉沉细。给予本方治疗，日服1剂，服用10天后出汗量明显减少，服用20天后上述症状基本消失，一年多未复发。

病案二：陈某，男，18岁。患多汗症3年多，尤其以近1年最为严重，双手经常都像从水里捞出来一样，同时伴有足底和腋下的出汗发生。给予本方治疗，日服1剂，服用30天后症状明显改善，服用60天后基本痊愈，至今未复发。

病案三：吴某，男，30岁。大冷天却冒汗，一脱衣服就感冒，双手及腋部潮湿明显，双手皮肤凉，面部皮肤轻度潮红。给予本方治疗，日服1剂，服用5天后身上不再冒大汗，服用15天后完全康复。

联系电话：15922788815

电子邮箱：55350260@qq.com

五草方治疗淋证（尿路感染）

汤水福

广州中医药大学第一附属医院　510405

【作者小传】汤水福，男，53岁，主任中医师，曾主编、副主编和参编《中西医结合肾脏病诊断治疗学》《中医内科学》《中西医结合内科学》《中医名家学说与现代内科临床》等 10 部书籍，发表专业论文 72 篇。任中华中医药学会肾病分会常委、广东省中西医结合学会肾病专业委员会副主任委员、广东省中医学会药学会肾病专业委员会副主任委员等职务，擅长肾内科常见病及危重疑难疾病的诊治。

【方药组成】 凤尾草 30g，白花蛇舌草 30g，车前草 30g，白茅根 30g，马鞭草 15g，旱莲草 15g。

【功能主治】 清热凉血、利湿通淋。

【服用方法】 上药加水煎煮 2 次，药液混匀后分 2 次早晚温服，日服 1 剂，3 ～ 7 天为 1 疗程。服药期间注意多饮水、清淡饮食。

【注意事项】 服药期间忌辛热刺激之品，脾胃虚寒者慎服用。

【应用小结】 淋证（尿路感染）临床表现以尿频、尿急、尿痛、小腹胀痛为特征，可伴有发热、腰痛、血尿、口苦口干等症状。病人舌红，苔黄腻，脉滑数。病因为湿热蕴结膀胱，影响膀胱气化功能。本方以凤尾草、马鞭草、车前草清热利湿，通淋止痛；白花蛇舌草清热解毒；旱莲草、白茅根清热利湿、凉血止血。全方共奏清热凉血、利湿通淋之功。该方味少价廉，应用方便，对各种急性尿路感染、慢性尿路感染急性发作、腺性膀胱炎等，以膀胱湿热为主要病机者，均适应，疗效显著。

【方药来源】 汤水福医师在临床历经 30 年的经验总结而成。

【病案举例】

病案一：张某，女，30 岁，会计。自述婚后 2 周即出现尿频、尿急、尿痛、小腹胀痛，经检查诊断为淋证（尿路感染），服用抗生素可缓解。但此后半年反复发作，服用各种抗生素疗效差。3 天前，病情复发，伴小便短赤、腰痛、口苦口干、舌红，苔黄腻，脉滑数等症状，辨证为膀胱湿热，治以清热凉血、利湿通淋，予本方日服 1 剂。3 剂后患者症状明显减轻，7 剂后症状消失。

病案二：王某，女，21 岁，学生。述尿频、尿急、尿痛 2 天，伴腰痛、口干、舌红，苔黄腻，脉滑数等，无发热，服抗生素氟哌酸和中成药，症状无明显改善，诊断为淋证（急性膀胱炎），辨证为膀胱湿热。予本方 3 剂，日服 1 剂，症状消失，复查尿常规正常。

病案三：李某，女，41 岁，教师。述反复出现尿频、尿急、尿痛、小腹胀痛、腰痛 1 年余，外院检查诊断为腺性膀胱炎，经膀胱灌洗及服用各种抗生素，效果不好。辨证为膀胱湿热，嘱停用其他一切药物，予本方 7 剂，日服 1 剂治疗，7 天后复诊，症状明显好转，后巩固治疗半年，随访 5 年未再复发。

联系电话：13609751775

电子邮箱：tsf08@126.com

芩龙汤治疗急性尿路感染

孙　阳

长春中医药大学附属医院　130021

【作者小传】孙阳，男，29 岁，长春中医药大学硕士研究生，中医师。从小受母亲、姥爷等家族前辈熏陶，于长春中医药大学毕业后，幸得诸多名师指导，在边学习边临床中逐渐成长，参与编书 3 部，发表论文 2 篇。

【方药组成】龙胆草 15g，黄芩 15g，生地黄 15g，当归 20g，车前子 25g，栀子 10g，泽泻 15g，川木通 10g，甘草 10g，柴胡 10g，金银花 30g，金钱草 25g，蒲公英 20g。

【功能主治】清热利湿，通淋止痛。主治：急性尿路感染（痛淋）。

【服用方法】常规水煎服，1 日 1 剂，早饭前，晚饭后，空腹温服。

【注意事项】忌烟酒、生冷、辛辣、萝卜、白鲢鱼、黏腻刺激性食物。

【应用小结】本方用于治疗急性尿路感染（中医称痛淋，多因肝胆湿热，房事不洁而致），对尿频、尿急，尿道下坠灼热疼痛，小腹胀满者，疗效显著，治愈率达 95% 以上。

【方药来源】本方为孙阳医师之母亲张彦秋主任医师，从她父亲吉林省名中医张林那里学来，又传于孙阳医师，在临床中有多例用之立效，同道传用，无有不效者。

【病案举例】

病案一：孙某，女，48 岁，教师。自诉：因坐卧湿地，小腹胀痛，尿频，尿急，尿道下坠，疼痛灼热，在家服药无明显疗效。服用芩龙汤 3 剂，1 日 1 剂，常规水煎服，3 天后，症状明显减轻；又服 2 剂，病情痊愈。

病案二：王某，女，52 岁，干部。自述：尿频，尿急，尿痛，小腹胀痛 1 周余，投芩龙汤加萹蓄 15g，7 剂，常规水煎服。7 天后，恢复正常。

联系电话：15043091991

电子邮箱：sunyang945@163.com

健脑解郁汤治疗抑郁症

李　柱

河南省开封市中医院　475000

【作者小传】李柱，男（1962—　），主任医师，硕士生导师。现任中华中医药学会脑病专业委员会委员、开封市中医药学会中西医结合脑病专业委员会副主任委员。1985 年毕业于河南中医学院中医系，在河南省开封市中医院从事中医脑病临床 30 年，擅长治疗中风、各种头痛、顽固性失眠、眩晕、面瘫、三叉神经痛、癫痫、痴呆等常见病，发表专著 4 部，论文 25 篇。

【药物组成】山茱萸 15g，熟地黄 12g，香附 10g，郁金 10g，白术 12g，龙骨（先煎）30g，甘草 6g。

【功能主治】抑郁症。

1. 精神症状

精神症状可概括为情绪低落、思维迟缓和意志减退三大表现，即"三低症状"。①情绪低落表现为病人无精打采、兴趣索然、郁郁寡欢。②思维迟缓表现为病人自觉脑力迟钝、联想困难、思路闭塞，缺少主动言语，回答问题反应迟缓、低声细语、内容简短，或仅见嘴唇微动而不发声。③意志减退表现为病人整个精神活动呈显著的、普遍的抑制，生活被动，丧失主动性，工作学习困难或不能进行，活动很少，反应缓慢，卧床或独居一隅，懒于梳洗。严重时，最基本的生活如吃喝都不顾，需人催促和照料。

2. 躯体症状

患者往往是以多种躯体不适为主诉来就诊。其症状包括胸闷、胁肋作胀或作痛、失眠、头痛、头昏、头晕、心悸、疲倦乏力、食欲改变、体重下降明显、潮热或恶寒、汗出异常、四肢疼痛或有异常感觉、性欲低下以及口干、尿频、尿急、便秘、闭经等。

抑郁症的核心症状是精神症状，躯体症状有时只是表现形式。

【注意事项】抑郁症的中医辨证主要分以下几型：

1. 脾肾阳虚。主要表现为：嗜卧少动，心烦惊恐，心悸失眠，面色苍白，精神萎靡，情绪低沉，妇女带下清稀，舌质淡胖或边有齿痕，苔白，脉沉细。

2. 阴虚火旺。表现为易激惹，伴心悸，失眠，多梦，情绪不宁，烦躁，五心烦热，口干咽燥，舌红少苔，脉细数。

3. 肝郁脾虚。表现为情绪不稳，唉声叹气，两胁胀满，多愁善感，悲观厌世，腹胀腹泻，身倦纳呆，舌淡红，苔薄白，脉弦细。

另外还有气滞血瘀和心脾两虚两种，主要为情绪抑郁，有自杀企图，失眠健忘、兴趣缺乏等。

【应用小结】以本方治疗 52 例，痊愈 28 例，显效者 40 例，好转者 45 例，无效者 7 例。

【方药来源】笔者认为抑郁症主要病机为肾虚肝郁，治疗当以辨病与辨证相结合，以益肾舒肝法为主随证加减，并自拟健脑解郁汤治疗，效果满意。

【病案举例】

病案一：李某，女，41 岁，性情孤僻。3 月前生气后出现无精打采、兴趣索然、郁郁寡欢，心悸失眠，面色苍白，精神萎靡，情绪低沉，舌质淡胖边有齿痕，苔白，脉沉细。诊断为抑郁症（脾肾阳虚），给予健脑解郁汤加肉桂 6g，桂枝 10g，五味子 15g，百合 30g，玫瑰花 3g，砂仁 6g（后下），随证加减，20 剂后症状消失。

病案二：邓某，女，38 岁，生气后抑郁，表现为情绪不稳，唉声叹气，两胁胀满，多愁善感，悲观厌世，腹胀腹泻，身倦纳呆，舌淡红，苔薄白，脉弦细。诊断为抑郁症（肝郁肾虚脾虚），给予健脑解郁汤加炒白术 15g，怀山药 20g，陈皮 12g，枳实 10g，百合 30g，水煎服，随证加减，30 剂后症状消失。

病案三：朱某，男，68 岁，无明显诱因出现脑力迟钝、联想困难、缺少主动言语、回答问题反应迟缓、低声细语、内容简短、激惹，伴心悸、失眠、多梦、情绪不宁、烦躁、五心烦热、口干咽燥、舌红少苔、脉细数。诊断为抑郁症（阴虚火旺），给予健脑解郁汤加龟板 12g，生地黄 20g，怀牛膝 20g，牡丹皮 12g，泽泻

10g，20 剂后，症状消失，后服知柏地黄丸合逍遥丸巩固治疗，3 月后随访，症状消失。

联系电话：13949425275

电子邮箱：lizhu196263@163.com

参术回阳汤治郁证

何一诺

长春中医药大学附属医院　　130021

【作者小传】何一诺，男，31 岁，长春中医药大学硕士研究生毕业，中医师。2010 年至今跟随张林教授学习，收获颇丰，能对临床常见疾病进行诊断及治疗。擅长治疗虚证、肝脾胃病等内科疾病。参编医学著作 3 部。

【方药组成】党参 30g，白术 30g，菊花 10g，升麻 10g，白芍 20g，石菖蒲 20g，远志 15g，郁金 15g，甘草 5g，香附 15g。

【功能主治】疏肝解郁、健脾益气、舒通心窍。主治：郁证（相当于西医抑郁症等）。

【服用方法】1 日 1 剂，先将其药加凉水适量，浸透约 1 小时，用慢火煎 2 次。第一次加水适量，以慢火煎 40 分钟，取药液 200 毫升；再加水适量，煎 20 分钟，取药液 100 毫升；将两次药液合在一起，均分两次空腹温服。

【注意事项】忌食辛辣肥腻、白鲢鱼、生冷之品，严戒烟、酒。

【应用小结】方中参、术、草补气健脾，升麻升提阳气，郁金、香附、菊花、白芍疏肝柔肝以解郁，远志、石菖蒲开心利窍。诸药合用共奏疏肝解郁、健脾益气、回阳养心之功效，故对因情志不遂而致心烦易怒、健忘失眠等郁证，乃至抑郁诸症均可调治。临床应用多年，疗效显著。

【方药来源】传自何一诺医师之老师张林教授及其师祖董耀宗

老先生。董耀宗，男（1906—1986），吉林省洮南人，1964 年被吉林省卫生厅评定为省名老中医。董老幼年家境贫寒，家人相继病故，历经伤痛的董老励志自学中医，后拜名医沈子阳为师。董老从医 60 余年，擅治妇科疑难杂症，为后世留下了丰富的临床经验，其自制的"参术回阳汤"已被收录于《妇科实用记录》中，应用于临床效如桴鼓。

【病案举例】

病案一：孙某，女，30 岁。就诊于 2010 年 10 月。主诉：心烦、多梦易醒、乏力倦怠、纳差食少半年余，舌红苔薄白，脉弦细。投以参术回阳汤加茯神 15g，酸枣仁 25g，服用 3 剂诸症好转，7 天后症状消失。

病案二：王某，女，42 岁。自觉咽中异物感 3 月余，体倦神疲，头晕，焦虑，记忆力减退，舌淡红，苔白腻，脉弦细。诊为郁证，辨用参术回阳汤加苏梗 10g，半夏 10g，厚朴 10g，茯苓 10g。服用 9 剂后咽中异物感消失，诸症好转。继续服用半月痊愈。

联系电话：13644315959

电子邮箱：hyn0728@163.com

阴阳麝香消肿散治疗淋巴结肿大

张俊兴

安庆大观区十里铺乡袁柏村卫生室　246003

【作者小传】张俊兴，男（1971—　）任村医，曾多次参加地市乡村医生培训班学习，曾荣获省优秀乡村医生。于 1973 年拜安庆中医世家老中医学习中医，在继承师傅治疗中医外科、内科的基础上，应用师传古方外用敷贴法，治疗跌打损伤、淋巴结肿大、腱鞘炎、关节痛等有一定的疗效。

【方药组成】生川乌 10g，生半夏 10g，生草乌 10g，生南星 10g，生磁石 10g，丁香 10g，制没药 10g，制乳香 10g，甘松 10g，硇砂 6g，肉桂 10g，梅片 10g，麝香 4g，良姜 6g，制甲片 10g。

【功能主治】温化痰湿，消肿止痛，软坚散结，温通经脉。主要用于治疗跌打损伤各关节痛、淋巴结肿大、颈椎病、瘰、瘿瘤等症。

【使用方法】共研极细末，瓷瓶收贮备用。临用时取活血膏一张加消肿散外敷患处，胶布固定，3 天换药一次。

【注意事项】孕妇禁用。

【应用小结】临床应用本法治疗跌打损伤总有效率达 95% 以上。

【方药来源】家传古方。

【病案举例】

病案一：李某，男，10 岁，学生，患者两侧扁桃体中度肿大、发热，下颌淋巴结肿大明显、触痛。给予抗菌消炎后效果不明显。用金黄膏加阴阳麝香消肿散外敷一贴到两贴，热退，肿消。

病案二：张某，女，38 岁，福建人，在安庆经商。患者因发现左侧颈部有一个蚕豆大小淋巴结肿大，无明显触痛，触有活动，先后到医院治疗 3 个月不明显。给予患者安庆余良卿膏药加消肿散外敷两次痊愈。

病案三：许某，男，8 岁，患者因耳后淋巴结肿痛明显，张口受限，给予安庆余良卿膏药加消肿散外敷一次，保持 3 天后换药，复诊患者肿痛明显好转，触痛不明显，再敷一贴巩固治疗。

联系电话：15922348581

龟脖荞麦面条治疗脏器下垂

李济同

长春中医药大学附属医院 130021

【作者小传】李济同，男，28 岁，长春中医药大学硕士研究生毕业，中医师。2010 年以来跟随张林教授学习已有 5 年，收获颇丰，能对临床常见疾病进行诊断及治疗。擅长治疗肝脾胃病等内科疾病。参编医学著作 3 部，发表学术论文 3 篇。

【方药组成】龟脖 1 个（焙干、研粉），荞麦面适量。

【功能主治】升阳举陷。主治：脏器下垂（肛肠、子宫下垂）。

【服用方法】取龟脖 1 个，焙干研粉后参入适量的荞麦面中，加水适量，揉匀后可做面条、面片等食物，不加调味品或少量调味品，趁热吃面喝汤。7 天为一个疗程。

【注意事项】忌劳累、房事、辛辣、油腻、白鲢鱼等刺激之品。

【应用小结】脏器下垂多由于久劳伤气或久病气虚，致使中气下陷，脏不得举。龟脖性温，《本草纲目》云：其可"通任脉，助阳道，补阴血，益精气，治痿弱"；荞麦健脾益气，升清举陷。所以，凡久病精血亏虚、羸疲乏力、久瘫痿弱而至脏器下垂的患者，都可使用本法，该方简便易行，临床疗效确切。

【方药来源】本方是长春中医药大学附属医院特聘专家教授张林老师所传。张林，男，75 岁，吉林省名中医，第二批全国老中医药专家学术经验继承指导老师。现任中华中医药学会民间传统诊疗技术与验方整理研究分会副主任。临床擅治内、妇科、皮肤科疑难杂症。临床疗效好，深受百姓爱戴。

【病案举例】

病案一：王某，男，56 岁，农民。患者体瘦面暗，排便时有肿物脱出，便后可自行回纳 1 个月，3 天前，排便后肿物脱出不能自行回纳，需用手纳入肛门。患者使用本方 2 周后排便未再有肿物脱出。

病案二：高某，女，45 岁。患者自觉下腹坠胀感，腰酸 15 天。伴有排尿不畅，劳累后加重。妇科彩超提示轻度子宫下垂。使用本方法 1 周后以上症状消失，彩超未见子宫下垂。

病案三：张某，男，62 岁。自诉患胃下垂 10 年余，时发时好，近期自觉腹胀，腹痛，伴有纳差，便秘 2 个月，腹部 X 线钡透示胃中度下垂。使用本方法 2 个疗程后症状缓解，嘱其继服半月，诸症消失，未见胃下垂。随访 1 年余，未见复发。

联系电话：13604323458

电子邮箱：lijitong88@163.com

补铁丸治疗缺铁性贫血

史哲新

天津中医药大学第一附属医院　300193

【作者小传】史哲新，女，49 岁，主任医师，现任天津中医药大学第一附属医院血液科主任，天津市中西医结合学会血液学分会副主任委员，中华中医药学会血液病专业委员会常委，中国中西医结合学会血液病专业委员会委员，天津市抗癌协会血液肿瘤专业委员会委员，天津市医师协会血液病专业委员会委员。主持参与课题 10 余项，并多次获奖。发表核心期刊论文 40 余篇。对缺铁性贫血等各类贫血疾病的治疗积累了丰富的经验。

【方药组成】禹余粮、红参、白术、山楂、阿胶、黄芪、当归、首乌、焦三仙、炙甘草等，每丸 9g，10 丸 / 盒。

【功能主治】健脾益气生血。

【服用方法】每次 1 丸，2 次 / 日，饭后口服。14 天为 1 个疗程，2 ～ 3 疗程后观察疗效。

【注意事项】 服药期间不食生冷、油腻、煎炸、不易消化食品。

【应用小结】 临床表现以面色萎黄、体倦乏力、头晕头痛、耳鸣、口干、时有心悸、胃脘不适、大便溏薄、纳呆食少、舌淡胖、苔薄、脉细为主症。病因为女性月经量偏多，促使铁丢失，加之脾胃虚弱，影响水谷精微化生，或者久饮浓茶等不良生活方式，影响铁的吸收，加之先天禀赋不足，脾胃虚弱，最终导致气血生化乏源，脏腑经络失于濡养。方中君药禹余粮又称太一余粮，具有涩肠止血之功效，现代研究证实禹余粮为氢氧化物类矿物褐铁矿，其主要成分为氧化铁（含水三氧化二铁）；红参大补元气，复脉固脱，益气摄血；阿胶补血止血，滋阴润燥；白术、山楂健脾益气，消食和胃。方中健脾益气、消食和胃之中药均能够更好促进铁吸收；且补铁丸为蜜制丸药，能够减轻胃肠刺激，降低恶心、呕吐、胃脘部不适等副反应的发生。随访观察103例患者中，男性45例，女性58例，14天为1个疗程，3疗程后患者贫血症状改善，血红蛋白、铁代谢指标明显好转。

【方药来源】 补铁丸作为天津中医药大学第一附属医院院内制剂，在医院广泛使用已达30年。临床用于缺铁性贫血的治疗，能够明确改善患者贫血症状，同时升高血红蛋白含量，药物对胃肠的刺激作用轻微，患者一般均可耐受。

【病案举例】

病案一：郑某，女，45岁，2010年12月27日首诊。主诉面色萎黄、头晕乏力半年余，曾中药治疗4个月无效。就诊时患者头晕乏力，心悸气短，面色萎黄，月经量可，否认其他慢性病史。纳食略少，寐安，大便稀软不成形。查：血常规：WBC$4.01×10^9$/L，Hg55g/L，MCV63.5fL，证属心脾两虚，治以健脾养心生血，以归脾汤中药汤剂配合补铁丸治疗。2011年1月10日复诊，诸症明显改善，血常规：WBC$5.65×10^9$/L，Hb80g/L。2011年1月24日再诊，血常规Hb101g/L，后坚持间断用补铁丸口服治疗，诸症改善。

病案二：张某，女，41 岁，初诊。患者于 2013 年 5 月因体检发现贫血，遂就诊于我院门诊。患者自诉既往月经量偏多，无饮茶嗜好，否认慢性胃炎等其他慢性病史。症见：面色萎黄，体倦乏力，时有心悸，活动后加重，大便溏薄，纳呆食少，夜寐欠安，无头晕头痛，双下肢无浮肿，小便调，舌淡胖，苔薄，脉细。血常规示：HGB 79g/L，MCV69.7fL。诊为缺铁性贫血。中医辨证属心脾两虚，治以养心安神，健脾生血。以归脾汤合生脉散配合补铁丸治疗，嘱患者平日慎起居，适劳逸，注意饮食营养搭配，并适当增加瘦肉、蛋类等食物的摄入。患者服上方 14 剂后复诊，经期已过，无心悸乏力，夜寐可，纳食欠佳，偶有泛酸，二便调，舌淡，苔薄，脉细。血常规示：HGB129g/L，MCV84.6fL。3 个月后随访，患者情况良好，未诉不适，未服任何铁剂治疗，相关检查各项指标均在正常范围。

病案三：刘某，女，35 岁。2013 年 2 月，患者无明显诱因出现体倦乏力、头痛等症状，就诊于外院门诊。查血常规示贫血，诊断为缺铁性贫血，予多糖铁复合物胶囊治疗，效果不理想。为求进一步系统诊治遂就诊于我院门诊。患者自诉既往月经量可，无高血压病史，喜饮浓茶，否认慢性胃炎等其他慢性病史。症见：面色萎黄，体倦乏力，头晕头痛，耳鸣，口干，大便干而少，排便不畅，胃脘不适，夜寐欠安，纳呆食少，小便可。舌红少津，苔少，脉弦细。血常规：HGB85g/L，MCV68.2fL。中医辨证属肝肾阴亏、阴虚阳亢，治以滋阴潜阳为主，益气生血、健脾开胃为辅。以左归丸合天麻钩藤饮并配合服用补铁丸 1 丸，一天 2 次，饭后服用。治疗期间忌烟，忌茶叶、咖啡、酒类等。患者服上方 17 剂后复诊，已无乏力、头痛头晕等症状，纳寐可，二便调，诉晨起时有干呕、口干、耳鸣，舌脉同前。血常规示：HGB115g/L，MCV76.3fL。继服 7 剂后嘱患者暂停服用中药汤剂，继续服用补铁丸以巩固治疗，剂量改为 1 丸，一天一次，服用 1 个月后若血象无异常即可停药。3个月后随访，患者情况良好，未诉不适，未服任何铁剂治疗，相关检查各项指标均在正常范围。

联系电话：13752689966

治泌尿系结石方

冯 萍

吉林省白城市洮北区东风乡卫生院 137000

【作者小传】冯萍，女（1968— ）副主任医师，从医 29 年，擅长中医内科、妇科、针灸、皮肤科，对冠心病、抑郁症、中风、胆囊炎、盆腔炎、泌尿系结石等疾病治有妙方。发表论文 10 篇，参与出版医著 2 部。

【方药组成】三七 5g，山楂 30g，金钱草 25g，鸡内金 10g，海金沙 15g，山药 25g，萆薢 20g，牡丹皮 15g，茯苓 15g，山茱萸15g，甘草 5g。

【功能主治】清热利湿，排石通淋，止痛。主治：泌尿系结石（石淋）。

【服用方法】1 日 1 剂，常规水煎，每日 2 次，早饭前，晚饭后，空腹温服。

【注意事项】忌生冷、醋、白鲢鱼、辛辣之物。

【应用小结】本方临床用于治疗泌尿系结石，中医称石淋。症见起病急，腰刺痛，排尿困难，尿频、尿急、涩痛、赤浊有砂石。对尿中有血，患者面白、舌红苔白腻、脉弦细者均有显效，治愈率达 90% 以上。

【方药来源】多年临床经验总结。

【病案举例】

病案一：张某，男，50 岁，2011 年 11 月诊。自诉腰部时绞痛，左侧较重，排尿困难，尿中时有血，尿频、急、痛2年余，舌红，苔黄腻，脉沉弦，西医诊为：左肾结石。治用上方后，症状逐渐好转，两月后再无以上症状，超声检查正常。

病案二：钱某，男，37岁，右侧腰部时有疼痛，经检查发现右肾结石。余拟上方，予以治疗，服药期间腰部疼痛逐渐消失，一月后再行彩超检查发现右肾结石明显缩小，继续治疗3月，结石消失。

联系电话：13804369221

清热利喉茶

田娜娜

吉林省长春市长春长中风湿骨病医院　130021

【作者小传】田娜娜，女（1985—　），中西医结合临床研究生，毕业于长春中医药大学。擅长治疗顽固性失眠、痛经、闭、崩、盆腔炎、更年期综合症、咽喉炎、气管炎、哮喘、胃炎、肠炎、便秘、心悸、冠心病、荨麻疹等病。发表论文3篇。

【方药组成】野菊花20g，木蝴蝶20g，白萝卜2片。

【功能主治】清热解毒，利咽喉。主治：咽喉炎。

【服用方法】每日1剂，洗净，开水浸泡当茶饮。

【注意事项】不宜与人参同用。

【应用小结】本方在临床应用多年，效果显著，服用方便，味道较好，对于急慢性咽喉炎，能起到清热解毒、利咽喉的作用。

【方药来源】临床经验方。

【病案举例】

病案一：杨某，男，47岁，自诉不慎受凉后外感，复因饮酒，出现发热喜饮，头痛咽痛，咽喉不利，咽部异物感明显，咽痒咽干，咳嗽阵作，稍遇冷则加重，极易感冒，投以此方当茶饮用，10

天后咽部不适感减轻，后又继续服用 1 个月，症状消失，随访半年，未见复发。

病案二：张某，男，30 岁，自诉 3 年前出现咽部不适、疼痛、发痒、异物感，干咳。经多家医院治疗效果不佳。投以此方当茶饮用，7 天后咽部不适感减轻，后又继续服用此方 1 个月，患者症状消失，随访半年，未见复发。

联系电话：13596461847

电子邮箱：fengshiyiyuan@163.com

健脾补肺导浊法治疗鼻炎

刘仁毅

重庆市巫山县中医院重庆市中西结合康复医院　404700

【作者小传】刘仁毅，男，58 岁，主任医师。获重庆市五一劳动奖章、中国医师奖等。擅用经方，临证注重辨识病机，抓疾病本质。特别是在病机多端，呈现真假、对立等复杂病情中，常以《内经》《伤寒论》等经典为准绳，每从脏腑、生理、病理相互联系入手，辨析病机及脏腑间相互影响、相互制约的关系，确立病机对立转化的两面性，以此指导治疗，使经年顽症迅速治愈。明阴阳之理，晓生化之机，在处方遣药上，注重阳气，多以温热重剂屡起沉疴大症。

【方药组成】党参 15g，炙甘草 5g，白术 15g，升麻 5g，陈皮 10g，防风 10g，桃仁 10g，冬瓜仁 30g，苡仁 30g，苇茎 30g，大枣 15g，生姜 5g，木香 30g，辛夷 10g。

【功能主治】健脾补肺，导浊。用于肺脾气虚，肺虚宣发失司而鼻窍不利；脾气虚不能运化，水津不布，痰浊内生，阻滞鼻窍，痰凝日久，痰瘀互结。症见易感冒，天暖时鼻塞轻重交替出现，天寒时鼻塞较重，感冒时流大量白色或浅黄色黏涕。

【服用方法】水煎服，早、中、晚温服，每日一剂。

【注意事项】检查见鼻黏膜肿胀，鼻甲肿大，以下鼻甲为主。用辛夷花研末吞服，取其速效，让病人建立信心。

【应用小结】观察治疗病例总有效率 89.5%。

【方药来源】余国俊先生《中医师承实录》。

【病案举例】

病案：患者，男，34 岁，五年前因反复感冒后遗留鼻塞，症见易感冒，天暖时鼻塞轻重交替出现，天寒时鼻塞较重，感冒时流大量白色或浅黄色黏涕，嗅觉迟钝，难辨香臭。舌淡苔白，脉虚浮。辨证为肺脾气虚，鼻窒，予上方 6 剂病情减轻，18 剂病愈。

联系电话：13594455968

电子邮箱：605656879qq.com

第二章 妇 科

治疗输卵管不通引起的不孕症

王培章

山西省平遥县道虎壁王培章诊所 031100

【作者小传】王培章（1932—　），男，主任医师，道虎壁王氏妇科第 27 代暨傅山女科第 9 代传人，国家级非物质文化遗产代表性传承人。17 岁独立行医。多次应邀赴省城中医研究所、省中医学院附院作为特邀专家坐诊数月，反响强烈，好评如潮，患者赠送大型金漆牌匾"傅山医风"。治愈患者达 70 余万人次，至今行医近 70 年。发表学术论文 20 余篇。曾荣获山西省劳动竞赛委员会授予一等功、二等功奖章。撰著书籍《傅氏女科家传应用》再版并获华北十省市优秀科技二等奖。平遥县第九届人大代表，连任三届平遥县政协副主席，首届及第二届中国主任医师学术研究会理事，山西省民间医药特色技术与方药筛选评价中心专家库成员，山西省中西医结合医院名老中医工作室指导老师。擅长治疗胎前产后，调经种子，崩漏带下等妇科疑难杂症。

【方药组成】水蛭、炮甲珠、路路通各 4g，枸杞子 15g。

【功能主治】因输卵管不通、排卵功能差而引起的不孕症。

【服用方法】加水煎煮 2 次，药液混匀后早晚分服。

【注意事项】忌生冷，饮食清淡。

【应用小结】当代社会环境污染，工作压力大，女性情绪多变，饮食不健康，过多的流产，加之输卵管炎症引起的输卵管堵塞、积水，皆可导致不孕。结合患者的月经变化、身体体质以加减方药，疏通输卵管，增强排卵，以期达到怀孕的目的。

【方药来源】王培章先生出身于中医妇科世家，12 岁随被称为"妇科神手"的父亲王裕普（山西省著名老中医）侍诊，17 岁独立行医，在全面继承了祖传之秘的基础上，加之行医近 70 年的经验，拟定此方。

【病案举例】

病案一：李某，32 岁，太原人。结婚 3 年，无孕史。做过造影诊断为输卵管通而不畅，小腹两侧时有隐痛，有痛经史，经行量少，色暗有血块，瘀血阻滞不通。方加红花、桃仁各 12g，牡丹皮 12g，川芎 8g，赤芍 12g，枳壳 6g，桔梗 8g。来经不再腹痛，终孕。

病案二：王某，28 岁，介休人。结婚 2 年，婚前有 3 次流产史，婚后无孕，内心压抑，急躁，脸色暗黑。此为肝气不舒之证，治以疏通输卵管，配合逍遥散疏肝理气。数月，患者心情舒畅，精神佳，气色红润，病愈怀孕。

病案三：张某，29 岁，平遥人。结婚 2 年，患多囊卵巢综合征，身体肥胖，月经数月一行，平时白带多，体毛重，头发、面部发油，经量少，体内湿气重。投以方药合完带汤加薏米 20g，茯苓 20g，陈皮 8g，半夏 12g，健脾除湿。患者感觉身体轻松，体重下降，月经正常，不日怀孕。

联系电话：13513511122

电子邮箱：2536651583@qq.com

地龙治疗不孕症

陆 鹏

成都中医药大学　610075

【作者小传】陆鹏，男，28 岁，中医博士研究生。现为成都中医药大学中医内科博士研究生。承多位名医相传，擅长运用中医特色疗法治疗儿科、妇科常见病、多发病。

【方药组成】地龙。

【功能主治】通经活络、活血化瘀。

【服用方法】地龙打粉，冲服，一次 3 ～ 15g，一日 3 次，从小剂量开始服用。

【注意事项】从小剂量开始服用，注意观察有无过敏现象，若出现过敏，停用。

【应用小结】女性不孕系多种原因引起，此法多用于输卵管不通、多囊卵巢综合征，以地龙与其他方药配合使用，可以改善输卵管不通的情况，并且有助于改善排卵情况。该方简便易行，多年应用于临床，疗效较好。

【方药来源】经验方。

【病案举例】

病案一：蒋某，女，26 岁，婚后 3 年未孕，经西医检查提示多囊卵巢综合征，孕酮较低，给予激素治疗，停药后月经仍然不正常，现寻求中医治疗。经中医辨证论治，给予地龙打粉冲服，治疗第 4 个月，患者出现排卵时少腹隐痛，3 天后疼痛消失，继续服药13 天后出现停用激素后首次月经，遂告知患者，可以备孕，继续服用中药冲服地龙粉。患者两次月经后，第 3 次未来月经，到医院检查 B 超，提示有孕囊。建议患者继续服用中药。

病案二：陈某，女，39 岁，婚后流产一次后一直未孕，月经正常，西医提示一侧输卵管通畅较差。由于患者一直排斥激素治疗，遍寻中医治疗，经中医辨证论治，并且给予地龙打粉冲服，治疗第 3 个月，患者未来月经，并出现恶心症状，到医院行 B 超检查，提示已有孕囊。

联系电话：13881961614

电子邮箱：694427718@qq.com

补肾安胎丸

呼延法珩

河南省焦作市博爱县骨科医院　454450

【作者小传】呼延法珩，男（1955—　　），现工作于博爱县骨科医院。1984年毕业于上海中医学院函大。1974年老中医带徒随父侍诊中医临床工作，1981年被县团委命名为"新长征突击手"，被市团委命名为"优秀中医"。潜心妇幼方面的研究30多年，对男女不孕不育症，小儿疳积、瘰疬、瘫痪、习惯性流产及妇科诸症的诊治有特长，对顽固性偏头痛、重症坐骨神经痛的治疗取得了一定经验，擅长经络点穴推拿、敷贴疗法治支气管炎、哮喘瘫痪的诊治，主要业绩先后被《中国当代名医名药大典》《中国名医一万家》等大型图书刊登。获焦作市自然科学科技成果三等奖1项。撰写卫生科普文章50余篇见报。

【方药组成】熟地黄330g，砂仁90g，当归身360g，白术360g，川断360g，黑黄芩180g，杜仲炭360g，菟丝子180g，桑寄生200g，阿胶珠100g，炒杭芍230g，黄芪100g，党参100g。

【功能主治】适用于胎漏、胎动不安、滑胎、B超监测孕囊内有胚芽及胎心搏动者。

【服用方法】水煎服每味中药剂量10g为宜，炼蜜为丸重9g，早晚各服一丸，或共为细面，大号空心胶囊装面，一次5粒，一日2次。

【注意事项】禁用于B超检查"胚停"死胎者。

【应用小结】根据不完全资料共130例，均有胎漏、胎动不安、滑胎症状，安胎均成功。

【方药来源】家传《娄氏女科》补肾安胎丸。

【病案举例】

病案：田某，女，32岁，患者曾流产3次，现怀孕3月多，腰酸，下腹痛坠，并见少量流红。脉沉细微滑，此为滑胎，治以扶气固肾以养胎元。用补肾安胎丸治疗，后按期产一男孩，母子均健康。

联系电话：0391-3852528

产后痹症方

邱小明

修武县高村乡纪孟村第四卫生所　454300

【作者小传】邱小明，男（1967—　），工作于修武县高村乡纪孟村第四卫生所。出身于中医世家。自幼随祖父邱朝熙、父亲邱瑞福学习中医，对妇女产前、产后、男女不育不孕症等各种病有丰富治疗经验。同时，结合理论、实践以及家传秘方，对产后浑身疼痛、崩漏、妇女白带病等病症产生了自己的独特治疗方法，并于2004年在《焦作市民间秘方验方汇编》一书中发表《治崩漏方》。

【方药组成】黄芪 30g，附子 20g，干姜 15g，肉桂 10g，制川乌、草乌各 10g，桂枝 15g，党参 20g，白术 15g，延胡索 15g，当归 15g，川芎 15g，甘草 10g，仙灵脾 30g。

【功能主治】温经散寒，通络止疼，适用于产后周身冷痛。

【服用方法】生姜 3～5 片引，水煎服。一日一剂，早晚各一次，6 剂一疗程。

【注意事项】忌生、冷、腥、荤，绿豆，忌受风寒与劳累过度，禁与麻黄同用。

【应用小结】治愈率达到 96% 以上。

【方药来源】经验方。

【病案举例】

病案一：原某，女，28 岁，武陟三阳人，2009 年 3 月初诊。病史：因产后身体虚弱，护理不当而致风寒内侵，就诊时周身关节冷痛一个月，在当地治疗无效。检查：舌苔白腻，脉沉迟。辨证：产后气血亏虚，风寒内侵，肾阳不足。诊断：寒痹。治法：补气养血，温经散寒止疼。方药：黄芪30g，防风15g，当归15g，川芎10g，熟地黄30g，杭芍30g，桂枝30g，白术15g，附子15g，干姜10g，肉桂10g，制川乌、草乌各10g，延胡索15g，甘草15g，仙灵脾30g，生姜3～5片，大枣7～8枚引，6剂水煎服。二诊服药6剂后，周身发凉，少有好转，大便溏，无明显不适。嘱原方继服6剂。三诊来诉已基本痊愈，偶遇风寒仍有不适。在原方基础上加山药、补骨脂，再服6剂加以巩固。

病案二：杨某，女，32岁，温县人，2004年1月3日初诊。病史：小产后，周身出汗，怕风怕冷，腰脊沉凉，2个月未出户，背凉疼，饮食一般，睡眠欠佳，大便尚可。检查：体虚，舌质淡，苔薄白，脉沉细。辨证：小产过后元气大虚，肾阳不足，气虚汗出，卫气不固，脾胃虚弱。治法：补气固表，止汗，温补肾阳，佐以补脾。方药：黄芪60g，山茱萸30g，麻黄根30g，附子15g，干姜10g，肉桂10g，桂枝15g，云苓30g，白术15g，牡蛎30g，山药30g，防风15g，浮小麦60g，仙灵脾30g，生姜5片引，6剂水煎服。1月14日二诊，诉虚汗已不出，仍怕冷怕风，已能出去走走，饮食有增，余症从前。嘱原方继服6剂。1月25日三诊，诉病症已基本痊愈。原方去干姜再服6剂以巩固。

病案三：王某，女，40岁，获嘉冯庄，2003年10月5日初诊。病史：周身关节沉痛三四年，两肩凉沉如负千斤，关节局部无红肿，每遇阴雨天气寒凉、劳累时尤重，饮食一般，大便正常。检查：舌质淡红，苔白厚，脉细弱。辨证：肝肾阳虚，风寒湿痹。诊断：痹症。治法：补益肝肾，祛风除湿，温经散寒。方药：黄芪30g，防风15g，桂枝15g，附子15g，制川乌、草乌各10g，防己20g，木瓜20g，千年健20g，地枫皮20g，干姜10g，肉桂10g，仙灵脾30g，玉米30g，仙茅20g，秦艽20g，威灵仙20g，桑寄生 20g，甘草 20g。10 月 17 日二诊，服药 10 剂，关节疼痛减轻，两肩不沉，仍发凉，舌、脉如前。加海风花，继服 10 剂，后痊愈。

病案四：郭某，女，32 岁，鹤壁淇县人，2009 年 2 月初诊。病史：因产后身体虚弱，护理不当而致风寒内侵，就诊时周身关节冷痛两个月，在当地经中医治疗无效。检查：舌苔薄白，脉沉细，出虚汗。辨证：产后气血亏虚，风寒内侵，肾阳不足。诊断：寒痹。治法：补气养血，温经散寒止疼。方药：黄芪 30g，防风 15g，当归 15g，川芎 10g，熟地黄 30g，杭芍 30g，桂枝 30g，白术 15g，附子 15g，干姜 10g，肉桂 10g，制川乌、草乌各 10g，延胡索 15g，甘草 15g，仙灵脾 30g，生姜 5～6 片，大枣 7～8 枚引，6 剂水煎服。服药 6 剂后，虚汗已止，周身发凉稍有好转，大便溏，无明显不适，三诊来诉已基本痊愈，偶遇风寒仍有不适。在原方基础上加山药、补骨脂，再服 6 剂加以巩固。

病案五：李某，女，30 岁，焦作市人，2002 年 4 月初诊。病史：产后浑身发凉，关节疼痛已有年余，阴雨天冷痛加重，得热则舒，劳累时双下肢沉重无力，关节无肿胀变形，饮食一般，睡眠尚可，大便稍溏。检查：舌苔白腻，脉沉迟。辨证：产后血气亏虚，风寒湿阻滞经络，脾肾阳虚。治疗：补气养血，祛风散寒，健脾补肾。方药：黄芪 30g，当归 15g，川芎 15g，防风 15g，秦艽 20g，附子 15g，川乌、草乌各 10g，桂枝 15g，土鳖虫 10g，乌梢蛇 15g，防己 20g，白术 30g，仙灵脾 30g，甘草 15g，6 剂水煎服。二诊服药 6 剂后，症状已减轻，天气冷时稍重，大便次数稍多，服药后略有恶心。后加生姜 5～6 片，炒补骨脂 20g，继服 6 剂。三诊，症状已基本痊愈，再服 6 剂加以巩固。

联系电话：13598526976

山楂红糖饮治疗产后腹痛

王晓芳

山东高密市中医院 261500

【作者小传】王晓芳，女，29岁，主治中医师，硕士研究生。2012年毕业于山东中医药大学，参加工作以来，发表国家级论文2篇，参编中医著作1部，参与中医科研课题1项，擅长中医治疗痔疮、肛瘘等肛肠科疾病及妇科疾病的诊治。

【方药组成】焦山楂30g，生姜3片、红糖30g。

【功能主治】温中散寒，养血止痛。主治：产后腹痛。

【服用方法】泡水代茶饮。

【注意事项】服药期间忌食辛辣、生冷食物。

【应用小结】临床表现以产后下腹隐隐疼痛而软，得热痛减，伴有面色苍白，手足逆冷，舌质淡红，苔薄白，脉细而迟或脉沉紧。本方药少价廉，服用方便，无毒副作用，一般3～5剂显效，14～20剂痊愈。

【方药来源】高密市中医院王秉隆副主任中医师经验方，其方简、便、廉、验，在当地颇有影响力。王秉隆，男，副主任中医师，临床注重对内科、妇科疑难病的研究，对膏方治疗慢性虚损性疾病、亚健康状态有一定造诣。

【病案举例】

病案一：管某，女，25岁。患者产后出现下腹隐痛，得热痛减，手足发冷，舌质淡红，苔薄白，脉细而迟。治以温中散寒，养血止痛。予本方5剂后腹痛缓解，14剂后腹痛完全消失，随访半年，一切正常，未复发。

病案二：李某，女，28岁。患者产后出现下腹隐痛，得热痛减，伴有面色苍白，手足逆冷，舌质淡红，苔薄白，脉沉紧。治以温中散寒，养血止痛。予本方 5 剂后腹痛缓解，20 剂后腹痛完全消失，随访半年，一切正常，未复发。

病案三：陈某，女，32 岁。患者产后出现下腹隐痛，得热痛减，伴有面色苍白，手足逆冷，头晕耳鸣，舌质淡红，苔薄白，脉虚细。治以温中散寒，养血止痛。予本方 3 剂后腹痛缓解，14 剂后腹痛完全消失，随访半年，一切正常，未复发。

联系电话：0536-2367031

电子邮箱：gmszyyzdzkbgs@163.com

蟑螂虫治疗乳腺增生

徐昌万

重庆市万州区徐昌万中医内科诊所　400132

【作者小传】徐昌万，男（1964—　），副主任医师，现任中华中医药学会血液病分会委员，中华中医药学会民间诊疗技术与验方整理研究分会常委、重庆市中医药学会民间专委会常委。毕业于成都中医药大学中医学专业和川北医学院中西医结合专业。从事中医工作 27 年，擅长应用中医药治疗各种慢性病及难治病，尤其对肝胆病、胃肠病、血液病、妇科病有独特疗效，在国家级和省级期刊上发表论文 15 篇，治疗免疫性血小板减少症获国家发明专利一项。

【方药组成】蟑螂。

【功能主治】破瘀、化积、消肿、解毒。主治癥瘕积聚、疔疮、痈肿、虫蛇咬伤。

【使用方法】取新鲜活蟑螂 7～8 只，与红砂糖适量，共同捣烂，平摊于鲜菜叶上（视其包块大小，药饼厚约 1cm），夜贴敷患处，白天取下，2 周为 1 疗程。重者 2 个疗程，观察疗效。

【注意事项】皮肤过敏者禁贴，夏天气候炎热时，减短敷贴时间。

【应用小结】乳腺增生是一种常见病、多发病。现代医学认为是内分泌失调，雌激素水平过高，作用于乳腺组织，致其增生。祖国医学认为是由于情志不畅，肝气不舒；肝郁犯脾，脾失健运，津液不得输布，阻于经络，郁久化湿生痰，痰瘀郁结于乳络，加之冲任失调，气血不和，乳房失滋而加重乳叶增生。

【方药来源】重庆市忠县金声乡谭其文（1928—2012）老药工之经验方。其方简便验廉，在当地小有名气。

【病案举例】

病案一：刘某，女，35岁。2002年6月15日初诊，左侧乳房胀痛伴包块4月余，月经前或情绪不佳时胀痛加重，经某三甲医院穿刺确诊为"乳腺增生"。曾用中西药治疗效果不佳，来我门诊治疗。查：左侧乳房外上限触及约3cm×5cm椭圆形硬块1个，边界清楚，触痛明显，局部皮肤无红肿。嘱其自取蟑螂8只，与红砂糖共捣烂，每夜贴敷患处，2周观察疗效。7月3日，患者来门诊复查，硬块变软缩小如樱桃大小，触痛消失。嘱再敷一个疗程巩固，后随访1年，未复发。

病案二：李某，女，45岁，2011年3月20日初诊，主诉：双侧乳房胀痛伴包块3月余。在某县医院确诊为乳腺增生。处方以消乳散结片、瑞龙乳安片治疗1月，效果不佳，经人介绍来我门诊治疗。诊查：双侧乳房触痛，包块多个，大小不一，嘱其用蟑螂捣红砂糖外敷患处，2周为一疗程，每个疗程中间隔3天。1月后，患者高兴而至，告之患疾已愈。

病案三：苟某，女，72岁。2014年9月15日初诊。主诉：右侧乳房近乳头处胀痛2月余，开始未引起重视，1月后，胀痛加重，包块形成，约核桃大小。到市医院检查，作乳腺红外线照片显示：乳腺增生伴腋下淋巴结肿大。医院要求手术治疗，但患者惧痛，要求保守治疗。后来我门诊，用蟑螂如上法贴敷患处，2周为一疗程。

半月后，患者因感冒来我门诊就诊，告之包块消失，疼痛已除，嘱其再贴一疗程巩固之。

联系电话：13206265458

童脉饮治疗产后缺乳

王金亮

山西省平遥县中医院　031100

【作者小传】王金亮，男（1953—　），副主任中医师，国家级非物质文化遗产——山西省平遥县道虎壁王氏妇科第 28 代传人，山西省优秀临床人才，平遥县名中医，任平遥县中医药学会秘书长，临床 40 余载，对妇科经、带、胎、产诸疾，疗效卓著，曾发表论文数百篇，出版专著 3 部。

【方药组成】当归 30g，黄芪 30g，党参 30g，香白芷 5g，麦冬 9g，桔梗 6g，天花粉 6g，王不留行 9g，黑芝麻 12g，路路通 6g，通草 3g，瓜蒌 9g，丝瓜络 6g，甘草 3g。

【功能主治】益气养血，通络下乳。

【服用方法】水煎 400mL，分 2 次，早晚饭后服用，日 1 剂。6 剂 1 疗程。

【注意事项】一般顺产后 7 天开始服用。

【应用小结】应用本方治疗产后缺乳 2000 余例，有效率达到 85% 以上。未见明显不良反应。

【方药来源】此乃王氏妇科家传方。三晋王氏妇科起源于金元时期，历经数百年而传承不衰，前辈总结经验及历代验方，完善而成此方，为妇婴健康保驾护航，享誉省内外。

【病案举例】

病案一：李某，女，25 岁，产后乳汁不足半月余，足月顺娩，第一胎，现症见：乳汁不足，乳房时觉憋胀，精神欠佳，面色无华，恶露量少，纳可，大便偏干，小便通畅，舌淡红，苔薄白，脉沉无力。考虑其产后气血亏虚，乳汁生化乏源，给予益气养血，通络下乳，方用童脉饮加减，药用如下：当归30g，黄芪30g，香白芷5g，麦冬9g，桔梗6g，天花粉6g，王不留行9g，黑芝麻15g，路路通6g，通草3g，瓜蒌9g，丝瓜络6g，甘草3g，3剂，水煎600mL，分2次早晚饭后温服。日一剂。5天后，家属来告知，乳汁明显增多。

病案二：赵某，女，38岁，产后40天，乳汁不足1周，足月剖娩，第二胎，症见：乳汁稀薄，乳房不憋胀，面色萎黄，纳食少，二便尚调，舌质淡，苔薄白，脉沉细无力，考虑素体脾虚，气血生化乏源，乳汁不足，给予童脉饮，药用如下：当归30g，黄芪30g，党参30g，麦冬9g，桔梗6g，天花粉6g，王不留行9g，黑芝麻12g，路路通6g，通草3g，瓜蒌9g，丝瓜络6g，甘草3g，水煎600mL，分2次早晚饭后温服。日一剂。3天后，家属来告知，乳汁较前增多，要求继续服药，给予原方3剂继服。

病案三：闫某，女，30岁，产后5月，乳汁减少半月，足月顺娩，第二胎，产妇自觉月经来潮后乳汁明显减少，精神尚可，纳食一般，二便通畅，睡眠欠佳，舌淡红苔薄白，脉细，考虑阴血"上为乳汁，下为月水"，阴血不足则乳汁减少，遂给予童脉饮，药用如下：当归30g，黄芪30g，党参15g，麦冬9g，桔梗6g，天花粉6g，王不留行9g，黑芝麻12g，路路通6g，通草3g，瓜蒌9g，丝瓜络6g，甘草3g，水煎600mL，分2次早晚饭后温服。日一剂。3天后复诊，乳汁较前增多，要求继续服药，给予原方3剂巩固。

联系电话：13593094087

电子邮箱：wqhoior@sina.com

通乳散治疗乳汁不行

安 靖

山东省高密市中医院 261500

【作者小传】安靖，女，31 岁，主治医师。2011 年毕业于山西医科大学，先后在省级以上刊物发表论文 2 篇，完成科研课题 2 项，擅长治疗妇科疾病。

【方药组成】党参 30g，王不留行 15g，通草 6g，牛乳 30g。

【功能主治】补中益气，通络下乳。主治：乳汁不行。

【服用方法】前 3 味药水煎取汁，早晚分服，服时兑入牛乳。

【注意事项】服药期间忌食辛辣、生冷食物。乳房红肿热痛，已化脓者禁用。

【应用小结】临床表现以产后乳汁不行，或行亦甚少，乳汁清稀，乳房柔软无胀痛感，面色无华，舌质淡，苔薄白，脉虚细为主。本方药少价廉，服用方便，无毒副作用，一般 1 ～ 2 剂显效，5 ～ 7 剂痊愈。

【方药来源】高密民间名医杨兆吉经验方，其方简、便、廉、验，在当地颇有影响力。杨兆吉，山东高密人，祖传三代中医世家，擅长治疗妇科病、产后病、小儿疾病。

【病案举例】

病案一：杜某，女，25 岁。患者产后出现乳汁甚少，面色无华，精神欠佳，皮肤干燥，纳少，舌质淡，苔薄白，脉象虚细。治以补中益气，通络下乳。予本方 3 剂后乳汁分泌逐渐增多，7 剂后乳汁分泌恢复正常，随访 2 个月，一切正常，未复发。

病案二：王某，女，23 岁。患者产后出现乳汁不行，乳房柔软无胀痛，伴面色无华，精神欠佳，舌质淡，苔薄白，脉象虚细。治以补中益气，通络下乳。予本方 2 剂后乳汁下行，但量较少，7

剂后乳汁分泌恢复正常，随访 2 个月，一切正常，未复发。

联系电话：0536-2367357

电子邮箱：ch.t-006@163.com

加味白术散治疗乳泣

林天东

海南省中医院　570203

【作者小传】林天东，男，68 岁，主任中医师，教授，原海南省中医院院长，现任中华中医药学会民间传统诊疗技术与验方整理分会副会长。国务院特殊津贴专家，中华医药学会常务理事，全国著名中医学术传承工作室导师，擅内科、男科、妇科，善用经方。曾在《中医杂志》《中西医结合杂志》等刊物上发表论文 100 多篇，主编或合编医学著作 59 部。

【方药组成】炒白术 18g，白茯苓 18g，潞党参 18g，粉葛根 7g，炒麦芽 70g，柴胡 4g，炙甘草 8g。

【功能主治】疏肝健脾，益气摄乳。

【服用方法】上药加水煎煮 2 次，药液混匀后分早晚两次温服。每日一剂，7 天 1 疗程。

【注意事项】服药期间宜清淡饮食，忌暴饮暴食，情绪过激。

【应用小结】乳泣，指非妊娠期妇女乳汁自行流出。病因一是气血虚弱，二是肝经郁火，故治疗上也应以健脾疏肝、益气摄乳为主。方中以大量炒麦芽为君，退乳健脾；臣以四君子汤益气健脾，葛根升发清阳使脾得运，泄可止；少佐柴胡疏肝行气，乳得通则不外溢。全方共成健脾疏肝，益气摄乳之功。该方味少价廉，应用方便。临床观察 72 例，2 个疗程后，48 例溢乳停止，13 例溢乳明显减少，11 例效果不显著或无效，总有效率为 84%。本方对泌乳素增高及内分泌失调引起的溢乳效果明显，治疗时应排除肿瘤等其他病因。

【**方药来源**】广东省五华县谭下镇张思进（1938—　）中医师的经验方，其方均为简便廉验的常用药物，在当地颇有名气。

【**病案举例**】

病案一：王某，女，40岁，溢乳2年。患者2年前一次无意中发现挤捏乳房有乳汁溢出，病人一直未在意，未进行正规检查确诊；2个月前，不经挤捏也会流出，遂到门诊求治。病人体瘦，面色白，纳呆，睡眠差，月经多数延后，清稀，舌淡苔白，脉濡细无力。诊断为乳泣，属气虚不摄。给予炒白术18g，白茯苓18g，潞党参18g，粉葛根7g，炒麦芽70g，柴胡4g，炙甘草8g，肉苁蓉16g，巴戟天16g，7剂。一周后复诊，胃纳佳，睡眠好，溢乳减轻，但挤捏还会有乳溢，余症也减轻，效不更方，再过10日后，所有症状全部消失。此次月经按期来潮，色、质、量均正常。

病案二：李某，女，36岁，溢乳3月。因年底工作劳累过度，饮食不振，春节期间饮食不节，月经迟2周未至，开始溢乳。到市人民医院检查，诊断为：高泌乳素血症。症见乳汁质稀，乳房松软不胀，体胖自汗，少气懒言，胃纳差，嗜睡，舌淡有齿印，苔厚白，脉缓滑无力。属乳泣（气虚不摄型）。给予炒麦芽70g，炒白术18g，白茯苓18g，潞党参18g，粉葛根7g，炙甘草8g，山药18g，木香30g（后下），神曲18g，7剂。一周后复诊，乳汁自出停止，纳寐转佳。守方7剂。

病案三：陈某，女，27岁。患者婚后2年未孕，伴溢乳3个月。自15岁初潮后月经一直后期约一周，量少瘀块。两年前结婚，婚后夫妻同居，至今未孕，近4个月来月经一直未至，3个月前无意中发现双乳头溢乳，曾在当地基层医院就诊，未能明确诊断，遂来门诊就诊。症见神疲，体胖，面白无光泽，纳寐差，易烦躁动怒，舌淡苔白，脉虚无力，左关部涩。辨证为乳泣（肝郁脾虚不摄）。予以炒白术 18g，白茯苓 18g，潞党参 18g，粉葛根 7g，炒麦芽 70g，柴胡 4g，炙甘草 8g，枳壳 14g，川芎 14g，木香 30g（后下），5 剂。二诊，服药后溢乳减轻，诸症转佳，上方去川芎加山药 18g，7 剂。三诊，溢乳停，予健脾益肾等法，5 月后得孕。

联系电话：18689920201

电子邮箱：993076816@qq.com

崩漏汤

李生武

河南省焦作市温县生武诊所　454150

【作者小传】李生武，男（1956—　），现任生武诊所所长。1988 年毕业于北京中医函授学院，从医 33 年来，刻苦钻研专业知识，先后掌握了中药的遵古炮制和丸散膏丹的制作，并且掌握了农村常见病和多发病的诊治技术；尤其擅长治疗顽固性高低热、妇女产褥热、男女不孕不育、妇儿杂病等疑难杂症，成效更加突出。在妇科崩漏症、耳源性眩晕、各类晚期癌症的生命延续等方面的治疗中更是独有心得。因工作突出，2006 年荣获县"先进工作者"荣誉称号。

【方药组成】柴胡 10g，当归 12g，白芍 12g，茯苓 10g，白术 10g，薄荷 3g，侧柏炭 12g，茜草炭 12g，仙鹤草 15g，川断 12g，三七 3g（研末），炙甘草 6g，棕榈炭 12g。

【功能主治】用于治疗育龄期、青春期和更年期妇女因肝郁、气虚、血热、血瘀等引起的崩漏症。

【服用方法】每日一剂，水煎分 2 次服用，6 剂为一疗程。

【注意事项】经期禁用。

【应用小结】共观察 58 例，治愈 52 例，有效 5 例，无效 1 例，总有效率 98.2%。

【方药来源】自拟经验方。

【病案举例】

病案一：宋某，女，47岁，农民。2007年10月18日初诊。主诉：阴道出血半年余。现病史：月经15岁初潮，量色均正常，孕2产2，身体健康。半年前，因生气，经血突然大下，有时淋漓不尽，色深红，质黏稠。经妇检子宫有小肌瘤，给予输液、服西药治疗，效果不佳，持续日久，出现面赤头晕、烦躁易怒、便秘尿赤、舌质红、苔黄、脉滑数。中医辨证：血热内扰，迫血妄行。治疗原则：清热凉血，止血调经。用崩漏散加味治疗：焦栀子10g，黑黄芩10g。连服两剂。2007年10月20日二诊，前方服后，子宫出血明显减少，以上症状减轻，再依前法连服4剂。2007年10月24日三诊，出血已止，舌、脉恢复正常，为巩固疗效，继服6剂。随访无复发。

病案二：张某，女，43岁，农民，2008年5月11日初诊。主诉：每月来两次月经，本次突然崩下，淋漓不断。现病史：半年来，每月来两次月经，本月月经来后，突然崩下，淋漓不止，色淡，质薄。近来感到身体倦怠，气短懒言，胸闷纳呆，大便溏薄，舌质淡，苔薄润，脉细弱。中医辨证：脾虚气陷，统摄无权，冲任不固。治疗原则：益气固本，养血止血。用崩漏散加味治疗：黄芪15g，党参12g。连服两剂。2008年5月13日二诊，上方服后，血量减少，精神渐复，仍按原方连服两剂。2008年5月15日三诊，连服4剂后出血停止，身体恢复。嘱继服两剂善后。随访一切正常，无反复。

病案三：张某，女，39岁，农民，2008年8月31日初诊。主诉：月经停后一天，突然复来月余。现病史：患者平素行经腹痛、腰痛，未予治疗，本月月经停后一天，突然复来，量大而淋漓不断。色黑有血块，小腹痛，块下则疼痛减轻，精神抑郁，胸闷不舒，烦躁易怒，舌质黯，舌尖有瘀血点，脉沉涩。中医辨证：瘀血阻于冲任，旧血不去，血不归经。治疗原则：活血化瘀，止血固冲。连服两剂崩漏散。2008年9月2日二诊，服药后，出血基本停止，精神转佳，按原方继服两剂，出血止。随访经期、周期恢复如初。

病案四：王某，女，41岁，农民，2009年1月4日初诊。主诉：阴道出血一年余。现病史：一年前，由于丈夫身患绝症，令其操劳过度，心情郁闷，导致月经紊乱，突然出血量大，后时多时少，淋漓不停，漏下色暗有块，腰腹胀痛，经妇科检查为"功能性子宫出血"，给予消炎、止血等治疗无效。迁延日久，症见面色萎黄，神疲乏力，动则心慌气短，舌质黯，舌尖有瘀点，脉沉涩无力。中医辨证：气滞血瘀，伤气耗血。治疗原则：疏肝理气，活血止血，瘀虚同治。用崩漏散加味：益母草10g，花蕊石10g，黄芪10g，党参6g。连服3剂。2009年1月7日二诊，服上方后，血色转红，血量减少，余症皆缓和。按原方加重黄芪15g，党参10g，连服3剂。2009年1月10日三诊，服后血止病愈，继服3剂善其后。并嘱下月月经来潮时再来诊视，继服一个疗程中药，以绝其患。随访无反复。

病案五：李某，女，48岁，教师，2009年3月5日初诊。主诉：下部出血一月余。现病史：近两年来，月经行经日久，周期也不规律，本次月经至今未净。几天前，突然量多如注，淋漓不停，色淡红，质薄。伴见身体倦怠，气短懒言，腰酸腿软，头目虚眩，大便溏薄，舌质淡胖、苔白，脉沉细弱。中医辨证：脾失统摄，肾气虚衰，脾肾失职，冲任失固。治疗原则：益气补肾，固冲止血。用崩漏散加味：黄芪15g，党参12g，熟地黄24g，山茱萸12g，杜仲12g，连服两剂。2009年3月7日二诊，药后血已基本不见，其余症状减轻，继服4剂，血止病愈。随访，至今已血止经绝。

联系电话：0391-6551029

炮棕榈治疗崩漏

陈清华

云南中医学院 650200

【作者小传】陈清华，男（1978— ），副教授，现任中华中医药学会中医诊断分会委员。2002年毕业于云南中医学院，一直从事教学、临床工作，擅长痛症、妇科。发表论文20篇，出版论著5部。

【方药组成】棕榈皮。

【功能主治】收敛止血。主治崩漏。

【服用方法】从棕榈树剥切适量的棕榈皮（30～60g），用火炭灰炮15分钟，水煎150mL，早、晚温服。3天为一个疗程。

【注意事项】无。

【应用小结】崩漏为妇科常见症，多因热、虚而致，其治法均应先以止血为要，该方简便易行，应用于临床效果显著。

【方药来源】经验方。

【病案举例】

病案一：陈某，女，43岁，月经淋漓不尽3月，经色暗淡。考虑为漏症，给予炮棕榈治疗2天后已无阴道流血。嘱咐购买归脾丸与补中益气丸常服。

病案二：李某，女，38岁，月经淋漓不尽4月，经色暗淡量少。考虑为漏症，给予炮棕榈治疗2天后已无阴道流血。嘱咐购买归脾丸与补中益气丸常服。

病案三：刘某，女，40岁，月经淋漓不尽1月，经色暗淡量少。考虑为漏症，给予炮棕榈治疗2天后已无阴道流血。嘱咐购买归脾丸与补中益气丸常服。

联系电话：13698798029

电子邮箱：137280461@qq.com

益赤化瘀汤治疗闭经

张彦秋

吉林省白城市洮北区海明社区卫生服务中心　137000

【作者小传】张彦秋，女（1963—　），主任医师，现任中华中医药学会民间传统诊疗技术与验方整理研究分会常委，吉林省中医药学会理事、肝脾胃病专委会常委。从医 31 年，擅长内、妇科各种疑难杂症，对肝炎、肝硬化腹水、肾炎、盆腔炎、皮肤病等疑难顽疾治有良方。发表论文 23 篇，主编及合编医著 8 部。

【方药组成】生地黄 15g，赤芍 15g，当归 25g，枳壳 10g，柴胡 15g，甘草 10g，桃仁 10g，川芎 20g，川牛膝 20g，赤术 20g，牡丹皮 15g，三棱 15g，益母草 30g，桔梗 10g。

【功能主治】活血化瘀，通经活络。用于瘀血性月经不调（内膜增厚）、闭经。

【服用方法】1 日 1 剂，常规水煎服，早饭前、晚饭后，空腹温服。

【注意事项】忌生冷、黏腻、辛辣食物，忌牛肉、白鲢鱼，节制房事。

【应用小结】本方对瘀血性月经不调、停经 3 个月以上，小腹胀满，白带微黄，大便正常，舌质紫暗有瘀斑，苔白腻，脉沉弦细，有时胸闷，气短，后背痛等症，辨用益赤化瘀汤，疗效显著。

【方药来源】本方是长春中医药大学附属医院特聘专家教授张林老师所传。张林，男，75 岁，吉林省名中医，第二批全国老中医药专家学术经验继承指导老师。现任中华中医药学会民间传统诊疗技术与验方整理研究分会副主任。临床擅治内、妇、皮肤科之疑难杂症，疗效好，深受百姓爱戴。

【病案举例】

病案一：吴某，女，47岁，营业员，2015年诊。自觉胸闷、气短、乏力、肩背痛，月经4个月未来，有时小腹胀满，曾多处求医无效。投以益赤化瘀汤5剂，1日1剂，水煎服，早晚空腹温服。用3剂后，患者月经来潮，血量少，小腹胀减轻，又服5剂，月经血量颜色一切正常，嘱其经后服逍遥丸1周，再未复发。

病案二：刘某，女，18岁，学生，2014年3月来诊。6个月月经未来，曾多处求医无效。诊见：体质中等，面暗，舌暗红，苔白腻，脉沉弦。投以益赤化瘀汤5剂，1日1剂，常规水煎服，早晚空腹温服。服5天后月经来，血量少，色淡，又服2剂，月经正常。此方疗效显著。

联系电话：13500830802

电子邮箱：zhanglinzhensuo@163.com

化瘀散寒法治疗痛经

王　涛

山东省高密市中医院　261500

【作者小传】 王涛，女，30岁，主治医师，先后在省级以上刊物发表论文3篇，完成科研课题1项，擅长治疗内分泌系统疾病及妇科疾病。

【方药组成】 鸡血藤50g，白芷10g。

【功能主治】 活血养血、化瘀散寒。主治：痛经。

【服用方法】 常规每日1剂水煎，早晚分服。于经前4天开始服药至月经来潮止，连续服用3个月经周期。

【注意事项】 服药期间忌食辛辣、生冷食物。

【应用小结】 临床表现以经前小腹冷痛为主，得温后疼痛减轻，经色暗，有血块，伴有四肢发冷、头晕、头痛感，便溏，舌淡红，苔薄白，脉细或紧。病因为久居潮湿之地或过食生冷，寒湿之邪客于胞宫，以致经行不畅作痛。方中鸡血藤活血养血，白芷燥湿止痛。该方味少价廉，应用方便。随访观察100例，经上述治疗，痛经明显好转92例。

【方药来源】高密民间名医刘筱斋验方，其方简、便、廉、验，在高密本地颇有影响力。刘筱斋（1900—1983），山东高密人，从医60余年，崇尚仲景之说，通晓《本草纲目》，擅长治疗疑难杂症，选方药少而精，价廉而效。

【病案举例】

病案一：王某，女，19岁。患者因经期受凉后出现小腹冷痛，得温后疼痛减轻，经色暗，有血块，畏寒，便溏，舌淡红，苔薄白，脉沉紧。治以活血养血、化瘀散寒。投以本方7剂，用后患者痛经完全消失，随访半年，一切正常，未复发。

病案二：高某，女，22岁。患者因进食生冷食物后出现小腹冷痛，得温后疼痛减轻，经血量少，有血块，手足不温，舌淡红，苔薄白，脉细。治以活血养血、化瘀散寒。投以本方7剂后患者痛经完全消失，随访半年，一切正常，未复发。

联系电话：0536-2367357

电子邮箱：wangtao19830828@163.com

蓖麻合剂治疗老年性阴道炎

侯浩强

河南省开封市中医院　475000

【作者小传】侯浩强，男（1983—　），医学硕士，主治医师，毕业于贵阳中医学院，从事中医临床工作3年，擅长运用中西医结合方法治疗内分泌疾病、糖尿病及其急慢性并发症，如妊娠糖尿病、儿童糖尿病、糖尿病酮症酸中毒、糖尿病肾病、糖尿病周围神经病变、糖尿病心脑血管病变、糖尿病胃肠功能紊乱等。擅长中医养生保健。

【方药组成】蓖麻油 100g，苦参 30g，金银花 30g，地肤子 30g，蛇床子 15g，紫草 10g，当归 12g，冰片 2g。

【功能主治】老年性阴道炎。

【使用方法】以上各药入蓖麻油中浸泡 1 月备用，隔日涂擦阴道内壁，症状缓解后一周涂擦一次。

【注意事项】对以上药物过敏者不宜外用。

【应用小结】该方用于治疗老年性阴道炎，经治疗后患者反映良好，该方可缓解阴道干涩，缓解性生活不适，提高生活质量，使老年性阴道炎复发率下降 80%。

【方药来源】贵阳中医学院第一附属医院李燕教授经验疗法，用于治疗更年期综合征、老年性阴道炎患者，疗效独特，深得当地百姓喜爱。

【病案举例】

病案一：王某，女，60 岁，患阴道炎多年，曾就诊于多家医院，经治疗后病情缓解，但易复发，甚是苦恼。患者来我处就诊后，服用上述药物，经治疗 1 周后阴道干燥、外阴瘙痒不适较前缓解；治疗 1 月后上述症状明显好转，心情愉悦，对生活充满乐趣。

病案二：张某，女，65 岁，既往阴道炎病史 10 余年，感外阴瘙痒，自行搔抓外阴，局部破溃伴渗液。我在原方基础上加用地榆 10g，藕节 10g，茜草 10g，患者经治疗半月后外阴溃破处敛口，阴道瘙痒明显缓解，继续治疗 1 月余，上述症状明显好转，且未复发。

联系电话：18637830907

电子邮箱：55353265@qq.com

葛根二仙汤治疗更年期综合征

杨宇玲　何　苗

新疆昌吉州中医院　831100

【作者小传】杨宇玲，女，46岁，主治医师，曾参与编写《中医内科查房手册》《中医药的特异性辨治》。发表专业论文近10篇，毕业于新疆医科大学中医学院，在新疆昌吉州中医院从事中医内科临床工作，擅长运用中医特色疗法治疗内科常见病、多发病，尤其擅长内科疑难杂症的诊治。

何苗，女，44岁，本科，中医内科主治医师，毕业于新疆医科大学，现就职于昌吉回族自治州中医医院。研究方向：脾胃病的中医治疗。

【方药组成】葛根30g，巴戟天10g，仙茅10g，淫羊藿10g，菟丝子30g，补骨脂10g，骨碎补10g，肉苁蓉15g，甘草30g，黄连10g，黄芩10g，知母10g，黄柏10g，栀子10g，天麻15g，钩藤30g，石决明30g，紫河车10g，鹿茸2g。

【功能主治】温肾阳，补肾精，泻肾火，调冲任。

【服用方法】以上药物水煎2次，药液混匀后早晚温服，日服1剂，4周为1疗程。服药期间正常饮食。

【注意事项】服药期间不食生冷滋腻之物。

【应用小结】主治妇女更年期综合征，临床症见月经失调、潮热汗出，伴有烦躁易怒、心悸失眠、胸闷头痛、情绪异常、记忆力减退、血压波动、腰腿酸痛等。随访观察175例，年龄在41～60岁，经1疗程治疗，显效170例，症状改善明显。

【方药来源】新疆昌吉州中医院何复东（1942—　）主任医师经验方。何复东主任医师现为国家中医药管理局"第五批全国老中医药专家学术经验继承工作"指导老师，是昌吉州仅有的两名国家级名老中医之一，从事中医临床工作 50 余年，对中医内科常见病、疑难杂病的诊治有丰富的临床经验，注重中医理论和临床实践的结合，形成辨病、辨证、辨状态"三辨论治"思想，在特异性辨治方面积累了丰富经验。

【病案举例】

病案一：某患者，女，51 岁，2013 年 6 月 15 日就诊，主诉月经未至 3 个月，潮热汗出，心烦躁热，畏寒肢冷，午后腹胀、肠鸣，夜寐梦多，腰膝酸软。舌淡红，苔薄腻，脉弦滑。曾就诊于多家医院，排除甲亢、生殖器肿瘤、高血压、冠心病，测血清雌二醇降低，卵泡刺激素、黄体生成素水平增高，诊断为更年期综合征。予以"葛根二仙汤"7 剂水煎服。2013 年 6 月 22 日复诊，诉药后潮热汗出、畏寒肢冷明显改善，午后腹胀、肠鸣减轻，夜间睡眠安静，脉象较前和缓。提示治疗有效，守方继服。

病案二：某女，45 岁，教师。2013 年 8 月 24 日初诊。平素怕冷，腰膝酸软，易烦躁，爱发火，近半年月经紊乱，45～60 天一至，经前期伴有腰酸、乳胀，经量少，色暗，有时呈酱油色，头晕，乏力，易疲惫，舌淡红，苔薄，脉弦细。诊断为更年期综合征，予以本方水煎服。患者于一周后复诊，诉症状好转。嘱其守方继服。经连续服用一个月，其月经色红、痛经、乳胀、腰酸症状改善明显，予其本方制成膏剂口服以善后调理。

病案三：某女，48 岁，2013 年 1 月 7 日初诊。自诉近一年月经紊乱，心烦躁热，汗出怕冷，腰膝酸软，四肢拘胀不适，夜寐梦多；自感近期记忆力减退，头昏时作。查之，舌淡红，苔薄腻，脉弦。予其本方 7 剂，服后上述症状改善明显，令其守方继服，注意调适情志。后期令其口服本方膏方制剂调理。

联系电话：15909949879

电子邮箱：2503416642@qq.com

龙牡升芪汤治疗更年期综合征

苗子龙

长春市净月高新区玉谭医院　130117

【作者小传】苗子龙，男，48岁，副主任医师。现任中华中医药民间传统诊疗技术与验方整理研究分会委员，吉林省中医药学会肝脾胃病专委会委员。曾拜黑龙江中医药大学妇科专家王维昌为师。临床以治疗内、妇科病为特长，擅治疑难杂症。发表论文4篇。

【方药组成】生龙骨35g，生牡蛎35g，升麻10g，白芍35g，山茱萸35g，黄芪35g。

【功能主治】清热开郁、益气安神。主治：更年期综合征（属于中医郁证范畴）。

【服用方法】1日1剂，先将其药加凉水适量，浸透约1小时，用慢火煎2次。第一次加水适量，以慢火煎40分钟，取药液200毫升；再加水适量，煎20分钟，取药液100毫升；将两次药液合在一起，均分两次空腹温服。

【注意事项】忌烟酒、生冷油腻之物，节房事，勿怒郁。

【应用小结】本方所治更年期综合征，相当于中医之郁证范畴，临床常见于妇女绝经前后，出现心烦、胸闷、烘热、阵汗、易怒、烦躁不宁、眠差、纳呆、月经不规律、舌红、苔少、脉弦细无力等症者，以此方调治，均获良效。

【方药来源】本方是苗子龙医师之恩师黑龙江中医药大学妇科教授王维昌（男，1935—2013年）老师所传。这是王教授临证一生积累之经验，用之无有不效者。

【病案举例】

病案一：叶某，女，47岁。2008年就诊。主诉：心烦焦躁，烘热汗出3月余，寐而易醒，气短乏力，月经周期时长时短，舌红苔少，脉弦。投以龙牡升芪汤5剂，服用后诸症好转，继续服用7剂而愈。

病案二：唐某，女，51岁，2010年就诊。主诉：近日脾气暴躁易怒，面红，手足汗多，时有烘热，胸闷，气短，月经不规律。查之，舌红苔薄黄，脉弦细。服用龙牡升芪汤3剂后，其脾气暴躁、面红等症状好转，继续服用半月，诸症消失。

联系电话：13159568642

第三章 儿 科

治疗小儿久咳祖传经验方

吴光速

重庆市九龙坡区吴泽生大环医术研究所　400050

【作者小传】吴光速，男（1977—　），执业医师，现任重庆市中医药学会民间医药专业委员会副主任委员、重庆市针灸学会理事、吴泽生大环医术研究所所长、重庆当代系统科学研究院养身健心工程所所长助理、助理研究员。出身于六代中医世家，从事临床工作16年，擅长运用中医特色疗法治疗内、妇、儿科常见病、多发病及疑难杂症。

【方药组成】金银花9g，生甘草6g，桑白皮12g，百部12g，鱼腥草12g，蒲公英12g，黄芩3g，生地黄12g，麦冬6g，南沙参3g，百合6g，马兜铃3g，瓜蒌6g，川贝母3g，知母6g，苦杏仁3g，石膏6g，白茅根10g。

【功能主治】清热化痰，益气润肺，止咳平喘。主治小儿久咳。

【服用方法】上药加水煎煮2次，药液混匀后分早、中、晚温服，日服1剂，7天为1疗程。

【注意事项】服药期间忌食辛辣生冷。

【应用小结】小儿咳嗽皆为肺脏受累、宣降失司而成。外感咳嗽病起于肺，其病理因素主要为痰，病机为六淫之邪侵袭肺系，致肺气壅遏不宣，清肃之令失常，从而痰液滋生，若痰湿蕴肺，遇感引触，转从热化，则可出现痰热咳嗽。小儿禀赋不足，素体虚弱，若外感咳嗽日久不愈，可耗伤气阴，发展为肺阴耗伤之证。本方选取 18 味中药组成复方，共奏清热化痰、益气润肺、止咳平喘之效。多年应用于临床，治愈率高。

【方药来源】重庆市著名老中医吴泽生先生祖传经验方。吴泽生（1930— ），男，出身中医世家，14 岁即随父吴梓卿先生应诊，先后师从全国知名中医前辈冉雪峰、吴棹仙、张锡君、任应秋、胡光慈等，从事中医临床、教学、科研 70 余年，创"大环医术"，擅长针灸中药并用，治疗内、外、妇、儿各科慢性疑难杂症，疗效显著，颇有声誉，深受病员推崇。

【病案举例】

病案一：解某，女，3 岁。随家人登山游玩，不慎外感风寒，高热咳嗽。经市儿童医院输液及雾化治疗，高热已退，咳嗽未止。之后月余，又口服多种药物，咳嗽均未见止，遂来我处就诊。给予本方治疗，日服 1 剂，3 剂即愈。

病案二：蔡某，女，5 岁。平素体弱，极易感冒，有川崎病史。4 个月前到海南旅游，外感风寒，久咳不愈，偶咯白色黏痰。给予本方治疗，日服 1 剂，1 周后复诊，症状大为减轻。继续本方治疗，3 天后痊愈。

病案三：冯某，男，5 岁。反复外感咳嗽，每每服药缓解后，又再加重，经久不愈。家长四处寻医，未见理想效果，遂来我处就诊。给予本方治疗，日服 1 剂，7 天为 1 疗程。2 个疗程后，症状消失。半年后随访，未再复发。

联系电话：15922788815

电子邮箱：55350260@qq.com

鹅不食草治疗小儿咳嗽变异性哮喘

陆　鹏

成都中医药大学　610075

【作者小传】陆鹏，男，28 岁，中医博士研究生，现为成都中医药大学中医内科博士研究生。承多位名医相传，擅长运用中医特色疗法治疗儿科、妇科常见病、多发病。

【方药组成】鹅不食草。

【功能主治】祛风、通窍、解毒。

【服用方法】取新鲜鹅不食草适量，捣烂，生姜汁调匀，置于穴位敷贴圆孔内，敷于大椎穴、肺俞穴（双侧），2～4个小时后取下，5天为一个疗程。

【注意事项】对皮肤敏感者注意观察皮肤，若小儿皮肤明显发红，可提前取下穴位敷贴，以防皮肤破损，妨碍后续的治疗。

【应用小结】咳嗽变异性哮喘为儿童较常见呼吸系统疾病，反复发作，缠绵难愈。治以鹅不食草祛风、通窍，透邪外出，辅以外敷大椎以扶助正气，外敷双侧肺俞以驱邪，共同达到"开玄充络"的目的。该方法简便易行，多年应用于临床，疗效较好。

【方药来源】民间疗法中用鹅不食草汁滴鼻，可以及时开玄鼻窍，借此作用，结合"开玄充络"理论，将此方法运用于临床。

【病案举例】

病案一：龙某，女，2岁，从5个月大时反复咳嗽，每次咳嗽持续1个多月，咳嗽呈阵发性，西医诊断为"咳变"，寻求中医治疗。遂取新鲜鹅不食草适量，捣烂，生姜汁调匀，置于穴位敷贴圆孔内，敷于大椎穴、肺俞穴（双侧），2个小时取下，5天为一个疗程，疗程间休息2天，4个疗程后停用，敷贴期间未出现水疱及发热等不适症状，4个疗程后观察患儿情况，后偶有咳嗽，未出现前述持续咳嗽情况。

病案二：何某，男，5岁，反复受凉后咳嗽2年，每次发作时均伴有体温不同程度上升，体温最高时38.5℃，西医诊断为"咳嗽变异性哮喘"，并给以雾化及支气管扩张剂治疗，但发作频率仍然不减，现寻求中医治疗。遂采用此药敷于大椎穴、肺俞穴（双侧），4个小时取下，5天为一个疗程，疗程间休息2天，10个疗程后停用，敷药期间发作过 2 次。第二次发作时，发作的程度明显减轻，且未出现体温升高情况，后患者偶因感冒会出现咳嗽，但无长时间持续性咳嗽。

联系电话：13881961614

电子邮箱：694427718@qq.com

莱菔子散治疗小儿咳喘

王永梅

河南省开封市中医院 475000

【作者小传】王永梅，女（1984— ），主治医师，硕士研究生。2011 年毕业于云南中医学院中西医结合儿科专业，在开封市中医院从事中医儿科临床工作 4 年，擅长运用中医特色疗法治疗儿科常见病、多发病，尤其对小儿咳嗽、喘息、食积等病疗效独到。发表论文 3 篇。

【方药组成】莱菔子、杏仁。

【功能主治】祛风散寒，化痰平喘。主治小儿风寒引起的咳嗽、有痰、喘息。

【服用方法】取莱菔子、杏仁各 3g 生研末，焦麦芽 10g，水煎 200mL，早、晚温服。3 天为一个疗程。

【注意事项】湿热内阻、痰热闭肺者不宜服用。

【应用小结】小儿易感风寒，引起咳嗽、有痰、喘息。莱菔子理气化痰、健脾消食；杏仁温肺化痰平喘，葱姜汤祛风散寒，共奏祛风散寒、化痰平喘之功效。该方简便易行，多年应用于临床，经临床观察的 60 例病例统计，治愈 52 例，治愈率达 86.67%。

【方药来源】经验方。

【病案举例】

病案一：谢某，女，3 岁 2 个月大，因天气转凉时外出玩耍出现咳嗽、有痰少许、流清涕。考虑为风寒咳嗽，给予上述治疗2个疗程后，患儿无咳嗽，无流涕，病痊愈。

病案二：贺某，男，7岁4个月大，有哮喘病史，平素易感，因受凉哮喘再次发作，表现为咳嗽、喘息、吐白色黏痰。考虑为寒性哮喘，给予上述治疗3个疗程后患儿咳喘消失。

病案三：张某，女，9个月大，因受凉出现流清涕、咳嗽少许。考虑为风寒感冒。运用该疗法1个疗程后患儿无流涕，无咳嗽，病痊愈。

联系电话：0371-25616577

蜈龙散穴贴治疗小儿百日咳

袁海红

河南省开封市中医院 475000

【作者小传】袁海红，男（1982—　），主治医师。2007年毕业于河南中医学院，在开封市中医院从事中医儿科临床工作8年，在上海交通大学附属新华医院深造学习，擅长运用中医特色疗法治疗儿科常见病、多发病，尤其对小儿血液肿瘤、咳嗽、喘息、食积、多动症等病疗效独到。发表论文6篇。

【方药组成】蜈蚣、地龙。

【功能主治】解痉止咳，清热化痰平喘。主治小儿百日咳。

【服用方法】取蜈蚣1条炒焦研末，地龙10g粉碎，蜂蜜调糊，贴天突穴，日一次，每次6小时，7天为一个疗程。

【注意事项】密切观察患儿贴敷处，防止皮肤破损。

【应用小结】百日咳为外感时疫内蕴伏痰，首先犯肺，肺卫受邪，与伏痰搏结，阻遏气道，肺失宣达，上逆为患。蜈蚣具有息风止痉、解毒散结的功效，地龙咸寒降泄，性走窜，既能息风止痉，又治邪热壅肺、肺失肃降之喘息不止且喉中哮鸣有声者，共奏解痉止咳，清热化痰平喘之功效。该方简便易行，多年应用于临床，经临床观察的 60 例病例统计，治愈 52 例，治愈率达 86.67%。

【方药来源】经验方。

【病案举例】

病案一：袁某，女，8 个月大。不耐风寒，因 2 月前外出受凉出现阵发性呛咳、有痰少许。考虑为百日咳，给予上述治疗 1 个疗程后，患儿呛咳明显好转，又一疗程后，病情痊愈。

病案二：李某，男，5 个月大。2 个月大时被诊断为毛细支气管炎，在某儿童医院 ICU 病房反复住院治疗，不见好转，给予上述治疗 3 个疗程后，患儿呛咳消失。

病案三：王某，女，1 岁 2 个月大。诊断为咳嗽变异性哮喘，在省级医院反复住院治疗，不见好转，给予上述治疗 2 个疗程后患儿呛咳消失。

联系电话：0371-25616577

电子邮箱：949484298@qq.com

熏洗方熏蒸治疗儿童腺样体肥大

谯凤英

天津市天津中医药大学第一附属医院　300192

【作者小传】谯凤英，女（1960—　），主任医师，硕士生导师，现担任天津市中医药学会耳鼻喉专业委员会主任委员、中华中医药学会耳鼻喉科分会常务委员。从事中医耳鼻喉科医疗、教学和科研工作 30 多年，在中医药治疗耳鼻喉科常见病、多发病及部分疑难病方面积累了较为丰富的临床经验。主编专著 1 部，参编专著 2 部，发表论文 30 余篇。

【方药组成】辛夷 10g，白芷 10g，薄荷 6g（后下）、鱼腥草 10g，荆芥 10g，黄芩 10g，广藿香 10g，石菖蒲 10g，路路通 10g，防风 10g，鹅不食草 10g，细辛 3g，赤芍 10g，牡丹皮 10g，炙甘草 6g。

【功能主治】宣肺通窍、健脾化痰、活血散结。

【使用方法】上药加水 300mL 浸泡半小时，大火煮沸后，小火煮 20 分钟，在第 15 分钟时加入后下药，煎取 150mL 药汁，以 40℃～ 42℃热气熏蒸鼻窍 5 ～ 10 分钟，此过程中药液若变冷可再加热。早晚各熏蒸 1 次，28 天为一个疗程。

【注意事项】如患儿鼻部皮肤溃破，对所使用药物过敏，体温 >38℃，禁用中药汤剂熏蒸。熏蒸过程中需要有监护人看护，严格控制中药汤剂温度，避免烫伤。

【应用小结】熏洗方熏蒸治疗儿童腺样体肥大既解除了腺样体肥大对儿童所带来的健康问题，使患儿避免手术治疗，最大限度地减少对儿童生长发育的影响，且无明显毒副作用，可长期使用。临床随访观察 210 例患儿，总有效率达 90% 以上。

【方药来源】谯凤英主任经验方。谯凤英主任多年致力于耳鼻喉科疾病的研究，对儿童腺样体肥大这一临床常见疾病有着独到的见解及治疗方法，临床疗效显著。

【病案举例】

病案一：张某，女，3 岁。鼻堵，打鼾 1 月余。纳可，寐安，大便干，1 ～ 3 天一行。鼻镜检查示：双鼻黏膜淡红，双下鼻甲肿大。鼻咽侧位片示：腺样体肥大。舌淡红，苔薄白，脉细。诊断：鼻炎，腺样体肥大。给予熏洗方熏蒸治疗 2 周后，打鼾消失，鼻堵明显减轻；续用 2 周后，上述症状均消失。

病案二：李某，男，5 岁。夜间打鼾 2 月，纳可，大便调。舌淡红，苔薄白，脉细。鼻镜检查示：双鼻黏膜淡红，双下鼻甲轻度肿大，腺样体占后鼻孔 1/3，双侧咽鼓管咽口可见。诊断：腺样体肥大。既往就诊于儿童医院，建议手术治疗，患者家属拒绝。遂就诊于我科，经熏洗方熏蒸治疗。治疗 3 周后复诊，打鼾明显减轻。

续用 1 周后，症状消失。

病案三：刘某，男，9 岁。鼻堵，夜间打鼾，张口呼吸 1 月余。纳可，寐安，便调。舌淡红，苔薄黄，脉细。鼻镜检查示：双鼻黏膜淡红，双下鼻甲肿大。鼻咽侧位片示：腺样体轻度肥大。自诉既往口服鼻渊通窍颗粒及硫酸阿米卡星滴鼻液治疗半月，疗效不佳。遂就诊于我科，经熏洗方熏蒸治疗 1 周复诊：鼻堵、打鼾、张口呼吸症状均较前明显减轻。续用 2 周，症状均消失。

联系电话：13920338800

电子邮箱：13920338800@163.com

小儿化积散

云捍东

焦作市焦作市解放区红卫医院　454000

【作者小传】云捍东，男（1971—　），中医师，现任焦作市解放区红卫医院院长。1998 年毕业于煤矿职工医学院，1998 年参加工作，从事本专业时间 15 年，除擅长内科外，平昔对儿科致力最为精勤。2001 年独著的《关于小儿疳积症的论治》在我市医疗科技论坛学术活动月上交流。

【方药组成】炒山楂、神曲、鸡内金、麦芽、黑牵牛子、白牵牛子各 15g，槟榔、制龟板、鳖甲、白豆蔻、白术、茯苓各 10g，共制粉。

【功能主治】小儿疳积症。

【服用方法】每日 3 次，每次 3g，温开水冲服，15 天为 1 个疗程，连用 2～3 个疗程。

【注意事项】服用期间，忌生冷、油腻、绿豆。

【应用小结】本组共 100 例，其中男 68 例，女 32 例，年龄 3～7 岁，显著疗效 70 例，有效 22 例，无效 8 例，总有效率

92%。

【方药来源】祖传秘方，20世纪20年代初期，云捍东医师之祖父所传"小儿化积散"。

【病案举例】

病案一：张某，男，3.5岁，因胃纳欠佳，消瘦、烦躁易怒、吮指、磨牙、腹胀，盗汗，于2000年5月来诊。体查：精神尚好、消瘦、体重11.51kg，身高85cm，心肺正常，腹稍胀软，无压痛，未扪及包块，肠鸣音存在。血常规 RBC4.5×10^{12}/L，Hb101g/L。诊断：疳积。治疗：小儿化积散，每次3g，每天3次。连服15天后复查，胃纳好，烦躁易怒等症状明显好转，睡眠及大小便正常，体重11.7kg，RBC4.8×10^{12}/L，Hb115g/L，继续服用小儿化积散。1个月后复诊，临床症状已缓解，胃纳好，体重12.5kg，身高86.5cm，RBC5.0×10^{12}/L，Hb120g/L，其余正常。

病案二：任某，女，3岁，因腹部不适来诊。经查：患儿精神尚可，腹胀如鼓，大便溏泄，一日十余次，饮食不正常，舌质白、舌苔薄，指纹紫细长。诊：腹泻。治："小儿化积散"加减"小儿调肠散"。二诊：痊愈。

病案三：张某，男，4岁，因咳嗽来诊。经查：患儿形体消瘦、面色无华、指纹青紫在命关、舌质红、舌苔厚、扁桃腺肿大、充血、咳嗽、有黏稠痰。肺部听诊：左、右肺上叶，均有不同程度的湿啰音，便干、有低热。诊：上呼吸道感染，肺炎。治："小儿化积散"加减"小儿惊风散"。二诊：咳嗽已轻、痰少、双肺清晰、无湿啰音。原方续服。三诊：痊愈。

病案四：宋某，女，10岁，因腹部不适来诊。经查：患儿形体消瘦、面色无华、舌质红、舌苔厚、腹胀如鼓，体重23kg，身高1.2m，与同龄人比较，明显低于正常值，贫血、饮食不佳、便干。诊：小儿疳积症。治："小儿化积散"，每日3次，每次3g，连服15天。二诊：患儿饮食良好，大便通畅，面容好转，舌苔薄、腹胀消失、精神佳。嘱咐其忌生凉、油腻，原方继续服用。三诊：患儿饮食良好、精神佳，体重25kg，身高1.25m，痊愈。

病案五：仇某，男，3岁，低热37.8℃，已有半月余，就诊于大医院，输液、打针均未见效，遂来我院就诊。查：患儿精神萎靡不振、腹胀、便干臭、口中有异味、舌质淡白、苔黄厚腻，体温38.2℃，指纹青紫，喜冷饮。诊：低热（内伤饮食型）。治："小儿化积散"加"柴葛解肌汤"。二诊：痊愈。

联系电话：13939133361

调味化食散治疗小儿积滞

王喜聪

河南省开封市中医院　475000

【作者小传】王喜聪，男（1963—　），开封市中医院院长助理兼儿科主任，儿童康复中心主任，开封市孤独症康复中心主任，中国中医药研究促进会综合儿科分会副会长，中国中医药研究促进会常务委员，中华中医药学会儿科分会委员，河南省中医药学会儿科专业委员会常务委员，河南省康复医学会儿童康复分会第一届委员会常务委员，河南省康复医学会第一届理事会理事，河南省中西医结合康复学会常务理事，开封市医学会儿科分会常务委员，开封市基层医师协会会长等。1987年毕业于河南中医学院中医系，在开封市中医院从事中医儿科临床工作27年，擅长运用中医特色疗法治疗儿科常见病、多发病，尤其对小儿腹泻、咳嗽、食积等病疗效独到。发表论文20余篇，出版论著5部。

【方药组成】陈皮、砂仁、焦三仙、鸡内金、槟榔、草豆蔻、土炒白术、冰片、桂皮、藿香。

【功能主治】消食导滞，醒脾健胃。

【使用方法】上方各等份，按比例研末，用时取适量药末用温开水调成稠膏状敷于神阙穴，外用胶布固定，1天更换1次，1次6h，连敷3天为一疗程，连用2个疗程。

【注意事项】阴虚者不宜用。

【应用小结】小儿脏腑娇嫩，形气未充，或贪食生冷，或过用寒凉药物，致脾胃功能失调，脾胃虚弱，腐熟运化不及，乳食停滞不化。该方简便易行，多年应用于临床，临床观察病例300例，治愈率达97%以上。

【方药来源】自拟经验方，使用多年，疗效肯定。

【病案举例】

病案一：周某，女，6岁，2007年8月19日来诊。不思饮食，食则饱胀，形体消瘦，面色萎黄，大便稀溏，夹有不消化食物残渣，舌质淡红，苔白腻，脉细，诊为积滞（脾虚夹积），用上药贴神阙穴6天，以上症状消失。

病案二：李某，男，5个月，不思乳食，大便稀溏酸臭，舌淡，苔白腻，脉细滑，来诊。诊为积滞（脾虚夹积），用上药贴神阙穴6天，症状好转，继用3天，痊愈。

病案三：张某，女，3岁，不思饮食，食则饱胀，面黄，有斑块，时有腹痛，就诊，症见：舌质淡红，苔白腻，脉细。诊为积滞（脾虚夹积），用上药贴神阙穴3天，腹痛缓解，饮食增加，继贴6天，食欲正常，腹痛消失。

联系电话：18537815588

利湿消疝汤

王喜聪　邢彦伟

河南省开封市中医院　475001

【作者小传】王喜聪，男，汉族，兰考县人，1963年10月出生，中共党员，1982年9月至1987年7月在河南中医学院中医系学习，毕业以来工作于儿科，2007 年任儿科主任，2013 年 11 月任开封市中医院院长助理。现任开封市中医院院长助理兼儿科主任，儿童康复中心主任，开封市孤独症康复中心主任。主任医师，国家级名中医中华中医学会儿科分会主委马融教授的亲传弟子，河南中医学院外聘教授，开封市名中医、开封市"德艺双馨"专家，开封市中医院十大名医、医院学术继承工程首批继承带教指导老师、院级学科带头人、十一五项目带动工作先进个人、优秀老师、优秀共产党员、开封市膏方首席专家等。所获主要荣誉有：开封市拔尖人才、开封市手足口病防治工作优秀个人，创卫工作"先进个人"等。

邢彦伟，（1979—　　），男，祖籍河南省漯河市人，河南中医学院本科毕业，主治医师。中国中医药研究促进会综合儿科分会理事，河南省中医药学会儿科专业委员会委员。

【方药组成】盐橘核 10g，盐荔枝核 10g，青皮 6g，炒王不留行籽 10g，车前子 10g，黄芩 10g，炒栀子 10g，川芎 6g，路路通 10g，茯苓 10g，泽泻 10g，泽兰 10g，甘草 6g，川牛膝 10g，炒鸡内金 10g。

【功能主治】疏肝理气，利水除湿；主治小儿疝气之水湿内结。

【服用方法】日一剂，水煎服。

【注意事项】忌食辛辣刺激性食物。

【应用小结】患儿平素急躁易怒，情志不舒，肝气郁结，疏泄失职，水湿内结，下注阴囊，故见阴囊肿大，状如水晶，触之有囊性感，阴囊隐痛无定处。水湿内结为其主要病机，治当疏肝理气，利水除湿。

【方药来源】自拟经验方。

【病案举例】

病案：王某，男，7 岁半，河南中牟县人。2010 年 7 月初诊，患儿自幼有双侧阴囊肿大，西医诊断为"先天性睾丸鞘膜积液"，建议手术治疗，家长考虑患儿较小，拒绝手术，随来诊试试中医治疗。经查：患儿舌淡，苔薄白，脉弦缓。阴囊肿大，状如水晶，不红不热，触之有囊性感，阴囊隐痛无定处，无破损等。结合平素患儿急躁易怒，故诊断为水疝。辨证：水湿内结。治法：疏肝理气，利水除湿。使用自拟利湿消疝汤7剂。二诊：阴囊肿大十去其七，效不更方，继服上方7剂。一月后患儿因他病来诊时，家长告知患儿阴囊肿大消失，如正常儿童。

联系电话：18637866425

电子邮箱：503829608@qq.com

用敷脐法治疗小儿秋季腹泻

庞国明

河南省开封市中医院　475000

【作者小传】庞国明，男（1958年—　），河南长垣县人，二级主任医师，享受国务院特殊津贴专家，河南首届名中医，全国首届百名杰出青年中医，中华中医药学会理事，兼任中华中医药学会民间传统诊疗技术与验方整理研究分会主任委员，中国民间中医药研究开发协会中药外治专业委员会副主委兼秘书长。擅长运用中医特色疗法治疗内科杂病。发表论文136篇，出版论著169部，获科研成果奖16项，专利6项。

【方药组成】肉桂3g，白头翁10g，马齿苋10g，小茴香6g。

【功能主治】解毒散寒。治疗小儿各型腹泻

【外用方法】上药烘干，装瓶备用，用时姜汁加水各半调成硬糊状备用，用时贴敷于神阙穴处，5～7日为1疗程。

【注意事项】贴敷时间一般为12小时，贴敷后局部轻微灼热、红晕为正常反应，如出现奇痒、灼痛等应立即去掉药膏，以免起水疱。

【应用小结】肉桂补火助阳，白头翁、马齿苋清热解毒，止痢，小茴香祛寒止痛，本法应用于临床 70 例，总有效率为 97%。

【方药来源】河南省开封市中医院庞国明教授中医临床经验方。庞国明教授于 1991 年主编了国内第一部临床外用专著《当代中药外治临床大全》，从事中医临床外治多年，其临床疗效显著，深受百姓喜爱。

【病案举例】

病案一：李某，男，9 个月大。近两日大便次数增多，多达 6 次，时呈喷射状，色淡黄，伴吐奶，便内无脓和血，大便化验正常或有少许的白细胞。予此方 1 日后，患儿大便次数较前减少，1 周后愈。

病案二：王某，男，1 岁。腹泻、呕吐、发热，大便成稀水样、蛋花样，无特殊臭味，无脓血，次数多，予此方 2 日后患儿大便次数较前减少，1 周后愈。（注：本文由孔丽丽整理。）

联系电话：18637881666

电子邮箱：kfszyypgm@163.com

乾德堂小儿止泻散

邓兆泉

山西省平遥县邓兆泉诊所　044000

【作者小传】邓兆泉，男，75 岁，主治中医师。2011 年被评为平遥县十大名老中医。自幼随父邓席三学医，从医五十多年，擅长儿科、妇科、胃肠病，尤其对治疗腰椎间盘突出、骨质增生等病有很深的造诣。还擅长治疗小儿腹泻、成人结肠炎、胃下垂。地域覆盖：山西、河北、湖北、天津、北京、山东等地。

【方药组成】太子参、西洋参、党参、六神曲、炒薏苡仁、莲子、藿香、砂仁、白蔻仁、焦白术、茯苓、炒山药等 44 味药。

【功能主治】婴幼儿腹泻，成人胃下垂，胃溃疡，慢性胃炎，溃疡性结肠炎等。

【服用方法】婴幼儿，每日3～5次，每次1/5包。成人每日两次，每次一包。饭前空腹服。

【注意事项】服药期间禁食油腻、辛辣、生冷黏滑之物，忌与抗生素同服。

【应用小结】临床用于治疗婴幼儿腹泻、胃下垂、结肠炎、胃溃疡近5万例，有效率达90%。

【方药来源】源于中医"天人合一"的理论，是邓家祖传秘方"小儿一把抓"的基本方，经邓老在临床运用50多年效果甚好。在当地颇有名气。尤其对于胃肠病，不论大人小孩都可治愈。

【病案举例】

病案一：王某，男，2岁。腹泻一月有余，面黄肌瘦，一天大便十余次，水泻样。给予"乾德堂小儿止泻散"一疗程，少量多次频服，随访两天后泻止。

病案二：李某，男，40岁。便脓便血，里急后重，吃油腻辛辣食物后症状加重。诊断为溃疡性结肠炎，予"乾德堂小儿止泻散"一疗程痊愈，随访半年未发。

病案三：张某，男，30岁。自诉晨起刷牙恶心，食后腹胀，痞硬。查体胃下垂7厘米。给予"乾德堂小儿止泻散"三疗程，痊愈。随访一年未发。

联系电话：13593084898

电子邮箱：139721206@qq.com

生二丑治疗小儿腹泻

阎钧天

山西省运城市中医医院　444000

【作者小传】见《三五七鹿茸散治头晕》。

【方药组成】二丑（牵牛子）、红糖。

【功能主治】消积化食，宽胀止泻。

【服用方法】3 岁以下小儿，取生二丑 10～15g，打碎，加水 150mL，煎煮 20 分钟，加入红糖搅匀，分日 3 次温服。

【注意事项】脾胃虚弱者慎用。

【应用小结】二丑一药可二用，炒熟则攻泻，可治疗饮食积滞，脘腹饱满，嗳腐吞酸，腹痛腹胀；生用则可止泻，可治疗饮食不当，损伤脾胃而致之泄利不止。余及余师用此治疗小儿伤食腹泻者数十百人次，治愈率达 90% 以上。

【方药来源】山西省垣曲县已故名中医师星明。

【病案举例】

病案一：张某，女，1 岁半。1966 年夏，因食发酵剩饭而泄泻，服诸西药止泻，3 日不效，日泄十余次，师父嘱用生牵牛子一小把（约 10～15g），打碎煮三沸，加入红糖适量，时时喂服，未及一日而泄止。

病案二：鲁某，男，5 岁。1975 年秋末，食后睡卧谷场，入夜即泄泻如注，腹痛哭喊，翌日恶食不食，泻下如水，腹痛加剧，赴公社医院治疗 2 天，腹痛减轻而泄泻不止，眼窝凹陷，身肢绵软，蜷卧嗜睡，约半小时即泄泻稀水。求诊于余，余嘱用生二丑三钱，水煎三沸，加入红糖一两，不时热服。饭时（约早上 9 点左右）服药而泄缓，傍晚泄止。

病案三：赵某，男，9 个月大。2014 年 5 月，因喂奶不当，加之腹部受凉而泄泻，泻下物为绿色奶瓣，十数分钟即一泄。曾接受推拿并服某止泻药，泄仍不减。其亲属请余诊治，余嘱用生二丑 10g，捣碎水煎，入红糖适量，时时吮服。是日午时服用，翌日凌晨三时泄止。

联系电话：13935937577

仙鹤白术饮治疗小儿自汗

马超颖

河南省开封市中医院　475000

【作者小传】马超颖（1983—　），女，主治医师，河南省中医药学会儿科分会委员，毕业于河南中医学院，从事儿科工作十余年，师从河南中医学院教授王喜聪主任医师，曾在第四军医大学第一附属医院儿科进修学习，擅长中西医结合诊治小儿厌食、积滞、哮喘、肺炎、反复呼吸道感染、肾病、遗尿、抽动症及小儿脑瘫、孤独症等儿科常见病及疑难杂症。

【方药组成】仙鹤草10g，白术10g。

【功能主治】固表止汗。

【服用方法】以上药物水煎200mL，早、晚温服。3天为一个疗程。

【注意事项】阴虚者不宜服用。

【应用小结】小儿体虚肺卫不固、病后失养，易出现动则汗出。该方简便易行，多年应用于临床，临床观察病例200例，治愈率达95%以上。

【方药来源】自拟经验方，使用多年，疗效肯定。

【病案举例】

病案一：张某，女，2岁。曾因"支气管肺炎"住院治疗，病愈后出现动则汗出，纳食一般，便溏，诊为汗证，属自汗。遂给予仙鹤草6g，白术6g，水煎100mL，分早中晚温服，3剂汗出明显减少，继服3剂，汗止。

病案二：刘某，男，5岁，素体虚易反复感冒，自汗，盗汗，纳呆，大便不调。诊断为汗证，给予该方加炒麦芽10g，水煎150mL，分早中晚温服，服3剂，汗出好转，饮食增加，继服 3 剂，汗出基本正常，纳食可。嘱隔日服 1 剂，继服 3 剂，病愈。

病案三：曹某，女，6 个月大。汗出多，吃奶后明显增加，能浸湿衣物或被褥，诊断为汗证，属自汗。给予仙鹤白术饮治疗，考虑患儿年龄小，最好母乳喂养，嘱患儿母亲口服汤药，患儿口服母乳。给药 5 天，患儿汗出明显减少，继服 3 剂，汗愈。

联系电话：13837833718

电子邮箱：49474643@qq.com

治疗小儿遗尿经验方

刘素云

河南省开封市中医院　475000

【作者小传】刘素云，女（1984—　　），主治医师，研究生，2012 年毕业于河南中医学院第一附属医院儿科肾病专业，从事中医儿科临床工作 3 年，擅长运用中医特色疗法治疗小儿肾脏疾病，如遗尿、紫癜肾等。发表论文 4 篇，出版论著 1 部。

【方药组成】炙麻黄、远志、石菖蒲。

【功能主治】开窍、醒神、止遗。

【服用方法】取炙麻黄 6g，远志、石菖蒲各 10g，水煎 100mL，早、晚温服。10 天为一个疗程。

【注意事项】适用于各型小儿肾脏疾病。

【应用小结】部分遗尿患儿肺脾肾气虚之证不明显，多于睡中不自主排尿，或不易唤醒、或半睡半醒，或醒后神志不清醒，此为心窍受闭、心神不得外出、神明被扰之证，而炙麻黄、远志、石菖蒲，则为开窍醒神之良药。该方简便易行，多年应用于临床，临床观察病例 40 例，治愈率达 85% 以上。

【方药来源】师承导师经验方，使用多年，疗效肯定。

【病案举例】

病案一：李某，女，5岁。曾因"遗尿5年"就诊，易做梦，不易唤醒，舌淡胖、苔薄白、脉弦细。诊为遗尿，属肾气不固，遂给予炙麻黄6g，远志、石菖蒲各10g，水煎100mL，早、晚温服10天，后复诊，遗尿2次，可唤醒，继服15剂，病愈。

病案二：闫某，男，7岁，患儿自幼尿床，每晚2～3次，不能自醒，不易唤醒，动则汗出，纳差，反复呼吸道感染。2014年11月就诊，舌红、苔白，诊为遗尿，属肺脾气虚。予炙麻黄6g，远志、石菖蒲各10g，水煎100mL，早、晚温服10天。复诊：遗尿次数明显减少，纳食增加，汗少，就诊期间未发生呼吸道感染。再以上方调理20余剂后，诸症痊愈。

病案三：张某，主诉夜间遗尿，有时在梦中，每晚必遗尿1次，甚则2～3次，不易唤醒，纳差，大便溏稀，肢凉怕冷，形体消瘦，纳食不佳，小便略黄，舌淡红、苔薄黄，脉细无力。诊断：遗尿，证属脾肾两虚，膀胱郁热。予炙麻黄6g，远志、石菖蒲各10g，水煎100mL，早、晚温服10天。复诊，梦话减少，饮食大增，尿床1次。继用7剂以巩固，痊愈。

联系电话：0371-25616575

电子邮箱：277725411@qq.com

第四章 皮肤科

透析瘙痒外洗方

陈刚毅

广州中医药大学第一附属医院 510405

【作者小传】陈刚毅，男（1975—　　），副主任中医师，现任广东省中医学会肾脏病分会委员、广东省中西医结合学会肾脏病分会委员。2001 年毕业于广州中医药大学第一临床医学院七年制硕士班，在广州中医药大学第一附属医院从事中医肾脏病临床工作 14 年，擅长运用中医特色疗法治疗肾脏常见病、多发病，尤其对血液透析及腹膜透析相关并发症疗效独到。发表论文 10 余篇，参与及主持国家、省级课题 5 项。

【方药组成】黄柏、苦参、忍冬藤、大飞扬、地肤子、蛇床子。

【功能主治】祛湿止痒。主治血液透析及腹膜透析皮肤瘙痒症。

【服用方法】取黄柏、苦参、忍冬藤、大飞扬、地肤子、蛇床子各 30g，水煎 500mL，外洗，每日 1 次。10 天为一个疗程。

【注意事项】皮肤溃疡者不宜使用。

【应用小结】行血液透析和腹膜透析患者多有正虚邪实，邪实盛则出现湿热、浊毒壅滞，郁阻肌肤不得疏泄，从而出现皮肤瘙痒。使用黄柏、苦参、忍冬藤、大飞扬、地肤子、蛇床子煎液外洗，可祛湿止痒，该方简便易行，多年应用于临床，经临床观察的 100 例病例统计，治愈率达 70% 以上。

【方药来源】广州中医药大学谢桂权老中医经验方改良。谢桂权，男，66 岁（1949—　）。谢教授从医 40 余年，尤以运用单方、验方治疗肾脏疾病，疗效独特，深得患者喜爱。

【病案举例】

病案一：李某，男，67 岁。维持性血液透析 6 年余，皮肤瘙痒 1 月。皮肤瘙痒难忍，伴有口干苦，大便干结，舌红苔黄，脉弦。考虑为浊毒蕴结之皮肤瘙痒，给予黄柏、苦参、忍冬藤、大飞扬、地肤子、蛇床子各 30g，水煎 500mL，外洗，每日 1 次。以该疗法治疗 10 天后皮肤瘙痒减轻。

病案二：骆某，女，48 岁。维持性腹膜透析 4 年余，皮肤瘙痒 3 月。全身皮肤瘙痒难忍，夜间加重，伴有口干，舌红苔黄，脉弦。考虑为湿热、浊毒蕴结之皮肤瘙痒，给予黄柏、苦参、忍冬藤、大飞扬、地肤子、蛇床子各 30g，水煎 500mL，外洗，每日 1 次。以该疗法治疗 15 天后皮肤瘙痒减轻。

病案三：苏某，女，39 岁。维持性血液透析 2 年余，皮肤瘙痒 2 月。皮肤瘙痒难忍，伴有乏力，食欲下降，口干，舌红苔黄，脉细。考虑为湿浊蕴结之皮肤瘙痒，给予黄柏、苦参、忍冬藤、大飞扬、地肤子、蛇床子各 30g，水煎 500mL，外洗，每日 1 次。以该疗法治疗 20 天后皮肤瘙痒减轻。

联系电话：13763391386

电子邮箱：cgy08@126.com

消疹散治疗结节性痒疹

张慧敏　陈梦娇

上海中医药大学附属曙光医院 201203

【作者小传】张慧敏，男（1962—　），副主任医师，副研究员，曙光医院皮肤科主任，皮肤病学博士，东京国立国际医疗中心博士后。上海市中医药学会皮肤性病专业委员会副主任委员，世界中医药学会皮肤性病专业委员会理事，中国医师协会皮肤科分会全

国委员。曾获日本研究皮肤科学会"皮肤科学家"称号。发有 SCI
论文 13 篇、日语论文 11 篇。

陈梦娇，女（1990—　），上海中医药大学中医皮肤病学研究生。

【方药组成】知母 9g，黄柏 9g，当归 10g，防风 9g，杭白菊
12g，桑白皮 9g，栀子 6g，生地黄 10g，赤芍 6g，陈皮 9g，牡丹
皮 6g，丹参 10g，茯苓 15g，生白术 6g，白鲜皮 9g，地肤子 9g，
徐长卿 10g，豨莶草 10g。

【功用主治】活血解毒，疏风散结。

【服用方法】上药加水煎煮 2 次，药液混匀分 2 次早、晚温服，
日服 1 剂，30 天为 1 疗程。

【注意事项】服药期间不食生冷滋腻之物。

【应用小结】临床表现以皮肤瘙痒难忍、疹出色红、舌苔薄黄、
脉浮数为主要症状。病因为风湿或风热之邪外袭、郁于肌肤。方以
知母、黄柏、杭白菊、栀子清热解毒，当归、赤芍、牡丹皮、丹参
活血，遵"治风先治血，血行风自灭"之义，陈皮、茯苓、白术理
气化湿，防风、白鲜皮、地肤子、徐长卿、豨莶草祛风止痒。临床
用此方辨证治疗荨麻疹、湿疹、结节性痒疹等每获良效。

【方药来源】张慧敏主任的经验方。

【病案举例】

病案一：吴某，男，48 岁，皮肤结节样丘疹、增厚、脱屑伴
瘙痒 8 年余。手背、上臂、腰部、腹部、前额等处泛发丘疹结节，
融合成片，其中以手背部最为显著，皮肤增厚粗糙有红斑，呈苔藓
样变，且脱屑、剧烈瘙痒、破溃和色素沉着，舌质紫暗，苔黄腻，
脉弦数。治以活血解毒，疏风散结。予消疹散方加减。二诊时患者
病情转缓，皮肤红色丘疹部分消退，数量减少。一年后丘疹基本平
坦消散。

病案二：李某，女，35 岁，全身泛发绿豆大小丘疹 1 年余，
皮疹呈半球形，表面粗糙，质地较硬，有坚实感，伴色素沉着及剧
烈瘙痒，舌质暗，苔黄腻，脉弦。予以此方加减治疗。3 个月后患

者自述瘙痒明显减轻，皮疹呈消退趋势，9个月后皮疹基本减退。

病案三：李某，女，40岁，四肢伸侧泛发米粒至黄豆大小丘疹，质地坚实，推之不移，顶端角化明显，散在孤立，瘙痒剧烈，舌红苔黄腻，脉弦数。疑"结节性痒疹"，予消疹方加减，活血解毒，疏风散结。28剂后患者瘙痒减轻，舌苔薄白，皮疹新增减少。3个月后丘疹开始消退，6个月后复诊，皮疹基本消退。

联系电话：18018640710

电子邮箱：happy2003_1@msn.com

除湿止痒膏

刘相德

河南省焦作市博爱县月山镇卫生院　454450

【作者小传】刘相德，男（1962—　），副主任中医师，现工作于博爱县月山镇卫生院，1982年毕业于新乡卫生学校3年制中医专业，当年参加工作，自参加工作以来，不断加强业务学习，提高临床诊疗技术，认真总结临床经验，对中医内科有丰富的临床经验，在当地群众中具有一定影响。从医30余年，独自或合作发表医学论文4篇（中医专业3篇），为继承和发展中医学做出了一定努力。

【方药组成】硫黄、雄黄、松香、生白矾各30g，冰片15g。

【功能主治】清热除湿、止痒生肌。

【使用方法】诸药共研细末，凡士林调膏外涂，每日2次。

【注意事项】皮肤溃烂严重者禁用。

【应用小结】随机取样30例病人，痊愈23例，好转5例，无效2例，有效率93.3%。

【方药来源】民间收集所得。

【病案举例】

病案一：芦某，男，23岁，焦作市化工总厂工人。笔者高中同学，1983年8月20日就诊，患者阴囊阵发性剧痒2月，外涂"肤轻松软膏"瘙痒减轻，阴囊潮湿，少量鳞屑，脱屑处皮肤红嫩，阴囊皮肤轻度增厚，口苦，舌质淡红，苔薄黄，脉稍数，诊断为阴囊湿疹，证属肝经湿热下注，给予自制除湿止痒膏外涂，用药一周痊愈，随访半年未复发。随访中得知，该患者同伴中多人患阴囊湿疹，均用上药治愈。

病案二：琚某，男，33岁，博爱县疾控中心职工，笔者前同事。1994年7月14日就诊，患者阴囊阵发性剧痒20天，阴囊皮肤发红，脱屑，局部少量渗出，有异味，舌质红，苔薄黄，脉数，诊断为阴囊湿疹，证属肝经湿热下注，给予自制除湿止痒膏外涂，用药5天痊愈，随访3月未复发。

病案三：李某，男，34岁，博爱县月山镇花园村人，1995年8月5日就诊，患者阴囊阵发性剧痒一月余，阴囊潮湿，阴囊皮肤增厚，脱屑，气味腥膜，口黏，舌质淡红，苔黄腻，脉滑数，诊断为阴囊湿疹，证属肝经湿热蕴结，给予自制除湿止痒膏外涂，用药9天痊愈，随访半年未复发。

病案四：程某，男，30岁，博爱县月山镇卫生院职工，2002年5月18日初诊，患者阴囊阵发性剧痒一月，阴囊皮肤发红，脱屑，局部少量渗出，有异味，心烦意乱，口苦口干，舌质红，苔薄黄，脉弦数，诊断为阴囊湿疹，证属肝经湿热下注。给予自制除湿止痒膏外涂，用药6天痊愈，随访一年未复发。

病案五：刘某，男，46岁，博爱县月山镇上庄村人，2009年6月25日就诊，患者阴囊阵发性剧痒3月余，阴囊干燥，阴囊皮肤增厚，脱屑较多，舌质淡红，苔薄白，脉濡，诊断为阴囊湿疹，证属肝经湿热蕴结，久而伤阴。给予自制除湿止痒膏外涂，用药10天，阵发性剧痒减轻，脱屑减少，阴囊皮肤增厚无改变，继续治疗半月未愈，后转他处诊治。

联系电话：13782799592

五色花治疗湿疹

罗月中

广州中医药大学第一附属医院 510405

【作者小传】罗月中，女（1959— ），教授，主任医师，博士生导师。中国老年学学会医药保健康复委员会委员，广东省中医、中西医结合肾脏病专业委员会委员。从事内科临床、教学、科研工作 30 余年，擅长运用中医特色疗法治疗肾脏疾病及内科疑难杂症。发表论文 50 余篇，主编、参编著作 10 部，包括《实用民间验方便览》。

【方药组成】五色花茎和叶 500g（新鲜品）、海盐 250g。

【功能主治】清热解毒，外用治湿疹，皮炎，皮肤瘙痒。

【使用方法】取五色花茎和叶 500g（新鲜品），加水 2L，煎至 500mL，加海盐 250g，搅至海盐溶解，外洗皮肤患处，每天 2 次。

【注意事项】五色花有小毒，不宜内服。

【应用小结】五色花，又名臭草花，茎叶苦凉，具臭气，有小毒，功效清热解毒，外用治湿疹、皮炎、皮肤瘙痒有良好效果；粗盐外洗有利于五色花药液的渗透和吸收，可促进湿疹渗液的吸收和皮疹的消退。该方简便易行，多年应用于临床，治疗百余例病患，发现该方疗效显著，病人用后复发率低。

【方药来源】五色花外洗治疗皮肤瘙痒源于岭南民间流传验方，罗月中教授根据个人经验加入海盐，利用海盐促进五色花的渗透和吸收，治疗湿疹有效验，是对民间验方的继承和发扬。

【病案举例】

病案一：陈某，男，56 岁。双下肢皮肤红疹 5 年余，时起时伏，每年春夏起病，起时皮肤红疹，并可见小水疱，奇痒难忍，稍不注意即挠痒抓破皮肤，皮肤破损处渗出淡黄色质稀分泌物。曾于省内多家西医院皮肤科就诊，诊断为湿疹，曾内服外用过激素、抗生素、抗真菌药、抗过敏药，用药可减轻症状，但停药即复发。2009 年使用本方 2 天痊愈，2010 全年未见患病，2011 年 3 月患处皮肤稍红有起疹迹象，再用上方 1 天，痊愈，至今未发。

病案二：张某，女，19 岁，本校大一新生。家居北方，来广州后出现颜面、四肢多处密集的粟粒大小的红色丘疹和小水疱，部分融合成片，搔抓破溃后有渗液，考虑南方气候潮湿导致湿疹，使用本方 2 天明显见效，5 天后痊愈，大学期间未再发。

病案三：李某，男，45 岁。平素嗜食肥甘厚味和烟酒，近年出现阴囊、腘窝、小腿皮肤瘙痒剧烈，皮肤表面粗糙增厚，覆有鳞屑，部分结痂。自行外抹激素软膏效果不显后前来门诊求诊，使用本方 3 天瘙痒减轻，5 天后鳞屑明显减少，1 周后痊愈，随访至今未发。

联系电话：13660512031

电子邮箱：luoyuezhong@126.com

清热化瘀祛痘方治面部痤疮

韩晓慧

吉林省长春市长春恒康中医院　130021

【作者小传】韩晓慧，女（1974—　），毕业于长春中医药大学，中医内科学研究生，从事中医临床工作十余年，对呼吸、心血管、肾病等病症的治疗有独到见解，临床主要擅长治疗中医内科肾病、风湿病、皮肤病，以及中医内科杂症。

【方药组成】白花蛇舌草 30g，丹参 20g，桑叶 20g，生山楂 20g。

【功能主治】清热解毒，消痈散结。主治：湿热所致痤疮。

【服用方法】上方水煎 2 次，取汁 300mL，1 日 1 剂，早、晚饭后，空腹温服。

【注意事项】忌肥甘厚味，宜清淡饮食，调情志。

【应用小结】根据对恒康中医院住院患者 213 例、门诊 484 例痤疮患者临床应用此方治疗的观察，疗效较好。尤其针对因感受风、寒、热、湿等外邪，郁积生热而成，其病位在肺经，病性多属实证的治疗，其有效率可达 96.2%。本方其特点是经口服被吸收后，能快速疏散风热、解郁除湿。经临床试用疗效较优，对治疗以粉刺、中量丘疹为主，大小如米粒或豌豆，较为密集、硬，颜色深红的痤疮有明显效果。

【方药来源】多年临床经验总结。

【病案举例】

病案一：徐某，男，20 岁，满脸痤疮，尤其是两颧部更重，红疖带脓头，布满脸颊，此起彼伏，不间断，两年之久，多处治疗不佳。辨证为三焦湿热，瘀毒频发。给予本方半月后复诊，痤疮已平，偶有一两个再发。效不更方，又服半月痊愈。随访半年，未见复发。

病案二：王某，女，20 岁。自诉 1 月前吃夜宵后面部皮肤起红色小丘疹，颜面部皮肤潮红，可见大量散在分布的红色小丘疹，部分脓疱，可见鼻尖有黑头，轻微痒痛，口渴，小便黄，大便干。服本方 15 剂后患者颜面部分丘疹消退，无瘙痒疼痛，又服半月痊愈。随访半年，未见复发。

联系电话：15948766215

电子邮箱：fengshiyiyuan@163.com

三七美白面膜治疗皮肤黑黄多斑

刘春芳

陕西冶金医院　710077

【作者小传】刘春芳，女，68 岁，主治医师，毕业于陕西省渭南中医学校。从事中医临床工作 40 余年，擅长运用中医特色疗法治疗常见病、多发病，尤其对胃肠道疾病、妇科疾病等疗效独到。

【方药组成】白附子 50g，白茯苓 50g，白芍 50g，白及 50g，白蔹 50g，白术 50g，白芷 30g，三七粉 30g。

【功能主治】抗皱祛斑、紧致皮肤、美白驻颜。主治皮肤暗沉、痤疮、皱纹、干燥等。

【服用方法】上药共研细粉，每次取适量，用蛋清、黄瓜汁或蜂蜜调敷面部，每日 2 次，1 个月为 1 疗程。

【注意事项】服药期间忌食生冷、油腻、辛辣刺激性食物。

【应用小结】三七美白面膜对于美白皮肤，减淡色斑，改善肤质有特效。对天生、后天暴晒或者过度使用护肤品而造成的皮肤黑黄、多斑、痘痘、粉刺、暗疮等，使用三七美白面膜均能够有效改善肤质，使皮肤光洁白皙。

【方药来源】本方为陕西省中医医院任娟莉主任医师经验疗法。任娟莉，女，57 岁，主任医师、研究员，陕西省"三秦人才"，国家中医药管理局中医药重点学科带头人，兼任中华医学会医史分会常委、中国中西医结合学会信息专业委员会委员、陕西省医学会理事、陕西省医学会医史分会主任委员、陕西省中医药专家委员会委员、陕西省中医药科技开发研究会理事等。长期从事中医临床研究工作，擅长失眠、头痛、头晕、抑郁、焦虑、心慌、心悸等病证的中医药诊治。先后主持及参与国家级、省部级、厅局级科研课题 30 余项，获陕西省中医药科技成果奖 2 项，出版学术著作 20 余部，发表专业论文 50 余篇。本方是以《御药院方》"七白膏"为基础，结合《神农本草经》《本草纲目》《药性论》《千金要方》等中医古籍的相关记载，结合任娟莉主任医师多年临床经验研制而成，适合任何肤质使用，尤其适用于肌肤暗沉、松弛、出现皱纹的人群。该面膜组方合理，用药精练，效果显著。

【病案举例】

病案一：龚某，女，32 岁，某公司职员。患者右侧鼻翼、双侧鼻面沟起黄褐色斑块半年，面积 4cm×1cm，深褐色。2010 年 6

月 10 日开始外用三七美白面膜，每日 2 次外敷面部，用药 60 余天后，黄褐色斑块基本消失。

病案二：汪某，女，42 岁。初诊日期：2014 年 3 月 2 日。患者自述颜面起黑斑 10 余年。10 年前患"原发刺激性接触性皮炎"，经治疗后好转，不久皮肤逐渐出现黑斑。查体：颜面、颈部、前胸上部均有色素沉着，无华发暗，头晕耳鸣，腰酸无力，舌红苔少，脉沉细。西医诊断：里尔黑变病；中医诊断：面尘。辨证：肾阴不足；治法：滋阴补肾，化瘀消斑。方予六味地黄丸加减内服，同时外用三七美白面膜，每次适量用黄瓜汁调成糊状外敷，每日 2 次。陆续治疗半年余，黑斑逐渐消散。

联系电话：13201596125

电子邮箱：55974485@qq.com

虎耳青黛方治荨麻疹

黄道学

重庆市万州区黄道学中医内科诊所　404130

【作者小传】黄道学，男（1957—　），执业中医师，大专毕业，现任中华中医药学会民间传统诊疗技术与验方整理研究分会委员，重庆市中医药学会委员。曾在验方整理研究分会第五次学术年会上发表过论文。从医 40 余年，擅长治疗皮肤病、急慢性胃病、骨伤等疑难杂症，临床治愈率达 95% 以上，受到广大患者一致好评。

【方药组成】虎耳草 10g，青黛 5g。

【功能主治】清热解毒，凉血止痒

【服用方法】水煎 2 次，每日一剂，日服 3 次，7 天为一个疗程。

【注意事项】寒湿者不宜服用，服药期间勿食生冷发物。

【应用小结】本病是以局部或全身出风团的变态过敏反应性皮

肤病。风团颜色鲜红，灼热，遇风受热后加重，瘙痒甚，出得快，消得也快，投虎耳草祛风止痒、青黛清热凉血解毒。该方简便易行，临床应用多年，有效率达95%以上。

【方药来源】重庆市云阳县渠马镇卫生院名老中医黄树森，男（1910—1990）医师经验方。吾跟随伯父学医时，在当地民间颇有名气，时至今日继承老先生衣钵，用此单方、验方治疗荨麻疹，疗效独特，深得当地百姓的喜爱。

【病案举例】

病案一：李某，女，23岁，症状为全身起风团块，云片状，瘙痒甚，皮肤红，有灼热感，给予虎耳草10g，青黛5g治疗，7天后，全身瘙痒消失，无复发。

病案二：王某，男，55岁，患者从未发生过全身瘙痒，因近日出差回来发现，搔后皮肤发红，起风块，影响入睡。痒甚时用玉米棒搔之亦不解痒，用扑尔敏、地米服用后，缓解了一天，第2天又复发。给予虎耳草10g，青黛5g治疗，7天后，瘙痒明显消失，眠可，恢复正常。

病案三：孙某，男，45岁，患者自述近5年来，每到春季后皮肤瘙痒易发，逐渐蔓延至两大腿、躯干、上肢、颈部，瘙痒更甚时起风团块，曾用松苗刷局部，稍缓解，随后又发作，尤其夜间受热更甚，瘙痒难入睡。给予虎耳草10g，青黛5g治疗，7天后消失如常。

联系电话：13996698432

电子邮箱：394578211@qq.com

葛根治疗过敏性皮炎

陆　鹏

成都中医药大学　610075

【作者小传】陆鹏，男，28岁，中医博士研究生，现为成都中医药大学中医内科博士研究生。承多位名医相传，擅长运用中医特色疗法治疗儿科、妇科常见病、多发病。

【方药组成】葛根 40g，桂枝 30g。

【功能主治】解肌、生津、发表。主治外邪袭表。

【服用方法】水煎 2 次，早、晚温服，儿童酌量。3 天为一个疗程。

【注意事项】非表证的过敏性皮炎患者不宜服用。

【应用小结】过敏性皮炎多为外邪侵袭，葛根通过祛风、解肌、发表的作用，透邪外出而治疗过敏性皮炎。该方简便易行，多年应用于临床，经临床观察具有统计学意义，治愈率达 90% 以上。

【方药来源】《伤寒论》桂枝加葛根汤，方证对应，加减化裁，最后总结出此方。

【病案举例】

病案一：刘某，女，4 岁，随父母春游后出现头面部及上半身皮肤瘙痒，随后出现皮疹，西医诊断"过敏性皮炎"。患者寻求中医治疗，诊见微汗，恶寒，体温 38℃，舌质淡红，苔薄白，脉浮紧，给予葛根 20g，桂枝 15g，水煎 300mL，随时服用。治疗 3 天后体温恢复正常，皮疹消退一半，继续守方后痊愈。

病案二：闵某，女，5 岁，随父母外出泡温泉后出现头面部及上半身皮肤瘙痒，随后头面部及上半身出现"风团块"，西医诊断"荨麻疹"。由于父母不同意采用西药治疗，现寻求中医治疗。症见精神倦怠，纳差，恶寒蜷卧。体温 38.5℃，舌质淡红，舌尖红，苔薄白，脉浮紧、数。给予葛根 20g，桂枝 10g，升麻 10g，水煎取汁 500mL，随时当水服用。治疗 2 天后体温恢复正常，仅剩下额头部有"风团"，继续守方治疗后痊愈。

病案三：刘某，男，1 岁 2 月，不明原因出现全身皮肤瘙痒，皮肤上出现红色疹子，纳差，测体温 37.5℃，指纹显露，稍红，给予葛根 25g，水煎取汁 200mL，随时服药，治疗 3 天后痊愈。

联系电话：13881961614

电子邮箱：694427718@qq.com

丹栀消风汤治神经性皮炎

韩世荣

陕西省中医医院　710003

【作者小传】韩世荣，男，63岁，陕西省洋县人，陕西省名中医，陕西省中医院皮肤科名誉主任，二级主任医师。九三学社陕西省委委员，兼任世界中医学会联合会皮肤科分会理事；中华中医药学会皮肤科分会常务委员；陕西中医科技开发研究会常务理事；陕西中医研究会皮肤病分会主任委员；陕西中西医结合变态反应学会副主任委员；陕西中西医结合皮肤科学会副主任委员；中华皮肤科学会陕西分会常务委员；陕西省高级职称评委会组评委；陕西省第四、五批中医药专家师带徒指导老师；2011年被评选为中国孙思邈"大医精诚医德奖"；《中国皮肤性病杂志》《中华实用医学研究》杂志编委。

1970年从事医疗工作，先后在省卫生厅举办的中医"四大经典"学习班、皮肤性病提高班及高级激光美容班深造。擅长治疗银屑病、硬皮病、白癜风、黄褐斑、荨麻疹、紫癜、痤疮、带状疱疹等皮肤疑难顽症及性传播疾病。发表医学论文80余篇，主编、参编大型医学专著24部，承担科研课题4项，获得省级优秀论文奖10项；美国人体科学研究院优秀论文奖1项；国家发明专利2项；陕西省科技二等奖1项。

【方药组成】牡丹皮、栀子、当归、白芍、柴胡、茯苓、白术、甘草、羌活、白蒺藜、合欢皮。

【功能主治】疏肝解郁，健脾养血，祛风止痒，主治神经性皮炎。

【服用方法】瘙痒剧烈时加蝉蜕、荆芥、防风、乌梢蛇。每日1剂，水煎两次混合后早晚饭后服。每周1个疗程，连服2个疗程后观察疗效。

【注意事项】应用时注意二点：一是4种药的用量问题，白芍20g以增强养血柔肝作用，茯苓20g以加强健脾安神的作用，白蒺藜30g疏肝止痒，合欢皮20g以皮治皮，安神止痒，祛风散结；二是乌梢蛇、蝉蜕善于搜风止痒，专治伏风瘙痒，是难得止痒佳品，但属于异型蛋白，过敏体质者谨慎用之，若用后瘙痒加重，首先考虑此药过敏的可能性。陕西省中医院皮肤科开展对中草药过敏检测，此二药过敏概率排在前二名。过敏体质者使用前最好进行过敏检测。

【应用小结】凡是神经性皮炎等疾病由情绪因素直接引起，病情复发或者疾病加重与精神紧张、急躁易怒等情绪因素有关者均可选择本方加减使用。本方在临床使用30余年，经过310例临床统计，疗效在90%以上。

【方药来源】临床经验方。

【病案举例】

病案一：邹某，女，60岁，2014年12月27日初诊。主诉：胸背部苔藓样斑片，瘙痒2月。患者因家事而情绪不畅，渐致胸背部皮肤瘙痒，并出现局部皮肤粗糙干燥斑片，迭治少效，症渐加重，遂来韩老门诊求治。刻诊：患者皮肤瘙痒，纳差，右胁下胀闷不舒，大便糊状，每日1行，小便尚调，余无不适。既往患糖尿病7年余，已用"胰岛素"控制1年；确诊"乙肝携带者"10年。专科检查：胸背皮肤大片干燥、粗糙、苔藓样斑片，基底稍潮红，舌红苔薄白，脉滑数。诊断：神经性皮炎，应用本方法治疗3周，皮肤恢复正常，病告痊愈。

病案二：李某，男，70岁，2014年12月27日初诊。主诉：

全身皮肤瘙痒、干燥、苔藓样斑片 2 年。2 年前，皮肤发生瘙痒，渐出现干燥，肥厚性苔藓样斑片，并泛发全身，瘙痒无度，昼轻夜重，夜不能寐，已经数医，迭用中西药内服外用，效不佳，即或有效，停药则反复，渐失去治疗信心。近数月来全赖地塞米松等软膏外用以缓解症状。刻诊：精神可，全身皮肤散在干燥苔藓样斑片，瘙痒剧烈，以夜间为著，常彻夜难安，心烦易怒，焦虑不安，纳食可，二便调。专科检查：头面胸背四肢皮肤干燥、粗糙、苔藓样斑片，伴有抓痕，结痂，皮损以头面及四肢伸侧为著。舌红苔白微腻，脉稍数。诊断：神经性皮炎，用上方治疗 2 周后症状明显好转，又服 2 周后皮肤恢复正常，病告痊愈。1 年后随访未再复发。

病案三：张某，男，58 岁，家住西安市南郊青松路 66 号，初诊日期：2010 年 2 月 14 日。主诉：颈背部、尾骨部及四肢外侧皮肤丘疹、红斑，剧烈瘙痒 4 年，复发 10 天。病史：4 年前因情绪激动后发病，颈背部、尾骨部及四肢外侧皮肤出现丘疹、红斑、瘙痒，渐渐加重。病后来科治疗，给予内服丹栀消风汤加味内服，外擦牡丹皮酚软膏 3 周痊愈。10 多天来因事休息不好，以上症状又发作来我科就诊。专科检查：颈背部、尾骨部及四肢外侧皮肤可见红斑、丘疹、皮肤粗糙呈苔藓化。舌淡红，苔薄白。脉象弦滑。诊断：泛发性神经性皮炎。以丹栀消风汤加减治疗：当归 10g，牡丹皮 10g，栀子 10g，白芍 20g，茯苓 20g，柴胡 10g，白术 10g，甘草 6g，羌活 10g，白蒺藜 20g，蝉蜕 10g，合欢皮 20g，白鲜皮 20g，荆芥 10g，防风 10g，乌梢蛇 10g，每日 1 剂，水煎 2 次混合后早晚饭后分服。2 周后复诊，诉瘙痒已经明显减轻，因为出差不方便服用中草药，要求更换剂型。给予蒺藜丸（陕西省中医医院制剂，成分为当归、牡丹皮、栀子、白芍、茯苓、柴胡、白术、甘草、羌活、白蒺藜、蝉蜕、合欢皮、白鲜皮、荆芥、乌梢蛇）4 盒，每日 2 次，每次 6g（30 丸），饭后服。1 月后出差回来告知，服 2

盒后瘙痒症状已经消失，坚持服完。2年后随访未再复发。

联系电话：13152477818

电子邮箱：hanshirong_369@126.com

薄荷冰三黄液治疗各种皮肤病

张俊兴

安庆大观区十里铺乡袁柏村卫生室　246003

【作者小传】张俊兴，男（1971—　），任村医，曾多次参加地市乡村医生培训班学习，曾荣获省优秀乡村医生称号。于1973年拜安庆中医世家老中医学习中医，在继承师傅治疗中医外科、内科的基础上，应用师传古方外用敷贴法，治疗跌打损伤、淋巴结肿大、腱鞘炎、关节痛等，有一定的疗效。

【方药组成】薄荷脑3g，冰片10g，大黄、黄柏、苦参各等分。

【功能主治】清热、消炎止痛、止痒、收涩。治一切急、慢性皮肤病及疖、荨麻疹等皮肤病。

【使用方法】以上药物共研细末，加冷开水100mL，医用石炭酸1mL。临用时摇匀，以棉签蘸药汁涂患处，一日3～5次。

【应用小结】临床应用治疗皮肤病有一定疗效。

【方药来源】外科经验方。

【病案举例】

病案一：余某，男，50岁，患者全身瘙痒，一抓一条红痕，曾在市医院皮肤科治疗，诊断为人工荨麻疹，给予对症治疗5天，无明显疗效，来我处就诊。经查背后及胸部一抓一红痕迹，瘙痒难忍，为血热性荨麻疹。鉴于活风先治血，遂予清热、凉血之药，中药外洗加薄荷冰三黄液外搽，当天见效，3天痊愈。

病案二：余某，女，27岁，全身瘙痒难忍，有风疹样大小疹子，已7天余，曾用各种膏药外搽无效，患者7天前曾外出旅游，回来就出现疹子。本人应用抗过敏药加薄荷冰三黄液外搽 5 天痊愈。

病案三：王某，女，13 岁，患者双下肢及腹部有多处红色斑疹，瘙痒难忍，抓后有黄色液体渗出，来我室就诊，给予口服过敏药物加薄荷冰三黄液外搽，当天就好转，3 天痊愈。

联系电话：15922348581

"缠身龙"草药搽剂治疗带状疱疹

李国伟

宁波市江北区孔浦街道卫生服务中心 315021

【作者小传】李国伟，男（1949— ），中医师，历任中华中医药第一、二届民间传统诊疗技术与验方整理研究分会委员。在基层从事临床工作 40 余年，擅长针灸治疗各种疑难杂症。发表论文 8 篇，2013 年"中医三联法分期论治带状疱疹"被中华中医药学会授予首批民间中医药特色诊疗项目；2014 年"中医三联法分期论治带状疱疹"录入宁波市江北区非物质文化遗产名录。

【方药组成】缠身龙草、野辣茄、马兰根。

【功能主治】清热解毒，祛脓敛疮。主治疱疹期带状疱疹。

【使用方法】"缠身龙"草药搽剂由缠身龙草、野辣茄、马兰根以 10∶3∶1 的比例组成，将诸药烧炭，经高压消毒后，加麻油调成糊状，存于陶瓷罐中备用。创面用 75% 酒精严格消毒，用三棱针刺破所有疱疹，边刺边用稍干的 75% 酒精棉球吸去疱疹毒液。将玻璃火罐用闪火法扣在已刺破疱疹部位，留罐时间视病情而定，一般留罐 2～5 分钟，对疔疱型需留罐 10 分钟。拔罐后拭去毒液和少量的污血，搽"缠身龙"草药搽剂包扎。

【注意事项】

1. 在"缠身龙"草药搽剂制作过程中应注意组成药物的剂量

比例。

2. 在"缠身龙"草药搽剂制作过程中应十分讲究火候变化，各种药物烧炭存性之时，切忌太过或不及，且需注意各种药物加入的先后次序。

3. 针具及针刺局部皮肤（包括穴位）均应严格消毒，以防感染。

4. 对所有疱疹均须用三棱针点刺到位。

【应用小结】"缠身龙"草药搽剂由"缠身龙草"（清热解毒、化瘀敛疮）、"野辣茄"（拔毒化脓）、"马兰根"（破瘀生新）烧炭，经高压消毒后，加麻油调之而成。中药烧炭后，存其性而强其吸附毒液之功能，功专敛疱生肌。加润性之麻油后，调和了炭类制剂的干燥之性，能使湿渗疱疹的疮面干结结痂，使干燥、糜烂的疮面得以润敛。在治疗疱疹过程中，破疱拔罐之法，对病变局部会带来一定程度的损伤，故保护皮肤创面极其重要。患处搽药对保护创面，收敛渗出物，消除组织肿胀，防止感染发生，促进皮痂软化脱落有重要的作用，是治疗过程中不可缺少的一个重要环节。经临床观察的 600 例病例统计，总有效率高达 95% 以上。

【方药来源】原籍山东的李春祥（1928—　）于 1950 年随公安 19 团来到宁波（后因部队收编归入地方部队，即宁波军分区驻象山 6417 部队）。此人擅长针灸之术，后有缘结识李国伟医师，闲暇之时悉数将其针灸疗疾之术传授于他。后经李国伟医师的不断探索、改进、完善，经过长期临床实践，本法逐渐趋于完善。

【病案举例】

病案一：吴某，女，58 岁，务农。左肩部起水疱伴剧烈疼痛 1 周；1 周前左肩部开始疼痛，而后相继起红斑及水疱，伴有灼热针刺样疼痛，彻夜难眠，大便秘结，尿黄而少，舌红苔白腻，脉细弦。经诊断为"疱疹期带状疱疹"，创面用 75% 酒精严格消毒，用三棱针刺破所有疱疹，边刺边用稍干的 75% 酒精棉球吸去疱疹毒液。将玻璃火罐用闪火法扣在已刺破疱疹部位，留罐3分钟。拔罐后拭去毒液和少量的污血，搽"缠身龙"草药搽剂包扎，隔日一次，5次后发病部位已结痂，部分已落痂，疼痛基本消失。

病案二：陈某，男，21岁，司机。左侧腰部起水疱伴针刺样疼痛3天。3天前腰背部出现针刺样疼痛，继之出现大片水疱，延至左胁部，整夜无法入睡，经口服镇痛药物仍无法缓解，大便干结，舌红，苔黄腻，脉弦。诊断为"疱疹期带状疱疹"，对创面用75%酒精严格消毒，用三棱针刺破所有疱疹，边刺边用稍干的75%酒精棉球吸去疱疹毒液。将玻璃火罐用闪火法扣在已刺破疱疹部位，留罐3分钟。拔罐后拭去毒液和少量的污血，搽"缠身龙"草药搽剂包扎，隔日一次，3次后症状明显缓解。

病案三：王某，男，75岁，离休干部。右侧臀部起水疱伴疼痛1周。1周前右侧臀部出现片状红斑，面积较大，继之红斑上出现大小不等皮薄如纸的水疱，伴有烧灼样疼痛，舌暗红，苔黄腻，脉细涩。诊断为"疱疹期带状疱疹"，对创面用75%酒精严格消毒，用三棱针刺破所有疱疹，边刺边用稍干的75%酒精棉球吸去疱疹毒液。将玻璃火罐用闪火法扣在已刺破疱疹部位，留罐3分钟。拔罐后拭去毒液和少量的污血，搽"缠身龙"草药搽剂包扎，隔日一次，8次后症状缓解。

联系电话：13858288612

治带状疱疹验方

靳古腊

河南省焦作市中站区王封乡王封村卫生所　454000

【作者小传】靳古腊，男（1951—　　），中医主治医师，现任中站区王封乡王封村卫生所所长。1989年毕业于北京光明中医学院，1966年开始当学徒，1970年6月～1990年9月在村卫生所工作，

1990 年 9 月开办个体诊所至今，从事本专业工作 34 年，对中风病、"四七"疗法治偏瘫后遗症、慢性肝炎、肝硬化、风湿病、糖尿病、腰腿疼、胃溃疡、痔疮、肾结石、胆囊炎有独到研究。

【方药组成】生地黄 15g，赤芍 10g，玄参 30g，桃仁 6g，红花 6g，枳壳 15g，蒲公英 30g，葛根 5g，白芷 9g，大黄 10g，栀子 10g，薄荷 10g，黄连 10g，没药 5g，麦冬 15g，麻仁 10g，金银花 30g，连翘 15g，柴胡 5g。

【功能主治】带状疱疹及皮肤感染性疾病、疖子等。

【使用方法】

外敷：对疼痛部位用 5% 的旧铁落水冲洗可立即止痛，减轻患者的痛苦。

内服：把配齐的中药倒入容器内加水。以淹没药面二指为宜（容器最好用砂锅）。浸泡时间：冬天 5 个小时，夏天 2 个小时。然后移于火上煎煮 10～15 分钟。金银花、蒲公英等质轻药物后下，待水沸时加入，药液待放温稍凉时服用，一天 2～3 次。

【注意事项】忌食辛辣、油腻食物、烟酒及刺激性较大的食物如生葱、生蒜、鱼羊肉等，禁服与方内相反相畏的其他药物和食品。

【应用小结】用此方共治疗 20 例带状疱疹患者，其中男 9 例，女 11 例，年龄在 15～63 岁，病重的服 6 剂，轻的服 3 剂。全部治愈，随访 3 年未见复发，并且不留后遗症。

【方药来源】治带状疱疹验方。

【病案举例】

病案一：曾某，女，20 岁，焦北人，1996 年患带状疱疹属缠腰火丹，疼痛难忍，后经一朋友介绍前来就诊。病人素体健康，在焦北制动器厂对面开小饭店，可能由于素食辛辣，遂发此病，曾用聚肌胞注射未见好转，经服药 3 剂，即告痊愈，随访 3 年未见复发（证明人：田振宇。手机：13203915201）。

病案二：王某，男，24岁，现住中站区水厂楼。2004年6月14日前来就诊，查体见一簇水珠样疱疹，疼痛。用旧铁落水一洗即觉疼痛减轻，后服中药3剂即愈。

病案三：常某，男，15岁，2001年5月初来就诊，诊断为带状疱疹。病人自觉胁肋部疼痛难忍，皮肤水簇斑块状，透明晶亮，烦躁，属热毒之证。因病人要求服中药，遂予中草药3剂，服后即愈。（证明人：病人伯父。电话：2753663）

病案四：王某，男，63岁，本市店后村人。2003年5月19日，其突然发现胁肋部出现片状水晶般的水疱，疼痛难忍，经朋友介绍即来就诊，确诊为带状疱疹，开中药3剂，服完即痊愈。（证明人：常战胜。电话：2753663）

病案五：和某，女，50岁，本市中站区封乡东王封村人。2000年6月，由于去青岛旅游，劳累后感到两大腿部位发热，疼痛，后发现疱疹，疼痛难忍，伴有轻微发热，外敷旧铁落水止痛，内服中药3剂，开始好转，后痊愈（证明人：和淑萍。电话：2942028）。

联系电话：13939178749

瓜蒌散治疗带状疱疹

刘仁毅

重庆市巫山县中医院重庆市中西结合康复医院　404700

【作者小传】刘仁毅，男，58岁，主任医师。获重庆市五一劳动奖章、中国医师奖等。擅用经方，临证注重辨识病机，抓疾病本质。特别是在病机多端呈现真假、对立等复杂病情中，常以《黄帝内经》《伤寒论》等经典为准绳，每从脏腑、生理、病理相互联系入手，辨析脏腑间相互影响、相互制约的关系，确立病机对立转化的两面性，以指导治疗，使经年顽症迅速治愈。明阴阳之理，晓生化之机，在处方遣药上，注重阳气，多以温热重剂屡起沉疴大症。

【方药组成】瓜蒌仁 30～50g，瓜壳 20～30g，生甘草 10g，红花 10g。

【功能主治】对肝经湿热或实火证均可用瓜蒌散治疗，主治皮肤潮红，簇集水疱如绿豆大小，疱浆混浊，呈带状分布，灼热，皮损沿神经分布而发。

【服用方法】水煎服，日一剂，分早中晚温服。

【注意事项】方中剂量随病情减轻逐渐减小。

【应用小结】总有效率 89.5%，对照组治愈 8 例，有效 17 例，无效 11 例，总有效率 69.4%，经卡方检验，两组疗效差异显著。

【方药来源】邹孟城先生《三十年临证探研录》，谓瓜蒌散为"带状疱疹奇效方"。

【病案举例】

病案一：患者，女，73 岁，2015 年 6 月 15 日初诊，2 周前左胸胁灼痛，2 天后皮肤出现水疱，经输液用更昔洛韦、维生素等治疗 4 天，疼痛不减，水疱增多。诊见左胸胁皮肤潮红，簇集水疱如绿豆大小，疱浆混浊，呈带状分布，灼热，口苦，烦躁，便干燥，舌红苔黄，脉弦数。诊断为带状疱疹，予瓜蒌散 4 剂病情减轻，8 剂而愈。

病案二：患者，男，45 岁，2014 年 4 月 15 日初诊，10 天前右胸胁跳痛灼热，3 天后皮肤出现水疱，经输液治疗 4 天，疼痛加重，水疱增多。诊见右胸胁皮肤潮红，水疱如绿豆大小，呈带状分布，便秘、尿黄赤，舌红苔黄，脉弦数。诊断为带状疱疹，予瓜蒌散 5 剂病情减轻，10 剂而愈。

联系电话：13594455968

电子邮箱：605656879@qq.com

涌吐法治疗带状疱疹后遗神经痛

郑连英

辽宁省锦卅市黑山县　121406

【作者小传】郑连英（1946—　），70 岁，退休工人，中华中医药学会会员。其祖父是一位中医，将此验方传给了他。30 多年来他用此验方治愈许多带状疱疹后遗神经痛。

【方药组成】乳香、没药等。

【功能主治】带状疱疹后遗神经痛。

【服用方法】每粒胶囊中装入 0.7g 左右药粉，根据患者年龄、病情每次服用 3～4 粒，饭后黄酒（开水）送服。服后 30 分钟左右开始呕吐，一般吐 2～4 次（伴有下泻更好），吐后喝点温稀饭（大约 20mL）。24 小时后症状逐渐消失，一般服用一次即可。如 4～7 天后症状没有完全消失，再服用一次。

【注意事项】服药期间勿吃生冷辛辣食物。

【应用小结】该药简便易行，治愈快且不复发。多年用于临床无副作用。吉林省长春市繁荣路航空家园鲁讼坪医馆鲁大夫（电话：0431-85826363），自 2009 年全国第二次民间验方诊疗技术学术研讨会后到现在一直用此中药，治愈很多例带状疱疹后遗神经痛，只要是对症都能治愈。

【方药来源】传自郑连英之祖父。因郑连英在工作之余为亲朋和周围同志治病，30 多年来在当地小有名声，故此验方得到中华中医药学会秘书长李俊德先生的重视，并亲自进行临床验证，效果非常好。李先生再把此药推荐给河南开封市中医院，开封市中医院用此中药治愈许多例带状疱疹后遗神经痛。下面 3 个病例是开封市中医院提供的。

【病案举例】

病案一：李某，女，57岁。患者2月前曾因颜面部带状疱疹在外院就诊，接受抗病毒及营养神经等治疗后遗留严重的三叉神经痛，主要为三叉神经支配的眼支上额支区域呈电击样疼痛，难以忍受，洗脸梳头等触碰面部时极易诱发，服用进口马西平可使疼痛稍有缓解。患者来我院就诊时，右眼畏光，周围肿胀，色素沉着，局部皮肤触痛明显，患者舌红，苔黄腻，脉弦。给予胶囊3粒温水送服。服药40分钟后开始呕吐，呕吐2次，休息后服半碗米粥以温中和胃，后面部疼痛基本缓解。随访一年未复发。

病案二：赵某，男，63岁，一年前左胸腋下、左背部（平第5肋）患带状疱疹，于外院肌注干扰素、输注阿昔洛韦，治疗半月疱疹结痂愈合消退，一周后患处出现灼热不适感，阵发性剧烈疼痛难忍，以午后为甚，夜间可基本缓解。曾服甲钴胺片、扑炎痛、曲马多片，肌注 V_{B1}、V_{B2}，服中药汤剂，针灸治疗，患处疼痛仍未减轻。就诊时患处肤色略显暗红，触之稍灼热，压之不痛。查患者舌暗红，苔白，脉弦细。给予3粒中药胶囊，温开水送服，服药30分钟后呕吐3次，休息一天后疼痛未再发作。

病案三：患者，男，49岁，半年前带状疱疹愈后遗留左侧额部及头顶部疼痛难忍，呈针扎样烧灼疼痛，严重影响睡眠。曾经在外院神经内科治疗约一月余，未见明显好转，来我院就诊。查左侧额部及头顶触痛明显，皮损区域感觉减退，舌淡红，苔薄黄，脉弦。给予3粒中药胶囊，温开水送服，服药30分钟后呕吐2次，并有腹泻一次，服米粥休息半天后，疼痛较明显缓解，夜间可以正常入睡。一周后症状基本缓解，随访一年未复发。

联系电话：13654160804

电子邮箱：AB45819@163.com

中医治疗皮肤疣的一绝疗法

李明泽

西安高等医学专科学校附属医院 710300

【作者小传】李明泽，男，汉，25岁，中西医结合医师。毕业于西安医学院，擅长运用中西医结合治疗。对心脑病、颈肩腰腿痛、男女不孕不育等疑难杂症的治疗有所研究。

【方药组成】薏苡仁30g，大青叶30g，板蓝根30g，败酱草15g，牡蛎粉30g，夏枯草15g，赤芍药10g。

【功能主治】软化皮肤角质，杀毒止痒，主治皮肤疣。

【服用方法】取上述药物加水煎煮400mL，分早晚两次服用。每日一剂，连用15～20天。

【注意事项】不可用于其他皮肤病而限于治疗皮肤疣。

【应用小结】对于皮肤疣的治疗效果好，能够起到一定的作用，经过多年应用于临床，经临床观察180例，统计治愈率可达98%以上。

【方药来源】河南省兰考县西街李令宣老中医经验疗法。李令宣，男，55岁，10岁跟随父亲——名医李焕堂先生行医，较好地继承了李老先生的临床经验，深得当地百姓的认可。

【病案举例】

病案一：孔某，男，汉族，现年30岁，因长期在外打工，卫生条件也达不到标准，在手背面、胳膊上都起了皮肤疣，服药15天即消退。

病案二：徐某，女，20岁，手面及胳膊上都起了皮肤疣，服药18天后愈。

病案三：柴某，女，汉族，右手背及胳膊起了皮肤疣，服药18天后，手背及胳膊上的疣全消失。

联系电话：15829928101

电子邮箱：461373683@qq.com

狼毒方外洗治疗疣病

张慧敏　陈梦娇

上海中医药大学附属曙光医院　201203

【作者小传】张慧敏，男（1962—　），副主任医师，副研究员，曙光医院皮肤科主任，皮肤病学博士，东京国立国际医疗中心博士后。上海市中医药学会皮肤性病专业委员会副主任委员，世界中医药学会皮肤性病专业委员会理事，中国医师协会皮肤科分会全国委员。曾获日本研究皮肤科学会"皮肤科学家"称号。发有 SCI 论文 13 篇、日语论文 11 篇。

陈梦娇，女（1990—　），上海中医药大学中医皮肤病学研究生。

【方药组成】月腺大戟 15g，苦参 10g，百部 10g，蛇床子 10g，白鲜皮 10g，地肤子 10g。

【功用主治】解毒疗疮。

【使用方法】以上药物水煎，待药汁冷却至温，将患处浸入，浸泡 15 分钟。每天浸泡 1～2 次，连续使用 3 个月，每剂药可使用 3 日。

【注意事项】此方有毒，勿内服，勿用煎药锅烹饪食物。外用无碍健康。

【应用小结】此方外用可治疗尖锐湿疣、手足部寻常疣等皮肤科疾病。方中主药狼毒（月腺大戟）性苦、有毒、杀虫，外用可治疥癣。经实验研究表明它可以调节上皮细胞分化和角质蛋白的异常表达，破坏 HPV 的复制以及上皮细胞分化，从而使正常组织取代疣体。苦参、百部、蛇床子、白鲜皮外用可清热燥湿解毒。地肤子祛风清热，可清除皮肤中之湿热与风邪而止痒。随访观察 55 例多发性掌跖疣患者，总有效率为 90%。

【方药来源】在上海曙光医院皮肤科徐菱、徐昌泰、潘祥龙等老一辈专家的经验方基础上，由张慧敏主任结合实验研究成果改良而成。

【病案举例】

病案一：王某，女，54岁，双脚前部长大小不等的疣体，肿胀疼痛，影响日常行走。皮损表面角化，粗糙不平，灰褐色，呈圆形，边界清楚。周围绕有稍高增厚的角质环，伴有明显的挤压痛。病理检查：表面明显角化和棘层肥厚，表皮上部空泡形成网状，伴乳头瘤样增生。诊断为跖疣，以本方外洗，6个月后复诊，基本痊愈。

病案二：李某，男，46岁，肛门部菜花状增生6月余，疼痛肿胀，影响排便和起坐，丘疹融合重叠，质地柔软，部分皮损根部有蒂，呈乳头状增殖。考虑"尖锐湿疣"，以本方浸泡外洗，2个月后明显好转，4个月后复诊，皮疹消退。

病案三：陈某，女，32岁，双手多发圆形乳头状角质增生，表面粗糙，边界清楚，呈灰黄色，绕有较厚的角质环，自觉疼痛。予以本方浸泡外洗，1个月后皮疹大部分脱落，2个月后基本痊愈。

联系电话：18018640710

电子邮箱：happy2003_1@msn.com

舒肝活血法在系统性红斑狼疮诊疗中的应用

陈　宏　丁素先

天津市人民医院　300121

【作者小传】陈宏，女（1961—　），博士。现任天津市人民医院皮肤科主任、主任医师、教授、硕士生导师。主要擅长自身免疫性疾病和重症顽固性过敏性皮肤病诊治。师承边天羽学术思想，用中西医结合治疗红斑狼疮、大疱性皮肤病、重症银屑病等。撰写和发表论文90余篇。参编皮肤科专著3部。主持科研项目15项，获奖 12 项，其中部级以上奖励 3 项。任中国中西医结合学会变态反应专业委员会主任委员，中国中西医结合学会皮肤性病专业委员会常委，中国中西医结合学会理事等。

丁素先，女（1937—　），主任医师，享受国务院特贴，中西医结合治疗皮肤病导师，中西医结合治疗皮肤病学科带头人，天津市中研院终身专家。40 多年来在中西医结合诊疗皮肤病的临床、教学、科研均取得突出成就。共撰写论文 50 多篇，科研新成果奖 7 项，市级 4 项，局级 3 项。主编和副主编论著 4 部，合编 5 部。曾任中国中西医结合理事会理事；中国中西医结合皮肤性病学会委员；红斑狼疮学组委员中国中西医结合学会天津分会副会长；天津市中西医结合皮肤性病专业委员会名誉主任委员等。

【方药组成】桃仁 6g，红花 10g，三棱 10g，莪术 10g，赤芍 10g，川芎 15g，柴胡 10g，陈皮 10g，薄荷 10g，生地黄 30g，当归 10g，黄芩 10g，甘草 6g。

【功能主治】疏肝清热，活血化瘀。

【服用方法】上药加水煎煮 2 次，药液混匀后分早晚温服，日服 1 剂，30 天为 1 疗程。服药期间正常饮食。

【注意事项】服药期间不食生冷滋腻之物。

【应用小结】中医学认为系统性红斑狼疮多因先天禀赋不足导致肾阴亏耗，阴虚阳盛，乃致阴阳失调，疾由此生。由于阴虚津涸导致气血运行失常，阻于经络，造成气滞血瘀，此为该病之枢纽，也是治疗的中心环节。病人素体阴虚，瘀久化热，易为外邪侵扰，可因日晒、感染等引起疾病发作；热入营血，可导致面部和躯体红斑。中医学认为"热盛灼津，壮火食气"，热入营血，必然导致气阴两虚，出现低热、疲乏无力等。宜用舒肝活血法养阴补气，清热解毒，活血化瘀，从而发挥治疗功效。

【方药来源】来自边天羽主任经验方"狼疮 2 号"，其方均为简、便、廉、验的常用药物，经过几十年的临床应用，收到良好效果，在民间颇有名气。

【病案举例】

病案一：周某，女，38岁。患者面部蝶形红斑3月，发热4周来就诊。查体：体温39.2℃，急性病容，面部对称性紫红斑，表面少量鳞屑。尿蛋白2+。患者精神疲惫，面色不华，懒言少动，经诊断为系统性红斑狼疮，辨证为热毒炽盛，气滞血瘀。给予舒肝活血汤加减，以清利毒热，疏肝理气，活血化瘀。予本方日服1剂，合用抗炎药、维生素、营养药、局部外用药等综合治疗。病人热退，皮损减轻，消失。

病案二：刘某，女，30岁，教师，面部红斑2年，伴无力来就诊。近两年面部出现红斑，伴周身无力。检查：面部对称性鲜红斑，双手指肚及甲鲜红斑。诊断为系统性红斑狼疮。辨证为肝热炽盛，气滞血瘀。治则：疏肝清热，活血化瘀。加抗炎、维生素、外用药等综合性治疗后，患者病情好转，体力渐恢复，皮损减轻。

病案三：梁某，女，39岁，面部、双手红斑伴脱发2年就诊。检查：面部对称性暗紫红斑，表面少量脱屑。诊断：红斑狼疮。治则：清热解毒，活血化瘀。给予疏肝解毒活血汤加减，用抗炎药、维生素及局部外用药治疗。皮损消退，症状缓解。

联系电话：13920561564

电子邮箱：baixue20042006@126.com

软皮热敷散局部热敷治疗局限性硬皮病

韩世荣

陕西省中医医院　710003

【作者小传】韩世荣，男，63岁，陕西省洋县人，陕西省名中医，陕西省中医院皮肤科名誉主任，二级主任医师。九三学社陕西省委委员，兼任世界中医学会联合会皮肤科分会理事，中华中医药学会皮肤科分会常务委员，陕西中医科技开发研究会常务理事，陕西中医研究会皮肤病分会主任委员，陕西中西医结合变态反应学会副主任委员，陕西中西医结合皮肤科学会副主任委员，中华皮肤科学会陕西分会常务委员，陕西省高级职称评委会组评委，陕西省第四、五批中医药专家师带徒指导老师。2011 年获得中国孙思邈"大医精诚医德奖"。任《中国皮肤性病杂志》《中华实用医学研究》杂志编委。1970 年从事医疗工作，先后在省卫生厅举办的中医"四大经典"学习班、皮肤性病提高班及高级激光美容班深造。擅长治疗银屑病、硬皮病、白癜风、黄褐斑、荨麻疹、紫癜、痤疮、带状疱疹等皮肤疑难顽症及性传播疾病。发表医学论文 80 余篇，主编、参编大型医学专著 24 部，承担科研课题 4 项，获得省级优秀论文奖 10 项、美国人体科学研究院优秀论文奖 1 项、国家发明专利 2 项、陕西省科技二等奖 1 项。

【方药组成】血竭、艾叶、桂枝、三棱、刘寄奴、姜石、浮萍、山豆根、土鳖虫、生麻黄、红花、黄药子、穿山龙、马龙头、穿地龙、断肠草等。

【使用方法】根据患处皮损形状及范围做成条状或饼状热敷包，每次 1 包，加黄酒拌湿蒸热后在局部热敷，每次 30 分钟。每日 2 次。

【适应证】局限性硬皮病、冻疮、雷诺氏病、带状疱疹后遗神经痛等病。

【注意事项】局部外伤不宜热敷；对本品过敏者禁用；过敏体质者慎用。

【应用小结】临床使用本方法治疗局限性硬皮病 200 多例，一般轻者半年左右治愈，严重者一年治愈。

【方药来源】陕西省名中医韩世荣主任医师临床经验方。

【病案举例】

病案一：冯某，男，22 岁，2012 年 5 月 14 日初诊。右腋后下方及右肘部片状皮肤硬化萎缩 3 年，加重 1 年。患者于 3 年前，右腋后下方及右肘皮肤斑片状发硬，初未予以重视，后经多方求治，疗效不显，皮损渐加重扩大，皮损颜色渐变为暗褐色，并出现萎缩。曾在某大学附属医院皮肤科活检为"硬皮病"。刻诊：右腋后下方及右肘部斑片状皮肤发硬，自觉患部感觉迟钝，精神食眠可，二便调。专科检查：右腋后下方及右肘外侧皮肤硬化斑片，呈带状分布，边缘不规则，不易捏起，表皮萎缩，毛脱，伴暗褐色色素沉着。舌淡红，苔薄白，中部苔微腻，脉弦滑。诊断为局限性硬皮病，使用上法局部热敷，每日 2 次，每次 30 分钟。治疗半年左右皮肤恢复正常，病告痊愈。

病案二：顾某，女，14 岁，2012 年 4 月 5 日初诊。左下肢至足皮肤萎缩，发硬，色素沉着并减退 4 年余。先后在当地、北京等多处治疗效果不佳，求诊于韩老。刻诊：平时脾胃功能不好，纳差、消瘦（体重 30kg，身高 1.2m），身困乏力，嗜睡。专科检查：左下肢至足皮肤局限性发硬萎缩斑片，皮损呈深褐色，色素沉着并见色素减退。舌质淡，体胖，边有明显齿痕，苔白厚，脉细无力。诊断为局限性硬皮病，给予本方法局部热敷，每日 2 次，每次 30分钟，因为脾虚症状特别明显，同时口服参苓白术散。治疗 8 个月后皮肤恢复正常，病告痊愈。

病案三：李某，女，49 岁，2013 年 6 月 19 日初诊。主诉：头皮片状萎缩硬化伴脱发 10 余年。患者于 10 余年前，头皮出现斑片状脱发，逐渐增多，经多家医院诊断为"斑秃"，治疗无效，后经某附属医院确诊为"硬皮病"，并推荐去韩老处治疗。刻诊：头皮硬化萎缩性脱发斑片，无疼痛瘙痒等异常感，伴怕冷，入冬尤甚，往往四肢冰凉，食眠可，二便尚调。专科检查：头皮部硬化萎缩性斑片 3 枚，最大者 4cm×10cm，皮损部皮色呈暗褐色，光滑发亮，皮肤萎缩，不能提捏，伴见毛发脱失，舌质淡，苔薄白，脉沉细。诊断：多发性斑片状局限性硬皮病。用以上方法治疗 9 个月，皮肤恢复正常，病告痊愈。

联系电话：13152477818

电子邮箱：hanshirong_369@126.com

抗银 1 号治疗银屑病

魏光辉

河南省开封市中医院　475000

【作者小传】魏光辉，男（1980—　），医学学士，主治医师，毕业于黑龙江中医药大学，从事中医临床工作 8 年，擅长运用中医特色疗法治疗内科常见病、多发病，尤其对内分泌失调、糖尿病及其并发症、甲状腺疾病、内科疑难杂症疗效独到。

【方药组成】生地黄 20g，牡丹皮 15g，赤芍 20g，紫草 20g，大青叶 20g，白花蛇舌草 30g，白鲜皮 30g，苦参 15g，白蒺藜 15g，蒲公英 20g，蝉蜕 15g，生甘草 10g，2 周 1 个疗程。

【功能主治】清热凉血，解毒。主治银屑病（进行期）。

【服用方法】水煎服，日一剂，分早晚服。

【注意事项】阳虚、脾胃虚弱、寒证者不宜服用。

【应用小结】以该方治疗银屑病（急性发作阶段），此时新皮损不断出现，旧皮损持续扩大，炎症明显，可有同形反应，即 Koebner 现象，乃邪毒入营分所致。此方简便易行，多年应用于临床，经观察，治愈率达 95% 以上。

【方药来源】黑龙江省名中医王玉玺经验疗法。尤以运用单方、经方、验方治疗中医外科疾病，疗效独特，深得当地百姓喜爱。

【病案举例】

病案一：李某，女，35 岁。既往"银屑病"病史多年，因食用辛辣食品后皮损再发，周身出现红色丘疹或斑丘疹，针头至绿豆大小，边界清楚，上覆多层银白色或云母样鳞屑，鳞屑容易刮除，刮除后基底可见一层发亮的淡红色薄膜（即薄膜现象），继续下刮，红斑表面出现小出血点，即点状出血，又称 Auspitz 征，可缓慢扩大或融合成棕红色斑块，伴有不同程度的瘙痒。伴口干，口渴，烦躁，小便黄，舌质红，少苔，脉细数。给予原方治疗，水煎 200mL，早、晚温服。治疗 14 天后老皮损得到控制，部分结痂，脱落，无新发皮损。进入稳定期治疗。

病案二：程某，男，60 岁。既往"牛皮癣"病史 30 余年，因自行停药，全身皮肤出现弥漫大片红斑、水肿、脱屑较多，以红斑最为明显，红斑之间有边界清楚的小片正常皮肤存在，舌质鲜红，无苔，脉数。考虑为"红皮病型牛皮癣"，在原方基础上调整生地黄为 30g，大青叶为 30g，加金银花 30g，水煎 200mL，早、晚温服。治疗 14 天后病情缓解，红斑面积减少，脱屑减少，进入稳定期治疗。

联系电话：13937806133

电子邮箱：420438625@qq.com

脂银膏治疗酒渣鼻

翟纪功

河南省开封市中医院 475000

【作者小传】翟纪功，男（1981— ），硕士研究生，主治医师，毕业于云南中医学院，2012 年曾在解放军空军总医院内分泌科进修糖尿病足诊疗技术，擅长内分泌疾病、糖尿病及其急慢性并发症，如糖尿病足、糖尿病酮症酸中毒、糖尿病肾病、糖尿病周围神经病变、儿童糖尿病、糖尿病胃肠功能紊乱的中西医诊治及中医养生保健等。

【方药组成】陈猪油、水银、硫黄、大黄四味等分适量。

【功能主治】酒渣鼻。

【使用方法】先将硫黄、大黄共研为细末，将猪油用微火化开，把上2味细末放入。待猪油温凉不凝时再把水银用放器皿内研成细小颗粒注入里面，调匀成膏储瓶备用。冬天用温水香皂洗净患部，每日早晚两次涂抹。夏天用温水肥皂洗净患部，每日早晚两次涂抹。

【注意事项】用药期间禁辛辣，忌酒。

【应用小结】3～4周1个疗程，1疗程明显见效，2疗程痊愈。

【方药来源】河南洛宁孔聚起先祖传方。

【病案举例】

病案：赵某，男，55岁，患此症9年，有嗜酒之癖，证属三期鼻赘疣型。先后用5%普鲁卡因皮下注射，长期内服磷酸氯喹及中药内服均无效。今年3月来我处用此方治疗半月，忌辛辣、酒，并每日3次服大黄苏打片，每次3～4片，不久即愈。

联系电话：13598765936

电子邮箱：308113513@qq.com

第五章　骨伤科

中医药垫法治疗足跟痛

庞国明

河南省开封市中医院　475000

【作者小传】见 184 页《用敷脐法治疗小儿秋季腹泻》。

【方药组成】川芎 30g，穿山甲 30g，冰片 6g。

【功能主治】活血化瘀，通络止痛（外伤或骨刺引起的疼痛）。

【使用方法】将上述药物研末，制成合适的鞋垫数只，15 天为 1 疗程或疼止停用，休息间隔 1 周再行下一疗程。

【应用小结】川芎活血祛瘀，穿山甲活血通经，冰片止痛，和而用之，全方活血化瘀，通络止痛。本法应用于临床 50 例，总有效率为 95%。

【方药来源】河南省开封市中医院庞国明教授中医临床经验方。庞国明教授于 1991 年主编了国内第一部临床中药外治专著《当代中药外治临床大全》，从事中医临床外治多年，其临床疗效显著，深受百姓喜爱。

【病案举例】

病案一：李某，男，45 岁，因受外伤后足跟肿胀疼痛、行走困难，予此方 10 日后患者肿胀疼痛减轻，20 天后肿消。

病案二：张某，女，67 岁，行足跟骨刺手术后 1 周，足跟部仍有肿胀疼痛，不能活动，予此方后，1 周肿胀减轻，2 周痛消，但行走仍有不便。

（注：本文由孔丽丽整理。）

联系电话：18637881666

电子邮箱：kfszyypgm@163.com

健脾祛湿方治疗痛风性关节炎

傅警龙

吉林省长春市长春长中风湿骨病医院　130021

【作者小传】傅警龙，男（1953—　），主任医师，世界中医药联合会风湿病专业委员会常务理事，中华中医药学会风湿病专业委员会常委，中国民族医药学会风湿病分会常务理事，吉林省中医药学会风湿病专业委员会主任委员。从医近40年，自创三结合疗法对各种风湿类疾病治疗效果显著。发表论文30篇，出版论著4部。

【方药组成】猪苓15g，茯苓20g，泽泻15g，白术20g，黄柏15g，苍术15g，土茯苓40g，萆薢25g，薏苡仁30g，草豆蔻15g，丹参20g。

【功能主治】健脾燥湿，化瘀通络止痛。主治著痹、痛风。适用于治疗由痛风而致关节肿胀、僵硬、重著、疼痛等症。

【服用方法】上方加水适量，煎煮2次，取汁300mL，1日1剂，早晚饭后1小时，温服。

【注意事项】低嘌呤饮食，调情志，避风寒，忌劳累。

【应用小结】近5年来，吉林省长春市长春长中风湿骨病医院住院患者632例、门诊患者1027例，临床应用此方治疗痛风，疗效较好。尤其对因先天脾肾功能失调，脾之运化功能有所缺陷，痰浊内生，疏泄不畅，以致痰浊内聚，复感风寒湿热之邪而留注关节、肌肉、骨骼，气血运行不畅而成关节剧痛、肿胀为主要症状的治疗，其有效率可达94.6%。本方特点为经口服被吸收后，能快速减轻关节肿胀、剧痛等症状，而且疗效长久。对治疗由痛风性关节炎引起的关节肿胀、剧痛及降血尿酸有明显效果。

【方药来源】此方为傅警龙主任在长春长中风湿骨病医院临床多年应用的经验方，临床上使用十几年，效如桴鼓。

【病案举例】

病案一：杨某，男，33岁，形体偏胖。痛风性关节炎病史4年，曾多处求医不效。诊见：左足第一跖趾关节红肿热痛，拒按，固定不移，双踝关节肿痛，屈伸不利，夜间痛甚，足不能着地，行走困难，夜间及劳累后症状加重，精神疲惫。血尿酸726μmol/L。予本方5剂后症状明显减轻。服15剂后肿痛基本消失，3个月后血尿酸降至正常，能自行行走。随访1年，未复发。

病案二：王某，男，40岁。主诉：10年前无明显诱因突发第一跖趾关节红肿热痛，以夜间发病多见，持续数天后自行缓解，未予足够重视，后渐累及跖趾各关节，同时伴关节功能障碍，疼痛发作时不能屈伸。曾于他院就诊，确诊为"痛风"，平时不规则服用"小苏打片、别嘌醇"，患者关节肿胀渐为严重，关节畸形变硬，近7天来患者前述症状更为明显，血尿酸：640μmol/L。诊为：痛风性关节炎，给予本方15剂后症状稍有缓解，效不更方，继续给予本方3个月，患者症状消失，血尿酸恢复正常。

联系电话：18943972988

电子邮箱：fengshiyiyuan@163.com

乌桐祛痛方治疗类风湿关节炎

李 莹

吉林省长春市长春长中风湿骨病医院 130021

【作者小传】李莹，女（1976— ），主治医师，毕业于长春中医学院，从事医疗工作十余年，擅长治疗风湿、类风湿性关节炎、强直性脊柱炎、颈椎病、痛风、腰椎间盘突出症等病。

【方药组成】乌梅 20g，细辛 5g，干姜 10g，黄连 15g，当归 15g，制附子 10g，川椒 10g，桂枝 15g，党参 15g，黄柏 20g，臭梧桐 20g，豨莶草 30g。

【功能主治】缓肝调中，清上温下。主治：寒凝痹阻型类风湿关节炎。

【服用方法】上药加水适量煎至 450mL，每日 3 次，每次 150mL，饭后 1 小时后，温服。

【注意事项】注意休息，避风寒，宜保暖，调情志，孕妇禁用。

【应用小结】类风湿关节炎属中医尪痹范畴，起病缓慢，反复迁延不愈，多因感受风寒湿邪而反复发作。初起多以小关节呈对称性疼痛肿胀，好发于指关节或背脊，伴晨僵，活动不利；病久受累关节呈梭形肿胀、压痛拒按，活动时疼痛；后期关节变形僵直，周围肌肉萎缩。乌桐祛痛方为厥阴病主方，临床应用对以上症状有非常好的效果，运用此方治疗类风湿关节炎晨僵症状，疗效显著。

【方药来源】乌桐祛痛方本为乌梅丸加减方，出自张仲景《伤寒论·辨厥阴病脉证并治篇》，柯韵伯曾有"乌梅丸为厥阴主方，非只为蛔厥之剂"的观点。此方是长春长中风湿骨病医院住院部主任李莹临床多年应用的经验方。

【病案举例】

病案一：范某，女，65 岁。类风湿关节炎病史 2 年，曾多处治疗未见好转，因气温骤降致双手指关节出现疼痛，伴肿胀，握拳受限。实验室检查类风湿因子、血沉均有改变，抗 CCP 抗体阳性。辨证为阳虚痹阻证。治以温阳通络止痛。投本方，日服 1 剂。服 15 剂后双手指关节疼痛减轻，继服 1 个月后肿胀消失，疼痛缓解。随访半年，未见复发。

病案二：许某，女，51 岁。自诉：类风湿关节炎病史 17 年，时有发作，3 天前复因过度劳累致周身关节疼痛加重，双手指关节疼痛伴肿胀，双膝关节尤甚，屈伸受限，行走不利，投本方 7 剂，日服 1 剂，治疗一周后双手指及双膝关节疼痛减轻，又服 15 剂后肿胀消失，疼痛缓解。连续服用 1 个月后双膝活动自如，能自行行走。随访半年，未见复发。

联系电话：18943972977

电子邮箱：fengshiyiyuan@163.com

除寒痹方治疗风湿骨痛

何婧琳

云南中医学院　650500

【作者小传】何婧琳，女（1983—　），云南中医学院讲师。在云南中医学院门诊部从事中医临床工作，擅长运用中医经方辨证治疗内科常见病、多发病，尤其对妇科病、寒证疗效独到。发表论文 2 篇，参编论著 2 部。

【方药组成】川乌 25g，草乌 25g，马钱子 10g，干姜 30g，川芎 15g，苍术 15g，细辛 10g，老鹳草 20g，威灵仙 15g。

【功能主治】祛风除湿，散寒通络，除痹止痛。主治风湿骨痛及寒湿痹痛。

【服用方法】水煎 90 分钟，外洗，一日两次，每次 30 分钟。

【注意事项】风湿热者禁用，皮肤有创口者禁用。

【应用小结】除寒痹方为外洗剂，直接作用于肢体痹痛部位，温经散寒，通络止痛。该方法简便易行，多年应用于临床，观察 60 例病例统计，治愈率达 80% 以上。

【方药来源】经验方。

【病案举例】

病案一：廖某，女，16 岁，从小双手双脚冰凉，夏不知热冬不知寒，用此方 6 剂泡脚泡手后，全身微汗出，知寒热，手脚渐暖。

病案二：杨某，男，68 岁，青年时当兵经常渡水，后双下肢疼痛难忍，每天捶打不能缓解，行动不便，暑天亦需穿棉鞋。用此方15剂泡脚后，正常行走，疼痛减缓80%，可穿球鞋。

病案三：姜某，女，35岁，因家乡冬季气候寒冷，家务繁忙，经常用手触碰凉水，致前臂皮肤感觉微麻木，手指关节疼痛，用此方8剂煎煮泡手，手指关节疼痛大大缓解，皮肤知觉恢复。

联系电话：15288249979

电子邮箱：59968151@qq.com

风湿腰腿痛验方

郑小营

河南省焦作市沁阳市山王庄镇山王庄村卫生二所　454550

【作者小传】 郑小营，男（1959—　），医士，现任沁阳山王庄村卫生所所长，1995年毕业于山东菏泽医学专科学校，从事医疗工作22年，经刻苦钻研提高医疗技术水平，为众多患者排忧解难。取中药之长，自研针对风湿性腰腿痛的中药口服、中药酒外洗等治疗方法，给患者带来福音。

【方药组成】 红花30g，当归20g，没药30g，川芎40g，紫草20g，续断30g，威灵仙30g，秦艽20g，桑寄生30g，木瓜30g，雷公藤30g，蜂房30g，鹿衔草30g，川乌30g，草乌30g，羌活30g，独活30g，木瓜30g，川牛膝25g，伸筋草30g。

【功能主治】 风湿性腰腿痛。

【使用方法】 取药放在缸内点燃，用手摘取在患处反复擦洗，15分钟后拔火罐10分钟，再用六神丸粉撒在患处，干后用关节止痛膏贴好。

【注意事项】 外伤禁用。

【应用小结】 用此方治疗158例患者，疗程最短1～3次，最长3～5次，治愈120例，好转31例，无效7例，有效率

95.54%。

【方药来源】 自配验方。

【病案举例】

病案一：张某，女，50岁，沁阳常平村人，因2个月前两侧膝关节疼痛，于2003年9月4日来我所就诊，其症状表现为脉涩缓，舌质淡红，苔微黄腻，初步确诊为风湿性关节炎，经中西药结合治疗在7天内基本治愈。

病案二：赵某，女，48岁，沁阳山王庄人，腰痛7天无法下床，于2002年7月8日来我所就诊。患者来前自认为受风腰痛未引起重视，在我所经查脉浮紧、舌淡苔白，诊断为风湿性腰腿痛，用中药酒外洗按摩，同时内服西药，当天就可下床行走。

病案三：马某，男，49岁，沁阳山王庄人，因受风湿寒邪导致腰痛3天，于2003年7月25日来就诊，查脉弦紧，舌质淡苔白，诊断为腰椎间盘突出，经用中药酒外洗、推拿，使腰椎复位，敷贴膏药，4疗程恢复正常。

病案四：王某，男，38岁，沁阳山王庄人，因左上肢肘关节疼痛，于2004年5月3日来就诊。主诉：胳膊疼月余，曾在某医院诊断为类风湿性关节炎，内服西药治疗半月未见好转。查：关节轻度肿胀，屈伸不利，脉沉紧，舌质淡，苔白腻，确诊为风湿性关节炎，经内服西药，外用中药酒洗4天，疼痛消失，活动自如。

病案五：陈某，男，56岁，晋城市居民，于2002年3月来我所就诊。主诉：腰痛1年半，近两月来双侧膝关节也时常疼痛，来前曾在当地某医院常规检查，膝关节活动时多有骨擦音，脉缓而濡，舌质淡、苔微黄腻，诊断为风湿性腰腿痛，经过自制中药酒熏洗，同时内服西药，内外兼治，2疗程后，疼痛消失，骨擦音亦无，随诊3个月未见复发。

联系电话：13939127990

顽固腰腿痛的中药特效治疗

张华明

河南省开封市中医院　475000

【作者小传】张华明，男，73岁，河南省开封市人，1968年毕业于河南医学院医疗系，在开封市中医院工作30余年，副主任医师。医学功底扎实，思路宽，对疑难症善于钻研，善于创新，对治疗腰腿痛、重症面瘫、弱智等疑难杂症均有独到的见解。

【方药组成】

马钱子、羌活、川乌、乳香、没药、甘草、茯苓、牛膝、狗脊、黄柏、甘草等。

【功能主治】三叉神经痛、各种腰腿痛、跌打损伤，立止痛。

【使用方法】将上述药煮成药液备用，用治疗仪探头沾上中药液直接压在疼痛最严重处，开启电源作中药离子透入20分钟，疼痛立止。

【应用小结】腰腿痛是常见病，本方所用的中药离子痛点透入法，不仅能在20分钟内立刻止痛，并且对疼痛最剧烈的三叉神经痛也有较好的疗效，此疗法不失为简单有效的好疗法。

【方药来源】经验方。

【病案举例】

病案一：崔某，男，50岁，开封郊区土柏岗人。前年患三叉神经痛，经口服西药卡马西平治愈，去年又复发，经服某中成药痊愈。今年春天该病又复发，右侧面部疼痛剧烈，不能忍受，又吃卡马西平和中成药均无效。我在病人患侧面部最痛处，做治疗仪中药离子透入，20分钟后，剧痛消失，次日来复诊，自述发作次数减少，发作时疼痛减轻，已能忍受。如此治疗1个月，痊愈，至今未复发。

病案二：方某，女，35岁，农民工。因干活腰部受伤，疼痛较重，经中西医各种治疗，未见明显好转。经用中药离子透入腰部痛点，20分钟疼痛消失，一个月痊愈。

病案三：白某，女，46岁。患右侧网球肘3年，经针灸、理疗、西药治疗，不能痊愈。经用中药离子透入15天，痊愈。

病案四：周某，男，70岁。因走路不稳摔倒，两手先着地（无骨折），两腕关节肿胀明显，疼痛较重，手不能握物，行医时给病人输液困难，不能捏钥匙开门。用中药离子透入两腕关节，约20分钟，疼痛消失大部分，共医治两次痊愈。

联系电话：15938509703

补肾通络丸治疗腰椎间盘突出症

孟 彪

湖北省十堰市中医医院 442012

【作者小传】孟彪，男（1971— ），硕士，主任医师，教授，硕士研究生导师，湖北省中医药学会风湿病专业委员会常务委员，《风湿病与关节炎》《医药前沿》杂志编委，湖北省十堰市中医医院风湿科主任，学科带头人。从医20余年，擅长治疗各类风湿疼痛。曾发表论文50余篇，出版《常见风湿病中医特色诊治》《杏林传薪》等专著6部。

【方药组成】熟地黄100g，鹿筋50g，白芍100g，甘草100g，全蝎100g，制马钱子50g。

【功能主治】补肾强筋，祛风活血，通络定痛。主治腰椎间盘突出症。

【服用方法】制丸，每次取3～5g，每天2次，温开水送服。1个月为一个疗程。

【注意事项】①本药丸宜从小量服起，逐渐加量，饭前饭后均可。②服用本药丸量大后有可能出现手足拘紧，偶见头晕。如出现上述反应，喝绿豆汤或浓糖水或凉开水可解。下次再服需稍减药量，以不出现反应为度。③感冒发烧时暂停本药丸。禁忌：高血压、冠心病患者慎服，孕妇忌服。

【应用小结】 方中熟地黄滋补肾阴，鹿筋温补肾阳，强筋壮骨，全蝎祛风除湿，通络止痛，白芍、甘草养血濡筋，缓急止痛，马钱子开通经络，透达关节，诸药相伍，扶正祛邪，标本兼治，共奏补肾强筋、祛风活血、通络定痛之效。临床应用多年，一般服用本药 1～3 个月即可取得较好的疗效，曾用本药治疗腰椎间盘突出症 300 余例，治愈率达 90% 以上，且远期效果更好。

【方药来源】 本方为湖北省名中医赵和平主任医师经验方。赵和平，男（1956—　 ）。湖北省十堰市中医医院副院长，善长运用单方、验方治疗风湿病、肾病及儿科疑难杂症，疗效独特，深得百姓喜爱。

【病案举例】

病案一：任某，男，52 岁，2012 年 12 月 25 日初诊。患者患腰痛 5 年，经多方治疗效果不佳，近 1 个月来逐渐加重，翻身转侧受限，经朋友介绍来我处就诊。患者腰 3、4、5 椎体均有压痛，CT 示：腰 3～4、腰 4～5、腰 5、骶 1 椎间盘突出。舌质淡红有瘀点，苔薄白，脉沉细。证属肾虚夹瘀。治宜补肾壮骨，活血定痛。处以补肾通络丸，每次 3g，每天 2 次饭后服，2013 年 1 月 28 日二诊：患者服药 1 个月后，腰部疼痛已不明显，继服补肾通络丸 1 个月，腰痛已除，随访至今，未再复发。

病案二：张某，男，58 岁，房县人。2014 年 10 月 23 日初诊。患者诉腰腿疼痛 1 年余，经多方治疗效果不佳。患者于 1 年前受凉后出现腰腿痛，曾做 CT 提示腰椎间盘突出及骨质增生。患者晚上翻身困难，行走痛甚，舌质红，苔白，脉沉细。处以补肾通络丸，每次 3g，每天 2 次饭后服。1 个月后复诊，患者腰腿痛明显减轻，继服补肾通络丸 2 个月，腰痛愈。

病案三：孟某，女，36 岁，2015 年 3 月 1 日初诊，患者于 1 个月前不慎扭伤腰部，随即做 CT 显示：腰 4～5、腰 5、骶 1 椎间盘突出，舌质淡，苔白微黄，脉沉。处以补肾通络丸，每次 3g，每天 2 次饭后服，患者服药 7 天后，疼痛好转，服药 1 个月后，疼痛消失。

联系电话：15971875641

电子邮箱：mengbiao1971@163.com

中医治疗寒湿腰痛的特效一绝

李明泽

西安高等医学专科学校附属医院　710300

【作者小传】李明泽，男，汉，25 岁，中西医结合医师。毕业于西安医学院，擅长运用中西医结合治疗心脑病、颈肩腰腿痛、男女不孕不育等疑难杂症。

【方药组成】当归 9g，生地黄 15g，赤芍 9g，川芎 9g，鸡血藤 15g，海风藤 15g，宽筋藤 15g，络石藤 15g，独活 6g，桑寄生 15g，地龙 6g。

【功能主治】祛风除湿、活血止痛。主治四肢关节游走性酸痛，气候变化时更甚或关节红肿，步行困难或发热疼痛。

【服用方法】取上述药物加水煎煮 400mL，分早晚两次服用。每日一剂，连用 15 天。

【注意事项】跌打损伤者不宜服用。

【应用小结】对风湿性的四肢关节疼痛，经多年临床观察的 200 例病例统计，治愈率可达 95% 以上。

【方药来源】河南兰考县西街李令宣老中医先生经验疗法。李令宣，男，汉族，55 岁，10 岁即跟随父亲李焕堂老先生行医，较好地继承了老先生的临床经验，深得当地老百姓的喜爱和认可。

【病案举例】

病案一：宋某，女，35岁，长期在外打工，在外地因寒冷受凉过多，再加上工作负担过重，造成了风湿性腰腿痛，四肢关节一遇阴天就疼痛加重，活动障碍，给予几剂药治疗，15天后痊愈。

病案二：苗某，女，汉族，38岁，因生孩子（过月子）未护理好身体而受了风寒，造成全身及四肢疼痛，阴天加重，服药20天后，痊愈。

病案三：郭某，男，汉族，40岁，因受寒冷时间长，造成四肢及腰部疼痛，阴天加重，活动受限，服药20天后，痊愈。

联系电话：15829928101

电子邮箱：461373683@qq.com

新加独活汤治腰痛

徐仲宇

河南省焦作市孟州市缑村镇西葛卫生所　454550

【作者小传】徐仲宇，男（1969—　），中医师，现任孟州市缑村镇西葛卫生所所长，1994年毕业于河南医学职业中专，1991年参加工作，从事本专业时间15年，对于用中医药治疗妇科病、肝胆病、心脑血管病和疑难杂症有独到之处，尤其擅长用中医药治疗腰椎间盘突出症。

【方药组成】独活15g，威灵仙15g，秦艽15g，川牛膝15g，细辛3g，制马钱子7g，全蝎12g，酒大黄12g，红花12g，当归10g，枸杞子20g，杜仲15g，路路通20g，萆薢15g，防己12g，远志15g。

【功能主治】治疗腰椎间盘突出、坐骨神经痛、骨质增生，用于肾虚腰痛、腰肌劳损、风湿寒痛、痹证、痿证等。

【服用方法】每日一剂，水煎服，分早、中、晚饭后服用。

【注意事项】孕妇禁用，服药时慎用辛、生冷之品，注意休息。方中马钱子用量偏大是个人经验，运用时必须根据病人体质，根据症状轻重从小剂量开始服用，注意用药安全，以防马钱子中毒。

【应用小结】以此方治愈数千名腰椎间盘突出症，很少有无效者，该方配伍严谨，恰中病机，临床治愈率为98%。

【方药来源】是徐仲宇医师集十余年经验，在《备急千金要方》中"独活寄生汤"基础上演变而来。

【病案举例】

病案一：董某，男，27岁，农民，家住缑村镇缑村7街，2003年3月6日初诊。主症：腰痛、左腿胀、麻木、转侧不利，不能行走、坐立，平卧症状减轻，脉数，舌红少苔。CT示：L4～5、L5～S1椎间盘突出，伴黄韧带肥厚。辨证诊断：肾阴虚、筋脉失养，致腰痛。治法：滋阴补肾，养血通脉，散瘀止痛。予以新加独活汤7剂，配以牵引、按摩，7天痊愈。

病案二：张某，女，51岁，农民，家住孟州市缑村镇西葛村3队，2001年4月14日初诊。主症：腰痛，伴左腿麻木、疼痛、腰部冷痛重著，行走不便，遇阴雨天加重，苔白腻，脉沉迟。CT示：L4～L5，椎间盘突出，伴骨质增生。辨证：寒湿腰痛。诊断：腰痛。治法：散寒祛湿，温经通络。给予新加独活汤6剂，忌食生冷之品。4月20日复诊，症状大减轻，可以行走，腿稍疼，又服10剂，以巩固治疗，痊愈。

病案三：张某，女，68岁，工人，家住大定办事处北大街105号，2003年6月20日初诊。主症：腰痛，腰部疲软，喜按喜揉，腿膝无力，劳动后加重，反复发作，小腹拘急，面色㿠白，手足不温，少气乏力，舌淡，脉沉细。CT示：L1～L5，各椎体有骨刺生成，L4～L5腰椎间盘膨出（中央型）。辨证：肾阳虚。治法：温补肾阳，通络止痛。诊断：肾虚腰痛。给予新加独活汤6剂，配以按摩，理疗 7 天，水煎服日一剂，分早、中、晚饭后温服，3 月 2 日复诊，腰痛减轻，可以行走活动，面色好转，手足渐温，又服 12 剂，痊愈。

病案四：张某，男，40 岁，家住缑村镇段西村，2003 年 8 月 12 日初诊。主症：腰部刺痛，痛处热感，热天、雨天疼痛加重，活动后减轻，小便短赤，舌苔黄腻，脉弦数，伴右腿环跳至委中之间疼痛。CT 示：L3～L4 椎间盘膨出，L4～L5、L5～S1 椎间盘突出，各椎体前缘伴有骨质增生。辨证：湿热壅于腰部。给予新加独活汤 6 剂，配以牵引、电疗一周。8 月 17 日复诊，腰疼消失，腰可屈曲 90°，右腿稍麻木，胀痛，又服 10 剂，配以按摩痊愈。

病案五：刘某，男，36 岁，家住南庄镇田寺 2 队，2004 年 2 月 24 日初诊。主症：腰部如刺，痛有定处，日轻夜重，不能转侧，痛处拒按，按时向左侧环跳穴及小腿肚放射疼痛，舌质暗，脉涩。CT 示：L5～L1 椎间盘突出。辨证：瘀血阻滞经脉，气血不通。治法：活血化瘀，理气止痛通络。诊断：瘀血腰痛。给予新加独活汤 6 剂，注意卧床休息。6 月 26 日复诊，症状大减，腰部痛止，左腿稍痛，按上方又服 10 剂，配以针灸治疗，痊愈。

联系电话：13633914833

伸筋汤治疗腿肚子转筋（腓肠肌痉挛）

高立珍

湖北省十堰市中医医院　442012

【作者小传】高立珍，女（1970—　），硕士，副主任医师，湖北省中医药学会风湿病专业委员会委员，师从湖北省名中医赵和平及风湿病专家庞学丰教授。从医 20 余年，擅长治疗各类风湿痹痛。曾发表论文 30 余篇，出版《赵和平临床经验集》《常见风湿病中医特色诊治》《杏林传薪》等专著 6 部。

【**方药组成**】伸筋草 30g，仙灵脾 30g，白芍 30g，炙甘草 10g。

【**功能主治**】补肾助阳，活血伸筋，缓急止痛。主治腿肚子转筋。

【**服用方法**】以上药物加水煎煮 2 次，药液混匀后分 2 次早晚温服，日服 1 剂，7 天为一个疗程。

【**注意事项**】服药期间不食生冷油腻之品，避免下肢受凉。

【**应用小结**】腿肚子转筋的原因主要有二：一为肾阳亏虚，筋脉失濡；二为小腿受凉，血脉不畅。方中仙灵脾可温肾阳，祛寒湿；白芍、甘草酸甘化阴，缓急止痛；伸筋草药如其名，可伸筋通络。诸药并用，标本兼治。经过临床观察 30 余例患者，一般 3 剂即可见效，7 剂即可痊愈。

【**方药来源**】本方为湖北省名中医赵和平主任医师经验方。赵和平，男（1956—　　），湖北省十堰市中医医院副院长，湖北中医药大学教授，硕士研究生导师，擅长运用单方、验方治疗风湿杂病。

【**病案举例**】

病案一：梁某，男，68 岁，诉左侧小腿经常转筋 1 年，服用钙片后稍有好转，但不久又发，曾服中药及针灸治疗，时轻时重，舌质微红，苔薄白，脉沉细。给予伸筋汤 5 剂。患者服药 3 剂后即愈，随访 3 个月，未再复发。

病案二：石某，男，42 岁，诉双侧小腿晚上经常转筋，转筋时腿肚子处能聚一疙瘩，甚以为苦，经多方治疗效果不佳。舌质红有瘀点，苔白，脉沉细。给予伸筋汤 7 剂。服药后病愈。

病案三：房某，女，78 岁，患类风湿关节炎 5 年，现服强的松及来氟米特，病情稳定。近半年来，患者双侧小腿肚经常转筋，服钙片未见明显效果，舌质红，少苔，脉沉细弱。给予伸筋汤 3 剂，水煎服。药后病情好转，继服上方 3 剂，病愈。

联系电话：15872756432

电子邮箱：15971875641@163.com

解痉止痛茶

徐林海

吉林省长春市长春恒康中医院　130021

【作者小传】徐林海，男（1978—　），毕业于长春中医药大学，从事临床工作十余年，擅长手法治疗各种软组织损伤、关节脱位及腰椎间盘脱出症。运用手法整复、钢板外固定治疗各种骨折，手法治疗各种骨折及骨病有独特疗效。

【方药组成】白及30g，白芷15g，甘草15g。

【功能主治】舒筋解肌。主治：肌痹（腿抽筋）。

【服用方法】水煎服，一剂分2天，每天晚上睡前服用，6天一个疗程。

【注意事项】忌烟酒、白鲢鱼，因有白及反甘草之说，我们临床试验有效无害，但用此药时不可再用含二味之品。

【应用小结】临床应用多年，效果显著，服用方便。

【方药来源】临床经验方。

【病案举例】

病案一：王某，男，28岁，自诉3个月来小腿抽筋经常发作，轻劳轻发，重劳重发，休息后不发。发作后小腿酸痛数天不退。近4夜连续小腿抽筋，头昏少力。给予此方当茶饮用，5天后小腿抽筋次数减轻，继服10天，偶尔小腿抽筋。再服2个疗程，痊愈。随访半年，未见复发。

病案二：朱某，女，45岁，近4个月来两侧小腿酸、麻、胀，似痛非痛，有时抽筋，有时有触电样感觉，静坐休息时反而加重，常须拍打，按捏稍能缓解。经本院神经科诊断为不安腿综合征，中医称肌痹。经西药治疗无效来诊。给予此方当茶饮用10天后，两侧小腿症状缓解，继续服用2个疗程，症状全无，随访半年，未见复发。

联系电话：13604434437

电子邮箱：fengshiyiyuan@163.com

骨痨散

姜德均

河南省焦作市马村区演马办事处官庄卫生所　454000

【作者小传】姜德均，男（1956—　　），现任焦作市马村区演马办事处官庄卫生所所长。1990 年毕业于河南中医学院函授班，作为姜氏疮疡科的第三代传人，自幼随父学习中医古典书籍，结合临床实践，掌握祖传疮疡科方面的各种制剂，如丹、散、膏、酊剂的配制应用（三仙丹、红升丹、白降丹、骨痨散、通络消痛散、骨康膏、千捶膏等）。在治疗各种疮疡病，如附骨疽、脱骨疽、糖尿病坏疽、乳腺增生、褥疮、带状疱疹后遗痛、久不愈合疮疡痛方面有一定专长。2000 年度在本辖区开展运用中医特色治疗肛门疾病（内、外、混合痔，肛门痒、痛等症）有较好疗效。

【方药组成】龟甲、鳖甲、牡蛎、石决明各 100g，制南星、穿山甲各 20g，蜈蚣 5 条，僵蚕 12g，肉桂 8g，茯苓 15g，贝母 65g，朱砂 20g，鸡内金 35g。

【功能主治】滋阴益肾，软坚散结，解毒化痰，渗湿健脾，健骨。主治骨关节结核，未溃促其消散，已溃者控制其蔓延。

【服用方法】将上药共研细末，用密细箩筛过箩备用，一次服 4～6g，一日 3 次，30 天为一疗程。

【注意事项】无。

【应用小结】经治疗 23 例骨关节结核患者中，临床痊愈 22 例，有效 1 例，有效率 100%。

【方药来源】家传疮疡科验方。

【病案举例】

病案：某女，42岁，修武县高村乡人，患右膝关节肿痛，功能受限2年余，曾在市、县级医院拍片，诊断为右膝关节结核，因体质虚弱不适宜手术，经服用抗痨药物未见好转，于1994年4月7日来我处就诊。患者面色苍白，体质极度消瘦，右膝关节肿胀，疼痛，活动受限，食欲差，不能起床。以骨痨散一剂服用后，骨痨膏外敷，隔日换贴，食欲增加，右关节肿胀稍有消退，疼痛已基本缓解，再投药一料，肿胀消退大半，体力增加，可下床活动，连服骨痨散4剂后，右关节肿胀已完全消退，功能受限已基本恢复。经拍片及检查正常，可以从事较轻的家务劳动。随访2年，未复发。

联系电话：13782625120

痹证通络散

韩向阳

河南省焦作市孟州市南关宋庄卫生所　454750

【作者小传】韩向阳，男（1971—　），乡村执业医师，现任孟州市南关宋庄卫生所负责人，其父陈子敬、母韩立华均为孟州市名老中医。自幼在家庭熏陶下，儿时就开始背诵方歌，并学习识别中草药，熟记中医针灸穴位。工作初期在父母的指导下，渐渐能独立治疗一般常见病。在河南中医研究院学习期间，得到赵清理老师、李振华老师的指导，在脾胃疾病的诊断、治疗方面，有独到的见解和较好的疗效。在中国中医科学院西苑医院进修期间，在房定亚老师、沈绍男老师的指导下，对类风湿关节炎、风湿病、肾病、咳喘病、肺心病、感冒的诊断治疗水平得到了进一步提高。在工作和学习中，韩向阳博览医籍，勤求古验方，拜师求技，博采众长，同时，也秉承父母和前辈、老师们的崇高医德医风，深受病患爱戴。

【方药组成】制马钱子、乌梢蛇、麻黄、牛膝、乳香、没药、制川乌、制草乌、僵蚕、炒苍术、地龙、全蝎、薏苡仁、防风、独活、姜黄、黄柏、甘草、鸡血藤、红花、大黄、黄芪、海风藤、土鳖虫、寻骨风、熟地黄、壁虎、蜈蚣、小白花蛇等。

【功能主治】祛风除湿，消肿止痛，舒筋活络，补气血益肝肾，活血化瘀，扶正固本，利关节。用于类风湿性关节炎急性发作期和慢性期，属风寒湿热痹阻者。

【使用方法】丸剂：口服每次 3～6g，每日两次。酒剂：口服每次 10～20mL，每日两次。外擦用，每日两次。外贴剂：适量散剂加适量米醋拌匀，调成糊状后，用医用塑料胶纸，将其粘贴在患处 1～2 个小时，每日两次。

【注意事项】①孕妇及有过敏体质者禁用。②服药期间，忌食生冷、油腻。③高血压、心脏病、癫痫、甲亢病人忌用。④年老体弱者及其他慢性病患者慎用。

【应用小结】用此方治疗类风湿性关节炎患者 230 例，显效 170 例，有效 32 例，控制和改善病情发展 25 例，无效 3 例，总有效率达 98.7%。

【方药来源】祖传秘方。

【病案举例】

病案一：李某，女，26 岁，家住西魏镇戍楼村四组，2004 年 10 月 2 日初诊。主症：夜卧不宁，四肢关节疼痛，尤以两膝关节灼热胀痛为甚，扪之灼手，背部及四肢末端怕冷，筋脉拘急，舌尖红，苔黄腻，脉弦细而数。辅助检查：血沉：80mm/h，白细胞 12.1×10^9/L，抗"O" > 500 单位，类风湿因子阳性。辨证：风寒湿热之邪入侵经络关节，热邪壅于关节，气血郁滞难通，表卫不和，四肢发冷，热甚伤津。诊断：痹证（热痹）。治法：温经祛风，清热化瘀，疏风胜湿。方药：桂枝芍药知母汤加减：桂枝 9g，白芍 20g，忍冬藤 30g，生地黄 40g，地龙 15g，秦艽 10g，乌梢蛇 10g，连翘 10g，金银花 10g，知母 15g，当归 10g，生石膏 30g，蜈蚣 3g（兑服），赤芍 15g，柳枝 10g，生薏苡仁 20g，甘草 9g。另合用痹症通络丸每日 30g 加酒外敷双膝关节。每日 1 剂。分两次服用，一次 150～200mL，饭后服。二诊：上方服 6 剂，烦闷不安、夜卧不宁已除，发热已平，双膝关节肿已消，疼痛减轻，咽疼消失，口渴减，胃中略有不舒，舌苔薄腻，脉弦细，方已对症，再守原方。生石膏减至 15g，忍冬藤减至 25g，蜈蚣 3 条随汤药煎，加黄芪 20g，煅瓦楞子 30g，陈皮 10g，另加服痹症通络散，一日两次，每次 6g，黄酒送服，服 10 剂。三诊：膝关节疼痛续减，近几日几乎不疼。体温 36.3℃，脉细，舌苔薄腻，复查血沉 20mm/h，抗"O"＜500 单位，类风湿因子转阴性，诸症悉除，背部及四肢转暖，病已近痊愈，家属惧再复发，要求继续治疗，又服痹症通络散 4 个月巩固疗效，至今未复发。

病案二：陈某，女，38 岁，家住会昌办事处侯庄村二组，2003年 3 月 9 日初诊。主症：断续发热 2 月余，伴关节肿胀疼痛，四肢手足关节尤甚，痛如刀割，汗多、心慌、心悸、脉洪数、舌红、苔黄。辅助检查：心率每分钟 120 次，抗"O"＞500 单位，血沉95mm/h，类风湿因子阳性。心电图示：心肌轻度损伤。辨证：风湿化热，热入经络，经脉不通，热血瘀于肌肤而为痹。治法：清热解毒，甘寒通络。诊断：热痹并发心肌炎。方药：桂枝 8g，白芍20g，知母 15g，炙甘草 9g，忍冬藤 15g，钩藤 10g，杜仲 9g，牛膝 10g，海桐皮 10g，威灵仙 10g，生石膏 60g，牡丹皮 10g，生地黄 20g，合西药辅酶 Q10、肌苷，加用痹症通络散外敷。二诊：服前方 3 剂后，有热退趋势，关节肿痛减轻，脉舌仍如前。按原方增剂量，生石膏加至 100g，生地黄加至 40g，嘱再服 5 剂。三诊：热全退除，关节肿痛减其大半，汗出亦止，心慌心悸均减轻。脉转缓和，舌苔亦退，但舌红转甚，阴虚之象毕露。原方去石膏、桂枝。加玄参 15g，麦冬 12g，沙参 20g，怀山药 30g，嘱再服 10 剂。后查抗"O"、血沉、心电图均正常，病已痊愈。续服 6 个月痹症通络丸，一日两次，一次 6g，巩固疗效。此治疗 5 天见效，月余显成效，4 个月左右基本痊愈。

病案三：卢某，男，32 岁，家住谷旦镇卢桑楼村二组，2005 年 11 月 3 日初诊。主症：周身骨节酸痛 5 年余，反复发作，两膝痛肿胀尤甚，四肢伸屈不利，两足踝肿痛，坐、立、行走受限，关节疼痛处并伴有灼热之感，眩晕口干，怕冷，苔白，舌质红，脉细弦。辅助检查：血沉 55mm/h，白细胞 13.5×10^9/L，抗"O">500 单位，类风湿因子阳性。辨证：风寒痹阻，湿邪瘀阻，有化热伤阴之势。治法：温经散寒，驱风除湿，护阴清营，通络扶正。处方：痹证通络散酒剂，外贴敷剂。以此治疗一个月后，症状明显减轻，疼痛缓解，后改蜜丸制剂服用，早晚各 1 丸，饭后半小时服用。2 个月后四肢伸屈自如，病症基本痊愈。

病案四：高某，男，26 岁，家住槐树乡涧东村四组，2002 年 5 月 3 日初诊。主症：平素恶寒怕冷，3 年来时常出现腰痛，发作时腰疼如折，右腿冷痛、麻木，屈伸不利，行走困难，遇寒则甚，天气变化尤易发作，口淡不渴，舌苔白而厚腻，脉按之沉细。辅助检查：血沉 60mm/h，抗"O">500 单位，类风湿因子阳性。辨证：寒湿入络，瘀滞经脉，闭阻营卫。治法：温经散寒，祛风除湿，活血镇痛，通经扶正。处方：痹证通络散酒剂，外贴敷剂。以此方治疗一个月后，症状明显减轻，疼痛缓解，后改蜜丸制剂服用，早晚各 1 丸，饭后半小时服用。2 个月后四肢伸屈自如，病症治愈。

病案五：王某，女，62 岁，家住会昌办事处三道沟村九组，2006 年 12 月 5 日初诊。主症：患病 20 年，喜暖怕凉，膝、踝、足趾、手指各关节疼痛、肿胀、僵硬变形，筋挛骨重，昼轻夜重，病久入骨内，舌淡苔白，脉象沉细弦。辅助检查：血沉 45mm/h，抗"O">500 单位，类风湿因子阳性。辨证：肾虚为本，寒盛为标，本虚标实，肝肾亏虚，寒凝经脉。治法：补肾祛寒，祛风化湿，活血通络，强壮筋骨，通利关节。处方：痹证通络散酒剂，外贴敷剂。以此方治疗一个月后，症状明显减轻，疼痛缓解，后改蜜丸制剂服用，早晚各 1 丸，饭后半小时服用。3 个月后，关节疼痛肿胀基本消失，辅助检查各项正常，病症治愈。

联系电话：0391-8198113

自拟镇痛饮治疗坐骨神经痛

王秉隆

山东省高密市中医院　261500

【作者小传】王秉隆，男，53 岁，副主任中医师。临床注重对内科、妇科疑难病症的研究，对膏方治疗慢性虚损性疾病、亚健康状态有一定造诣。先后在省级以上刊物发表论文 10 篇，主编出版了《农村中医适宜技术推广手册》，组织完成科研课题 5 项。

【方药组成】当归 10g，川芎 10g，生地黄 15g，赤芍 10g，牛膝 10g，木瓜 10g，独活 10g，煅没药 10g，延胡索 10g，地龙 5g，蜈蚣 2 条，全蝎 5g，陈皮 10g，甘草 4g。

【功能主治】活血通络，通痹止痛。主治坐骨神经痛。

【服用方法】上诸药以水煎，日 1 剂，早晚分 2 次服，疼痛重者，日 2 剂，同时停用西药等其他治疗方法。

【注意事项】服药期间病人宜注意起居劳作，勿使腰部过劳致损。忌食豆腐、白鲢鱼、葱、蒜、萝卜、生冷油腻之物。

【应用小结】风寒湿阻型冷痛，舌苔薄白，脉弦紧者，药用基本方加制附子 3～5g；若有身体酸痛，舌苔白腻，脉濡缓者，加苍术 10g；血瘀型，药用基本方加桃仁、红花各 15g，5～8 剂后即去桃仁、红花，加鸡血藤 20～30g，熟地黄 15～20g；虚损型以生地黄易熟地黄，加山药 20g，川续断 10g，杜仲 10g，鸡血藤 20～30g。坐骨神经痛是一种临床常见的疼痛综合征，该病症属中医之腰痛、痹证，按以上辨证治疗 45 例病人，总有效率为 95.6%。

【方药来源】高密市柴沟中心卫生院田明三（1918—1999）经验方，多年来临床应用效果良好。

【病案举例】

病案一：张某，男，32岁，诸城县人。主诉：腰骶部疼痛引及左臀部、大腿外侧、小腿后侧、足跟疼4年，每因得暖而轻，遇寒加重，经服中西药多方治疗无效，痛势渐有增无减，且复增食谷欲吐，上腹嘈杂泛酸疼痛之苦，舌苔薄白，脉弦紧。诊断：痹证（风寒湿阻型）；处方：基本方加制附子5g。5剂后患者腰痛减轻，20剂后患者腰痛明显好转；随访3年，未复发。

病案二：王某，男，21岁，高密市田庄乡高戈村人。主诉：左腰骶部刺痛引及左臀部、大腿外侧、小腿后侧及足跟痛4个月，加重1月，每因弯腰、咳嗽等活动不当而加剧，伴有小腿后侧麻木感，舌质暗红，苔薄白，脉弦。诊断：痹证（血瘀型）。治则：活血化瘀，舒筋活络。处方：药用基本方加桃仁、红花各15g，7剂，后去桃仁、红花，加鸡血藤20～30g，熟地黄15～20g，20剂，患者腰痛、足跟痛明显好转。随访3年，能胜任一般劳动。

联系电话：0536-2367061

电子邮箱：wangbinglongyj@163.com

第六章 外科及其他

中药浸洗法治疗鹅掌风

庞国明

河南省开封市中医院 475000

【**作者小传**】见 184 页《用敷脐法治疗小儿秋季腹泻》。

【**方药组成**】甘草 250g，麦冬 50g，生地黄 60g。

【**功能主治**】清热解毒，养阴息风。应用于患鹅掌风后手脚脱皮者。

【**使用方法**】上药浸泡 30 分钟，再煮沸 40 分钟，先熏洗后浸泡双手或双足，一剂药洗 3 天。

【**注意事项**】防烫伤。

【**应用小结**】鹅掌风以手掌粗劣、脱皮、瘙痒为特点，俗称"手癣"，多由外感湿热之毒，蕴积皮肤，或由脚气传染而来。本病初期皮肤起小水疱，散在或簇集，不久疱破脱皮，中心已愈，而四周续起疱疹，致手掌粗糙裂纹如鹅掌，若反复发作或治疗不彻底，则可使病情延长，甚至终年不愈。甘草清热解毒，麦冬、生地黄益气养阴，干姜逐风湿痹。该方法简便，多年用于临床，治疗效果甚佳。

【**方药来源**】河南省开封市中医院庞国明教授中医临床经验方，庞国明教授于 1991 年主编了国内第一部临床外用专著《当代中药外治临床大全》，从事中医临床外治多年，其临床疗效显著，深受百姓喜爱。

【病案举例】

病案一：李某，男，30岁，三年来两手掌干裂脱皮，近一年来更加严重，曾用中、西药外用久治不消。审查之，两手掌心、指缝间有米粒之小水疱甚多，水疱破后即脱皮，此起彼伏，奇痒难忍，不脱皮处皮肤增厚，有裂隙。予本方后，15天患者痒减，一月后愈。

病案二：王某，女，49岁，近一月来，两手掌干裂脱皮严重，无水疱，奇痒难忍，予此法后，患者1周后痒减，2周后愈，未复发。（注：本文由孔丽丽整理。）

联系电话：18637881666

电子邮箱：kfszyypgm@163.com

治瘰疬验方

肖金川

河南省焦作市沁阳市西关诊所　454550

【作者小传】

肖金川，男，70岁（1945—　），主治医师，现任沁阳市西关诊所所长，1970年毕业于河南中医学院，从医34年以来勤求古训博采众方，刻苦钻研中医理论，临床以中医为主，中西医结合，对常见病和一些疑难杂症都有独特见解并取得很好疗效。1968年在河南中医学院学生论坛上发表《风府穴主治疾病之我见》。

【方药组成】

金毛狗120g，鸡蛋40个，毛巾7张，黄香200g，生桐油200g。

【功能主治】

颈淋巴结核：破溃性和非破溃性。

【服用方法】

内服法：金毛狗3g，装一个鸡蛋中，面糊口，麦秸烧熟，吃蛋，每日两次，每次一个，20天为一疗程。

外用法：黄香为末30g撒草纸上，卷成筒，放桐油中泡7天后捞出，火点上口，使油流出收集瓶中，将消毒纱条浸泡于收集瓶中备用。换药时视脓多少而定，脓多则一日一换，少则两日一换。如有窦道则将纱条填塞其中，若无则用纱条覆盖，包裹即可。

【注意事项】 内热过胜者暂不能用。

【方药来源】 河南中医学院杨隆青教授相传。

【病案举例】

病案一：王某，男，22岁，沁阳老西关人，1968年16日初诊。主诉：患老鼠疮数年，今又破溃。检查：双侧颈部，大若枣，小若黄豆大瘰疬数十个，两侧均有破溃流脓，望其精神欠佳，脉沉弦细数，舌质淡苔薄白。用上述处方，内服外敷并加上抗痨治疗，40天愈。

病案二：李某，女，16岁，沁阳闫庄人，1971年4月20日初诊。主诉：两年前颈左侧开始有黄豆大小的疙瘩，现已有小拇指大，并且两处溃烂。检查：颈左侧有瘰疬6个，4个有小拇指大，两个已破溃流脓，脉舌正常。用上述处方，配合抗痨治疗，20天愈。

病案三：李某，男，32岁，温县黄庄人，1971年12月4日初诊。主诉：颈下双侧，腋下均有大小不等瘰疬。检查：颈下双侧，共有瘰疬16个，左腋下有瘰疬5个，均未破溃，脉舌正常。用上述处方，口服药加抗痨治疗，60天愈。

病案四：郭某，42岁，沁阳小金陵村人，1975年7月2日初诊。主诉：患瘰疬十余年，两年前溃烂，一直治疗无效，特来求治。检查：患者呈重病容，颈下两侧布满小若黄豆、大若枣样的瘰疬，大面积溃烂，并有腐肉。嘱患者加强营养，积极抗痨治疗，用上法内服外敷，80天愈。

病案五：张某，男，38岁，沁阳崇义范村人，1976年11月5日初诊。主诉：两腋下患老鼠疮已15年余，现已溃破，经治数年未愈，特前来求治。检查：患者两腋下布满瘰疬，全部溃烂，呈病容消瘦，脉沉细数，质淡苔白。按上法，清洗伤口，口服外敷，加上抗痨治疗，3个月愈。

鲜玄参治疗瘰疬

岳金恒

河南省内乡县医药公司　474350

【作者小传】岳金恒，男，61岁（1954—　），医师，少时得当地多位名医指点并赠书数十卷，16岁时即悬壶于乡里，至今已从事中医临床工作45年。在数十年的临床实践中逐渐摸索出一些治疗疑难杂症的有效方法，选方用药切于实用，以简便廉效为主，擅治中风、头痛、咳嗽、哮喘、腰痛、瘰疬、鼻渊等，屡获奇效。

【方药组成】鲜玄参120g。

【使用方法】以上药加水煎煮2次，药液混匀后早晚分服，每日2～3次，亦可小口含漱，不拘时服。

【适应证】瘰疬（颈部淋巴结结核、颈部淋巴结肿大）。

【注意事项】

1.煎药器具以砂锅为宜，忌用金属器具煎煮；煎煮时间不宜过久，一般在30分钟左右为宜；药宜温服，不宜过冷或过热。

2.部分患者服药期间可发生腹泻，每日腹泻不超过3次即无须特殊治疗。

3.在服药期间患者宜注意休息，保持精神愉快，加强锻炼，增强体质；适当增加营养，忌食辛辣刺激性食物。

4.必要时可配合西医抗痨治疗及外治疗法。

【应用小结】临床应用本法治疗瘰疬200余例，总有效率达90%以上。

【方药来源】《本草纲目》之"玄参"主治下载有"散颈下核，痈肿""散瘿瘤瘰疬""滋阴降火，解斑毒，利咽喉"。多年前本地药农所种之玄参滞销，笔者偶遇一药农患有瘰疬，告之可以试用上方，半月瘰疬消除，后经多人试用，均获良效。

【病案举例】

病案一：刘某，女，35岁，农民，2000年10月15日初诊。患者诉自3年前开始发现颈部及耳后结核如黄豆大小，不觉疼痛，当时并未在意，自半年前开始逐渐增大，皮色不变，按之坚实，推之能动，不热不痛，夜间时有盗汗，饮食睡眠尚可，大小便正常。舌红，少苔，脉细数。嘱其自行采挖野生玄参，照上方服用1周后肿块变小，1月后肿块完全消失。

病案二：陈某，男，42岁，农民。2002年10月6日初诊。患者诉3个月前颈部出现肿块并逐渐增大，皮色微红，按之有波动感，饮食正常，大小便正常。舌淡暗，苔白微腻，脉弦滑。嘱其自行采挖野生玄参，照上方服用半月后肿块消失。

病案三：李某，女，32岁，高中教师。2005年9月19日初诊。患者半年前发现颈部肿块，至县医院检查提示结核菌素试验呈阳性，红细胞沉降可增快，甲状腺功能正常，诊断为颈部淋巴结核，中西药系统治疗2月后低热、盗汗等症状减轻，肿块无明显变化。就诊时见面色苍白，颈部两侧皮肤紫暗，按之坚实，推之能动，时感头晕，精神疲乏，纳呆，睡眠尚可，大小便正常。舌质暗红，苔薄，脉细弱。嘱其去药农家购新鲜玄参，照上方服用一月后，肿块消失。

联系电话：188487280819

电子邮箱：1921432166@qq.com

猫爪草治疗瘰疬

陈晓会

吉林省洮南市大通乡卫生院　137000

【作者小传】陈晓会，男，43岁（1972—　），主治医师。现任吉林省中医药学会会员、肝脾胃病专委会委员，毕业于长春中医药大学。从医 21 年，擅治内科、外科、妇科病，尤其对肝胆脾胃等多种疑难杂症，有丰富临床经验。在省级以上杂志发表论文 10余篇，参与编写医著 5 部。

【方药组成】猫爪草。

【功能主治】解毒化痰，散结消瘰。主治：瘰疬（淋巴腺结核），其他（淋巴腺炎、肺结核、胸膜结核、咽炎、牙痛、肿瘤等）也可治。

【服用方法】取猫爪草 5 ～ 10g，洗净，凉水浸泡半小时左右，加水 500 毫升，慢火煎 40 分钟，取药液 200 毫升，再加水 100 毫升，煎 20 分钟，取药液 50 毫升，合药一起，1 日分 2 次，空腹温服。

【注意事项】本品用量要视年龄、病情而酌增减。

【应用小结】瘰疬：相当于西医之淋巴腺炎、结核，尤其以颈、腋部为主。余用本法治疗颈、腋淋巴腺结核 38 例，均获良效，总有效率为 94%。

【方药来源】本方是长春中医药大学附属医院特聘专家教授张林老师所传。张林，男，75 岁，吉林省名中医，第二批全国老中医药专家学术经验继承指导老师。现任中华中医药学会民间传统诊疗技术与验方整理研究分会副主任。1963 年毕业于长春中医药大学。擅治内科、妇科、皮肤科疑难杂症。心系百姓，育人不倦，深受百姓爱戴。

【病案举例】

病案一：白某，女，19 岁，素体瘦弱，近一月来触及颈下串生数个如珠结块，结块不热不痛，皮色不变，推之能动，按之微硬，舌苔白，脉弦。诊为：瘰疬。治以猫爪草 10g，水煎服，1 日2 次，服用半月，颈下串珠瘰疬逐渐消失，连服一个月痊愈。

病案二：颜某，男，37 岁，腹股沟淋巴结肿大如雀卵，多方医治均未获良效，来我处就诊，用猫爪草15g，水煎服，日2次，服用2月，腹股沟淋巴结肿大逐渐缩小直至消失。随访2年，未见复发。

联系电话：1394361064

三油脂蜡膏治疗烧烫伤

李元基

河南省焦作市孟州市赵和镇大仇村卫生所　454150

【作者小传】李元基，男，汉族（1946—　　），现工作于孟州市赵和镇大仇村卫生所。17岁初中毕业后，在父亲和本村名老中医李桐林先生的帮助指导下，一边认真学习医学书籍，一边跟着看病，十多年时间先后熟读了《伤寒论》《金匮要略》《黄帝内经》《温病条辨》《濒湖脉诀》《药性赋》《汤头歌诀》以及《内科学》《外科学》《针灸学》等十多部医学书籍，为自己打下了坚实的医学理论基础。后又先后师从于名医郝士经、薛少堂、姚思中以及杨长盘、郝光洛、杨思科、赵存君等，向他们学习中西医理论、针灸知识，增加中西医结合处理疑难杂症的临床经验。行医四十多年来，李元基走出了一条德艺双馨、自主创新的从医之路，因此享誉一方，深受广大群众信赖和拥戴。2001年荣获"先进村医"荣誉证。

【方药组成】猪油、牛油、鸡油各50g，蜂蜡25g，血余炭、黄连各15g。

【功能主治】烧烫伤。

【服用方法】清创消毒后外用，日敷5～6次。

【注意事项】深Ⅲ度禁用。

【应用小结】为近百名烧烫伤患者临床应用，治愈率达90%以上。

【方药来源】自拟经验方。

【病案举例】

病案一：李某，男，48 岁，司机，家住孟州市赵和镇大仇村 7 组，2006 年 4 月 7 日初诊。主症：左腿下肢 II 度火烧伤、疼痛，创面白红相间、干燥。辨证：火毒为患，津液损耗。治法：清热凉血解毒、滋润肌肤、止痛收敛。处方：①三油脂蜡膏外用，蜂蜡、血余、黄连（外用）每日 4～5 次。②黄连 12g，黄柏 12g，栀子 10g，生地黄 15g，赤芍 12g，牡丹皮 10g，金银花 15g，每日一剂，分 2 次口服，19 天痊愈。

病案二：张某，男，75 岁，农民，家住孟州市西虢镇南社村，2000 年 10 月 28 日初诊。主症：因洗桑拿不慎滑倒，面部仰俯，致背部全部烫伤，起泡，疼痛，红肿，人已休克。辨证：火毒内陷，津液亏损，元气不足。治法：①针刺疗法，抢救休克；②清热凉血解毒、活血止痛、固元。处方：①针刺人中、十宣、足三里、合谷穴；②生黄芪 18g，当归 15g，川芎 8g，黄连 10g，黄柏 10g，栀子 10g，生地黄 12g，赤芍 12g，牡丹皮 10g，金银花 15g，每日一剂，分 2 次口服；③"三油脂蜡膏"外用每日 5～6 次。患者 16 天后痊愈。

病案三：赵某，女，59 岁，家住孟州市赵和镇大仇村 6 组，2004 年 6 月 13 日初诊。主症：烫伤。因其素患癫痫病，灌暖水瓶时癫痫病复发，抱瓶倒地，开水从胸部灌至两大腿前侧，形成 II 度烫伤。辨证：火毒为患，势必伤津。治法：除去内外衣，清创，外用三油脂蜡膏。处方：三油脂蜡膏每日 3～6 次外用。患者 10 天后痊愈。

病案四：和某，男，50 岁，家住孟州市赵和镇大仇村 1 队，2009 年 9 月 10 日初诊。主症：烧伤。因其开机动三轮车上陡坡，机器失灵，车翻，被车内开水烫伤胸前、后背、大腿部，各处烧伤面积达 49% 左右，大部分是 I 度、II 度，有 5% 部分达 III 度烧伤，人已休克。辨证：火毒内陷，热毒攻心，津液消耗，元气亏损。治法：针刺抢救休克，剪去内外衣，清洗创面。外用三油脂蜡膏，口服中药犀角地黄汤加减。处方：三油脂蜡膏清创外用，内服生地黄15g，赤芍12g，牡丹皮10g，水牛角30g，金银花18g，栀子10g，黄连12g，黄芩12g，黄柏12g，人参20g，黄芪25g，生石膏18g，知母12g，每日一剂。患者20天后痊愈。

病案五：李某，男，4岁，家住孟州市赵和镇大仇村6组，1964年12月5日初诊。主诉：因尿湿棉裤，烤裤时不慎着火，致左腿烧伤，疼痛，起泡，哭闹不休。辨证：火毒为患，津液损耗。治法：刺破水泡，清创，外用三油脂蜡膏。处方：三油脂蜡膏外用，每日3～4次。患者7天后痊愈。

联系电话：13183128783

香灰乳膏治烧伤

阎钧天

山西省运城市中医医院　044000

【作者小传】见4页《三五七鹿茸散治头晕》。

【方药组成】拐灰（刚出窑的生石灰），真香油。

【功能主治】止痛生肌，治疗烧烫伤。

【使用方法】取生石灰一大块，用新汲水调化，澄清，掠取上层清水，加入真香油数滴，以柳树枝顺时针方向搅，至如乳糊状即可，瓷罐储，备用。

【注意事项】保持乳膏清洁，不可调入污秽不洁杂物。

【应用小结】用于烧烫伤不超过三度者，多在五天至一周全部痊愈。治愈率100%。

【方药来源】已故名医师星明。

【病案举例】

病案一：王某，男，6岁，1978年冬提暖水瓶时，因暖水瓶坠地而被开水烫伤两脚，鞋袜脱掉后，两脚踝以下皮肤全部烂脱，即配此乳膏不时外涂，约一时许，疼痛渐止，一周后新皮生而痊愈。

病案二：闫某，女，5 岁，1975 年 8 月，与其弟弟玩耍时，不慎从床头翻下，将右手臂插入饭锅中，脱去衣袖后，右手臂从肘弯至指梢，皮肉皆烂而剥脱，即急配此乳膏，不时涂抹，约两小时后，疼痛渐止。后继续涂抹，日夜不间断，约十日，皮肉渐长，右臂烧伤处全部痊愈。

病案三：段某，女，11 岁。1973 年冬天某下午，父母下地劳动，自己烧火做饭时，不慎入睡，而引燃衣裤，及其醒觉哭喊，已难脱去，邻居急以水将火泼灭而剪开衣裤时，两小腿及小腹部已遍体起泡溃烂，有几处皮肤被烧焦，即配置此乳膏于烧伤处不时涂抹，至天亮时，疼痛渐止，如此不停涂抹，半月后结痂，新皮生出，一周后痊愈。

联系电话：13935937577

乌梅白芷散治疗水渍疮

闫　康

汇康国医馆　570000

【作者小传】闫康，男，44 岁，中医师，毕业于广州中医药大学，曾在中国中医研究院及海军总医院从事中医临床工作 22 年，擅长治疗颈、腰椎病，脾胃病。

【方药组成】乌梅 20 颗，白芷 20g。

【功能主治】祛腐，敛疮，生肌。

【服用方法】乌梅隔瓦片焙炭研细末，白芷研细末拌匀，疮面洗净抹干，药末撒上。

【注意事项】一般晚上洗澡后用药，次日就可以下田干活。

【应用小结】水渍疮是农业劳动者在从事稻田耕作过程中所发

生的一种常见的农业性皮肤病，以指趾丫的肿胀、糜烂、渗出，易继发感染为特征。其病因病机为久浸水浆，湿邪外侵，郁于肌肤，复加摩擦而成。水渍疮在农村常被呼为"烂脚趾"，一般以外治为多。方中以乌梅为主，《神农本草经》曰："乌梅……主……死肌，恶肉。"现代药理研究表明此物具有抗菌、抗过敏作用。白芷祛风燥湿止痒，经药理研究表明对多种致病真菌有抑制作用，且能收缩外周血管，促凝血。二物合用有燥湿敛疮之功。

【方药来源】广东省龙门县永汉镇中医师王炳（1936—2005）医师的经验方，其方均为简便廉验的常用药物，在当地颇有名气。

【病案举例】

病案一：王某，女，45岁，2008年4月16日来诊。诉下田农作致脚趾丫糜烂1周，双脚多脚趾丫糜烂，有渗出，无明显异味。诊断为水渍疮。予乌梅白芷散一包外用。一周后见其家属诉用药次日，糜烂渗出好转，3天后疮面结痂，下田农作无碍。

病案二：陈某，男，38岁，2009年7月27日来诊，诉脚趾丫糜烂、肿痛3天，右脚趾丫肿胀、糜烂，有黄白渗出液。诊断为水渍疮。予乌梅白芷散一包外用，嘱先用双氧水清洗疮面，后上药散。3天后肿胀消，渗出止，5日后结痂。

病案三：廖某，63岁，2009年8月16日初诊。左脚趾糜烂3周伴红肿2天。患者从3周前下田干农活开始，出现脚趾糜烂，因农作忙故自行涂紫药水治疗，未见好转，2天前肿胀至踝关节，活动不便，今天来诊，症见左脚趾间糜烂，有少量渗出，足面肿，色白，按之如泥，舌淡苔白，脉细滑无力。患者无高血压及糖尿病史。诊断：水渍疮。予乌梅白芷散一包外用，另加黄芪50g，薏苡仁50g，水煎服，3剂。2天后肿消渗出止，一周后糜烂结痂，水渍疮愈。

联系电话：13976609595

电子邮箱：1036468017@qq.com

地龙汤治疗下肢静脉曲张

林天东

海南省中医院　570203

【作者小传】林天东，男，68岁，主任中医师，教授，原海南省中医院院长，现任中华中医药学会民间传统诊疗技术与验方整理分会副会长。国务院特殊津贴专家，中华医药学会常务理事，全国著名中医学术传承工作室导师，擅内科、男科、妇科，善用经方。曾在《中医杂志》《中西医结合杂志》等杂志发表论文100多篇，主编或合编医学著作59部。

【方药组成】地龙24g，鸡血藤40g，黄芪50g。

【功能主治】益气通络。

【服用方法】水煎2次，药汁混匀后分两次服，药渣另用水1000mL，煎10分钟取药汁泡脚。

【注意事项】服药期间忌生冷、油腻，忌过劳过逸。

【应用小结】下肢静脉曲张，多由于中气不足，上升不及，脾胃升降失调，气机运动不畅，混浊之气下陷于小腿，致局部筋脉弛缓，气血瘀滞而发。方中地龙通利四脉，消瘀滞；鸡血藤补血活血通络；黄芪益气运血。合用使气升血运，通络消结，内服外用疗效更宏。

【方药来源】广东省五华县谭下镇张思进（1938—　）中医师的经验方，其方均为简便廉验的常用药物，在当地颇有名气。

【病案举例】

病案一：张某，男，41岁，反复下肢胀痛3年。症见小腿后面静脉迂曲隆起、高于皮肤，色青紫，劳累时胀痛甚，下坠不适感加重；伴气短乏力，脘腹坠胀，腰酸；舌淡，苔薄白，脉细缓无力。诊断为下肢静脉曲张，辨证为气虚血瘀。给予黄芪60g，地龙

24g，鸡血藤 40g，党参 18g，当归 24g，炒白术 18g，炙甘草 8g，5 剂。服用 5 剂后下肢胀痛减，以上方为主，1 月后，胀痛无，小腿静脉基本与皮肤平，色转红，痊愈。

病案二：廖某，男，45 岁，双下肢行走无力 3 年，加重一月。患者年轻时就发现双下肢有静脉曲张，偶尔因站游时间过长会有轻微不适感，未予治疗；3 年前，一次旅游登山时，出现了下肢无力症状，同时伴酸痛，休息片刻后好转，从此以后，每当久立，或走路稍远，都会引发上述症状，经多处求治，未得良方，近一个月症状较前明显加重，走路 50m 不到就需要停一下，否则有下肢瘫软倒地的趋势，医院让其手术治疗，病人执意不肯，遂来求中医治疗。病人步入门诊，稍有跛行，走路较慢，自述从家到门诊短短200m，已经中途休息了三四次，否则无法继续行走。病人面色无华，乏力怠倦，双下肢有静脉曲张，隆起，触之较硬，略有冷感，自觉胀痛隐隐，走路或久立时尤甚，余无所苦，舌淡红，脉虚无力。诊断为下肢静脉曲张，辨证为气虚血瘀。给予黄芪 60g，白术20g，党参 30g，怀牛膝 30g，地龙 24g，鸡血藤 40g，炙甘草 8g，仙灵脾 16g，仙鹤草 16g，用药 5 剂后，能走 200m，症状也明显减轻，效不更方，继服 15 剂，基本恢复正常。

病案三：胡某，女，70 岁。患者双小腿疼痛反复发作 10 年。双小腿反复疼痛，行走时易发，休息后可缓，多处治疗无效，双踝关节以下静脉曲张明显，色紫暗，下肢轻度肿胀，伴形寒肢冷，口淡不渴，小便清长；舌淡暗，苔白腻，脉弦细，诊断为下肢静脉曲张，辨证为气虚寒凝，给予黄芪 60g，地龙 24g，鸡血藤 40g，桂枝 40g，干姜 16g，当归 20g，川芎 14g，丹参 14g，白芍 20g，炙甘草 8g，5 剂。服药后疼痛减轻，诸症好转。继服上方随证加减，3 月后诸症悉除。

联系电话：18689920201

电子邮箱：993076816@qq.com

木芙蓉治疗闭合性损伤之肿胀

温 权

成都市慢性病医院 610083

【作者小传】温权，男（1983— ），主治医师，硕士研究生。毕业于成都中医药大学中西医结合与针灸推拿学专业。自幼随父学习中医骨科、中医外科，曾有 3 年半基层医院工作经历。在缺医少药的环境中，见到不少疑难怪症，通过实践收集到一些简便廉效的治疗方法。

【方药组成】鲜品木芙蓉叶。

【功能主治】行气消肿，散瘀止痛。

【服用方法】鲜品木芙蓉叶 10～30g，捣碎为泥，清洁皮肤后调敷患处，一日一次，5 天为 1 疗程。

【注意事项】

1. 木芙蓉叶捣碎时尽量细腻以保证疗效。

2. 开放性损伤部位慎用。

【应用小结】此处闭合性损伤既包括闭合性软组织损伤，也包括闭合性骨折，患处即周围软组织肿胀明显，疼痛剧烈，中医学认为属于气血两伤，《内经》云："形伤痛，气伤肿"。本品具有行气消肿，散瘀止痛之功，是为对症要药。鲜品气味浓厚，疗效更明显。该方味少价廉，应用方便。美中不足为深秋及冬天无自然鲜品，用冷藏保鲜技术可保证在更多的时间运用其鲜品，另外用干品粉末在外伤初起时调敷也能取得较好效果。随访观察 30 例，经 1 疗程治疗，肿胀明显消退者 26 例，肿胀减轻者 3 例，另有 1 例效果不明显。

【方药来源】内江市资中县姚海（1917—1988）老中医经验方。老先生少年时即跟师学艺，从医近 50 年，尤其擅长中医骨科、中医外科疾患的诊治。其方均为简、便、廉、验的常用药物，在内江民间颇有名气。

【病案举例】

病案一：高某，男，12岁。外伤后右腕部肿胀疼痛2天。经X线片检查诊断为"右桡骨远端骨折"，皮肤无破损出血，为闭合性损伤，经手法复位后用甲板固定，现患部肿胀明显，疼痛较剧烈。予以鲜品木芙蓉叶10g，捣碎为泥，清洁皮肤后调敷患处无甲板之空隙部位和手背部，一日一次。3天后，患者肿胀明显消退。

病案二：曾某，男，50岁，外伤后右足部肿胀疼痛5天。X线片示：右第五跖骨基底部骨质连续性破坏，稍分离。诊断为"右第五跖骨基底部骨折"，皮肤无破损出血，为闭合性损伤，石膏托固定，现患部肿胀明显，皮下瘀紫，疼痛较剧烈。予以鲜品木芙蓉叶15g，捣碎为泥，清洁皮肤后调敷患处，一日一次，4天后肿胀明显消退，瘀紫有所减轻。

病案三：黄某，女，39岁。撞击伤后左小腿部肿痛4天，经X线片排除骨折，诊断为"左小腿软组织损伤"，未见皮肤破损出血，为闭合性损伤，抬高制动2天后患部肿胀明显，皮下瘀紫，疼痛较剧烈。予以鲜品木芙蓉叶25g，捣碎为泥，清洁皮肤后调敷患处，一日一次，3天后肿胀明显消退。

联系电话：15828593259

电子邮箱：381338886@qq.com

伤科药酒治跌打损伤吐血

洪郭驹

广东省广州中医药大学　515000

【作者小传】洪郭驹，男（1990—　　），广州中医药大学中医骨伤科硕士研究生，师从我国知名髋关节疾病专家何伟教授。

【方药组成】生地黄、生姜、红花、赤芍各二钱，杏仁、三棱、莪术、牛膝、人中白、枳壳、玄参、栀子、五灵脂、桂枝、青皮、郁金、桔梗、田七、乳香、没药、泽兰、防风、一枝香、春根藤、走马胎、防己、川芎、川乌、甘草。

【功能主治】跌打损伤，瘀滞吐血等症。

【服用方法】上述各药共研末，盛于纱布袋，置于酒中，隔水煎煮1～2小时。后去药袋，备用。

【注意事项】非因跌打损伤致病及瘀血阻滞者，忌服此药酒；孕妇忌用。

【应用小结】跌打损伤、吐血内伤多因瘀血内阻、气滞不行。临床症状多见肌肉、骨骼关节疼痛难当，损伤处有瘀斑瘀血，严重者可出现体腔出血，或吐血、神志昏迷等。本方以活血生血为主，兼有行气止痛、温通祛湿，辨证用药宏阔工整，君臣分明。且以药酒形式制作，既可收通滞之效，又可应万急之需。

【方药来源】清末广东澄海县名中医郭子云传世图文古本记载药酒验方。郭子云，生卒年不详，清代人，祖籍广东梅州市大埔县。家族世代行医，擅长中医伤科及外科疑难杂症治疗，后移居澄海县东里镇，在当地悬壶济世，馈赠医药，享誉潮汕。其后代多有从医者，其子郭实秋为我国旅泰著名侨领和泰国药商大王，新中国成立初受到国家领导人热情接见。郭子云为作者外高祖父，其传世手抄图文古本四册，记载行医验方及医论，由家族传承至今。

【病案举例】本方为古籍文献，相关病案遗阙。

联系电话：13760665798

电子邮箱：464761312@qq.com

白芥葱姜方治局部麻木

黄道学

重庆市万州区黄道学中医内科诊所　404130

【作者小传】黄道学，男（1958—　）执业中医师，大专毕业，现任中华中医药学会民间传统诊疗技术与验方整理研究分会委员，重庆市中医药学会委员。曾在验方整理研究分会第五次学术年会上发表过论文。从医40余年，擅长治疗皮肤病、急慢性胃病、骨伤等疑难杂症，临床治愈率达95%以上，受到广大患者一致好评。

【方药组成】白芥子、葱、姜。

【功能主治】化痰通络，疏风散寒。

【使用方法】先将白芥子碾磨，再和葱、姜捣成泥状，敷于消毒纱布块上，以常规消毒局部，但由于白芥子对皮肤有较强的刺激性，故宜先用凡士林涂于患处，然后再用敷好的纱布药末贴于患处，每日一次，7天为一疗程，直至痊愈。

【注意事项】皮肤破溃者不宜外敷。

【应用小结】麻木一症，是由气血不周所引起的，与伤科疾病关系十分密切，以肌肤如有虫行，感觉迟钝甚至消失为主要临床表现。"麻非痒非痛，肌肤之内，如千万小虫乱行，或遍身淫淫虫行之状，按之不止，搔之愈甚；木不痒不疼，自己肌肉，按之不知，掐知不觉，有如木之厚"。用"白芥葱姜方"外敷局部简便易行，临床应用多年，有效率达95%以上。

【方药来源】周天寒，男，1952年1月出生，曾任重庆市第二卫校党委书记，校长；现重庆医药高等专科学校副巡视员。系中华中医学会常务理事，科普分会副主任委员，重庆市中医学会会长，主任中医师，全国第四、五批老中医药专家学术经验继承工作指导老师，全国名老中医传承工作室专家，重庆市名中医。多年来黄道学医师用周老先生的单方、验方治疗局部麻木，疗效独特，深得当地百姓的喜爱。

【病案举例】

病案一：谭某，女，教师，2012年5月因跌伤左手腕部，致局部红肿，疼痛。诊断为左手腕关节（组织）损伤，经中药熬制的膏药贴半月后，红肿消尽，其他症状消失。因患者体胖，平素爱食肥甘之物，痰瘀阻滞，未能散尽，引起小指掌边麻木，按之不觉，经中西医治疗不见好转，后经朋友介绍来吾门诊治疗，给予白芥葱姜方外敷，此方有化痰通络，疏风散寒的作用。该疗法每日一次，治疗7天后，患者麻木消失，有知觉感，恢复如常。

病案二：陈某，女，36岁，农民，2012年10月发现右脚后跟边有麻木之象，行走不便，有如木厚之觉，望足跟不红不肿，扪之无异感，压之不觉疼，吾用此单方，白芥葱姜方外敷，每日一次，连敷7天好转，随访无复发。

病案三：刘某，男，50岁，2013年4月患腿部麻木两年余。经某医院诊为"坐骨神经痛"，迭进中西药无效。左臀及腿外侧麻木无知觉，有时如虫行感，上至臀部，下至膝上，有麻木不仁之感，诊为痰滞经络的肌肤麻木不仁，之所以限于部位，是因受风寒湿更甚，日久不愈。给予白芥葱姜方外敷治疗而起到涤痰化瘀，散寒通络的作用，每日一次，连敷7天痊愈无复发。

联系电话：13996698432

电子邮箱：394578211@qq.com

消肿止痛膏治疗湿热下注型肛周脓肿术后创面久溃不愈

李兆波

福建省龙岩市中医院 364000

【作者小传】李兆波，男（1957— ），副主任医师，出身中医世家，福建省肛肠专家李白克教授之子，从事肛肠病临床工作 40年，现任中国中医药学会肛肠分会理事，福建省中医药肛肠学会常务理事，龙岩市中医药学会肛肠分会会长；擅采用中西医结合诊治各类肛肠科常见病及疑难杂症；在省以上医学刊物发表论文数篇。

【方药组成】黄丹、轻粉、乳香、没药、滑石、血竭等。

【功能主治】祛腐生肌、清热消肿、解毒收湿、活血行气止痛；用于肛周脓肿术后阳证创面，亦可适用于各种疮疡、疖肿、肛门疾病（肛裂、肛瘘、混合痔及肛门术后创面换药、外伤及褥疮久溃不愈属于阳证的创面）。

【使用方法】用 1:20 碘伏常规消毒肛周皮肤，无菌生理盐水冲洗创面，清除异物、粪便和分泌物，无菌干棉球吸附创面表面水分，然后用消肿止痛膏纱条均匀地覆盖于创面上，纱条上端应到达切口上缘以保证引流充分，纱条下端长于创面 0.5cm，最后以无菌纱布覆盖包扎创面。

【注意事项】敏感性皮肤、湿疹、肝肾功能不良的患者禁用；在临床应用观察中，有个别患者外用消肿止痛膏后出现局部皮肤发红、瘙痒、丘疹、疼痛等过敏现象，停药后症状可自行缓解；用药前应充分洗净创面，避免残留粪便或创面引流不畅，用药期间，避免进食海鲜、牛肉、酒、煎炸炙烤之品及辛温发物，避免长时间处于高温环境。

【应用小结】无论肛周脓肿起病是因体虚或实邪，最终病证易于向湿热转化，故临床上肛周脓肿虽见有热毒蕴结、火毒炽盛、阴虚毒恋、湿热下注、气血两虚等不同证型患者，但以湿热下注型最为多见。中医认为肛肠病术后创面水肿、疼痛、渗出是湿热下注、经络阻滞、气血凝滞所致，故治疗上应选用具有清热利湿活血去瘀之功效的方药，以减轻术后并发症。本方以炉甘石、黄丹为君药，轻粉、乳香、没药、滑石、儿茶、龙骨、血竭、朱砂为臣，冰片为佐使，体现了"清热解毒、活血行气、消肿止痛、祛腐生肌、燥湿敛疮"这一治法。消肿止痛膏多年应用于临床，经临床观察的200例病例统计，总有效率达95%以上。

【方药来源】李白克教授（1920—1992）跟随族叔学习治疗痔瘘病，创建福建省人民医院痔疮科，创立消肿止痛膏，多次在卫生部举办的全国痔疮培训班上讲课。被福建卫生厅授予"发扬祖国医学工作中显著成绩"奖章，被评为"福建省卫生先进工作者"，从我国卫生部接受"在继承发扬祖国医学方面表现积极成绩颇佳"奖状，在闽粤赣一带颇有影响力和知名度。

【病案举例】

病案一：杨某，男性，43岁，肛门肿痛7天，就诊时肛门左侧皮肤局部红肿热痛明显，呈持续性跳动性疼痛，渴不多饮，大便燥结，舌红，苔黄腻，脉濡数。辨证为湿热下注型肛周脓肿，予肛周脓肿切开手术治疗，因其术后肛门手术创面潮湿、流脓、疼痛，故每日在其肛门部换敷消肿止痛膏以清热利湿、消肿止痛。换药5天后患者肛门部肿痛症状明显消失，自觉无疼痛，肛门部伤口无红肿、流脓，术后10天肛门部创面完全愈合。

病案二：邱某，女，32岁，肛门后侧肿痛3天，呈持续性肿胀疼痛，大便稀溏，舌红，苔黄腻，脉濡数。辨证为湿热下注型肛周脓肿，予肛周脓肿切开手术治疗，术后每日在肛门部以消肿止痛膏换药治疗。患者术后3天无肛门疼痛、潮湿症状，术后14天肛门部创面完全愈合。

病案三：郭某，女，32岁，反复便时肛内肿物脱出、出血9年，就诊前2天食辛辣炙烤之物后肛内肿物脱出，不能回纳肛内。症见肛门疼痛伴便纸染血，排便困难，排便时间大于10分钟，大便黏腻不爽，有排便不净感，口渴不欲饮，行走不适，舌红苔黄腻，脉弦滑。经肛门检查见患者肛管齿线上下组织环形隆起，齿线下皮肤肿胀，皮色光亮，触痛明显，齿线上黏膜暗红色，考虑为湿热下注型混合痔，予手压复位治疗，患者每日便后肛门清洁后，予消肿止痛膏外用涂擦治疗。治疗 3 天后患者肛门肿痛症状缓解，皮肤组织皱缩，治疗第 7 天肛门混合痔组织完全消退，便后脱出之肿物可自行回纳肛内，未再便血。

联系电话：13178229772

电子邮箱：82792271@qq.com

清热化痔方治疗痔疮

张海波

吉林省长春市长春长中风湿骨病医院　130021

【作者小传】张海波，女（1975—　），副主任医师，第五批全国名老中医药专家胡永盛教授学术经验继承人，中华中医药学会第七届理事会理事，吉林省中医药学会风湿专业委员会秘书长。擅长治疗各种风湿类疾病及肝脾胃病、甲状腺疾病、妇科疾病、失眠、更年期综合征等。发表论文 15 篇，出版论著 4 部。

【方药组成】地龙 15g，槐花 10g。

【功能主治】清热通络，凉血止血。主治大肠湿热而致的痔出血、便血、血痢及血热引起的吐血、衄血；内痔、外痔、混合痔见上述证候者。

【服用方法】上药打粉，一次 5g，一日 3 次，白开水冲服。

【注意事项】脾胃虚寒者慎用。

【应用小结】近 5 年来在对我院住院 132 例、门诊 227 例痔疮患者的用药效果来看，此药疗效较好，尤其是针对大肠湿热引起的痔出血、便血、血痢及血热引起的吐血、衄血，其有效率可达 95.8%。地龙通络力强，兼能清热；槐花凉血止血，亦能清热，两药合用，对大肠湿热引起的痔出血、便血、血痢及血热引起的吐血、衄血效果显著。制成散剂一则不破坏药材的原有成分（地龙、槐花有效成分经过高温会分解），二则"散者散也，去急病用之"，取其吸收快、携带方便的特点，非常适合痔疮患者。

【方药来源】本方为张海波医师多年临床经验总结。

【病案举例】

病案一：杨某，男，30岁，因肛门肿物脱出4天就诊。患者4天前因3天未解大便，下蹲努责后，肛门肿物脱出不能还纳。肛门局部检查：2～5点、8～11点分别有红枣大小肿物脱出，黏膜红紫，无明显出血点，触痛明显。给予本方5剂后疼痛减轻，继服7剂肿物消失，再未复发。

病案二：李某，女，36岁，肛门突发肿物疼痛2天，因大便干燥，久蹲努责排便后引起。肛门局部检查：截石位6点见蚕豆大小肿物，表皮色紫，触之痛，质略硬，无出血。给予本方5剂后痛减便解，继服5剂，肿物消失，又服5剂未见复发。

联系电话：18943972977

电子邮箱：fengshiyiyuan@163.com

软坚止痛涂膜剂

贾英杰

天津市中医药大学第一附属医院　300000

【作者小传】贾英杰，男（1960—　），主任医师，现任中国抗癌协会肿瘤传统医学专业委员会候任主任委员。毕业于天津中医药大学，在天津中医药大学第一附属医院从事中医肿瘤科临床工作30余年，以中医理论为依托，注重中西医结合，科研密切结合临床。发表论文100余篇，主编肿瘤学专著1部，参编肿瘤学专著6部。

【方药组成】蜈蚣20条，木鳖子15g，生川乌30g，冰片40g，土鳖虫20g，姜黄60g，大黄100g，黄柏30g，细辛20g，氮酮适量。

【功能主治】由各种实体肿瘤所引起的轻、中度癌性疼痛属气滞血瘀证者。

【服用方法】用药前先用肥皂水将局部皮肤擦洗干净，将糊状的软坚止痛涂膜剂按癌痛范围大小均匀涂至皮肤表面，60mL/m²，2～3次/日，7日为1疗程。

【注意事项】

1. 对本品过敏者禁用。

2. 皮肤破溃处禁用。

3. 对急性、亚急性炎症及渗出性糜烂性皮肤病禁用。

【应用小结】对多种癌痛均具有较好的止痛作用，尤其对于胸背部及颈部疼痛疗效优于其他部位，对肺癌所致的癌性疼痛疗效最佳，肠癌、乳腺癌、肝癌次之，对胰腺癌及胃癌疗效最差。研究显示，软坚止痛涂膜剂联合芬太尼透皮贴剂治疗中重度癌痛具有协同作用，能有效减少芬太尼透皮贴剂用量，减少爆发痛次数，提高患者生存质量。

【方药来源】软坚止痛涂膜剂为天津中医药大学第一附属医院肿瘤科研制的中药外用止痛剂。

【病案举例】

病案一：张某，女，76岁，肺癌胸壁转移患者；右侧胸壁第4～6肋间可扪及一类圆形结节，活动度差，刺痛，考虑为"中度癌痛"，给予软坚止痛涂膜剂，按癌痛范围大小均匀涂至皮肤表面。用该疗法治疗7天后疼痛减轻。

病案二：张某，女，80岁，乳腺癌保乳术后复发患者；右乳外下象限可扪及一类圆形结节，活动度差，刺痛；考虑"轻度癌痛"，给予软坚止痛涂膜剂，按癌痛范围大小均匀涂至皮肤表面。用该疗法治疗10天后疼痛减轻。

病案三：李某，女，47岁，胰腺癌腹壁转移患者，右中腹腹壁可扪及一类圆形结节，活动度差，刺痛，考虑为"中度癌痛"，给予软坚止痛涂膜剂，按癌痛范围大小均匀涂至皮肤表面。用该疗法治疗 14 天后疼痛减轻。

联系电话：022-27986555

电子邮箱：jiayingjie1616@sina.com

重症面瘫（口歪眼斜）的特效治疗

张华明

河南省开封市中医院 475000

【作者小传】张华明，男，73 岁，住在河南省开封市，1968 年毕业于河南医学院医疗系，在开封市中医院工作 30 余年，副主任医师。医学功底扎实，思路宽，对疑难症善于钻研，善于创新，对治疗腰腿痛、重症面瘫、弱智等疑难杂症均有独到的见解。

【方药组成】

1. 黄芪、防风、猪牙皂、茯苓、黄柏、全蝎、麝香、马钱子（少量）等，将上药研成粉，用香油调和成"麻痹膏"。

2. 神经生长因子。

【功能主治】重症面瘫，患病几个月到几年均可，用各种疗法医治无效者。

【使用方法】

1. 将"麻痹膏"外贴于患侧耳前下（面神经干附近）。

2. 将神经生长因子 1 瓶配 2mL 注射用水溶解，每天轮流注射于面神经干、颞支、颧支、颊支、下颌缘支、颈支等处。

【注意事项】治疗期间避免再受凉，不吃辛辣食物，不做电针灸。

【应用小结】本法成熟可靠，经几十年来大批临床病人验证，确实是一个治疗重症面瘫的有效疗法。对重症面瘫病人，往往其他中西医各种疗法束手无策，但本疗法有很好的疗效；对于轻症面瘫病人，中西医各种疗法都能治愈，但是本疗法治愈速度更快。曾有一个教师患面瘫，用本疗法3天就治愈，所以几十年来开封各大单位（包括市政府）都有使用本法治愈的病人，省内的郑州、新乡、安阳、焦作、驻马店，省外的北京、乌鲁木齐等地都有用本疗法治愈的病人。

【方药来源】经验方。

【病案举例】

病案一：刘某，男，40岁，省科技厅干部，患病7天，在郑州治疗无效，来开封经本疗法治疗20多天，完全治愈，送锦旗表示感谢。

病案二：魏某，男，50岁，郑州市医院公司总经理，患重症面瘫，在省会各家大医院医治无效，每天坐小汽车来开封，经本疗法1个疗程治愈。

病案三：枸某，男，14岁，尉氏县水坡人，患重症面瘫13年，在当地经各种疗法医治无效，经"麻痹膏"3个疗程治愈，送金匾表示感谢。

病案四：薛某，女，30岁，北京人，患重症面瘫29年，在北京治疗多年无效，经新疗法治疗5个疗程痊愈。

病案五：王某，男，40岁，十一化建干部，患脑瘤到北京开刀，术后出现口歪眼斜（为手术损伤面部神经），在北京长期医治无效，返回开封后用"麻痹膏"加神经生长因子治疗两个疗程，痊愈。

联系电话：15938509703

中药敷贴法治疗口疮

庞国明

河南省开封市中医院　475000

【作者小传】见184页《用敷脐法治疗小儿秋季腹泻》。

【方药组成】五倍子 10g，肉桂 3g，黄连 6g，青黛 6g，冰片 3g。

【功能主治】清热解毒，引火归原。适用于各种证型，尤其是反复发作型。

【使用方法】将上述药物混匀打粉，以姜汁加水调药末如膏，敷于涌泉穴，每日换药 1 次，5～7 日为 1 疗程。

【注意事项】贴敷时间一般为 12 小时，贴敷后局部轻微灼热为正常反应，如出现奇痒、灼痛等应立即去掉药膏，以免起水疱；贴敷期间饮食宜清淡为主，忌烟酒、辛辣刺激之品；贴敷期间不宜进行剧烈活动以免药膏脱掉。

【应用小结】五倍子酸涩收敛，肉桂引火归原，黄连清热泻火，冰片清热止痛，此方可解毒、燥湿、敛疮、生肌。本法应用于临床 30 例，总有效率为 97%。

【方药来源】河南省开封市中医院庞国明教授中医临床经验方。庞国明教授于 1991 年主编了国内第一部临床外用专著《当代中药外治临床大全》，从事中医临床外治多年，其临床疗效显著，深受百姓喜爱。

【病案举例】

病案一：陈某，女，29 岁，复发性口腔溃疡，病程 2 年，每食辛辣刺激之品即复发，其症初起为口腔内发出针尖大小红疹，灼痛，1 周后由红变白，渐成绿豆样大小之溃疡，每每发作时，痛苦难忍，曾服用冰硼散等药物后效果不佳，今予患者此法，1 疗程后患者溃疡面明显减少，2 周后愈。

病案二：王某，女，46 岁，复发性口腔溃疡，病程 5 年，每次发作时舌尖出现白色针尖样溃疡创面，后波及口腔，甚是疼痛，先后口服多种药物，均未好转，舌尖红，苔薄白，脉细数，予此方后，患者 2 周内创面逐渐减少，随访后，未再发。（注：本文由孔丽丽整理。）

联系电话：18637881666

电子邮箱：kfszyypgm@163.com

口疮散

徐发成

焦作市沁阳市怀庆办事处北关卫生所　454550

【作者小传】徐发成，男（1949—　），乡村中医师，2003年通过省中医中专水平培训班培训，1965年在县城初中毕业后，当年担任乡村医生，通过学习先后毕业于县卫校、上海中医学院函授班、河南省乡村中医培训班，通过考试先后取得省、市、县行医资格证书。1999年被沁阳市中医院特聘为内科医生，从事本专业工作39年，刻苦钻研业务，攻克了许多疾病难关，通过临床经验灵活运用中西医、针灸、按摩，摸索出治疗肩腰腿痛、小儿口疮、厌食的有效方法，多次荣获患者锦旗、锦匾。40年的农村工作，获得了市先进工作者称号，发表论文数篇。

【方药组成】青黛25g，川黄连20g，枯矾20g，冰片20g，血竭10g，黄柏10g，黄芩10g，白及20g，煅硼砂10g，儿茶10g，蟾酥2g，朱砂3g，牛黄15g，熊胆1g。

【功能主治】口疮，鹅口疮，乳蛾。

【服用方法】打粉，用专用自制喷粉器喷于患处，或喉头喷粉器喷于患处。

【注意事项】①孕妇忌用；②勿入眼中；③用药30分钟内忌饮水或饮食。

【应用小结】统计300例患儿，痊愈276例（92%），好转24例（8%），无效0例，其中用药1天痊愈80例，2天痊愈120例，总有效率达100%。

【方药来源】自拟方。

【病案举例】

病案一：孟某，女，4岁，初诊日期2002年2月20日。患儿发热一周，口腔内溃疡 4 天，伴流涎、拒食。曾给杜灭芬喉片，维生素 B$_2$ 片，肌注青霉素钠及直肠用对乙酰氨基酚栓，无效，故来我所就诊。症状：体温 37.8℃，烦躁不安，口臭流涎，口唇干燥，舌尖、口颊黏膜及咽颊可见散在直径 2～3mm 大小溃疡面，齿龈红肿，咽腔充血，大便干燥，舌质红，苔黄，脉数。诊断：口疮。辨证：脾胃积热，外感邪毒，上乘口舌，故生溃疡。治法：清热解毒，收敛生肌，通腑泻火。处方：自制口疮散喷于患处，1 日 3 次。喷口中立即痛减，并予炒栀子 5g，黄芩 3g，连翘 5g，大黄 3g，甘草 3g，竹叶 2g，薄荷 3g，金银花 5g，石膏 5g。水煎服，药后当天泻 2 次。2 月 21 日二诊，发热退，体温 36.9℃，口内溃疡面明显缩小，痛已消，食大增。2 月 22 日三诊，告病已痊愈。

病案二：徐某，女，2 岁，初诊日期 2002 年 5 月 11 日。患儿口腔溃疡，局部灼痛，进食尤甚，流涎，烦躁口渴，小便短少 2 天。舌质红，苔黄、指纹深红。辨证：心火炽盛，邪热循经上炎，故生口疮，心火内炽，内扰神明，则心烦不安。火热上炎，伤津耗液，故面赤口渴，心火下移于小肠，则小便短少。治法：清热泻火，敛疮生肌。处方：自拟口疮散外用喷于患处，1 日 3 次。5 月 12 日二诊，其母代诉，已痊愈，继巩固治疗。按：舌为心之苗，心火炽盛，心烦不安，邪热循经上炎，故而生疮。口疮散中牛黄、黄连、黄芩等均有清热泻火作用，蟾酥、冰片有良好止痛作用，故而收效迅速。

病案三：王某，男，12 岁，初诊 2003 年 5 月 6 日，感冒已 10 余天，昨日起舌尖生一约黄豆大小溃疡面，肿痛甚，影响饮食。舌质红，苔薄黄，脉细数。辨证：患儿素体阴亏，阴液亏耗，水不制火，虚火上炎，而生口疮。治法：清心泻火，收敛生肌，除烦利尿。处方：自拟口疮散外用喷患处，1 日 3 次。并配生地黄 12g，竹叶 6g，川木通 5g，生甘草 6g，栀子 6g，黄芩 6g，水煎服。5 月

6日二诊，诸症已消，再予前方2剂。5月7日三诊，告已愈。

由于该患者素质阴亏，所以用口疮散合加味导赤散标本兼治收效显著。

病案四：郝某，男，10岁，于2003年4月1日就诊。患者口疮满口，疼痛，口涎反复发作2年。近1周舌面下、颊黏膜，上唇有数个绿豆大小溃疡，色淡黄，周边红而肿，痛难忍，滴水难进，舌质红，苔黄，脉数。辨证：脾胃积热，腑气不通。治法：清热泻火，敛疮生肌。处方：自拟口疮散喷于患处，1日3次，配我所自制药膏外贴（大黄、吴茱萸、胆南星、冰片等）双侧涌泉穴，1日1贴。二诊：诸症已轻，但留饮食疼痛。三诊：告已愈，嘱外贴药膏1周。至今随访未复发。

上方除用口疮散可迅速缓解疼痛，收敛愈合溃疡外，外用药膏亦有防止复发功效，乃是上病下治、导热下行、釜底抽薪之法。

病案五：王某，男，1岁，初诊2002年3月8日。患儿口腔溃疡，流涎，因局部疼痛，拒食，曾用冰硼散外敷，口服复合维生素B溶液，无效，故来我所就诊。症状：口腔溃疡，可见舌下黏膜有2处黄豆大小溃疡面，周围鲜红，便干尿赤，舌质红，苔黄，脉数。诊断：口疮。辨证：脾胃积热，腑气不通。治法：清热解毒，敛疮生肌，通腑泻火。处方：自制口疮散喷于患处，1日3次。3月9日二诊，疼痛已止，但饮食尚有不适，大便未解，予炒栀子3g，大黄2g，连翘3g，黄芩3g，生甘草1g，竹叶3g，薄荷2g，生石膏6g，水煎服，药后当天泻下2次。5月8日三诊，告已痊愈。

自拟口疮散虽有良好的清热、止痛、敛疮生肌作用，但临证时也需遵循中医辨证施治，此药对该患者虽很有效，但配伍内服中药凉膈散加减效果更佳。

手颤验方

汪卉林

天津市武清区中医医院治未病科

【作者小传】汪卉林（1957—　　），男，主任医师，中华中医药学会民间验方分会委员，天津亚健康分会委员。毕业于河北北方学院，中医世家内科第三代传人，医龄39年，任职于天津市武清区中医院治未病科。以立体医学理念指导针灸正骨中医药实践，对治疗颈肩腰腿痛、杂病、亚健康，已形成特色优势。四项原则：先中后西，能中不西，中西结合，重点突破。身心四法：身心同治，已未同治，内病外治，外病外治。

【方药组成】龟板（先煎）、生牡蛎各30g，生地黄、首乌、白蒺藜各15g，山茱萸、地龙、茯苓、山药各10g，牡丹皮、知母、黄柏各6g。水煎服，每日一剂。

【功能主治】滋补肝肾，育阴息风。

【服用方法】水煎2次，早晚服，每日一剂，2周为一疗程。

【注意事项】外感风寒、内伤七情、房事、劳倦、饮食肥甘厚味皆可导致发病或加重，宜预防。

【应用小结】手颤属于颤症范围，颤症又称颤振、振掉、震颤，是以头部或肢体摇抖为特征，为临床较难治之症。《素问·至真要大论》认为“诸风掉眩，皆属于肝”，“掉”即颤振，属于风象，与肝有关。然肝藏血，肾藏精，精血互化，肝肾同源，盛则同盛，衰则同衰，治宜兼顾。本病患者多为肝肾精血不足，虚风内动，故取龟板、生地黄、首乌、山茱萸以滋补肝肾精血阴液，以摄纳浮阳，用治其本；牡丹皮、知母、黄柏滋阴降火；地龙、白蒺藜、生牡蛎平肝息风通络；茯苓、山药益气健脾，既利生化之源，又达培土生金、金旺以平抑风木之效。再按“脑者，玉帝之官，元神出焉",肝肾在十二官之内,心虽为其大主,但都要臣服于脑(玉帝之官),最终在元神统治下完成使命。颤症,相当于现代医学的帕金森病,最近有的学者认为,帕金森病人中脑黑质区神经元脂质氧化过程增强,谷胱甘肽还原型过氧化酶活性下降,线粒体中的超氧化物歧化酶活性增加等,均提示黑质神经元的损害与自由基的生成过多有关;而补益肝肾的中药具有明显清除自由基的作用,通过清除自由基这一途径,可延缓或阻止中脑黑质多巴胺能神经元的变性过程。陈建宗博士等运用培补肝肾法治疗帕金森病 40 例,有效率达 67.5%(陈建宗.培补肝肾法清除自由基 [J].健康报,1998-7-24.)。由此可再次证实于 10 年前成功用于临床的化裁阴地汤,理法方药正确,已被今天的科技研究成果进一步印证。

【方药来源】经验方。80 年代末,某退休工人张老翁,患手颤病,辨证属肝肾亏虚证,选此方试服,10 剂药后痊愈,至死未再复发。后又以此方治疗 30 例,疗效满意,患病日浅者效好,年长日久者效差。

【病案举例】

病案一:张某,男,77 岁,1988 年 11 月 4 日诊。患偏枯后遗症 3 年,左手失用,生活料理全靠右手。一个月前,因情志郁结引起右手震颤,不能自止,曾服中成药以及采用针灸、低频脉冲治疗仪理疗等法,均收效甚微。刻诊:右手震颤,不能握笔写字,扣衣解扣困难,用餐时持筷不稳,因颤而抖落饭菜,握力尚可。伴上肢麻木,腰酸膝软,头晕目眩,舌暗红苔薄黄,脉弦细滑。病机分析:此乃素有风痰阻络,又因老年肝肾不足,水不涵木,复被情志刺激,诱动内风,发为肢麻手颤。治法:滋补肝肾,育阴息风。处方:化裁阴地汤(大补阴丸和知柏地黄丸化裁)。用药:龟板(先煎)、生牡蛎各 30g,生地黄、何首乌、白蒺藜各 15g,山茱萸、地龙、茯苓、山药各 10g,牡丹皮、知母、黄柏各 6g,水煎服,每日一剂。临床效果:服完 5 剂后患者自觉腰腿力量渐增,晕眩肢麻手颤诸症均减轻大半。效不更方，守方继服 5 剂后再诊，患者手稳不颤，手握有力，持笔写字恢复，扣衣解扣轻松灵活，进餐时以筷夹饭菜能运用自如，舌转淡红，苔薄润，脉滑缓，至此，手颤症痊愈。再予其杞菊地黄丸服用一个月以滋肾固本，其后继续偏枯后遗症恢复治疗。随访 12 年，手颤症从未复发。

病案二：某 75 岁老太，大刘庄人，手颤由轻渐重，持筷用餐困难，走路不稳，服药 15 剂后，走路进餐皆可，维持至病前自理的状态，再服 7 剂巩固之。

病案三：某女士，68 岁，患震颤 10 余年，头与手皆颤，时轻时重，重时说话声音也颤，服用此方 1 月后，自觉与他觉都有明显好转，因经济原因停药。

联系电话：13002253427

电子邮箱：huilin16388@163.com

四味芍药汤治疗三叉神经痛

李 柱

河南省开封市中医院 475000

【作者小传】李柱，男（1962— ），主任医师，硕士生导师，现任中华中医药学会脑病专业委员会委员、开封市中医药学会中西医结合脑病专业委员会副主任委员。1985 年毕业于河南中医学院中医系，在河南省开封市中医院从事中医脑病临床 30 年，擅长治疗中风、各种头痛、顽固性失眠、眩晕、面瘫、三叉神经痛、癫痫、痴呆等常见病，发表专著 4 部，论文 25 篇。

【药物组成】白芍 30g，生牡蛎（先煎）30g，丹参 15g，甘草 10g。

【适应证】三叉神经痛。

【注意事项】牙龈红肿胀痛，龈缘溢脓、渗血者酌情加葛根、生石膏、生黄芪、蒲公英、蒲黄；牙龈红肿胀痛而见舌体胖、舌苔滑腻者加葛根、苍术；潮热、心烦、咽干、口燥不多饮、舌红少苔、脉细数者酌情加生地黄、鳖甲、牡丹皮、栀子；舌质见瘀血者酌情加赤芍、桃仁；面赤、烦躁、易怒、口苦者酌情加龙胆草、黄芩、夏枯草。

【应用小结】以本方治疗 70 余例，均取得满意疗效。

【方药来源】本方来源于夏度衡老中医经验。夏度衡（1912—1992），湖南安化县人，湖南中医学院第一附属医院技术顾问，主任医师，夏氏 1936 年毕业于湖南国医专科学校，从师名医郭守谦，潜心医术 60 余年，积累了丰富的临床经验，治疗脾胃病、头面病、心悸等有独到的心得。

【病案举例】

病案一：张某，男，52 岁，干部。半年前出现左侧面部阵发性疼痛，每次发作约 3～5 秒，刀割样疼痛，进食或洗脸时加重，经查 MRI 无异常，诊断为原发性三叉神经痛，给予卡马西平并配合谷维素、腺苷 B_{12} 治疗，经治半年效果不佳。就诊时仍维持口服卡马西平，每次 200mg，1 日 3 次，仍左侧面部发作性疼痛，每天发作无数次，说话时诱发，每次发作约 3～5 秒，饮食量少，烧心泛酸，舌质红，苔薄黄，脉弦细，诊断为原发性三叉神经痛。治以柔肝息风法处方加味：白芍 30g，熟地黄 20g，天麻 10g，生牡蛎 30g，丹参 20g，甘草 10g，煅瓦楞子 10g，甘松 10g，黄连 12g，5剂，水煎服。服药后，面痛明显好转，泛酸、烧心症状好转，舌脉同前，继服上方 5 剂，卡马西平减为 100mg，1 日 3 次。三诊：面痛基本消失，泛酸、烧心消失。舌质红，苔薄，脉弦细，上方去煅瓦楞子、甘松、黄连，制成丸剂，每服 9g，每日 3 次，再服 1 月，巩固疗效。2 月后随访，已停一切中西药物，面痛未作，临床治愈。

病案二：李某，女，52 岁，2 年前开始不明原因的左侧牙床及颜面部疼痛，以后疼痛逐渐加剧，发作次数逐渐增多，每次发作时间为数秒或数十秒，咀嚼不慎或微风拂面时均可诱发，服食炒虾后尤为明显。痛如锥钻、电击，伴同侧面肌抽搐。每次发作时，其痛楚不可名状，严重影响睡眠与饮食，伴烦躁，自诉曾几次对生活失去信心。有时感左上后牙松动不适，牙龈肿痛、口臭。曾多方求医，诊断为"三叉神经痛（左）""慢性牙龈炎"，经针灸、服用中药（祛风活血、清热解毒）、西药（镇痛抗菌），并自购大量参须、麦冬泡水当茶饮，均无效果而就诊于余。察其用手捂于左面颊，表情痛苦，左上第二磨牙松动，附近牙龈稍红肿，轻触痛，龈缘可见少量黄白色脓液。舌淡红、苔薄，脉沉细而弦。此为肝风上扰兼阳明胃热，治当柔肝息风和络，佐以清胃排脓，拟四味芍药汤加味：白芍30g，生牡蛎30g，丹参15g，甘草15g，葛根15g，生地黄15g，4剂，水煎服。服药后以上诸症均明显好转，精神大振。舌淡红、苔薄白，脉沉细。按原方续服5剂后三诊：颜面及牙床疼痛已除，面颊抽搐已止。牙龈红肿明显减轻，龈缘未见脓液，曾特地试食炒虾也未见复发。另因数年来大便干燥，舌淡红，脉沉细，按原方加瓜蒌15g，再进5剂，以巩固疗效。1年后随访，一直未复发，左上第二磨牙也不见松动，痼疾霍除。

病案三：刘某，女，50岁，2011年1月21日初诊。自述右侧牙龈疼及面部疼痛5年，每因劳累、受凉、刷牙而诱发，发作时痛如锥刺鸡啄，常持续数分钟至数10分钟，痛苦难以名状，曾服苯妥英钠治疗效果不佳。症见：面部发作性疼痛，舌暗，脉弦紧。诊后用芍药甘草汤加味：白芍药30g，炙甘草15g，牡蛎（先煎）30g，细辛3g，川芎12g，蔓荆子15g，升麻20g，熟地黄15g，枸杞子15g。3剂，水煎服，日1剂。复诊：面部牙疼明显减轻，触碰面部引起发作持续时间较短，嘱按原方继服30天，病告痊愈，随访一年未复发。

联系电话：13949425275

电子邮箱：lizhu196263@163.com

血飞荜芨定痛汤治疗原发性三叉神经痛

吴远华

贵阳中医学院第一附属医院　550002

【作者小传】吴远华，男，38岁，硕士研究生，硕士生导师，副教授，副主任医师，科主任。毕业于贵阳中医学院，2004年在贵阳中医学院第二附属医院神经内科工作。2005年6月至今在贵阳中医学院第一附属医院神经内科工作。现任世界中医药联合会内科专委会委员，中华中医药学会脑病分会、民族民间疗法分会委员，中国民族医药学会脑病分会常委，贵州省医学会神经病学会委员，贵州省针灸学会常务理事兼副秘书长，贵州省卒中学会常委，贵州省中西医结合学会神经科专委会常务委员，贵州省神经电生理学会委员，贵州省抗癫痫协会理事，贵州省中医药学会脑病专委会秘书长，贵州省针灸学会中风专委会副秘书长，现为国家中医药管理局重点专科专病（中风病）学术继承人，国家中医药管理局重点中医脑病学科及国家临床重点专科后备学科带头人。主持省级科研课题2项、厅局级课题1项，参与国家自然基金、省厅级科研课题10余项，发表论文40余篇，其中核心期刊10余篇。获贵州省科技进步三等奖1项。擅长运用中西医结合治疗脑血管病、吞咽障碍、言语障碍、帕金森病、眩晕症、三叉神经痛等神经系统疾病。

【方药组成】见血飞、白芷、荜芨、大血藤、川芎、赤芍、白芍、生地黄、熟地黄各15～30g，炙甘草6g，全蝎6～10g，蜈蚣3～5条。

【功能主治】祛风散邪，活血化瘀，疏通经络，兼以养血柔筋。

【服用方法】上药加水煎煮2次，药液混匀后分早晚温服。15剂为1个疗程。服药期间正常饮食。

【注意事项】服药期间不食生冷滋腻之物。

【应用小结】三叉神经痛属中医学"面痛"范畴。中医学认为，头为诸阳之会，清阳之府，面为阳明所主，五脏六腑之气血精华皆上注于头面。风为阳邪，百病之长，其性轻扬，首犯头面。风邪侵犯三阳经，风痰互结，脉络痹阻不通，而发为面痛。"风善行而数变"，与三叉神经痛时作时止，遇触即发相类似。三叉神经分布区域与手足三阳经的支脉在头面部的循行部位相似。此病多由感受风寒、痰火之邪，阳明胃热所致，而以风邪为主。本病基本病机为三阳经受邪结聚于角及颔所致。风、痰、瘀、虚是其主要病因，而寒、热、湿、情志等为诱因，累及肝、脾、肾。本病久治不愈，反复发作，临床上往往虚实夹杂。本病治疗重在祛风散邪，活血化瘀，疏通经络，兼以养血柔筋、缓急止痛为原则，以血飞荜茇定痛汤为基础方，随证加减。方中选取止痛效良的见血飞、大血藤为主药。见血飞性温，功能祛风散寒，散瘀定痛，其止痛之功卓著；大血藤其性为疏通通络、中空通气、色红入血、较少香味、味涩性敛，功能养血活血止痛；荜茇性温，功能温中理气止痛，其止痛功良；川芎，辛温入肝经，为血中之气药，行气活血止痛，为治头痛之要药；白芷性温，有祛风通经止痛之功效，其药温通上达，辛窜走头，协助川芎活血散寒止痛，两药相互配合，可增强该方止头痛之力；全蝎、蜈蚣息风化痰、搜风通络；生地黄、熟地黄凉血活血，并能兼制全蝎、蜈蚣之毒；赤芍、白芍，平肝柔肝，养血活血祛瘀，缓急止痛，同时白芍还能抑制上亢之阳，改善头部血液循环。白芍配甘草缓急止痛。诸药相伍，共奏祛风散邪、活血通络止痛之功效。以本方治疗 102 例患者，治愈 39 例，显效 33 例，好转 21 例，无效 9 例，总有效率为 91.18%。

【方药来源】贵阳中医学院第一附属医院神经内科协定处方。

【病案举例】

病案一：高某，女，45 岁。1 月前出现面颊及舌部剧烈疼痛，持续 1～2 分钟，突发突止，间歇期完全正常。严重时因疼痛出现面肌反射性抽搐，口角牵向患侧。辨证为风痰互结，脉络痹阻。治以祛风散邪，疏通经络，兼以养血柔筋，予本方日服 1 剂。15 剂后患者症状明显减轻，30 剂后症状基本消失，疼痛明显减轻。

病案二：刘某，女，50 岁，教师，间断出现面部疼痛，最近面颊、上下颌及舌部出现明显的刀割样、剧烈电击样痛，持续数秒，有时可达 1～2 分钟，突发突止，间歇期完全正常。予本方45 剂，日服 1 剂，疼痛基本消失。

病案三：盛某，女，59 岁。就诊目的：面部及舌部刀割样疼痛，每次持续数秒，突发突止。予本方 30 剂，日服 1 剂。治疗 7 天后复诊，患者感觉疼痛明显减轻，30 天后感觉疼痛基本消失。

联系电话：18984840873

电子邮箱：957269860@qq.com

下篇

民间特色诊疗技术

第一章 针刺法

"调理脾胃针法"治疗 2 型糖尿病血管并发症

张智龙

天津市中医药研究院 300120

【作者小传】张智龙，男（1961— ），博士，主任医师，博士生导师，享受国务院特殊津贴专家，全国优秀中医临床人才。致力于缺血性脑血管病和糖尿病及其并发症的研究，创"调神益智针法""调理脾胃针法""项腹针法"等 8 套针法，研制"调中降糖颗粒""定志益聪颗粒"等 4 项中药专方，主编著作 4 部，参编著作5 部，发表论文 100 余篇。

【操作方法】

1. 取穴

曲池、合谷、中脘、血海、足三里、丰隆、阴陵泉、地机、三阴交、太冲。

2. 操作

所选穴常规消毒，取 0.3mm×（50～60mm）毫针，针刺深度以得气为度，在中脘、血海、太冲施以平补平泻之法；在足三里、阴陵泉、三阴交施以徐疾提插补法；在曲池、合谷、丰隆、地机施以徐疾提插泻法，留针 30 分钟，每日 1 次。

3. 并发症的配穴

合并糖尿病肾病者，配刺肾俞、白环俞、膏肓、中极；合并糖尿病视网膜病变者，配刺风池、四白、瞳子髎、睛明；合并冠心病者，配刺大陵、内关、至阳；合并周围神经病变者，配刺外关、委中、阳陵泉、绝骨、丘墟；合并便秘者，配刺支沟、天枢；合并腹泻者，配刺天枢、上巨虚；合并脑梗死者，配刺风池、臂臑、外关、环跳、伏兔、阳陵泉、绝骨。

【适应证】以该针法治疗糖尿病多有效验，然该针法非为糖尿病专设，凡符合"脾胃升降运化失常"这一病机关键之各种疾病（如 2 型糖尿病慢性并发症、痰湿中阻的眩晕、脾胃诸疾等），均可宗"调理脾胃升降"这一基本法则，以"调理脾胃针法"为基本法治之。

【应用小结】临床应用本法治疗糖尿病及血管并发症患者十余年，均获得较好的临床疗效。张智龙博士所领导的课题组亦开展了相关临床随机对照试验，得出结论如下：①本法与优降糖对照，在改善糖尿病患者的尿糖水平、胰岛素敏感指数、外周组织对葡萄糖的摄取率等方面，均优于口服尼莫地平。②本法与常规针刺对照，在改善糖尿病肾病患者的糖、脂代谢，肾血流和肾小球的滤过功能，降低尿蛋白排泄率，抑制 MCP-1 过度表达等方面，均优于常规针刺。③本法与常规针刺对照，在改善糖尿病视网膜病变患者的糖、脂代谢和对一氧化氮、内皮素分泌的良性调节方面，均优于常规针刺。④本法与常规针刺对照，在改善糖尿病冠心病患者的糖、脂代谢，降低尿蛋白水平，抑制 MCP-1 过度表达，减轻心肌负荷，提高心搏出量方面，均优于常规针刺。⑤本法与甲钴胺肌注对照，在改善糖尿病周围神经病变患者的胫神经运动、感觉功能方面，均优于甲钴胺肌注。

【方法来源】脾胃同居中焦，脾主升清，胃主降浊，若受激惹，升降则更，运化失司。脾不散精于肺，肺无以输布，则口渴多饮；脾不能为胃行其津，燥热内盛，则消谷善饥；脾不能传输水谷精微，下流膀胱，则尿多而甘，故脾胃升降运化失常是 2 型糖尿病发病的病机关键，调理脾胃升降运化是治疗该病的基本大法，由此总结出"调理脾胃针法"。

【病案举例】

病案一：崔某，女，62 岁，退休，主诉"消瘦乏力、多汗 1 月余"，于 2006 年 10 月 20 日初诊。患者素有高血压、糖尿病史，1 个月前无明显诱因出现消瘦乏力，多汗之症，自服开博通、二甲双胍，症状未见明显好转，为进一步系统治疗而来诊。现症：消瘦，神疲乏力，多寐易醒，多汗口干，纳呆便溏，舌淡暗苔白腻，脉沉细。查体：血压 150/100mmHg；空腹血糖 8.4mmol/L；餐后 2h 血糖 16.26mmol/L；胰岛素分泌测定，空腹 20.23μIU/mL，服糖后 30 分钟 38.86μIU/mL，服糖后 60 分钟 69.20μIU/mL，服糖后 120 分钟 69.36μIU/mL，服糖后 180 分钟 60.37μIU/mL。中医诊断：消渴（脾虚湿盛）。西医诊断：①2 型糖尿病；②胰岛素抵抗综合征。患者证属脾虚湿盛，脾胃升降失常，营卫失调。法当健脾化湿，调和营卫。嘱其在遵守糖尿病饮食规则，常规口服降糖药基础上，行调理脾胃针法。取穴：中脘、曲池、合谷、足三里、阴陵泉、血海、地机、丰隆、三阴交、太冲。所选穴位常规消毒，针刺深度以得气为度，在中脘、血海、太冲施以平补平泻之法；在足三里、阴陵泉、三阴交施以徐疾提插补法；在曲池、合谷、丰隆、地机施以徐疾提插泻法，留针 30 分钟，每日 1 次。患者经 1 周治疗，周身乏力、纳呆便溏、多汗症状明显减轻，夜寐尚可，舌暗苔白，脉沉滑，继前治疗。又经半月，多汗症状消失，纳可口苦，夜寐可，二便调，舌暗红苔薄，脉弦细。空腹血糖：7.3mmol/L，餐后 2h 血糖 7.8mmol/L。患者湿盛已却，土弱木旺，治当疏肝扶脾。针刺取穴去丰隆，加阳陵泉。治疗 1 月后患者诸症消失而告愈。

病案二：张某，女，55 岁，工人，主诉"周身乏力、尿液混浊 1 个月"，于 2006 年 7 月 2 日初诊。患者 7 年前查体时被确诊为糖尿病，近 1 月来因工作劳累，饮食无规律而致血糖控制不理想，空腹血糖 10.5 ～ 12.9mmol/L，同时出现周身乏力，尿液混浊而来诊。现症：口干多饮，尿频量多，尿液混浊，头晕，身倦乏力，纳可，便溏，舌淡苔白腻，脉濡滑。查体：空腹血糖 13.5mmol/L，餐后 2h 血糖 18.7mmol/L，糖化血红蛋白 8.8%，24h 尿微量白蛋白定量 330.5mg/24h，甘油三酯 3.01mmol/L，胆固醇 6.2mmol/L，血肌酐 65.36mmol/L，血尿素氮 5.79mmol/L，血压 140/90mmHg。中医诊断：①消渴；②尿浊（脾虚湿盛）。西医诊断：① 2 型糖尿病；②糖尿病肾病。患者消渴日久，津液输布障碍，津聚成湿，湿聚成痰，变生脂浊，因痰致瘀，痰瘀互结，湿浊瘀血互阻，壅滞肾脉发为消渴病和肾病。法当补益脾肾，分利浊毒。嘱其在遵照糖尿病饮食规则，常规胰岛素皮下注射治疗基础上，以调理脾胃针法配合治疗。取穴：中脘、曲池、合谷、足三里、阴陵泉、血海、地机、丰隆、三阴交、太冲、中极、白环俞、肾俞、膏肓。针刺深度以得气为度，在中脘、血海、太冲、中极施以平补平泻之法；足三里、阴陵泉、三阴交、白环俞、膏肓、肾俞施以徐疾提插补法；曲池、合谷、丰隆、地机施以徐疾提插泻法，留针 30 分钟，每日 1 次。患者经 2 周治疗后，口干多饮、尿频症状明显改善，尿液较前转清，无明显乏力症状，二便调，舌淡苔白，脉沉细，空腹血糖控制在 6.5 ～ 7.2mmol/L，早餐后 2 小时血糖 9.8mmol/L。经治疗 1 月患者诸症消失，空腹血糖 5.5mmol/L，早餐后 2 小时血糖 7.7mmol/L，糖化血红蛋白 7.4%，尿微量白蛋白定量 34.6mg/24h，甘油三酯 1.81mmol/L，胆固醇 5.2mmol/L，血肌酐 60.64mmol/L，血尿素氮 5.26mmol/L，血压 135/80mmHg。

病案三：李某，女，62 岁，退休，主诉头晕胸痛半日。于 2006 年 9 月 1 日初诊。患者 1 周前生气后突觉胸闷隐痛，自觉头晕，跌坐于地，遂来我科就诊，收入院治疗。现症：头晕，视物无旋转，胸闷憋气，偶有心前区及后背疼痛，心悸气短，纳食可，夜寐欠安，大便干，1 日 1 行，多尿而甘，形体消瘦，舌嫩红苔薄白，脉沉细。查体：血压 170/100mmHg；心电图示：下壁、前壁、心肌缺血；心脏 B 超示：符合冠心病改变。空腹血糖：9.1mmol/L，餐后 2h 血糖：16.4mmol/L。甘油三酯：4.01mmol/L，胆固醇：7.2mmol/L。既往糖尿病病史 8 年，自服格列齐特、二甲双胍控制病情；冠心病病史 6 年，自服速效救心丸控制病情。中医诊断：①消渴；②胸痹（气阴两虚型）。西医诊断：① 2 型糖尿病；②冠心病（心肌缺血）；③高血压病。患者因消渴日久，燥热伤阴，渐使阴虚，兼有气虚，阴虚则虚火煎熬津血而成痰成瘀，瘀阻心脉发为胸痹；气虚则无以行血，胸阳不运，血停为瘀，阻滞心脉发为胸痹。治法：益气养阴，活络止痛。取穴：曲池、合谷、中脘、血海、足三里、丰隆、阴陵泉、地机、三阴交、太冲、至阳、内关、大陵、关元、气海、太溪。针刺深度以得气为度，在中脘、血海、太冲施以平补平泻之法；足三里、阴陵泉、三阴交、关元、气海施以徐疾提插补法；曲池、合谷、丰隆、地机施以徐疾提插泻法，留针 30 分钟，每日 1 次。患者经 2 周治疗后，头晕、胸闷、憋气减轻，偶有心前区及后背疼痛，尿多而甘，舌暗红，苔薄白，脉弦细。按原方加督俞以增强通阳之功。患者又经 2 周治疗后，诸症消失，空腹血糖：6.8mmol/L，餐后 2h 血糖：7.8mmol/L，甘油三酯：1.82mmol/L，胆固醇：4.8mmol/L，血压 135/80mmHg。

联系电话：18222235269

电子邮箱：zhangzhilongtj@163.com

针灸治疗垂体泌乳素腺瘤

王 波

上海中医药大学附属曙光医院 201203

【作者小传】王波，男（1976—　），针灸推拿学博士，副主任医师，现任上海中医药学会民间传统诊疗技术与验方整理研究分会委员。在上海中医药大学附属曙光医院针灸科从事针灸临床工作近

20年，擅长运用中医针灸综合疗法治疗面神经瘫痪、颈椎病、腰腿痛、肩关节疾病，消化系统、妇科及神经系统疾病。发表论文10余篇，参编论著3部。

【操作方法】主穴足三里、三阴交、阴陵泉、地机、合谷、偏历，迎香透鼻通。另随症加减：痰湿阻滞配丰隆，肝气郁结加蠡沟，血瘀偏重刺血海等，均为双侧。取2.5寸毫针，常规皮肤消毒，运用快速进针法进针，行平补平泻手法，其中在偏历穴要求针感上传，留针30分钟，每周治疗2～3次，疗程5～8个月。

【适应证】垂体泌乳素腺瘤。

【注意事项】对体质弱者减轻刺激强度，以患者能够耐受为度，避免晕针等意外情况发生。

【应用小结】按照北京协和医院所定的疗效标准，临床应用该法治疗14例患者，其中治愈12例，缓解1例，无效1例。其中6例治疗后复查CT或MRI瘤体消失，另4例均有明显缩小。

【方法来源】上海中医药大学附属曙光医院针灸科李国安主任经验组穴。李国安主任医师从事针灸临床工作30余年，善于治疗内妇科疑难杂症，其诊疗方案独具一格，疗效显著，在上海针灸界享有盛誉。

【病案举例】

病案一：患者为女性，年龄30岁，曾于24岁时因乏力、嗜睡、头痛、注意力和记忆力严重下降、发胖、闭经、溢乳而至外院求诊，经PRL、CT、MRI检查确诊为脑垂体泌乳素腺瘤，瘤体直径8mm，予溴隐亭治疗2年，症情改善不明显，后因严重便秘至李医生处接受针灸治疗，经询问病史得知其患有垂体泌乳素腺瘤，遂采用上述方法治疗，3个月后症状明显改善，可正常工作，月经恢复，复查MRI示瘤体缩小至4mm，又坚持治疗6个月，症状完全消失，查MRI示瘤体消失，随访5年，其间又经过两次头颅MRI检查，均示无异常。

病案二：患者男性，年龄16岁，高中学生，1年前因记忆力减退、注意力下降、性格异常，全身毛发脱落，男性乳房发育等症经外院确诊为脑垂体泌乳素腺瘤。随即接受针灸治疗，4个月后记忆力和注意力基本恢复，能正常学习，除头部外，余处毛发均恢复正常，坚持治疗1年后，头发也基本恢复正常。

联系电话：13817734770

电子邮箱：carloswb@163.com

针刺后溪治疗腰痛

陈清华

云南中医学院　650200

【作者小传】见163页《炮棕榈治疗崩漏》。

【操作方法】取2.5寸毫针一根，常规皮肤消毒，运用快速进针法，针刺后溪，透皮后，施以提插捻转手法强刺激患侧穴位，得气后嘱咐患者转动患部，遇到疼痛时保持体位，再提插捻转，一天针一次，5次为一疗程。

【适应证】腰痛。

【注意事项】对体质弱者减轻刺激强度，以患者能够耐受为度，避免晕针等意外情况发生。

【应用小结】临床应用本法治疗腰痛患者86例，治愈50例，显效25例，总有效率为87.2%。

【方法来源】《名老中医张显臣60年难病奇治经验辑》，山西科学技术出版社，2014年2月第1版。

【病案举例】

病案一：杨某，男，55岁，腰眼处疼痛5年余，诊断为"腰痛"，给予2.5寸毫针一根，常规皮肤消毒，运用快速进针法，施以提插捻转手法强刺激患侧穴位，得气后嘱咐患者转动腰部，遇疼痛时保持体位，再行针，一天针一次，3 天后症状缓解。

病案二：李某，男，50 岁，腰骶部处疼痛 2 年余，诊断为"腰痛"，给予 2.5 寸毫针一根，常规皮肤消毒，运用快速进针法，施以提插捻转手法强刺激患侧穴位，得气后嘱咐患者转动腰部，遇疼痛时保持体位，再行针，一天针一次，4 天后症状缓解。

病案三：冯某，女，48 岁，腰骶部处疼痛 2 月余，诊断为"腰痛"，给予 2.5 寸毫针一根，常规皮肤消毒，运用快速进针法，施以提插捻转手法强刺激患侧穴位，得气后嘱咐患者转动腰部，遇疼痛时保持体位，再行针，一天针一次，2 天后症状缓解。

联系电话：13698798029

电子邮箱：137280461@126.com

攒竹穴对刺法治疗不寐

温 权

成都市慢性病医院　610083

【作者小传】见 40 页《鱼鳅串治疗肺热咳嗽》。

【操作方法】取 1 寸毫针两根，常规皮肤消毒，运用快速进针法，针刺攒竹，透皮后，将针尖调向对侧攒竹穴方向进针，进针约 0.5～0.8 寸，得气为度，必要时可施以提插捻转手法使之得气（两侧同法），留针 20 分钟，一天针一次，7 次为一疗程。

【适应证】不寐。

【注意事项】一般不采取强刺激，以患者能够耐受为度，避免晕针发生；针刺过程中不少患者容易入睡，注意体位避免意外。

【应用小结】临床应用本法治疗不寐患者 150 余例，有效率达 90% 以上。

【方法来源】四川省内江市市中区姚学英老中医经验疗法。姚学英，女（1958—　）。毕业于成都中医药大学，从事针灸专业 30

余年，积累了丰富的临床经验，擅长针灸治疗各种常见病症与疑难杂症，深得当地百姓喜爱。

【病案举例】

病案一：张某，女，80岁，退休干部，反复多年睡眠时间减少，不易入睡，睡眠程度不深，入睡后容易惊醒，精神状态与睡觉质量呈正相关，明显影响生活。西医诊断为"失眠"，中医诊断为"不寐"，给予1寸毫针2根，常规皮肤消毒，运用提捏快速进针法，针刺攒竹穴，透皮后，将针尖调向对侧攒竹穴方向进针，必要时施以提插捻转手法使之得气，取配穴太冲、太溪、三阴交穴，平补平泻留针20分钟，一天针一次，5天后症状缓解。

病案二：杨某，女，24岁，川大研究生，于毕业前撰写硕士学位论文期间出现睡眠差，辗转反侧难以入眠，梦多，睡后不解乏；伴有心悸、心烦，急躁易怒。诊断为"不寐"，给予1寸毫针2根，常规皮肤消毒，运用提捏快速进针法，针刺攒竹穴，透皮后，将针尖调向对侧攒竹穴方向进针，必要时施以提插捻转手法使之得气，取配穴合谷、太冲、三阴交穴，平补平泻留针20分钟，一天针一次，3天后症状缓解。

病案三：王某，女，51岁，因暴饮暴食后出现呕吐腹泻，西医诊断为"感染性腹泻"，经治疗后缓解，但出现睡眠质量差，且饮食稍不慎即加重复发。刻诊：消瘦，少神，述睡眠差，受进食影响明显，饥饱皆可加重。诊断为"不寐"，给予1寸毫针2根，常规皮肤消毒，运用提捏快速进针法，针刺攒竹穴，透皮后，将针尖调向对侧攒竹穴方向进针，必要时施以提插捻转手法使之得气，取配穴中脘、足三里、三阴交穴，平补平泻留针20分钟，一天针一次，10天后症状缓解。

联系电话：15828593259

电子邮箱：381338886@qq.com

育阴潜阳针法治疗中风后肢体痉挛

马有凤

天津市宝坻区中医医院　301800

【作者小传】马有凤，女（1958—　），主任医师，毕业于天津中医学院，从事中医临床工作 35 余年，现任天津市中医药学会第三届脑病专业委员会副主任委员，天津市中医药学会第二届心血管病专业委员会副主任委员，擅长中西医结合治疗心脑血管疾病，特别对中风后遗症、中风后肢体痉挛及各种头痛疗效独特。发表论文 20 篇，出版论著 7 部。

【操作方法】取 2.5 寸毫针，常规皮肤消毒，运用快速进针法针刺风池、中渚、太溪、百会、太冲、足三里、三阴交、外关等患侧穴位，得气后留针 20 分钟，每 10 分钟行针一次，每天针一次，14 次为一疗程。

操作要点：在百会逆经取穴，施以平补平泻手法；在风池向对侧眼睛方向施以泻法，以局部酸胀或向周围扩散为度；中渚施以补法，以局部发热或酸麻胀痛为度；太溪施以提插捻转补法，其他穴施以平补平泻法。

【适应证】适用于中风后肢体痉挛、半身不遂、眩晕、头痛等以肝肾阴虚、肝阳上亢为主证者。西医脑血管意外破裂、椎－基底动脉系统短暂性脑缺血发作、内耳性眩晕、颈椎病、高血压、各类头痛等。

【注意事项】百会少灸，在风池可不用艾条灸和补法，以防风火相煽，助热上扰，中渚不可用提法和泻法。

【应用小结】应用本疗法治疗中风后肢体痉挛 600 余例，治疗总有效率 75%。

【方法来源】其理论来源于清代医家叶天士《临证指南医案》

阳化内风之说，原文为："精血内耗，水不涵木，木少滋荣，故肝阳偏亢，内风时起，用滋阴息风、濡养营络、补阴潜阳。"还有《素问·至真要大论》之"诸风掉眩，皆属于肝"。中风一证，尤其是中风后肢体痉挛，与肝肾阴虚，精血衰少，筋脉失养最为密切，风为阳邪，风病多侵犯阳位，众医家多以阳经治之，本疗法独到之处是在针刺手足阳经俞穴的基础上选加肝肾等阴经穴，以滋阴潜阳，平肝息风，通经活络，提高疗效，正所谓"壮水之主，以制阳光"。

【病案举例】

病案一：刘某，男，64岁，高血压、糖尿病病史10年，4月前因情志郁结后出现左半身不遂、口舌歪斜、曾于区人民医院以右侧基底节区脑梗死住院治疗，出院后仍遗偏瘫、肢体痉挛，为进一步诊治故来就诊，入院时左半身不遂（肌力Ⅲ级）、左侧肢体强急、痉挛（经改良Ashworth量表评分肌张力Ⅲ级）伴眩晕、舌红少苔、脉细数，在脑病科常规治疗的基础上，给予育阴潜阳针法治疗14天出院，出院时左侧肢体肌力Ⅳ-级，肌张力Ⅰ+级。

病案二：张某，女，69岁，高血压病史15年，3月前因受凉后出现右半身不遂、口舌歪斜、言语不利、曾到社区医院按脑梗死治疗10天好转出院，继续服用抗栓药物效果不佳，仍右半身不遂（右上肢肌力Ⅲ级、右下肢肌力Ⅲ+级）、右侧肢体拘挛（经改良Ashworth量表评分肌张力Ⅲ+级）伴耳鸣、舌红、脉细数，为进一步诊治，来我院就诊，在脑病科常规治疗的基础上，给予育阴潜阳针法治疗14天出院，出院时右侧肢体肌力Ⅳ级，肌张力Ⅰ+级。

病案三：李某，男，56岁，高血压病史16年，饮酒史20年，平均每天半斤以上。1月前因大怒后出现右半身不遂、口舌歪斜、言语不利、头疼，到环湖医院诊断为脑出血，给予开颅血肿引流术治疗30天，病情稳定后转入我院治疗，入院时见右半身不遂（上肢肌力Ⅰ级、右下肢肌力Ⅱ级）、右侧肢体强急、痉挛（经改良 Ashworth 量表评分肌张力Ⅲ级）伴眩晕易怒、舌红少苔、脉弦数，在脑病科常规治疗的基础上，给予育阴潜阳针法治疗 20 天出院，出院时右上肢肌力Ⅱ级，右下肢肌力Ⅲ级，肌张力Ⅱ级。

联系电话：13821850078

电子邮箱：Neierke0768@126.com

醒脑阴阳透刺法治疗急性脑梗死

朱广旗

贵州省中医医院　550001

【作者小传】朱广旗，女（1955—　　），主任医师，世界中联内科专委会、中国针灸学会常务理事，中华中医药学会脑病分会常委，省中医药学会脑病专委会主任委员，省针灸学会会长；国家中管局重点中医脑病学科及国家临床重点专科学科带头人；获贵州省科技进步三等奖（第一作者）；省名中医，省政府津贴获得者，现任贵州省卫生系列高级职称评审委员会专家并任中医专业组组长。毕业于贵阳中医学院，学士学位，在贵州省中医医院运用针灸、中西医结合开展脑病研究 20 年，出版论著 2 部，发表论文 40 篇。擅长于中西医结合治疗神经系统疾病、脑血管病、头痛、面神经麻痹、三叉神经痛、颈椎病、坐骨神经痛、失眠、帕金森病、更年期综合征、癫痫、痴呆、脑瘫、高血压、多发性硬化病、脊髓炎、运动神经元疾病。

【操作方法】

1. 器械准备

环球牌 0.35mm×75mm 无菌不锈钢针灸针（人中穴用环球牌 0.35mm×25mm 无菌不锈钢针灸针），由苏州针灸用品有限公司生产提供。

2. 详细操作步骤

取穴：人中、少海、曲池、内关、外关、阴陵泉、阳陵泉、三阴交、悬钟。

操作方法：患者取仰卧位，根据孙国杰编著的《针灸学》的体针取穴方法分别取穴，软瘫期（急性期）以醒脑法＋阴阳透刺法为主，而硬瘫期（包括恢复期及后遗症期）则以阴阳透刺法为主。予局部常规消毒后针刺。

在人中，向鼻中隔方向斜刺 0.3 ～ 0.5 寸，用重雀啄法，至眼球湿润或流泪为度。

软瘫期刺法：在少海、内关、阳陵泉、悬钟直刺 0.5 ～ 1 寸，采用捻转结合提插泻法，得气后分别透对应的曲池、外关、阴陵泉、三阴交。

硬瘫期刺法：在曲池、外关、阴陵泉、三阴交直刺 0.5 ～ 1 寸，采用捻转结合提插补法，得气后透少海、内关、阳陵泉、悬钟。

补泻手法操作：据孙国杰编著《针灸学》之针刺补泻，针下得气后，捻转角度大，用力重，轻插重提，提插幅度大，频率高，操作时间长者为泻法，反之为补法。

3. 治疗时间及疗程

每次留针 30 分钟（除人中穴外），每天针 1 次，连续 10 ～ 15 天为 1 疗程，休息 1 天，进入下一个疗程。

4. 随证加减

痰多，加丰隆、脾俞、阴陵泉、足三里；头痛、头昏，加风池、供血、曲池、合谷；高血压，加曲池、合谷、太溪、太冲；胸闷、心慌，加内关、膻中、心俞；肩痛、肩手综合征、肩部脱臼、肩部肌肉萎缩，加肩髃、肩前、肩髎、后溪；垂腕、腕关节痉挛，加阳池、阳溪、阳谷、颈夹脊；踝关节痉挛、足内翻、踝关节水肿，加解溪、昆仑、太溪，丘墟透照海；手足指趾挛缩，屈伸不利，加八邪、八风；失语、延髓麻痹（吞咽困难，饮水呛咳、声音嘶哑），加廉泉、天突、哑门、百会、舌三针（上廉泉及左右水平旁开 1 寸，舌面点刺，咽后壁点刺）；小脑及脑干病变引起的运动及平衡功能障碍，加脑户、左右脑空、供血、风池、耳鸣、耳聋、耳门（下）、听宫（中）、听会（下）、中渚；面瘫、流涎，加地仓透颊车、下关、牵正、廉泉；长期卧床气血虚弱、肾精不足，骨质疏松，加绝骨（悬钟）、膈俞、肾俞、脾俞；失眠、认识功能障碍及精神、情感障碍，加百会、四神聪、神庭、左右曲差；便秘，加天枢、大横、上巨虚；尿失禁或尿潴留，加中极、关元、水道、三阴交，并加用灸法。

5. 关键技术环节

根据软瘫期、痉挛期的不同，分别施以不同的选穴透刺和针刺手法：软瘫期取上肢阴经透阳经、下肢阳经透阴经，用强刺激手法（提插结捻转泻法）刺激主动肌（优势肌群），反射性诱发其肌张力产生和增强，促发共同运动；痉挛期取上肢阳经透阴经、下肢阴经透阳经，用弱刺激手法（提插结合捻转补法），旨在兴奋拮抗肌（非优势肌群），抑制主动肌，避免诱发主动肌肌张力增强、加重主动肌的肌痉挛，以恢复主动肌与拮抗肌张力的动态平衡、促进共同运动向分离运动转化、重建正常运动模式为目的。

【适应证】脑梗死。

【注意事项】①患者在过于饥饿、疲劳、紧张时，不宜立即针刺。对身体瘦弱、气血亏虚者，针刺手法不宜过强，并应选择适当的体位；②皮肤有感染、溃疡、疤痕或肿瘤的部位，不宜针刺；③有自发出血或损伤后出血不止者，不宜针刺。④如果手法过重或病人饥饿、疲劳、紧张、体弱不能耐受，在针刺过程中可出现晕针现象，应立即停止针刺，将针全部起出，使患者平卧，注意保暖，一般可渐渐缓解；⑤若刺伤局部小血管形成血肿、局部小块青紫，一般不用处理，如果面积大时可先冷敷止血，再热敷促其消散吸收。

【应用小结】临床应用本法治疗急性脑梗死 1500 例，总有效率达 95%。

【方法来源】醒脑阴阳透刺法由醒脑法和阴阳透刺法组成；是根据传统的"醒脑法"和中医的"阴阳平衡"理论，结合现代医学康复理论——脑梗死后肢体瘫痪分期理论的一种针法。针刺治疗取督脉和阴阳经穴为主，以醒脑开窍、滋补肝肾、疏通经络、调和气血阴阳立法选穴。醒脑开窍法以雀啄法针刺人中；阴阳透刺法在软瘫期取上肢阴经穴（屈肌群穴）透阳经穴、下肢阳经穴（伸肌群穴）透阴经穴；硬瘫期则相反。急性脑梗死属于中医学的"中风"范畴，是各种原因导致的脑动脉血流中断，局部脑组织发生缺血、缺氧性坏死，而出现相应神经功能缺损的症状和体征。本病发病率高、致残率高、死亡率高、复发率高，给人类健康与生命带来严重的威胁，故对脑梗死的研究具有重要的临床意义。而针刺治疗脑梗死已在临床中得以广泛应用，并成为治疗该病的重要手段之一。

【病案举例】

病案一：赵某，男，65 岁，1 周前无明显诱因右侧肢体无力伴活动障碍，言语不利，口角向左歪斜，伸舌左偏，饮水呛咳。曾在当地医院治疗后未见明显好转，仍见右侧肢体无力伴活动障碍，言语不利，口角向左歪斜，伸舌左偏，左侧鼻唇沟变浅，饮水呛咳。3 天前感上症加重，来我院诊断为急性脑梗死。治以化痰开窍。选用取穴：人中、少海、曲池、内关、外关、阴陵泉、阳陵泉、三阴交、悬钟。用 1.5 寸毫针分别进行针刺，待穴位局部有酸、麻、沉、胀等针感后留针 30 分钟。针刺三天后，患者能抬起右侧肢体。针刺取穴手法同前，加百会、上廉泉、左曲池、合谷、环跳，用平补平泻，留针 30 分钟，10 天后，两侧鼻唇沟无明显差异，饮水增加，右手握力增强，能握住别人 3 指，右手能抬高至头，能步行，但右腿力量较差，迈步时抬不高。因患者要求出院，坚持到门诊针灸，配穴、手法同前，针灸 10 次后，病情基本恢复。右手握力好，步行端正。

病案二：孔某，男，58岁，干部，因右侧肢体无力、失语2天入院。既往有10年高血压病史。入院症见：右侧肢体无力，不能言语，口角向左歪斜，伸舌左偏，左侧鼻唇沟变浅，饮水呛咳。西医诊断：脑血栓形成。中医诊断：中风，气虚血瘀，经络受阻。采用活血化瘀、祛风开窍法治疗。取风府、双风池、上廉泉、右肩三针、曲池、手三里、外关、合谷、环跳、阴陵泉、足三里、委中、悬钟，用平补平泻，留针30分钟，起针后右腿即能走，下地能站，针刺10次后，右侧上下肢能屈伸，扶着能走动，能说话，加右后溪、行间、丘墟。与前穴交替轮换使用，治疗20次后，患者说话清楚，上肢能抬举过头，走路基本正常。

病案三：女性，68岁，已退休。因左侧肢体乏力伴活动不利1周入院。入院症见：左侧肢体乏力伴活动不利，言语不清，伸舌右偏，吞咽呛咳，强哭强笑，咽喉壁反射消失。取穴：人中、少海、曲池、内关、外关、阴陵泉、阳陵泉、三阴交、悬钟。直刺1寸，针刺20次后病情基本恢复。

联系电话：13984329765

电子邮箱：zhuguangqii@163.com

项八针法治疗椎动脉型颈椎病

吴远华

贵阳中医学院第一附属医院　550002

【作者小传】见282页《血飞苹芨定痛汤治疗原发性三叉神经痛》。

【操作方法】取风池、供血、颈椎旁三针。供血位于风池直下1寸，颈椎旁三针为第4、5、6颈椎棘突下旁开1.5寸处。患者取坐位或侧卧位，针刺风池穴时，毫针向鼻尖或喉结方向斜刺1.5～2寸；针刺供血穴时，毫针向对侧口唇直刺1.5～2寸；针刺颈椎旁三针时，针尖向脊柱进针 1.5 ～ 2 寸。每次施手法 1 ～ 3 分钟，留针 30 分钟，期间每间隔 10 分钟行针 1 次。每日治疗 1 次，15 天为 1 个疗程。

【适应证】椎动脉型颈椎病。

【注意事项】对体质弱者减轻刺激强度，以患者能够耐受为度，避免晕针等意外情况发生。

【应用小结】临床应用本法治疗椎动脉型颈椎病患者 100 例，90% 的患者一个疗程有效。

【方法来源】贵阳中医学院第一附属医院神经内科协定处方。

【病案举例】

病案一：张某，男，29 岁，公司职员，由于长期伏案工作，导致颈部不适，经常头痛，眩晕，偶有视力模糊，于我院诊断为"椎动脉型颈椎病"，给予 2.5 寸毫针一根，常规皮肤消毒，运用快速进针法，针刺风池、供血、颈椎旁三针，施以提插捻转手法强刺激患侧穴位，每次施手法 1 ～ 3 分钟，留针 30 分钟，期间每间隔 10 分钟行针 1 次。每日治疗 1 次，15 天后病情明显好转。

病案二：赵某，女，48 岁，机械工人，由于长时间高强度工作，近 1 月常感颈部疼痛、后枕部痛、颈部活动受限，渐感头痛，头晕，耳鸣，记忆力减退；诊断为"椎动脉型颈椎病"，给予 2.5 寸毫针一根，常规皮肤消毒，运用快速进针法，针刺风池、供血、颈椎旁三针，施以提插捻转手法强刺激穴位，每次施手法 1 ～ 3 分钟，留针 30 分钟，期间每间隔 10 分钟行针 1 次。每日治疗 1 次，15 天后病情明显好转。

病案三：王某，男，58 岁，司机，由于长时间驾驶，姿势欠佳，最近常感颈部疼痛，右侧头部跳痛，并感觉视力模糊，健忘，失眠，诊断为"椎动脉型颈椎病"，给予 2.5 寸毫针一根，常规皮肤消毒，运用快速进针法，针刺风池、供血、颈椎旁三针，施以提插捻转手法强刺激穴位，每次施手法 1 ～ 3 分钟，留针 30 分钟，期间每间隔 10 分钟行针 1 次。每日治疗 1 次，30 天后病情明显好转。

联系电话：18984840873

电子邮箱：957269860@qq.com

五穴一经针刺疗法

乐树生

江西省景德镇市景德镇市中医医院　333000

【作者小传】乐树生，男（1951—　），副主任中医师，副教授，中国名医理事协会终身理事，中国临床医学研究中心首席专家，师从当代著名针灸名家、博士生导师杨甲三先生，先后有十余篇专业医疗论文发表在国内医疗专业杂志和刊物上。从事临床工作40 余年，擅长治疗中风、面瘫及老年性疾病、颈腰椎疾病；尤其在中风病、颈腰腿痛方面有独到的经验。

【操作方法】取穴：根据病变的部位选"五穴"：以新环跳为中心，前后左右各一寸，五点围刺；"一经"（取疼痛部位所在的一条经络）：下肢后侧痛取足太阳膀胱经穴位：承扶、殷门、委中、承筋、承山、跗阳、昆仑、仆参；下肢外侧痛取足少阳经穴：风市、阳陵泉、悬钟、丘墟；腰痛甚不得转侧加华佗夹脊腰段穴。

新环跳围刺：尾骨旁开 3 寸处，直刺 2.5 寸以上。前后左右各一寸各取一穴，以 45°方向向新环跳斜刺 2.5 寸以上。

【适应证】腰椎间盘突出症等引起的坐骨神经痛，表现出下肢疼痛、麻木、乏力等。

【注意事项】对体质弱者减轻刺激强度，以患者能够耐受为度，避免晕针等意外情况发生。

【应用小结】临床应用本方法治疗腰椎间盘突出症等引起的坐骨神经痛 400 例，有效率达到 93%。

【方法来源】根据"经脉所过，主治所及"的理论，足太阳膀胱经"夹脊抵腰中，入循膂，络肾"，足太阳膀胱经脉气所行，可宣通太阳经气，消肿止痛，散瘀滞，行气血，解肌通络，壮筋骨，强腰补肾。针刺足少阳胆经腧穴，有通经活络、祛风除湿、强健腰膝、宣痹止痛之效。夹脊穴，与督脉临近，靠近脊椎，故针刺夹脊穴可通调督脉，通利关节，调节全身脏腑气血，善治腰脊疼痛。"五穴"围刺能调节局部气血，有通经活络、消肿止痛的作用。

【病案举例】

病案一：李某，男，29岁，工人，于夜间搬重物时突然感到腰痛、转侧不利，伴左下肢放射痛，以臀部为甚；诊断为"腰腿痛"，查CT提示L4～5、L5～S1椎间盘突出。给予五穴一经针刺治疗，常规皮肤消毒，运用快速进针法，针刺腰夹脊、新环跳等，施以提插捻转手法强刺激患侧穴位，得气后留针30分钟，一天针一次，7天后症状明显缓解。

病案二：刘某，男，68岁，退休工人，于凉水冲澡后，出现腰痛，尤以右下肢放射痛明显，不能步行；诊断为"腰腿痛"，查CT提示L4～5、L5～S1椎间盘突出、腰椎退变。给予五穴一经针刺治疗，常规皮肤消毒，运用快速进针法，针刺腰夹脊、新环跳等，施以提插捻转手法刺激患侧穴位，得气后留针30分钟，一天针一次，11天后症状消失。

病案三：刘某，女，55岁，退休工人，于劳累洗澡后，出现腰痛，转侧不利，右下肢放射痛明显，不能步行；诊断为"腰腿痛"，查CT提示L3～4、L4～5、L5～S1椎间盘突出、腰椎退变。给予五穴一经针刺治疗，常规皮肤消毒，运用快速进针法，针刺腰夹脊、新环跳等，施以提插捻转手法刺激患侧穴位，得气后留针30分钟，一天针一次，13天后症状明显缓解。

联系电话：13907985755

电子邮箱：hao0102132@163.com

腕踝针疗法

周庆辉

上海市第二军医大学中医系　200433

【作者小传】周庆辉，男（1965年—　），教授，现任中国针灸学会理事。1997年毕业于上海中医药大学，获博士学位，在第二军医大学附属长海医院从事中医和针灸临床工作23年，致力于腕踝针疗法的应用、推广和研究。获中国人民解放军总后勤部"军队中医药技术能手"称号和军队院校育才银奖。发表论文90余篇，出版腕踝针专著2部。

【操作方法】

将身体两侧各分6个纵区，在四肢的腕和踝6个纵区内各定1个针刺点，区与针刺点用同一数字按1～6编号；在身体中段相当于横膈水平处画一条环体横线，分身体为上下两半，疼痛在上半身的针腕部，在下半身的针踝部，按疼痛所在区选取同一编号的针刺点（图1）。

腕部针刺点约在腕横纹上两横指处，相当于内关和外关穴水平。从前臂内侧尺骨缘开始，经前臂内侧中央，前臂内侧桡骨缘，前臂外侧桡骨缘，前臂外侧中央，至前臂外侧尺骨缘，环绕腕部，针刺点的名称依次为上1、上2、上3、上4、上5、上6。针刺点上1在腕部掌面，小指侧的尺骨缘与尺侧腕屈肌腱之间的凹陷处。针刺点上2在腕部掌面的中央，位于两条突起最明显的掌长肌腱和桡侧腕屈肌腱中间，相当于内关穴处。针刺点上3在桡骨缘和桡动脉之间，靠桡动脉外侧。针刺点上4在腕部掌面与背面交界的桡骨缘上，即拇指侧的桡骨内外缘的中间。针刺点上5在腕背的中央，桡骨外侧缘和尺骨外侧缘的中间点。针刺点上6在小指侧腕背的尺骨缘，正对尺骨茎突。

踝部针刺点约在内踝尖或外踝尖上三横指处，相当于三阴交和悬钟穴水平。从小腿内侧跟腱缘开始，经小腿内侧中央，小腿内侧胫骨缘，小腿外侧腓骨缘，小腿外侧中央，至小腿外侧跟腱缘，环绕踝部，针刺点的名称依次为下1、下2、下3、下4、下5、下6。针刺点下1在靠跟腱内侧缘处。针刺点下2在踝部内侧面中央，靠胫骨后缘，相当于三阴交穴处。针刺点下3在胫骨前嵴向内侧约一指宽处。针刺点下4在胫骨前嵴与腓骨前缘之间的中点处，正当胫骨前肌中点。针刺点下5在踝部外侧面中央，靠腓骨后缘处，在腓骨后缘和腓骨长肌腱之间的浅沟中，正对外踝尖。针刺点下6在靠跟腱外缘处。

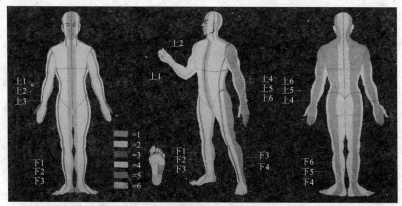

图1　腕踝针身体分区与针刺点示意图
注：图中在腕踝部标示的点即针刺点的位置

针刺点的选择遵循以下几条原则：①按疼痛所在区，选择与区的编号相同的针刺点；②以前后中线为界，针刺点选在疼痛部位的同一侧；③以横线为界，疼痛在横线以上的，针腕部，在横线以下的，针踝部；④如果疼痛恰好位于中线，不能确定哪一侧时，则针两侧；⑤选点尽可能少，尽可能找出压痛点，根据压痛点所在区选取针刺点。

根据针刺点的不同，病人取坐位、仰卧位或俯卧位。对针刺部位皮肤用安尔碘消毒。选用直径 0.25mm，长 25mm 的一次性不锈钢无菌针灸针。针刺方向应循着肢体纵轴朝向症状端。也就是说，针刺方向一般朝上，即朝向近心端。如果疼痛位于四肢末端针刺点位置之下，如在手部或足部时，则针刺方向朝下，即朝向手或足。针灸师用右手拇、食、中三指持针柄，另一手之拇指轻压针刺点附近皮肤，使皮肤略绷紧。进针时用拇指轻旋针柄，使针尖很快刺入皮肤（针尖刺入皮肤时，针体与皮肤呈 30°角），然后将针放平，将针身沿皮下缓慢推入，针刺在皮下的位置尽可能紧贴真皮下，针刺入皮下约 23mm（图 2 和图 3）。用透气纸胶带将针柄固定在皮肤上，要求不出现酸、麻、胀、痛等针感。通常留针 30 分钟，也可视病情需要，适当延长留针时间，但一般不宜超过 48h。留针期间，不作提插或捻转等行针手法。每天或隔日针刺一次，疗程视病情和疼痛缓解情况而定。

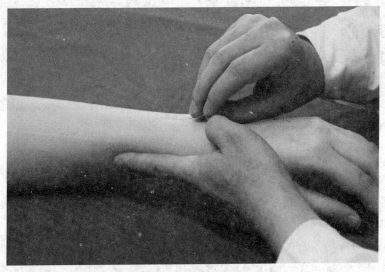

图 2 　针腕部时上肢与术者的相对位置及进针手势

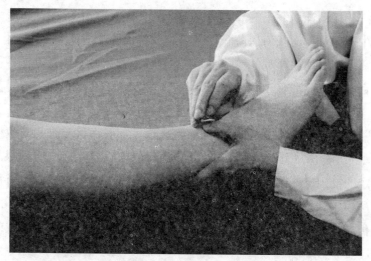

图3　针踝部时下肢与术者的相对位置及进针手势

【适应证】各种痛症。

【注意事项】

1. 针刺时，以医者感到针下松软，患者无任何特殊感觉为宜。若针下有阻力或患者出现酸、麻、胀、沉、痛等感觉，则表示针刺太深。应将针退出，使针尖到达皮下，重新刺入更表浅的部位。

2. 注意不要刺伤血管，避免皮下出血。针体通过的皮下有较粗的血管或针尖刺入的皮肤处有显著疼痛时，进针点要沿纵线方向向上或向下适当移位。

3. 注意晕针的发生。

4. 若留针时间较长，应防止针刺部位感染。

5. 精神病患者不宜长时间留针。

6. 孕妇慎用。

【应用小结】腕踝针是一种皮下针刺疗法，针刺部位只局限在四肢的腕部和踝部。腕踝针简单易学，使用方便，安全无痛，特别适合基层医生和全科医生学习使用。腕踝针疗法已被列为中国人民解放军总后勤部军队科技成果推广重点项目、上海市中医药事业发展三年行动计划上海市基层中医药适宜技术推广项目。第二军医大学中医系和上海长海医院长期开展腕踝针的临床应用和推广工作。实践证明，腕踝针对各种痛症、某些神经精神疾病，以及其他各科一百多种病症都有效，特别是对痛症疗效确切，见效也快，有时甚至"针到痛除"。

【方法来源】 腕踝针由第二军医大学附属长海医院张心曙教授于1966～1975年经大量临床实践验证而发明，是一种只在腕踝部特定的针刺点，循着肢体纵轴用针灸针行皮下浅刺治病的针灸特色疗法。腕踝针的产生受传统针灸的启示，但其理论和方法却不同于传统针刺法，更趋于简单明了，是对传统针灸学理论和实践的发展。

【病案举例】

病案一：患者，女，40岁。上腹部不适、嗳气、疼痛1月余。上月初开始感胃部不适、嗳气、沿食道下段疼痛。剑突下左侧压痛。上消化道纤维内镜检查示慢性浅表性胃炎。压痛点位于剑突下左侧，位处左侧下1区，故取左下1针刺点。隔日针1次。首次针时，压痛即止。至第3次，上腹已不痛，睡眠好，自觉精神较前振作。至第7次，胃区胀痛明显减轻。有时仍有嗳气，情绪佳。至第10次，胃脘痛胀完全消失。

病案二：患者，男，45岁。左侧腰臀部突发疼痛5天，腰部活动受限，疼痛向左下肢放射，不能坐，睡眠受影响。由人背负入诊室，卧于治疗床上，不能自行翻身及抬腿。左骶髂关节处压痛明显，大腿后侧有压痛、牵拉感。诊为腰椎间盘突出症坐骨神经痛。根据疼痛及压痛点所在位置，针刺点取左侧下5和下6。首次针刺后，骶髂关节及大腿后侧疼痛明显减轻，压痛轻微，可坐椅上，且可独自步行。次日复诊，称夜睡安静，腰腿痛已明显好转，可上下楼梯。以后每日针刺1次，共针刺8次，抬腿正常，双侧等高，腰腿痛消失，惟腰部略有压胀感。

病案三：患者，女，18岁。近1年来月经来潮前发生下腹痛，此次月经来潮1天，痛又发作。针两侧下1，针刺入后约2分钟，腹痛消失。

联系电话：13816319676

电子邮箱：zhouqinghui@sohu.com

"调神益智针法"治疗血管性痴呆

张智龙

天津市中医药研究院　300120

【作者小传】见287页《"调理脾胃针法"治疗2型糖尿病血管并发症》。

【操作方法】

1. 取穴

四神聪、神庭、人中、内关、神门、血海、然谷、太冲。

2. 操作

穴位处常规皮肤消毒后，取0.30mm×（40～60mm）毫针，针刺深度以得气为度，在内关、然谷、太冲施以捻转提插泻法，余穴施以平补平泻法，留针30分钟，每日1次。

3. 配穴

髓海不足，肝肾亏虚加补太溪、三阴交、中渚、足三里；肝肾阴虚，痰瘀阻窍加补太溪、三阴交，泻阴陵泉、丰隆；脾肾阳虚，痰瘀阻窍补大赫、关元、足三里，泻阴陵泉、丰隆；痰热血瘀，阻滞清窍加泻阴陵泉、丰隆、地机、中极。

4. 兼症的配穴

神机失用常伴有诸多兼症，所以临床除在辨证论治原则指导下，按常法施治外，尚须随兼症之异，选穴治疗。如兼有强哭强笑者，配刺前顶；兼有言语不利者，配刺哑门、廉泉；兼有吞咽困难者，配刺崇骨、廉泉、旁廉泉。

【适应证】以该针法治疗血管性痴呆多有效验，然该针法又非为一病一证所创，凡符合"脑髓空虚，痰瘀痹阻，神机失用"这一病机关键之各种疾病（如糖尿病性认知功能障碍、脑萎缩等），均可宗"养精益髓，清浊开闭，调神益智"这一基本法则，以"调神益智针法"为基本方治之。

【注意事项】刺激强度以患者能够耐受为度，避免晕针等意外情况发生。此外，若针刺哑门穴，应使针尖朝向下颌方向斜刺；若针刺崇骨穴，应使针尖朝向咽喉方向针刺，进针得气后，再缓缓将针推至深部留针，深度约 50～75mm 方可奏效，该法经大量临床实践证明，安全有效，未发生不良反应。

【应用小结】临床应用本法治疗血管性痴呆门诊及住院患者十余年，均获得较好的临床疗效，经开展相关临床随机对照试验，得出结论如下：①与常规针刺对照，"调神益智针法"在改善认知功能方面（包括简易智能量表测验、阿尔茨海默病评定量表的认知分量表测验、画钟试验），行为能力方面（包括日常社会能力量表测验），中医证候改善方面，日常生活能力方面（即 BI 指数、总体印象），均优于常规针刺。②与口服尼莫地平对照，"调神益智针法"在改善认知功能方面（包括简易智能量表测验、长谷川痴呆量表测验），日常生活能力方面（即日常生活能力量表测验等），均优于口服尼莫地平。③与静滴脑蛋白水解物连用，"调神益智针法"在改善认知功能方面（即长谷川痴呆量表测验），血液流变学的变化等方面，均优于单纯静滴脑蛋白水解物。

【方法来源】张智龙博士认为脑为奇恒之府，宜实宜满；脑为元神之府，宜清宜静。若髓海空虚，空则神浮，虚则邪害，浊邪害清，元神受损，则神机失用。故本病病性不外虚实两端，虚为肾精亏虚；实为痰浊蒙窍。即"脑髓空虚，痰瘀痹阻，神机失用"为本病的病机关键，因此治当养精益髓补其虚，清浊开闭泻其实，总以

"调神益智"为首务。

【病案举例】

病案一：赵某，女，64岁，退休，主诉"反应迟钝伴语言欠利2月余"，于2007年9月5日初诊。患者2个多月前无明显诱因出现左侧肢体活动不利，伴语言欠利，当时神清，无头痛头晕、恶心呕吐等症，遂就诊于某院，诊为脑梗死（急性期），经住院治疗月余，仍存肢体活动仍欠灵活、反应迟钝之症，现为求进一步诊治，来我科住院治疗。现症：反应迟钝，语言欠利，左侧肢体活动不遂，饮水无返呛，颧红盗汗，夜寐欠安，大便干，2～3日一行，小便调，舌质暗红边有瘀点，苔薄，脉细数。既往患脑梗死病史3年。查体：神情淡漠，计算力和识别力明显减退，咽反射存在，软腭上提灵活，左侧肢体肌力Ⅲ+级，右侧肢体肌力Ⅳ级。肌张力、肌容量可，双巴氏征（+），左霍夫曼氏征（+），血压：150/100mmHg，头颅CT示脑梗死。中医诊断：①中风（中经络）；②呆症（肝肾阴虚，痰瘀阻窍）。西医诊断：①脑梗死（恢复期）；②血管性痴呆。患者证属肝肾阴虚，痰瘀阻窍，神机失用。法当补益肝肾，化痰通络。治以调神益智针法。取穴：四神聪、神庭、人中、内关、神门、血海、然谷、太冲、太溪、三阴交、阴陵泉、丰隆；患侧臂臑、曲池、支沟、合谷、环跳、伏兔、足三里、阳陵泉、承山、飞扬、绝骨。所选穴位常规消毒，针刺深度以得气为度，得气后在内关、然谷、太冲、阴陵泉、丰隆施以捻转提插泻法；太溪、三阴交行提插补法，余穴施以平补平泻法，留针30分钟，每日2次。患者经半个月治疗后，反应迟钝，左侧肢体活动不遂，颧红盗汗症状好转，语言欠利之症未缓解，纳可，寐欠安，大便干，1～2日一行，小便调，舌质暗略红边有瘀点，苔薄，脉弦细，针刺取穴配刺哑门、廉泉以通利舌窍。患者经1周治疗后，诸症好转，纳可，寐安，二便调，舌质暗苔薄，脉弦细，继前治疗。又经1周治疗，患者反应迟钝，左侧肢体不遂及语言欠利等症状均明显改善，双侧肢体肌力IV级，对答尚可，计算力和识别力较前改善，舌略暗苔薄，脉沉细，病情好转出院。

病案二：周某，男，65岁，退休，主诉"反应迟钝伴右侧肢体活动不利1个月"，于2006年6月13日初诊。患者1个月前，饮酒后出现右侧肢体活动不利，神昏，遂就诊于天津市人民医院，查头颅CT示左基底节出血，予甘油果糖等药物静滴，经过1个月治疗，遗有右侧肢体活动不利、反应迟钝、失语之症，现为求进一步诊治，来我科住院治疗。现症：反应迟钝，记忆力减退，计算力差，运动性失语，右侧肢体活动不利，舌体后坠，舌不能伸出口外，纳可，寐欠安，大便3～4日一行，小便失禁，舌红无苔，脉沉细。既往高血压病史17年，血压最高达200/100mmHg。查体：血压140/90mmHg，心率100次/分钟，神情呆钝，计算力和记忆力明显减退，肌力右上肢II+，右下肢II+，右侧肌张力增高，右巴氏征、夏道克征、霍夫曼征均阳性。中医诊断：①中风（中脏腑）；②呆证（髓海不足，肝肾亏虚）。西医诊断：①脑出血（恢复期）；②血管性痴呆。患者证属髓海不足，肝肾亏虚，神失所养。法当补肾益髓。针刺以调神益智针法为主，取穴：四神聪、神庭、人中、内关、神门、血海、然谷、太冲、太溪、三阴交、中渚、足三里；患侧臂臑、曲池、支沟、合谷、环跳、伏兔、阳陵泉、承山、飞扬、绝骨。所选穴位常规消毒，针刺深度以得气为度，得气后在内关、然谷、太冲施以捻转提插泻法，太溪、三阴交、中渚、足三里均施以徐疾提插补法，余穴均施以平补平泻法，留针30分钟，每日2次。患者经半个月治疗，神情改善，失语较前好转，可进行简单问答，肢体活动不利较前好转，右侧肢体肌力III-，肌张力较前改善，纳可寐安，大便日一行，小便失禁，舌红苔薄，脉沉细，继前针刺治疗。患者又经半个月治疗，神清，问答尚可，记忆力和计算力明显改善，右侧肢体肌力IV-，纳可寐安，二便调，舌淡红苔薄，脉沉细，病情好转出院。

病案三：王某，男，55 岁，退休，主诉"神呆嗜睡月余，加重 1 周"，于 2006 年 5 月 12 日初诊。患者既往患脑梗死病史 2 年，遗留有左侧肢体活动不利。1 月前出现反应迟钝，记忆力减退，近 1 周加重，并伴有嗜睡，遂就诊于环湖医院，查头颅 CT 示右基底节区脑梗死伴软化灶，脑萎缩，予静点脑蛋白、醒脑静等药，病情无明显变化，现为求进一步诊治，来我科住院治疗。现症：反应迟钝，记忆力减退，表情呆钝，少言，气短乏力，左侧肢体活动不利，涎多，纳呆，多寐，尿少便溏，舌暗淡苔白腻，脉沉滑。查体：形体肥胖，记忆力、计算力减退，伸舌左偏，左侧肢体肌力Ⅳ级，肌张力增高，肌容量正常，左霍夫曼及双侧巴彬斯基征（+），血压 140/90mmHg。中医诊断：①中风（中经络）；②呆证（脾肾阳虚，痰瘀阻窍）。西医诊断：①脑梗死（恢复期）；②血管性痴呆。患者证属脾肾阳虚，痰瘀阻窍，窍闭神匿。法当温补脾肾，化痰通络。针刺以调神益智针法为主，取穴：四神聪、神庭、人中、内关、神门、血海、然谷、太冲、大赫、关元、足三里、阴陵泉、丰隆；患侧臂臑、曲池、支沟、合谷、环跳、伏兔、阳陵泉、承山、飞扬、绝骨。所选穴位常规消毒，针刺深度以得气为度，得气后在内关、然谷、太冲、阴陵泉、丰隆施以捻转提插泻法，大赫、关元、足三里施以提插补法，余穴均施以平补平泻法，留针 30 分钟，每日 2 次。患者经半个月治疗后，记忆力减退、口多涎沫、纳呆多寐、尿少便溏等症均明显改善，舌暗淡苔白，脉沉滑。针刺原穴，神庭→人中、臂臑→曲池、环跳→阳陵泉，通以电针，留针 30 分钟，每日 2 次。患者经 2 个月治疗后，反应和记忆力明显改善，可流畅计算 20 以内加减法，左侧肢体活动基本正常，唯觉乏力，左侧上下肢肌力Ⅴ级，舌暗苔白，脉弦滑，病情告愈而出院。

联系电话：18222235269

电子邮箱：zhangzhilongtj@163.com

四步针刺法配合吞咽障碍治疗仪治疗脑卒中后假性延髓麻痹

吴远华

贵阳中医学院第一附属医院 550002

【作者小传】见 282 页《血飞莐芨定痛汤治疗原发性三叉神经痛》。

【操作方法】四步针刺法具体步骤如下。第一步咽后壁点刺法：采用压舌板或棉签按压舌后 1/3 处，让患者发"啊"音，在软腭弓上抬时，在每侧运用 3 寸长针快速点刺两次，以出血和咽后壁点刺应有恶心感或呕吐反射为佳；第二步舌面点刺法：让患者将舌伸出口腔，用棉签固定，以舌前 2/3 为界，在舌前 2/3 由内向外以横向快速点刺 4～5 排，每排点刺 3～4 针；第三步舌底金津、玉液及舌系带快速深刺法：用棉签将舌抬起，充分暴露舌底金津、玉液及舌系带，在此三个部位，每个部位快速深刺 2 次，针深 1.5～2 寸；第四步舌三针法：上廉泉位于颈前正中、下颌骨下 1 寸处，上廉泉及左右水平旁开 1 寸，共 3 针，从上廉泉向舌根进针 1.5～2 寸，不施提插捻转手法。咽后壁，舌面，舌底金津、玉液及舌系带点刺不留针；舌三针留针 30 分钟，期间每间隔 10 分钟行针一次，每日 1 次，配合 Vital Stim 5900 吞咽障碍治疗仪，15 天为 1 个疗程。

【适应证】脑卒中后假性延髓麻痹。

【注意事项】对体质弱者减轻刺激强度，以患者能够耐受为度，避免晕针等意外情况发生。

【应用小结】临床应用本法治疗脑卒中后假性延髓麻痹患者 150 例，95% 的患者二个疗程有效。

【方法来源】贵阳中医学院第一附属医院神经内科协定处方。

【病案举例】

病案一：吴某，男，69 岁，退休职员，1 年前患脑卒中治疗出院后出现构音障碍，吞咽障碍，说话不清，诊断为"脑卒中后假性延髓麻痹"，采用压舌板或棉签按压舌后 1/3 处，让患者发"啊"音，在软腭弓上抬时，在每侧运用 3 寸长针快速点刺两次，让患者将舌伸出口腔，用棉签固定，以舌前 2/3 为界，在舌前 2/3 由内向外以横向快速点刺 4～5 排，每排点刺 3～4 针；用棉签将舌抬起充分暴露舌底金津、玉液及舌系带，在此三个部位，每个部位快速深刺 2 次，针深 1.5～2 寸；从上廉泉向舌根进针 1.5～2 寸，不施提插捻转手法。在咽后壁，舌面，舌底金津、玉液及舌系带点刺不留针；舌三针留针 30 分钟，期间每间隔 10 分钟行针一次，每日 1 次，配合 Vital Stim 5900 吞咽障碍治疗仪，30 天后治愈。

病案二：赵某，女，57 岁，半年前患脑卒中治疗出院后出现流涎，言语不利，吞咽困难，声音嘶哑，诊断为"脑卒中后假性延髓麻痹"，采用压舌板或棉签按压舌后 1/3 处，让患者发"啊"音，在软腭弓上抬时，在每侧运用 3 寸长针快速点刺两次，让患者将舌伸出口腔，用棉签固定，以舌前 2/3 为界，在舌前 2/3 由内向外以横向快速点刺 4～5 排，每排点刺 3～4 针；用棉签将舌抬起充分暴露舌底金津、玉液及舌系带，在此三个部位，每个部位快速深刺 2 次，针深 1.5～2 寸；从上廉泉向舌根进针 1.5～2 寸，不施提插捻转手法。咽后壁，舌面，舌底金津、玉液及舌系带点刺不留针；舌三针留针 30 分钟，期间每间隔 10 分钟行针一次，每日 1 次，配合 Vital Stim5900 吞咽障碍治疗仪，15 天后病情明显好转。

病案三：李某，男，75 岁，1 年半前患脑卒中治疗出院后出现强哭强笑，吞咽困难，流涎不止，说话不清，声音嘶哑，诊断为"脑卒中后假性延髓麻痹"，采用压舌板或棉签按压舌后 1/3 处，让患者发"啊"音，在软腭弓上抬时，在每侧运用 3 寸长针快速点刺两次，让患者将舌伸出口腔，用棉签固定，以舌前 2/3 为界，在舌前 2/3 由内向外以横向快速点刺 4～5 排，每排点刺 3～4 针；用棉签将舌抬起充分暴露舌底金津、玉液及舌系带，在此三个部位，每个部位快速深刺 2 次，针深 1.5～2 寸；从上廉泉向舌根进针 1.5～2 寸，不作提插捻转手法。在咽后壁，舌面，舌底金津、玉液及舌系带点刺不留针；舌三针留针 30 分钟，期间每间隔 10 分钟行针一次，每日 1 次，配合 Vital Stim5900 吞咽障碍治疗仪，30 天后病情明显好转。

联系电话：18984840873

电子邮箱：957269860@qq.com

浅针疗法

吴明霞

福建省第二人民医院　350003

【作者小传】吴明霞，女（1965—　），主任医师，医学博士，教授，博士生导师，现任福建省第二人民医院针灸科科主任。在海内外刊物或会议上发表学术论文 100 余篇，其中 SCI 论文 18 篇，出版论著近 20 部。28 年来，长期从事针灸临床、教学、科研工作，擅长治疗骨与关节、神经系统等疑难疾病的针灸治疗。

【操作方法】

1. 持针方法

以刺手拇指指腹轻轻抵住针尾，示指和中指夹持针柄，针尖点按在经穴皮肤上，然后用中指指甲在针柄上作连续性上刮下推动作。

2. 补泻手法

（1）补法：①针体与经穴所在部位平面保持垂直状；②中指指甲在针柄上刮时力度小，下推力度大（即称轻刮重推）；③完成对每个穴位的刺激后，示、中指离开针柄，而拇指指腹仍抵住针尾，并对针尾施加 9 次点按手法。

（2）泻法：①针体与经穴所在部位平面不相垂直（即夹角小于

90°）；②中指指甲在针柄上刮的力度大，而下推力度小（即称重刮轻推）；③完成对每个经穴的刺激后，拇指指腹离开针尾，示、中指保持夹住针柄，针尖保持点在穴位上，以针尖点按点为中心，针体逆时针弧度旋转 6 次。

（3）平补平泻法：①在针体与经穴所在部位的平面做垂直和不垂直相交替的连续摆动；②中指指甲在针柄上刮下推时，力度保持大小一致（即称轻刮轻推）。③完成对每个经穴刺激后即为结束，或者先以拇指腹对针尾点按 9 次，再以示指、中指夹住针柄行逆时针弧度旋转 6 次。

3. 刺激量

浅针刺激属中弱刺激，由于针尖不能刺入皮肤，仅是点按在经穴的表皮上。所以，不是以捻转提插手法施行操作，而主要是以刺手中指指甲在针柄上反复做上刮下推的连续动作，使针体和针尖产生柔和的震颤。并按照九阳数，对每个穴位行 9 次上刮下推，作为一个刺激，而重复 9 个 9 次上刮下推为一次刺激量（即对每个穴位最小针刺量为 81 次上刮下推动作）。根据不同病症，在辨证论治基础上，选用不同针灸处方，再对组方中诸穴，按主穴、配穴，施以 1 ～ 3 个不等的刺激量。

4. 手法要领

（1）操作者取站立或坐势，便利手操作，沉肩、垂肘，放松腕关节。

（2）在整个操作过程中，拇指指腹应保持轻抵针尾，以免在施行刺激时，不自主地加重压力而造成针尖刺入皮肤产生痛感。

（3）同时中指指甲在针柄上刮下推时，应始终不离开针柄，以免出现不规则的跳动。

（4）上刮下推幅度要大（即对针柄全长刮推），指力必须柔和、均匀，速度不能时快时慢，应使受刺部位始终保持柔和而又均匀的轻微颤动，做到患者有振动感又舒适为度。

【适应证】失眠、面瘫后遗症、带状疱疹后遗神经痛。

【注意事项】

1. 当针尖触按经穴皮表时，先试行点按几次，若触按点疼痛明显时，可将针尖上下或左右少许移动至不觉疼痛又有针感处，再行刺激。

2. 若患者对浅针针尖较为敏感时，可用棉絮包裹针尖数层，以减少患者的疼痛不适感。

3. 拇指指腹应十分轻巧地抵住针尾，切勿重按，特别在行刮推动作时，往往会不自主逐渐加压，导致针尖刺入皮下。

4. 在眼眶周围运针时，应特别注意防止针尾从拇指指腹滑脱而刺伤眼球，为此应用押手拇指或示指，轻轻点放在易向眼球方向滑动处，以防刺伤眼球。

5. 禁忌证：某些感染性疾病，如丹毒、骨髓炎、化脓性关节炎等；某些急性传染病，如肝炎、肺结核等；有出血倾向、血液病或出血症，如便血、尿血、消化道出血、血小板减少性紫癜等；烫伤与溃疡性皮炎的局部等；结核病、肿瘤及脓毒血症等；外伤出血、骨折早期、截瘫初期等。严重心、脑、肺、肾等脏器疾病及妊娠妇女。

【应用小结】临床应用本法治疗失眠患者 8000 例，90% 的患者治疗 2 个疗程后痊愈。用本法治疗面瘫后遗症患者 5000 例，85% 的患者 4 个疗程治愈。用本法治疗带状疱疹后遗神经痛 2000 例，80% 的患者 6 个疗程治愈。

【方法来源】鍉针为古代"九针"的第三种针，《灵枢·九针》载："三曰鍉针，取法于黍粟之锐，长三寸半，主按脉取气，令气出。"浅针由"鍉针"演变而来，是民间一种比较古老的治疗方法，现在许多地方已经失传，经黄廷翼先生几十年的针灸临床实践，将浅针的适应证领域不断扩大，目前在福建地区广泛流传。

【病案举例】

病案一：林某，女，52岁，退休人员，入睡困难5年，伴心悸、健忘、多梦、口干，手足心热，曾就诊于多家医院，诊断为"神经衰弱"，予口服"安定"等药物治疗后，症状有所改善，但停药后症状反复；遂就诊于我科，诊断为"不寐"，患者舌红苔少、脉细数，证型属"阴虚火旺"，治以调和阴阳、宁心安神。浅针取镇静、百会、四神聪、安眠穴，行平补平泻手法，操作三个刺激量；配合针刺神门、内关、太溪，行平补平泻手法，在太冲行泻法。每日1次，15次为一个疗程，疗程间隔3～5天。治疗1个疗程后患者入睡困难、心悸、健忘等症状明显改善，"安定"口服剂量由5mg逐渐减至2.5mg，此后继续治疗2个疗程后，患者"安定"等药物剂量逐渐减量至停药。此后继续治疗2个疗程，患者症状完全缓解，此后随访，症状未再反复。

病案二：李某，男，25岁，公司职员，3个月前吹风后出现右眼闭合不全、口角歪斜，皱额、蹙眉、鼓气和噘嘴不利，饮水漏水。于外院诊断为"面瘫"，口服"泼尼松、弥可保、维生素B$_1$片"及用针灸等治疗1个月后，症状有所改善，但仍有闭目不全、口角歪斜等症，且易疲乏，此后继续针灸，症状未见进一步好转，遂就诊于我科。经诊，患者舌暗红，苔薄白，脉细涩，考虑为面瘫后遗症，证属"气虚血瘀"，治以益气活血，化瘀通络，疏调经筋。取穴以面颊局部和阳明经腧穴为主，浅针取地仓、颊车、阳白、夹承浆、口禾髎、面神经弹拨点，行平补平泻手法，若抬眉困难配攒竹，用平补平泻法；鼻唇沟变浅配迎香，用平补平泻法；人中沟偏歪配水沟穴，用补法。每穴操作三个刺激量；配合针刺足三里，施行补法，合谷行平补平泻法。每日1次，15次为一个疗程，疗程间隔3～5天。治疗4个疗程后患者面部症状基本痊愈。

病案三：蔡某，女，60岁，1个月前因右侧胸背部带状疱疹就诊于外院，予"泛昔洛韦"抗病毒，"弥可保"营养神经等治疗

1 周后，簇集状丘疱疹消退后，仍留有局部针刺样疼痛，夜间明显，经口服止痛药方可缓解。就诊于我科，考虑"带状疱疹后遗神经痛"，患者舌暗红，苔薄白，脉涩，证属"瘀血阻络"，治以活血通络、化瘀止痛，浅针取夹脊穴、阿是穴（选取带状疱疹的头、尾及最痛点 1 ～ 3 个，若范围大，可选取 4 ～ 6 个点），用泻法，每穴操作三个刺激量；针刺足三里、阳陵泉、太冲、膈俞、期门、大包，行泻法；每日 1 次，15 次为一个疗程，疗程间隔 3 ～ 5 天。2个疗程后症状缓解。

联系电话：13705973999

平衡针针刺腰痛穴治疗腰椎间盘突出症
王文远

北京军区总医院　全军平衡针针灸中心　100125

【作者小传】王文远，男，1945 年生，主任医师，平衡针创始人。全军平衡针针灸中心主任，北京中国医药大学教授，中国针灸学会常务理事，中华中医药学会民间疗法分会副主任委员，中国老年学学会理事兼平衡针针灸学委员会主任委员，全军中医学会针灸专业委员会副主任委员。荣获军地科技进步奖 20 项，荣立二等功 2 次，三等功 3 次，全军中医药工作先进个人，中华中医药学会中医药传承先进个人，北京市精神文明奖章，享受国务院特殊津贴。为军地培养平衡针专业人才 30000 余人，开展新技术 500 余项，发表学术论文 380 余篇。

【操作方法】采用 φ0.35mm×75mm 一次性针灸针，常规皮肤消毒，针刺平衡穴位"腰痛穴"。穴位体表定位于前额正中，即：在前额画一个十字，十字交叉点为此穴。神经解剖定位为滑车上神经、眶上神经。针尖向下，用腕力快速刺透真皮，平刺 2 ～ 4mm，出现针感即可出针，时间不超过 3 秒钟。每周 1 ～ 3 次，3 周为 1

疗程。

【适应证】腰椎间盘突出症，腰椎间盘脱出、膨出，及其引起的腰酸、腰痛、单侧或双侧下肢麻木疼痛、马尾神经症状等。也可用于急慢性腰部扭伤，急慢性骶椎挫伤，受凉、劳损引起的腰部症状，腰肌劳损等。

【注意事项】手法要快，针刺过程不超过 3 秒钟。对急症和重症可以采取强化式针感，即视病情捻转 3 ～ 9 次，复位，出针。干预频率视病情和病人体质而定，急症可每天 1 次，对体质较差者和老龄病人减少干预频率。

禁忌：炎症水肿期严禁在患处进行封闭、理疗、按摩等机械性治疗。避免疲劳、受凉。

【应用小结】用平衡针治疗颈肩腰腿痛获得北京市科技进步三等奖。根据文献报道，即时见效率 95% 以上，3 周有效率 100%，远期随访 3 个月复发率低于 3%。

【方法来源】由王文远教授创始。平衡针是现代中医原创技术，特点是"单病单穴，3 秒见效，安全绿色"，是国家卫生部十年百项农村与基层适宜技术推广项目，国家中医药管理局中医药科技成果推广项目，国家"973"中医理论基础研究项目。理论原理：针刺外周神经靶点，传递良性信息，经大脑中枢靶轴整合，调配人体自身修复能力，修复病患靶位。

【病案举例】

病案一：阮某，男，公务员。于 2006 年 5 月 21 日就诊，腰部剧烈疼痛，活动受限，只能站，不敢坐。经医院诊断为腰椎间盘脱出症。经王文远教授针刺腰痛穴，当即感觉疼痛大大减轻，首次干预即可坐 1 个小时以上，经过 3 周的干预，疼痛消失，活动自如，临床治愈。

病案二：王某，女，49 岁，教师。2006 年 11 月 7 日就诊。3 天前因劳累出现左腰部及左下肢放射样疼痛，行走困难，夜间痛甚，口服止痛片治疗，疼痛未缓解。于东直门医院 MRI 检查诊断为腰椎间盘突出症。腰部功能检查：腰肌紧张、痉挛，腰部伸屈和左右侧弯功能活动受限，突出的椎间隙棘突旁压痛和叩击痛明显，沿左下肢坐骨神经走行，有明显压痛。下肢功能检查：左下肢膝反射减弱；跟腱反射减弱；直腿抬高试验阳性，加强试验阳性。针刺腰痛穴干预，疼痛即可缓解，经连续 3 周干预，疼痛消失，行走自如，临床治愈。

病案三：付某，女，36 岁。2007 年 5 月 1 日因剧烈腰痛 3 天就诊。患者于受凉后出现腰部剧烈疼痛，活动受限，其丈夫为其进行腰部推拿热敷后疼痛加剧，无法平卧及站立，咳嗽或喷嚏时疼痛剧烈难忍，由其丈夫背入院。查体：痛苦面容，L4～5 棘突旁压痛明显，腰前屈、侧弯、后仰功能受限，直腿抬高 30°，疼痛剧烈，VAS 目视评价尺 ≥ 11。腰椎 CT 提示 L4～5、L5～S1 椎间盘突出。针刺腰痛穴并加强针感，患者即刻感觉疼痛减轻，VAS 目视评价尺刻度 7。3 小时后疼痛复发，但程度较治疗前减轻，VAS 评价尺刻度 9。次日，患者疼痛缓解，VAS 目视评价尺刻度 6，由其丈夫搀扶接受治疗。第 3 天患者疼痛缓解，VAS 目视评价尺刻度 4，可自行缓慢行走。连续干预 8 次，患者腰部疼痛消失，前屈、侧弯、后仰等功能不受限，直腿抬高 90°，临床治愈。

联系电话：010-65386561

电子邮箱：wwy01@sina.com

平衡针针刺胃病穴治疗原发性痛经

王文远

北京军区总医院　全军平衡针针灸中心　100125

【作者小传】见 322 页《平衡针针刺腰痛穴治疗腰椎间盘突出症》。

【操作方法】采用 φ0.35mm×75mm 一次性针灸针，常规皮肤消毒，针刺平衡穴位"胃病穴"，即下颌正中点，神经解剖定位为三叉神经下颌支。从下颌正中点旁开 2cm 入针，平刺 2～4cm，获得针感即出针，针刺过程不超过 3 秒钟。每周 1～3 次，3 个月为 1 疗程。

【适应证】原发性痛经，以及由于受凉、劳累引发的痛经。

【注意事项】手法要快，针刺过程不超过 3 秒钟。对重症可以采取强化式针感，即视病情捻转，复位，出针。对严重体虚和体重远低于标准体重的患者，针感要轻，减少干预频率。切忌剧烈情绪波动，避免疲劳、受凉。

【应用小结】临床应用本法治疗原发性痛经逾千例，即时见效率 98% 以上，3 个月有效率 100%。

【方法来源】由王文远教授创始。平衡针是现代中医原创技术，特点是"单病单穴，3 秒见效，安全绿色"，是国家卫生部十年百项农村与基层适宜技术推广项目，国家中医药管理局中医药科技成果推广项目，国家"973"中医理论基础研究项目。理论原理：针刺外周神经靶点，传递良性信息，经大脑中枢靶轴整合，调配人体自身修复能力，修复病患靶位。

【病案举例】

病案一：方某，女，31 岁。于 2014 年 10 月 27 日就诊。无痛经史，无妇科病史，由于劳累和受凉引起剧烈痛经。针刺胃病穴干预，当即感觉疼痛消失。随访 6 个月无复发。

病案二：刘某，女，42 岁。2013 年 7 月 18 日痛经就诊。痛经 20 多年，每次月经第 1～2 日腰部酸痛、下腹疼痛、坠胀。针刺胃病穴干预，当即疼痛明显缓解。每周 1 次，连续 2 个疗程干预，临床治愈。随访 1 年无复发。

病案三：倪某，女，23 岁。2014 年 10 月 22 日就诊。剧烈痛经，面色苍白，冷汗，几欲晕厥。应急针刺胃病穴并加强针感，患者即刻感觉疼痛减轻，冷汗立止。嘱其静卧休息，10 分钟后，疼痛消失，头脑清楚，浑身舒畅。经询问检查排除其他疾病。

联系电话：010-65386561

电子邮箱：wwy01@sina.com

平衡针针刺降压穴治疗原发性高血压

王文远

北京军区总医院　全军平衡针针灸中心　100125

【作者小传】见 322 页《平衡针针刺腰痛穴治疗腰椎间盘突出症》。

【操作方法】采用 φ0.35mm×75mm 一次性针灸针，常规皮肤消毒，针刺平衡穴位"降压穴"。穴位体表定位于内踝中点直下 4 厘米，凹陷处。神经解剖定位为足底内侧神经。针尖垂直于皮肤，用腕力快速刺透真皮，直刺 2～3 厘米，提插，以出现触电式针感为佳，时间不超过 3 秒钟。双侧或左右交替取穴，每周 1～3 次，3 个月为 1 疗程。

【适应证】原发性高血压，以及由于高血压引发的症状，如头痛、头晕、眩晕、头部紧束感、心悸、肢体肿胀麻木、视物不清等，可有效预防、推迟高血压引起的心、脑、肾并发症。也可用于原发性低血压及其症状的干预和治疗。

【注意事项】手法要快，针刺过程不超过 3 秒钟。用于急症、重症和急救须出现触电式针感。干预频率视病情和病人体质而定，用于急症、重症可每天 1 次；对体质较差者和老龄病人减少干预频率，也可左右交替取穴。切忌剧烈情绪波动，注意规律生活、适度锻炼、平衡饮食、控制体重。原发性高血压是慢性病，建议采取长期干预方案。如下仅供参考：血压控制期时间为 30 天，每日 1 次；血压稳定期（血压指数正常）时间为 60 天，第一个月每周 3 次，第二个月每周 2 次；血压巩固期时间为 90～180 天，每周 1 次。

【应用小结】 平衡针针刺降压穴治疗原发性高血压获得全军科技进步三等奖。平衡针针刺降压穴干预高血压列入广东省120急救教材。经临床1380例疗效统计：即时显效率90%。1个疗程有效率95%。

【方法来源】 由王文远教授创始。平衡针是现代中医原创技术，特点是"单病单穴，3秒见效，安全绿色"，是国家卫生部十年百项农村与基层适宜技术推广项目，国家中医药管理局中医药科技成果推广项目，国家"973"中医理论基础研究项目。理论原理：针刺外周神经靶点，传递良性信息，经大脑中枢靶轴整合，调配人体自身修复能力，修复病患靶位。

【病案举例】

病案一：马某，男，45岁。于2015年3月25日就诊。确诊高血压2年，1期。就诊时血压145/95mmHg，伴头晕、头部紧束感。经王文远教授针刺双侧降压穴，出现触电式针感，当即感觉头部症状消失，10分钟后测量血压为120/85mmHg。

病案二：张某，女，52岁。2014年1月4日就诊。长期头疼、记忆力减退，眼干、视力下降。2年前体检血压138/86mmHg，平时自测血压波动较大，诊断为原发性高血压。针刺双侧降压穴，当即头痛、眼睛干涩症状消失。经每周1次，连续3个月干预，自测血压保持在120/80mmHg以下。巩固6个月，临床治愈。

病案三：王某，女，医生，53岁。2015年2月4日从外埠慕名就诊。患者2年前诊断为原发性高血压，一直未服药。日常自测血压，晨峰血压的波动区间为收缩压150～130mmHg，舒张压95～85mmHg。就诊当日因为早起赶路，导致面色潮红，头晕，头胀，血压150/90mmHg。经针刺双侧降压穴，出现触电式针感，头部症状即时消失。安静休息30分钟后，测量血压为130/80mmHg。后患者一直未再复诊。2个月后电话随访，患者称自就诊之日起，血压逐日下降，2周后稳定在120/80mmHg以下，临床治愈。

联系电话：010-65386561

电子邮箱：wwy01@sina.com

平衡针飞针胃病穴治疗小儿消化不良

王文远

北京军区总医院　全军平衡针针灸中心　100125

【作者小传】见322页《平衡针针刺腰痛穴治疗腰椎间盘突出症》。

【操作方法】采用 φ0.35mm×75mm 一次性针灸针，常规皮肤消毒，飞针点刺平衡穴位胃病穴，即下颌正中点，神经解剖定位为三叉神经下颌支。飞针深度不超过 2mm，时间不超过 1 秒钟。每周 1 次，3 个月为 1 疗程。

【适应证】小儿消化不良和小儿感染性肠胃炎，以及各种因为消化不良引起的小儿疾病或症状，如：夜啼、晕车、发育迟缓、消瘦、单纯性肥胖、过敏症等。

【注意事项】手法要快，尽量减少干预时间，避免小儿对针刺产生害怕心理。儿童生命力旺盛，常规治疗频率为每周 1 次就足够了。对于消化系统急症，可针刺胃病穴，从下颌正中点旁开 2cm 入针，平刺 2 ～ 4cm，获得针感即出针，针刺过程不超过 3 秒钟，频率疗程视病情而定。

【应用小结】临床应用本法治疗小儿消化不良及相关疾病数千例，所有患者 1 次见效，99% 以上的患者 1 个疗程治愈。

【方法来源】由王文远教授创始。平衡针是现代中医原创技术，特点是"单病单穴，3 秒见效，安全绿色"，是国家卫生部十年百项农村与基层适宜技术推广项目，国家中医药管理局中医药科技成果推广项目，国家"973"中医理论基础研究项目。理论原理：针刺外周神经靶点，传递良性信息，经大脑中枢靶轴整合，调配人体自身修复能力，修复病患靶位。

【病案举例】

病案一：岳某，女，9 岁，小学生。消瘦，偏食，进食少，稍微多吃一点就发烧，不明原因。体弱，容易生病，晕车很厉害。飞针点刺胃病穴，每周 1 次。治疗 1 次后，胃口明显改善，饱食则发烧的现象消失。1 个疗程后，体重增加，面色红润，身高增长，晕车现象消失，临床治愈。

病案二：青某，男，3 岁。经常腹泻，瘦小，常年咳嗽，精神倦怠。飞针点刺胃病穴，每周 1 次。1 次治疗后，大便正常，胃口增加，2 次治疗后，咳嗽停止，1 个疗程后，体重身高增加，活泼好动，临床治愈。

病案三：胡某，女，4 岁。偏食，便秘，瘦弱，体质差，反复上呼吸道感染，过敏性鼻炎，腺样体肥大。飞针点刺胃病穴，每周 1 次。治疗 1 次后，饭量增加，体质改善，1 个疗程后，体重增加，身高增加，一直没有生病，鼻炎症状消失，临床治愈。

病案四：夏某，女，8 岁，小学生。面黄，消瘦，个子矮，不爱吃饭，常把零食当饭吃，过敏性体质，骨龄大，早熟。飞针点刺胃病穴，每周 1 次。1 个疗程后体重增加，身高增加，面色红润，过敏症状消失，2 个疗程后，身高持续增加，赶上了同龄孩子，临床治愈。

病案五：徐某，男，18 月龄。每天半夜 0：00 ～ 3：00 啼哭，睡眠不实。便干，烦躁，爱生病。飞针点刺胃病穴，2 次治愈。

病案六：史某，男，14 岁，中学生。因着凉、劳累、过食海鲜，次晨腹痛，发烧 38℃，WBC：11×10^9/L，急性肠胃炎。病发后 2 小时针刺胃病穴，当即腹痛缓解，2 小时后退烧，正常进食，当日痊愈。

联系电话：010-65386561

电子邮箱：wwy01@sina.com

偏瘫与肩痹特效穴——肩痛穴

汪卉林

天津市武清区中医院治未病科　301700

【作者小传】见 277 页《手颤验方》。

【操作方法】取穴：足三里穴下 1.5 寸，外 1 寸。交叉取穴。站、做、仰卧位均可。用一步到位手法或提插手法，当出现触电式针感且向足面、足趾放射后即可出针。每日治疗 1 次，10 次为 1 疗程。

【适应证】上肢偏瘫、肩痹。

【注意事项】治疗偏瘫和肩痹时，配合活动上肢和肩部，疗效立显，重复次数多可使疗效巩固。

【应用小结】肩痛穴位于腓骨小头下方与外踝连线的上三分之一处。神经定位是腓浅神经。功能：扶正祛邪，舒经通脉，活血化瘀，促进代谢，消炎镇痛。主治：肩关节软组织损伤、肩周炎、根型颈椎病、颈肩肌筋膜炎、上肢瘫痪等。治疗原理：中枢调控、靶点靶轴靶位、信息传递、自我修复。以此法治疗肩痹病 300 人、上肢偏瘫 100 人，总有效率 100%。

【方法来源】平衡针灸医学创始人王文远教授亲传医技。王教授是北京军区总医院专家。开展新技术 500 余项，军地科技进步奖 18 项，在全国 4000 多家医院推广，治疗国内外病人 60 余万，平衡针弟子分布于 30 多个国家和地区。

【病案举例】

病案一：某男士，30 岁，中粮公司职工，劳动中用力过猛，右肩部拉伤疼痛，举臂抬肩困难，病 1 周。诊为血瘀型肩痹病。治疗：在左侧肩痛穴，以 3 寸毫针直刺强刺激，同时活动病肢。2 分钟之内患者疼痛消失，病肢功能恢复至与健侧相同。

病案二：杨老太，72 岁，脑梗死病 20 天，曾住院 2 周，出院后在家卧床养病，神志基本正常，问答基本切题，右侧偏瘫，上下肢功能 2 级。治疗：在左侧肩痛穴，以 3 寸毫针直刺强刺激，同时被动活动病肢。3 分钟之内病肢功能活动有小的进步，越来越明显。起针后医生以拇指点按肩痛穴，同时活动病肢，进步明显。平躺状态下，病肢可抬举至前胸—下颌—口鼻—前额—头顶。再选穴：腰痛穴、膝痛穴、踝痛穴、臀痛穴，速刺出针，针后拇指点按穴位，同时活动病侧下肢，练习走路后功能活动进步明显。以后用针刺配合醒脑穴、头痛穴、升提穴等治疗，隔日 1 次，10 次后患者可拄杖步行。

病案三：某男士，51 岁，外伤后，左肩疼痛 2 月，局部压痛，外展困难，抬臂不能过膻中，后背不能过脊柱，诊为肩周炎。治疗：选肩痛穴、臀痛穴、局部痛点，每日治疗 1 次，15 次为一疗程。在病变局部刮痧，5 天 1 次，三次为 1 疗程。疗效：1 疗程后痊愈。

联系电话：13002253427

电子邮箱：huilin16388@163.com

排刺法联合絮刺法治疗带状疱疹

李国伟

宁波市江北区孔浦街道卫生服务中心 315021

【作者小传】见 207 页《"缠身龙"草药搽剂治疗带状疱疹》。

【操作方法】

1. 排刺法

常规消毒皮损疼痛区，用直径粗 0.35mm、长 40mm 的毫针，进针 0.5～0.8 寸，疼痛区域一般以排队样进针，进针角度 20°～50°不等，针距 1～3cm，一片疼痛区需用针数少则 10 针，多则 40～50 针，进针后稍稍运针留针 20～30 分钟起针。

2. 絮刺法

（1）疱疹期带状疱疹：在创面用 75% 酒精严格消毒，用三棱针刺破所有疱疹，边刺边用稍干的 75% 酒精棉球吸去疱疹毒液，将玻璃火罐用闪火法扣在已刺破疱疹部位，留罐时间视病情而定，一般留罐 2 ～ 5 分钟，如疔疱型需留罐 10 分钟，拔罐后拭去毒液和少量的污血。

（2）后遗症期带状疱疹：在疼痛部位用 75% 酒精严格消毒，用三棱针点刺疼痛部位，而后将玻璃火罐用闪火法扣于其上，留罐 2 ～ 3 分钟后见血出起罐，用酒精棉球擦净皮肤。

【适应证】带状疱疹。

【注意事项】

1. 针具及针刺局部皮肤（包括穴位）均应严格消毒，以防感染。

2. 必须注意本病早期与有关疾病的鉴别，如肋间神经痛、胆道疾病、溃疡性疾病等。

3. 对所有疱疹均须用三棱针点刺到位。

4. 严格把握进针角度，根据不同部位而定，否则胸背部易出现气胸等医疗事故。

【应用小结】初步统计临床应用本法治疗带状疱疹患者 3500 例以上，总有效率高达 95%。

【方法来源】原籍山东的李春祥（1928—　），于 1950 年随公安 19 团来到宁波（后因部队收编归入地方部队，即宁波军分区驻象山 6417 部队）。其擅长针灸之术，后有缘结识李国伟医师，闲暇之时悉数将其针灸疗疾之术传授于他。后经李国伟医师的不断探索、改进、完善，经过长期临床实践，本疗法逐渐趋于成熟。本法在当地，乃至整个浙东地区均具有较高的社会影响力。

【病案举例】

病案一：杨某，男，81 岁，退休，右侧腰、腹部剧烈疼痛 3 月，

3月前右侧腰部、腹部突觉灼热不适，继之起红斑，红斑上出现成片水疱，经本地市级医院皮肤科诊治后，疱疹结痂、脱落，但疼痛未明显缓解，彻夜难眠，大便干结，小便调，舌暗红，苔黄，脉细涩。经诊断为"后遗症期带状疱疹"，在创面用75%酒精严格消毒，用直径粗0.35mm，长40mm的毫针，进针0.5～0.8寸，在疼痛区域一般以排队样进针，进针角度20°～50°不等，进针后稍稍运针，留针30分钟后起针。起针后再给予三棱针点刺疼痛部位，将玻璃火罐用闪火法扣于上面，留罐3分钟，拔罐后拭去毒液和少量的污血。隔日一次，5次后发病部位已结痂，部分已落痂，疼痛基本消失。

　　病案二：王某，女，23岁，学生，右胸部起水疱伴剧烈疼痛6天，6天前右侧前胸部出现疼痛，而后相继出现红斑及水疱，集簇成群，蔓延至后背部，疼痛剧烈，夜不能寐，口干喜冷饮，大便干结，尿黄而少，舌红，苔黄腻，脉弦。经诊断为"疱疹期带状疱疹"，在创面用75%酒精严格消毒，用直径粗0.35mm，长40mm的毫针，进针0.5～0.8寸，在疼痛区域一般以排队样进针，进针后稍稍运针，留针20分钟后起针。起针后用三棱针刺破所有疱疹，边刺边用稍干的75%酒精棉球吸去疱疹毒液，将玻璃火罐用闪火法扣在已刺破疱疹部位，留罐5分钟，拔罐后拭去毒液和少量的污血。隔日一次，3次后症状基本消失。

　　病案三：吕某，男，60岁，务农，左大腿根部起红斑伴剧烈疼痛1天，1天前左大腿根部突发红色斑块，逐渐增多，成带状分布，伴有烧灼样疼痛，剧痛难忍，无法入睡，大便干结，小便调，舌暗红，苔白，脉细。经诊断为"潜伏期带状疱疹"，先针丘墟、阳陵泉，留针20分钟，起针后在创面用75%酒精严格消毒，用直径粗0.35mm，长40mm的毫针，进针0.8寸，在疼痛区域一般以排队样进针，进针后稍稍运针，留针30分钟后起针。每日1次，5次后症状基本消失，在治疗过程中疱疹也一直未出现。

　　联系电话：13858288612

针刺面瘫穴治疗面瘫顽固性闭眼困难

陆　鹏

成都中医药大学　610075

【作者小传】见 100 页《天雄在肿瘤放化疗后的应用》。

【操作方法】取穴：太溪穴与阴陵泉中点，胫骨内侧缘后 1 寸。取 1.5 寸毫针，常规皮肤消毒，运用快速进针法，得气后施以提插捻转手法强刺激双侧穴位，以有针感向足部放射为度，一天针一次，部分患者一次后闭眼困难有所缓解，5 次为一疗程。

【适应证】面瘫顽固性闭眼困难。

【注意事项】对体质弱者减轻刺激强度，以患者能够耐受为度，避免晕针等意外情况发生。

【应用小结】临床应用本法治疗面瘫顽固性闭眼困难 68 例，痊愈 41 例，好转 23 例，总有效率为 94.12%。

【方法来源】陆鹏医师承学院与民间各家学说，总结出该腧穴的特定作用。

【病案举例】

病案一：刘某，女，23 岁，在校大学生，坐长途车时，坐窗户边，开窗睡着后出现右侧面部不适，次日早晨起床后发现右侧面部肌肉不能活动，闭眼不能，口角㖞斜，被诊断为"面瘫"，用药物及针灸治疗一个月后口角㖞斜症状基本痊愈，仅剩下右眼闭合不能，遂来我处就诊。治法：取 1.5 寸毫针，常规皮肤消毒，运用快速进针法，得气后施以提插捻转手法强刺激双侧穴位，以有针感向足部放射为度，一天针一次，当天患者右眼闭合较前好转，5 次后明显好转。

病案二：缪某，男，50 岁，某公司老板，于夜间面部直接吹空调后，出现一侧面部口眼㖞斜，闭眼不能，不能完成鼓气和吹口哨等动作，被诊断为"面瘫"，在当地医院进行针灸治疗后，诸症缓解，仅剩闭眼不能之症状，遂来我处就诊。治法：取1.5寸毫针，常规皮肤消毒后，运用快速进针法，得气后施以提插捻转手法强刺激双侧穴位，患者诉有向足部放电样感觉，当时即能闭眼。我告知患者会有反复，尽量坚持治疗，一天针一次。10次后患者痊愈。

病案三：肖某，女，48岁，于夏日在外吃冰激凌及吹空调后出现左侧口眼㖞斜，诊断为"面瘫"，在当地市人民医院行激素及针灸治疗后无明显好转，诉左眼闭合不能，难受、干涩、流泪，行常规针灸治疗后抬额、鼓气等症状明显好转，但闭眼不能情况仍然不理想。我为其行面瘫穴针刺治疗，运用快速进针法，得气后施以提插捻转手法强刺激双侧穴位，以有针感向足部放射为度，一天针一次，5次后患者闭眼较前明显缓解。

联系电话：13881961614

电子邮箱：694427718@qq.com

埋线治疗慢性支气管炎

汪卉林

天津市武清区中医院治未病科　301700

【作者小传】见277页《手颤验方》。

【操作方法】

取穴：

一组：定喘、膻中

二组：肺俞、丰隆

三组：孔最、足三里、华盖

四组：脾俞、肾俞

操作：每次1组穴，四次1疗程。用注线法治疗，具体是用五香排毒液浸泡的肠衣线，或者生物蛋白线，装入一次性埋线针，选穴，消毒，针入穴，至肌层或皮下，慢退针，缓进栓，出针后，压针孔，贴针眼，防污染，满三天。十天后，做第二遍。

【适应证】慢性支气管炎。

【注意事项】注意严格消毒，开包的药线一次性用完，剩余者扔掉。忌口：治疗期间，饮食以清淡为主，勿食牛羊肉及海货等发物。

【应用小结】慢性支气管炎以咳嗽痰喘为主症，属于中医学咳嗽、痰饮、咳喘范畴。此病发病与肺脾肾三脏功能失调和衰退密切相关。健脾化痰、温肾纳气是治疗的要点。本法是在恩师单顺教授验方的基础上加减而来，将原方第三组穴位的尺泽改为孔最，增加华盖穴。第四组脾俞和肾俞是新增的一组穴。脾为后天之本，肾为先天之本，针刺这两穴有增强免疫力改善内分泌之功。临床根据轻重缓急的不同，常加用一些其他方法，如穴位注射法、输液法、汤药法、成药法，经治30余例，疗效甚好。

【方法来源】中国药线排毒疗法发明人，北京高等中医药培训学校客座教授，原河南省漯河市中心医院业务院长，主任医师单顺教授亲传医技。40余年来，他培训中外学员7000余人次，埋线治疗病例100余种，治愈国内外患者数万例。

【病案举例】

病案一：安徽患儿，男，3岁，犯气管炎2年病史，久治不愈，父母在廊坊打工，收入全用于治病，秋凉至开春喘咳常发，经常住院。经人介绍来我科治疗。首次埋线后，过一周复诊，咳喘显著减轻，第二次埋线后，只有"一声半声的咳嗽"，第三次埋线后，病痊愈。

病案二：患者，女，48岁，冬季喘咳发作严重，易感冒怕受风，咳甚遗溺，冬季不敢出屋，抵抗力低。埋线1疗程后，很少感冒，喘咳发作极轻，随访6年稳定。

病案三：患者，女，75岁，咳嗽痰喘40余年，近10余年加重，咳喘哮吼遗尿，活动身体则气高喘粗哮鸣，遇冷亦加重。埋线

2 疗程后，平稳过冬，以后住进楼房，气温恒定，经历 8 个冬天亦未甚发作，稍用药就可顺利平喘。

联系电话：13002253427

电子邮箱：huilin16388@163.com

金银七寸针治疗疑难杂症

郁素芹　郁明秀

中医药传统知识保护研究安徽分中心

【作者小传】郁素芹，女，61 岁；郁明秀，男，57 岁。姐弟自幼随外公学习针灸，治疗各种不同的病人，两人继承家学——金银七寸针，从事针灸实践工作已近 20 余年，用祖传的七寸金针、银针，用"内八针"在特定部位和穴位的真皮下进行深刺以治疗疾病，为穴位疗法开了先河。受到诸多同行的赞誉及众多病人爱戴。《新安晚报》《合肥晚报》《江淮晨报》等省级媒体都对他们的事迹进行过报道。

【操作方法】

1. 针体位于真皮下进行，针刺方向都是向着病痛方向及患病部位，即"趋向病所之根本"。

2. 强调行针、刺入有酸胀及痛感，均应调针，达到酸、胀、麻，使针感强烈而持久。

3. 均需要留针，因具体病情而确定留针的时间，留针是为巩固疗效。长针、内八针、72 经路是特殊专用针具，方法、角度、大小因人而异，根据病人的病情，部位上也有一些变通，再在底部以下大幅度捻转，使该处保持较强的针三环路，上下左右，角度不一，10 针为一疗程。

【适应证】神经性疼痛，三叉神经痛，失眠，神经衰弱，阳痿，前列腺增生，胃肠功能紊乱，妇科病，哮喘，强直性脊柱炎，腰椎间盘突出等。

【注意事项】

1. 刺之深浅不能一概而论，凡是阳证、新病宜浅刺，阴证、久病宜深刺。

2. 老人气血衰弱，宜浅刺，年轻体壮者宜深刺。

3. 体型瘦小者宜浅刺，肥胖者宜深刺，针刺的角度和深度有着不可分割的联系。

注：深浅表明进针后到病灶的位置，余针身长度不一，以患者能耐受为度，避免晕针等意外情况发生。

【应用小结】在生活实践中用本法治疗强直性脊柱炎 20 多例，有效率达 96%，腰椎病 3000 例，有效率达 95%，对疑难杂症效果更好。

【方法来源】郁素芹、郁明秀自幼随外公行医，较好继承了外公的实践经验，走遍了本地、蚌埠、华阳、亳州、合肥、南京、南通、上海等地，擅长用长针治疗各种常见病及疑难杂症，深得百姓喜爱。

【病案举例】

病案一：韩刚，男。主诉：腰背疼痛，经各大医院诊断为强直性脊柱炎，花费十多万元仍未见好转，后经介绍到我所治疗。现状：腰背疼痛，不得屈伸，夜难入睡，显痛苦面容，脊柱前屈、后伸受限、脊柱强直、活动受限，体型消瘦，一腿粗，一腿细。我们的治疗方案是：用 7 寸长针针刺，主穴取天上穴，配夹脊穴。针刺天上穴可治疗肝肾阴虚、气血不足、经脉失养、气血运行受阻。我们的刺法是：深刺，由皮肤部从上到下深刺 2～6 寸，使针感放射向病灶内传导，从而调节经气，活血止痛。再加角度变换，可控制、消除炎症，加上配穴夹脊穴，且是 7 寸银针深刺，使针感可沿针刺的角度放射至对侧背部，还可使针感沿脊柱上下走窜。从一侧夹脊穴直刺向对侧椎体，两侧交替刺入，使针感可沿针刺的角度、深度，放射至对侧椎体，针感还可延续向髋关节内传导。在髋关节病变痛点，每次 2～3 针，1 天 1 次。二穴并用，可舒筋通络，强筋壮骨，活血通络止痛。每一针都具有缓解疼痛的功效，实践证明，此法为本病的治疗开辟了一条新途径，具有独特疗效。

强调：对于本案的早期治疗可防止病变部分粘连，骨性强直。

病案二：兆某，女。此人在安徽省第一人民医院被鉴定为强直性脊柱炎，行动不便，到我诊所治疗 4 个疗程后，情况明显好转，行动自如，生活能够自理，3 个月后痊愈。

病案三：马某，女，42 岁，家住五河新村。口述：先天少长一根尾骨，造成脊柱侧弯，长期腰痛 18 年，现病史：痛苦面容，腰前屈后伸疼痛，经医院诊断无法治疗，各医院建议打钢钉。她通过朋友介绍来我诊所治疗，我们对病人采取长针治疗。取穴：天上穴、夹脊穴。目的：滋补肝肾，养血荣筋，活血通络。先针刺病人天上穴，治疗一个疗程后疼痛逐渐减轻，腰前屈不痛；第二疗程采取二穴并用，针对疼痛深刺（左右开针），沿骨膜进行直刺，深达尾骨，留针 15～20 分钟，病人疼痛明显好转，后来已没有疼痛感觉，活动一切正常。随后隔日一次，10 次为一疗程。此患者之病由先天性病变引起，其中风寒湿瘀为多，治疗以疏风散寒、祛湿通络、活血化瘀为原则，治疗 3 个月后患者已能自行锻炼，恢复正常。

联系电话：13515600181　13866199008

电子邮箱：1211642906@qq.com

跟痛症的芒针治疗

赵 文

贵阳中医学院第二附属医院推拿科　550001

【作者小传】赵文，男（1962—　　），主任医师，现任中华中医药学会推拿分会委员，贵州省中医药学会推拿分会副主任委员。1985 年毕业于贵阳中医学院医疗系骨伤科专业，从事中医骨伤科临床工作 30 余年，擅长治疗骨伤科临床常见病及疑难病症，发表学术论文 20 余篇。

【操作方法】选用直径 0.35mm、长 100mm 的芒针，刺手持针沿夹脊穴快速捻转斜刺，针尖指向腰宜穴（针体与皮肤成 45°～60°角），针刺深度 50～70mm，以下肢出现麻木，触电感或针感抵达跟部为佳。此时针尖可出现松弛感。

在腰宜穴快速斜刺进针，针尖稍偏指向臀部（针体与皮肤成 80°左右角），针刺深度 80～100mm，待针感达小腿部远处为好。

选用直径 0.35mm、长 125mm 的芒针，刺手持针沿胞肓、秩边穴行提插捻转手法斜刺进针（针体与皮肤成 40°～60°角），针尖指向小腿部，进针深度 100～120mm。得气后留针 30 分钟，其间行针 1～2 次，每日治疗 1 次，5 次为一疗程，疗程间需休息两天，治疗 3 个疗程。

【适应证】跟痛症。

【注意事项】运用本方法治疗跟痛患者时，手法要快速轻柔，切忌为寻求针感出现而用重手法粗暴行针，且针感出现前行针要渐缓，当针感出现时立刻停止行针。当针刺夹脊、腰宜穴时患者出现小腹牵扯痛时要立刻缓慢退针，以免患者出现腹部不适及疼痛感，对针刺有严重恐惧感者不宜应用本方法治疗。

【应用小结】临床运用本法治疗跟痛症 240 余例，95% 的患者经治疗后疼痛症状消失。治疗跟痛症疗效标准如下。治愈：跟痛完全消失，行走自如。显效：跟痛基本消失，晨起下地或久坐后初起步时偶有痛感。好转：跟痛症状较治疗前减轻。无效：治疗前后症状无改善。

【方法来源】经过赵文医师反复实践总结而出。

【病案举例】

病案一：蔡某，男，47 岁，年前无明显诱因感足跟部发胀感，继而出现跟部疼痛，疼痛以久坐后初起步时剧烈，行走数米后减轻，曾在院外经中药外洗、"局封"等治疗未见明显改善。来院就医。诊断：右足跟痛症。选用右侧 L4～5 夹脊穴、腰宜穴、臀中穴，进行芒针深刺治疗，待深刺出现针感后，留针 30 分钟，其间行针 1 次，每日治疗 1 次，5 次为一疗程。两个疗程结束时，右足跟部疼痛消失，院访半年未复发。

病案二：刘某，女，61 岁，4 年前疑因装修房屋劳累后出现双足跟部疼痛不适，夜间休息时跟部发热，晨起后初下地行走时跟部疼痛剧烈，治疗后疼痛逐渐减轻，以后每因劳累或行走过量后疼痛加重，曾在外院行 X 线检查示：右跟骨骨刺。经口服止痛剂及中药，行按摩等治疗后疼痛缓解不明显，故来本院就医。经查诊断为：跟痛症，采用芒针针刺治疗，选取双侧 L3～4、L4～5 夹脊穴、腰宜穴、秩边穴，留针 40 分钟，其间行针 2 次，隔日治疗一次，5 次为一疗程，共治疗 3 个疗程后症状基本消失，随访 1 年未复发。

病案三：张某，男，14 岁，因体育运动后出现左足跟部疼痛，跛行步态，休息后疼痛减轻，运动后加重，1 月后来我院就医。诊断：左足跟痛症，采用芒针针刺治疗，根据查体取 L3～4 左侧夹脊穴、左侧腰宜穴及臀中穴，得气后留针 30 分钟，其间不行针，每日 1 次，4 次而愈，1 年后随访未复发。

联系电话：13985135383

电子邮箱：64945795@qq.com

耳穴压豆治疗糖尿病胃轻瘫

陈　涛

山东省高密市中医院　261500

【作者小传】见 113 页《蜂房散治疗阳痿》。

【操作方法】取单侧脾、胃、大肠、小肠、神门、糖尿病点、三焦、内分泌耳穴，以 75% 酒精棉球消毒后，托持耳郭，用镊子夹取中心粘上王不留行籽的方块胶布，对准穴位紧紧贴压其上，并轻轻揉按 1～2 分钟。嘱患者每天自行按压 3～5 次，每穴、每次按压 50 次。手法要轻，要求有酸、麻、胀、发热的感觉。但对胶布过敏者改用粘合纸代之。耳穴贴压 2 天换贴 1 次，双耳交替进行，连续 4 周。

【适应证】糖尿病胃轻瘫属脾胃虚弱、气机郁滞者。

【注意事项】

1. 糖尿病患者在西医常规治疗的基础上采用此疗法。

2. 耳部有炎症、冻伤者，有习惯性流产史的孕妇，禁用此法。

3. 对过度饥饿、疲劳、精神高度紧张、年老体弱者以及孕妇，按压宜轻，对急性期病症宜用重手法强刺激。

【应用小结】临床应用本法治疗糖尿病胃轻瘫 120 例，总有效率达 90%。

【方法来源】耳穴压豆疗法是山东省高密市中医院糖尿病俱乐部民间宣传、推广疗法。糖尿病胃轻瘫是糖尿病最常见的慢性并发症之一，现代医学主要应用促胃肠动力药及止泻、通便药物等对症处理，手法单一，不良反应较大。近几年，该院在治疗本病方面积累了相当多的经验，应用耳穴疗法，不仅明显改善了患者的临床症状，还延缓了并发症的发展。

【病案举例】

病案一：李某，女，65 岁，糖尿病病史 7 年，现应用胰岛素降糖治疗，近半年来，出现食欲不振，食后胃胀、胸胁胀满不适，嗳气频繁，伴乏力，舌质淡，苔白微腻，脉弦。因患者曾在西医院就诊，口服莫沙必利、奥美拉唑等药物效果欠佳，遂予其耳穴压豆疗法（取穴、操作同上），治疗 4 周后，患者食欲不振、胃胀、乏力等症明显改善。

病案二：王某，男，70 岁，糖尿病病史 12 年，现应用胰岛素降糖治疗。近 1 年来，患者出现食欲减退，食后胃胀，恶心、呕吐，全身乏力，大便溏，舌质淡，苔白腻，脉弦细。因患者曾应用西药及针灸疗法，效果欠佳，遂予其耳穴压豆疗法（取穴、操作同上），治疗 4 周后，患者食欲不振、胃胀、乏力明显改善，恶心、呕吐症状消失。

病案三：邓某，女，67 岁，糖尿病病史 6 年，现应用口服药降糖治疗，近 3 个月来，患者出现大便时稀时干，有时 5～7 天一次，有时 1 天 5～7 次，伴食欲减退，胃脘部、胁下胀满不适感，时有恶心，全身乏力，舌胖大，边有齿痕，苔白腻，脉弦细。因患者曾间断应用胃肠动力药及止泻药对症治疗，十分痛苦，遂予其耳穴压豆疗法（取穴、操作同上），治疗 4 周后，患者大便恢复正常，食欲不振、胃胀、乏力明显改善。

联系电话：18265662018

电子邮箱：281768606@qq.com

督脉针刺法治疗脑梗死

朱广旗

贵州省中医医院　550001

【作者小传】见 298 页《醒脑阴阳透刺法治疗急性脑梗死》。

【操作方法】

1. 器械准备

环球牌 0.35mm×75mm 无菌不锈钢针灸针（在人中穴用环球牌 0.35mm×25mm 无菌不锈钢针灸针），由苏州针灸用品有限公司提供。

2. 详细操作步骤

主穴：水沟、百会、大椎、命门。

配穴：风府、身柱、神道、至阳、筋缩、脊中、悬枢、腰阳关。

操作方法：患者取坐位或俯卧位，局部以75%的酒精棉球常规消毒，医者按常规针刺法进针，在水沟用1.0寸毫针向鼻中隔斜刺0.5寸，雀啄法以眼球湿润为度；在百会用1.5寸毫针向前或后透刺，针体与皮肤呈150°角，至帽状腱膜下，深约40mm，针入后以200次/分钟的频率捻转1分钟；在大椎用1.0寸毫针刺约0.5～0.8寸；在命门用1.0寸毫针刺约0.5～0.8寸；除在命门穴行补法外，余穴行平补平泻手法。

3. 治疗时间及疗程

每次施手法1～3分钟，留针30分钟，期间每间隔10分钟行针1次，每日1次，10～15天为1疗程，共两个疗程。

4. 随症加减

对口眼歪斜者加迎香、地仓透颊车；言语不利加廉泉、金津、玉液；头晕、头痛加风池、太阳、四神聪；便秘加天枢、大肠俞。

5. 关键技术环节

在水沟穴用雀啄法，以眼球湿润为度，余穴以捻转为主，尽量少提插，以局部有酸胀感为佳。

【适应证】本法适合于西医所称脑梗死患者和中医所称中经络患者，急性期、恢复期及后遗症期均可，年龄不限。

【注意事项】

1. 对处于昏迷状态或合并有造血系统疾病及精神病的患者不宜针刺。

2. 对合并有脊柱结核、炎症或肿瘤等病的患者不宜针刺。

3. 不良反应/事件（根据课题立项前后的临床实践列举）：课题立项前后，未在临床实践中发现晕针等不良事件发生。

4. 在脊椎部腧穴（大椎至腰阳关）以及风府穴，刺入深度控制在1寸以内，以免过深伤及脊髓；局部皮肤有感染、溃疡、瘢痕或肿瘤的部位不宜针刺。

5. 如果手法过强或病人体弱不能耐受，在针刺过程中可出现晕针现象，这时可立即停止针刺，将针全部起出，使患者平卧，注意保暖，一般片刻即可缓解。

6.头部腧穴血供丰富，易形成血肿，对局部小块青紫一般不用处理，如果面积大时可先冷敷止血，再热敷促其消散。

【应用小结】临床应用本法治疗急性脑梗死1000例，总有效率达95%。

【方法来源】督脉是奇经八脉之一，为阳脉及全身经脉之海，是十二经之纲领及动力。在传统脏象经络学说中，它没有脏腑络属关系，而脑作为重要的"中枢性脏腑"，在历代中医文献中也无所属经络的论述。在循行路线上，督脉不仅直接入脑，而且还联系到心、肾等与脑密切相关的重要脏器；在生理功能上，二者极为相似，都具有统率、促进的功能；在循行病理上，督脉主神经精神疾病，临床上凡病变在脑者多可从督脉论治；督脉在项背部与循行脊里的皮质脊髓束走行和控制躯体运动的功能一致，所以皮质脊髓束是督脉在项背部的实质内容。

该法具有操作简便、适应广、副作用小等优点。

【病案举例】

病案一：秦某，男，75岁，退休。1年前无明显诱因左侧肢体无力伴活动障碍，言语不利，口角向右歪斜，伸舌右偏，饮水呛咳。曾在当地医院治疗后未见明显好转，仍见左侧肢体无力伴活动障碍，言语不利，口角向右歪斜，伸舌右偏，右侧鼻唇沟变浅，饮水呛咳。遂来我院就诊，诊断为脑梗死（后遗症期）。治以滋养肝肾。针刺取穴如下，主穴：水沟、百会、大椎、命门；配穴：风府、身柱、神道、至阳、筋缩、脊中、悬枢、腰阳关。用1.5寸毫针直刺1寸，待穴位局部有酸、麻、沉、胀等针感后留针30分钟。针刺5天后，患者能抬起左侧肢体。针刺取穴手法同前，加百会、上廉泉、左曲池、合谷、环跳，用平补平泻，留针30分钟，40天后，两侧鼻唇沟无明显差异，饮水增加，右手握力增强，能握住别人 3 指，右手能抬高至头，能步行，但右腿力量较差，迈步时抬不高。因患者要求出院，坚持到门诊针灸，配穴、手法同前。针灸 30 次后，病情基本恢复，右手握力好，步行端正。

病案二：张某，男 48 岁，干部，因右侧肢体无力、言语不利 2 月入院。既往有 10 年高血压病史。入院症见：右侧肢体无力，言语不利，口角向左歪斜，伸舌左偏，左侧鼻唇沟变浅，饮水呛咳。西医诊断：脑梗死（恢复期）；中医诊断：中风，气虚血瘀，经络受阻。采用活血化瘀、祛风开窍之法治疗。取穴如下，主穴：水沟、百会、大椎、命门；配穴：风府、身柱、神道、至阳、筋缩、脊中、悬枢、腰阳关。用平补平泻，留针 30 分钟，起针后右腿即能走，下地能站，针刺 20 次后，右侧上下肢能屈伸，扶着能走动，能说话，加右后溪、行间、丘墟。与前穴交替轮换使用，治疗 20 次后，语言清楚，上肢能抬举过头，走路基本正常。

病案三：患者，女，78 岁，退休。因右侧肢体乏力伴活动不利 1 年入院。入院症见：右侧肢体乏力伴活动不利，言语不清，伸舌左偏，饮水呛咳，强哭强笑，咽喉壁反射消失。取穴如下，主穴：水沟、百会、大椎、命门；配穴：风府、身柱、神道、至阳、筋缩、脊中、悬枢、腰阳关；用平补平泻，直刺 1 寸，留针 30 分钟。针刺 20 次后病情基本恢复。

联系电话：13984329765

电子邮箱：zhuguangqii@163.com

苍龟探穴法治疗女性不孕

陆 鹏

成都中医药大学　610075

【作者小传】见 100 页《天雄在肿瘤放化疗后的应用》。

【操作方法】取 1.5 ～ 2 寸毫针（视患者体质决定），常规皮肤消毒，在双侧子宫穴，运用快速进针法，得气后施以苍龟探穴法，以有针感向四周放射为度，一天针一次，5次为一疗程。

【适应证】女性不孕。

【注意事项】对体质弱者减轻刺激强度，以患者能够耐受为度，避免晕针等意外情况发生。

【应用小结】临床应用本法治疗女性不孕。

【方法来源】苍龟探穴法为古代针刺手法，其刺激量较大，通经力量较强。

【病案举例】

病案一：宋某，女，33岁，婚后8年未孕，西医各项检查均正常，西医诊断为"不孕原因待查"，给予激素治疗，停药后仍未怀孕，现提出试试针灸治疗。治法：取2寸毫针，常规皮肤消毒，在双侧子宫穴，运用快速进针法，得气后施以苍龟探穴法，以有针感向四周放射为度，一天针一次，5次为一疗程。针灸15次后，患者诉有排卵现象，继续针灸配合中药治疗，1月后患者未来复诊，3月后患者就诊，诉已孕，要求中药调理养胎。

病案二：白某，女，37岁，某公司经理，婚后一直未孕，西医各项检查均正常，一直排斥药物治疗，只要求针灸治疗。治法：取1.5寸毫针，常规皮肤消毒，在双侧子宫穴，运用快速进针法，得气后施以苍龟探穴法，以有针感向四周放射为度，隔日针一次，5次为一疗程，疗程间休息2天。针灸10次后，患者诉近日有恶心症状，要求停止治疗，1月后，患者前来，诉已怀孕。

联系电话：13881961614

电子邮箱：694427718@qq.com

"项八针"防治颈椎病

沈卫东

上海中医药大学附属曙光医院　201203

【作者小传】沈卫东，男（1967—　），博士、博士后。上海中医药大学教授、主任医师、博士生导师；曙光医院针灸科主任、曙光临床医学院针灸学教研室主任、针刺麻醉研究室主任。现任中国针灸学会理事、上海市针灸学会常务理事等职。从事针灸临床工作近20年，擅长用针灸治疗各种疑难杂症，尤其对颈椎病等病疗效独到。发表论文95篇，出版论著6部。

【操作方法】

取经验穴、哑门及大椎穴针刺，共8穴。

经验穴：两侧C2、C4、C6棘突下，后正中线旁开2寸。

哑门：位于项部，后发际正中直上0.5寸，第1颈椎棘突下。

大椎：第7颈椎棘突下的凹陷中。

受试者取坐位或俯卧位，常规消毒后，使用φ0.25mm×40mm规格的华佗牌一次性无菌针灸针，先取C2、C4、C6棘突下，后正中线旁开2寸的经验穴，均向颈椎方向斜刺45°至椎体横突，进针约0.5～0.8寸，再取大椎、哑门穴，进针约0.5～0.8寸，进针后均行平补平泻捻转手法，直至得气（医者感到针下有徐和或沉紧的感觉，同时患者也出现相应的酸、麻、胀、重等感觉）后，留针30分钟。每周治疗3次，1周为1个疗程。

【适应证】颈椎病。

【注意事项】

1. "项八针"穴位处皮肤有破损或疤痕者禁用。

2. 施针前仔细检查针具是否有毛刺、倒钩，以免弄伤患者。

3. 合并有严重内科疾病患者，针刺的刺激量不宜过大，以患者能耐受为度。

4.谨防初次接受针灸治疗的患者晕针。

【应用小结】共开设"项八针"防治颈椎病专题学习会 20 余次。此法目前已覆盖上海市所有社区卫生服务中心，被纳入《中医药适宜技术社区推广与应用》，获"中华中医药学会首批民间中医药特色诊疗项目"称号。

【方法来源】"项八针"是沈卫东教授根据多年临床经验总结而成的经验用穴，治疗颈椎病的临床疗效卓著，同时也是上海市基层中医药适宜技术推广项目。该处方包括两侧 C2、C4、C6 棘突下旁开 2 寸的 6 个经验穴及哑门、大椎穴，旨在缓解项背部肌肉的紧张度，改善颈部的微循环及组织的缺血缺氧状态，进而重塑颈椎的生物力学平衡。

【病案举例】

病案一：刘某，男，35 岁，上海市浦东新区某科技公司 IT 工程师。素有颈项板滞不适，未予重视，一周前因空调寒风直中颈项，次日晨起颈项板滞加重，右手麻木，右侧臂丛牵拉试验阳性，诊断为"神经根型颈椎病"。予常规皮肤消毒，取"项八针"，留针 30 分钟，拔针后颈项板滞减轻，后针灸三次，并嘱患者注意运动、局部保暖。一月后患者因其他病来诊治，诉颈椎病未复发。

病案二：曾某，女，22 岁，上海中医药大学在校研究生。头晕目眩一周，偶伴两耳鸣响，神疲乏力。脉濡细，苔薄腻。经体检发现颈项生理弧度消失，既往无慢性病。考虑颈椎病影响大脑供血故而出现上症。予常规皮肤消毒，取"项八针"，留针 30 分钟，拔针后头晕目眩消失，后针灸 5 次，耳鸣消失。嘱患者注意颈部保健，后随访，未复发。

病案三：王某，男，55 岁，颈项板滞数月，自觉胸背部束带感，双足时有踏棉感，外院诊为脊髓型颈椎病。为寻保守疗法，慕名来诊。予常规皮肤消毒，取"项八针"，留针 30 分钟。隔日一次治疗，10 次后，束带感减轻，双足时有踏棉感消失，患者满意，遂改为一周一次治疗。续治半年，诸症消失。

联系电话：13524650702

电子邮箱：shenweidong1018@163.com

胃脘下俞穴埋线法治疗糖尿病

董 卫

山西省中西医结合医院

【作者小传】董卫，男（1959—　），主任医师，教授。中华中医药学会内科分会委员、山西省中医药学会内科常务委员，脾胃病学会委员，山西中西医结合学会老年病分会秘书，从事中医临床工作近三十年来，谨遵中医学整体观念、辨证论治的理论精髓，潜心研究，苦钻业务，博采众名家之长，形成了辨病与辨证一体、中西医结合的特色诊治方法，对中医内科杂病，尤其对脾胃病、糖尿病、风湿类疾病等有着丰富的临床经验，近年来在国内外各级学术刊物发表论文 30 余篇，出版专业书籍多部，主持或参与完成了多项省部级科研项目，并取得国家专利一项。

【操作方法】将 0/3 号羊肠线剪成 0.5cm 长的线段。再将 9 号腰穿针的针芯抽出 1cm，用镊子把剪好的羊肠线穿入针尖处，高压消毒后备用。取胃脘下俞穴，常规消毒后，左手绷紧皮肤，右手持针快速刺入皮内，待患者得气后左手将针芯往里推，右手将腰穿针往外抽，使得羊肠线留在体内，然后将针退出。用创可贴把针眼处贴敷，1 天后取下。15 天埋线 1 次，4 次为 1 疗程。

【适应证】2 型糖尿病。

【注意事项】应严格无菌操作，埋线 3 天内不吃鱼腥及发物（如酒、鱼虾等）以避免感染。另外，有外感发热者和月经期妇女不宜埋线，有感染或溃疡的部位不宜埋线。

【应用小结】曾让 62 例糖尿病患者在服用二甲双胍药物的基础上，加用本方法治疗，并设单纯二甲双胍药物对照组。通过观察对比两组主要临床症状、空腹血糖、尿糖、糖化血红蛋白、血脂等指标的改善情况，证明该疗法有效率达 93.7%，优于对照组（P < 0.01）。

【方法来源】根据《千金翼方》"消渴咽喉干，灸胃管下俞三穴各百壮"的记载，以及"胃脘下俞穴与胰腺相关性"的现代研究，董卫教授探索出了胃脘下俞穴埋线法治疗糖尿病的方法。另外，选择埋线法可使肠线在穴位组织中被软化、分解、液化和吸收的过程中，对穴位起到缓慢良性的"长效针感"效应，延长对经穴有效的刺激时间，从而弥补临床上采用针灸治疗时针刺时间短、就诊次数频繁的缺点。

【病案举例】

病案：张某，男，48 岁，2008 年 3 月初诊。1 年前开始觉口渴喜饮，小便量增多，经有关血糖、尿糖、血脂等检查，确诊为 2 型糖尿病。目前症状：口干舌燥，周身无力，头晕目眩，多食易饥，腰背酸困，小便量多，大便稍干。查舌红，苔薄黄，脉沉弦，空腹血糖 13mmol/L，糖化血红蛋白 11%，尿糖 +++。此属肝肾阴亏、虚火上炎之证，用双侧胃脘下俞穴、肾俞埋线疗法。15 天埋线 1 次，4 次为 1 疗程。经过 2 疗程治疗，患者口渴症状明显减轻，小便次数减少，舌淡，苔薄白，脉和缓。空腹血糖 6.0mmol/L，尿糖（－）。

联系电话：18636997055

电子邮箱：dongwei111@126.com

芒针透刺治疗假性球麻痹吞咽障碍

陈幸生

安徽中医药大学第二附属医院　230061

【作者小传】陈幸生，男（1960—　），教授，主任医师。安徽省中西医结合学会养生学与康复医学专业委员会副主任委员，安徽省针灸学会常务理事。现任安徽中医药大学第二附属医院脑病四科科主任。从事针灸临床、教学和科研工作30余年，出版论著3部，发表论文数十篇，参与各类课题十余项，擅长运用芒针等特种针法治疗各种疑难杂症，尤其对中风、吞咽障碍及眩晕等脑血管疾病疗效显著。

【操作方法】选用天协牌一次性无菌针灸针，规格：0.3mm×75mm，0.3mm×100mm，0.3mm×250mm。对穴位处皮肤常规消毒后在如下穴位针刺。天突：取去枕平卧位，头偏向右侧，右手持针尖快速进入皮下，然后左手握住针柄捻转，右手持针体沿胸骨柄内侧向下透刺100～125mm（视患者高矮而定），待患者有咽喉部紧张感、胸部胀闷感后立即缓慢捻转出针，不留针，针刺时一定要掌握针刺的角度和深度，以防刺伤肺及有关动静脉；足三里透三阴交：从足三里斜刺朝前内方进针175～200mm（视患者高矮而定），针身穿过胫腓骨之间，透向三阴交；风府：取坐位或侧卧位，向舌尖方向深刺，针刺深度在45～75mm；待患者有酸胀或触电感后立即缓慢退针，不留针，不可向上深刺，以免刺入枕骨大孔，伤及延髓；廉泉：向舌根方向直刺，进针30mm，此处之得气感为酸胀感或舌根麻木感。足三里透三阴交、针刺廉泉，得气后留针30分钟，每天一次，6次为1疗程。

【适应证】假性球麻痹引起的吞咽障碍。

【注意事项】严格把握针刺禁忌证，针刺风府时针尖向舌尖方向，不可向上深刺，以免伤及延髓。芒针透刺时需去枕平卧，针刺时一定要掌握针刺的角度和深度，以防刺伤肺及有关动静脉。

【应用小结】临床应用本法治疗假性球麻痹引起吞咽障碍400余例，总有效率达95%。

【方法来源】《针灸大成》云："或针风，先向风府。"芒针沿胸骨柄内侧透刺天突，通调任脉，既能达到锻炼喉部肌肉的目的，又比浅刺天突、膻中能更强地促使食管蠕动，缓解患者咽之不下的症状。《铜人腧穴针灸图经》中提到廉泉穴治"口噤，舌根急缩，下食难"；《医学心悟·中风不语辨》云："若脾经不语，则人事明白，或口缓，口角流涎，语言謇涩。"这是提出从脾胃论治中风后吞咽障碍。

【病案举例】

病案一：孙某，男，65岁，农民，于下地劳作时突发右侧肢体活动不利，言语不能。行头颅CT示脑出血。经西医抢救治疗后病情稳定，遗有言语不能、吞咽障碍。予以常规针刺法治疗后效果不佳，故予以芒针透刺法治疗，同时配合吞咽训练，一天针一次，2个疗程后吞咽呛咳症状明显缓解。

病案二：刘某，女，56岁，晨起突发头晕，随即出现右侧肢体活动不利，吞咽呛咳。行头颅MRI示左侧基底节区脑梗死。予以清除自由基、活血化瘀等治疗后肢体活动不利好转，遗有吞咽障碍。予以芒针透刺法配合深刺风府治疗，一天针一次，两个疗程后好转，4个疗程后吞咽呛咳基本消失。

病案三：张某，男，71岁，干部，无明显诱因下突发言语不清，吞咽困难。就诊后行头颅MRI示脑干梗死，常规予以抗血小板聚集、活血化瘀等治疗，同时予以芒针透刺法治疗其吞咽障碍，一天针一次；同时配合冰棉签冷敷咽后壁，三个疗程后吞咽呛咳及言语不清均明显好转。

联系电话：0551-62689616　0551-62668510

穴位埋线治疗肥胖症

黄彬城

广东省中医院

【作者小传】黄彬城，男（1982—　　），住院医师。2009 年毕业于广州中医药大学，硕士研究生学历，毕业后在广东省中医院传统疗法科从事传统特色诊疗 5 年。在临床上运用穴位埋线疗法治疗肥胖症 100 多例，总有效率达 89%。

【操作方法】

术前物品准备：羊肠线、玻璃皿、碘伏、棉签、已剪尖的消毒针灸针、无菌 8 号针头、泡镊桶。

操作步骤：

1. 做好解释工作，消除患者恐惧、紧张心态，选择舒适体位，充分暴露埋线部位。

2. 根据病人体形、埋线的部位，选择适当长度的羊肠线放在玻璃皿中。

3. 选好穴位并消毒，严格执行无菌操作。

4. 将消毒并已剪尖的针灸针套在 8 号针头内。

5. 一手持针并将针芯推起，将羊肠线放入套管针内。

6. 快速进针，将针刺入穴位。

7. 将羊肠线送入穴位后快速拔针，按压针孔。

8. 嘱病人 4 小时后才淋浴。

【适用范围】肥胖症、颈肩腰腿痛、关节痛、胃痛、面瘫、中风后遗症、美容。

【注意事项】

1. 埋线深度以过皮即可。

2. 在皮肤皱折处埋线需绷紧皮肤进针，在背部穴位埋线最好捏起皮肤，向内侧斜刺进针，以免造成气胸。

3. 由于刺激损伤及羊肠线（异性蛋白）刺激，在 1～5 天内，局部可出现红、肿、痛、热等无菌性炎症反应。少数病例反应较重，切口处有少量渗出液，亦属线头反应，一般不需处理。

【应用小结】临床应用本法治疗肥胖症患者 100 多例，一个疗程的总有效率达 89%。

【方法来源】穴位埋线疗法是将羊肠线埋入穴位，利用羊肠线对穴位的持续刺激作用治疗疾病。埋线疗法的整个操作过程包括了多种方法和效应，形成独特的治疗效果。现代医学研究发现，穴位埋线在羊肠线未被吸收前有机械性的刺激作用，在吸收过程中又有生物性（异体蛋白）刺激作用，随着时间延长，局部刺激强度增加，疗效提高。用此方法治疗多种慢性病证有较好疗效，并具有简单方便、作用持久、副作用小、治疗次数少、更能适应现代人快节奏的生活方式等优点。

【病案举例】

病案一：陈某，女，31 岁，形体肥胖多年，体重 65kg，身高 159cm，诊断为"单纯性肥胖"，在其中脘、下脘、气海、关元、天枢、大横、上巨虚、肩髎行穴位埋线治疗，10 天一次，10 次为一疗程，治疗一疗程后体重为 59kg。

病案二：许某，女，50 岁，患者自述近年来体重明显增加，而饮食等无明显变化，现体重 68kg，身高 161cm，诊断为"肥胖症"，在其中脘、下脘、气海、关元、天枢、大横、上巨虚、肩髎行穴位埋线治疗，10 天一次，10 次为一疗程，治疗一疗程后体重为 60kg。

病案三：张某，男，60 岁，患者自述形体肥胖多年，体重 125kg，身高 181cm，在其中脘、下脘、气海、关元、天枢、大横、上巨虚、肩髎行穴位埋线治疗，10 天一次，10 次为一疗程，治疗 3 个疗程后体重为 121kg。

联系电话：13632250355

电子邮箱：nf.huang@163.com

铍针松解治疗腕管综合征

邓忠明

广东省中医院　510120

【作者小传】邓忠明，男（1980—　），主治医师，医学硕士，现任全国骨伤微创水针刀专业委员会副秘书长、委员，中国针灸学会会员。2004年毕业于广州中医药大学，在广东省中医院从事骨科及针灸临床工作11年，师从河南南阳水针刀研究院吴汉卿院长、北京中医院骨科雷仲民主任，擅长运用水针刀、小针刀、铍针等特色针法治疗颈椎病、肩周炎、腰椎间盘突出症、膝关节病等。参与国家973计划课题1项，省部级课题多项，发表学术论文4篇，参与编写学术专著7部。

【操作方法】

1. 定位

触诊找到体表压痛点后，用指端垂直向下做十字压痕，注意十字压痕的交叉点对准压痛点的中心。

2. 消毒

用碘伏常规消毒皮肤，其范围略大于治疗的操作范围2倍。

3. 进针

术者一手拇食指捏住针柄，另一手拇食指用无菌干棉球或无菌纱布块捏住针体，针尖对准皮肤十字压痕的中心，双手骤然向下，使铍针快速穿过皮肤，当铍针穿过皮下时，针尖的阻力较小，进针的手下有种空虚感，当针尖刺到深筋膜时，会遇到较大的阻力，持针的手下会有种抵抗感。根据不同的病情，进行松解针法。

4. 松解

松解的目的是减低皮神经通过的周围筋膜张力和筋膜间室内压力。所以针刺的深度以铍针穿透筋膜即可，不必深达肌层，这样可以避免出血及减少术后反应。

5. 出针

完成松解以后，用持针的棉球或纱布块压住进针点，迅速将针拔出，持续按压进针点 1～2 分钟，用无菌敷料敷盖进针点，24 小时内保持敷料干燥清洁即可。

【适应证】皮神经卡压综合征。

【注意事项】

1. 进针前可根据患者的情况在进针点处行皮下浸润麻醉。进针深度约为 1～2cm，不可深刺，以免刺入胸腔造成气胸，进针深度要视病人的胖瘦及病变部位，因人因病而异，灵活应用。

2. 晕针。晕针常见原因有患者精神紧张、体质虚弱、饥饿、疲劳、体位不适以及医者操作手法过重等。如果医师发现晕针先兆，首先将针全部取出，安慰患者，让患者平卧。轻者令其饮热开水或糖水，休息片刻即可恢复；重者在上述处理的基础上，用指掐或针刺其水沟等穴位。

3. 血肿。血肿常见原因为误伤血管，出针时没有及时按压。轻度血肿一般不必处理，可自行消退。如局部血肿较甚，可在局部继续按压，防止继续出血，然后给予活血消肿的内服和外用药。预防的办法是避开血管，出针后适当按压。

4. 一般治疗 1～3 次，每周治疗一次。

【应用小结】临床应用本法治疗腕管综合征患者 150 例，总有效率达 90%。

【方法来源】《灵枢·九针》载有："九针之名，各不同形……五曰铍针，长四寸，广二分半；……铍针者，末如剑锋，以取大脓。"中国中医科学院董福慧教授及北京中医院骨科雷仲民主任综合过去各种疗法的优缺点，在多年临床医疗工作中，结合中西医疗法，选择新的材料钛合金研制成了现代铍针。应用现代铍针来治疗皮神经卡压综合征，疗效好、创口小、损伤小、无痛感，深受患者喜爱。

【病案举例】

病案一：李某，女，55岁。左侧手指麻痛不时发作1年余。患者因本病曾辗转多家医院，先后按脑血栓、高血脂症等治疗无效。4个月前在外院按腕管综合征封闭治疗3次，症状缓解，后因劳作后复发。2个月来麻痛持续，夜间加重，常可痛醒。检查：左手掌面桡侧3个半手指皮肤感觉减退，运动正常；用力指压腕管部，原有麻痛加重，止血带试验阳性，Phalen征阳性，颈椎间孔挤压征阴性，臂丛牵拉征阴性。诊断明确后给予铍针治疗。选定进针点用龙胆紫标记；严格消毒，铺无菌孔巾，戴无菌手套；进针时术者左手拇指按压在进针点的旁边，右手持针柄用腕力将铍针直接垂直刺入压痛点，使针尖通过皮肤、皮下组织到达深筋膜，切割过程历时约2分钟，术中患者先出现原有症状明显减轻；出针后用无菌棉球按压针孔止血，小敷料覆盖针孔一天。当日夜间未再出现手部不适，6个月随访未见复发，皮肤感觉正常。

病案二：张某，男，48岁。右手指麻痛2月。患者长期腕部用力劳作，2月前逐渐出现手指麻痹疼痛，甩手可稍缓解，自行外用药物反复发作，颈部及上臂无特殊不适。体查：右手掌面桡侧3个半手指皮肤感觉减退，指活动正常；压迫腕管部可引起麻痛加重，Phalen征阳性；肌电图示右正中神经损伤。诊断明确后给予铍针治疗。选点标记，消毒铺无菌孔巾，将铍针直接垂直刺入标记点，使针尖通过皮肤、皮下组织到达深筋膜，出针后用无菌棉球按压针孔止血，无菌敷料覆盖针孔一天。每周一次，连续治疗3次后，患者手部麻痛缓解。

病案三：王某，男，36岁。外伤左手痹痛3月。患者因外伤腕部，出现左手指麻痹，活动无异常，行针灸治疗稍减轻，劳作后加重。检查：左手活动正常，桡侧3个半手指掌侧皮肤感觉减退，指压腕管部使麻痛加重，止血带试验阳性，颈椎检查（－）。给予铍针治疗，选定腕部韧带起止点及韧带中点共三个治疗点，严格消毒，戴无菌手套；术者左手拇指按压在进针点的旁边，右手持针柄用腕力将铍针直接垂直刺入，使针尖通过皮肤、皮下组织到达腕横韧带，垂直切割松解3针，出针后用无菌敷料覆盖针孔。经4次治疗，患者手部麻痛症状基本缓解。

联系电话：18664887562

电子邮箱：dzhongm@163.com

水针刀疗法治疗膝关节退行性关节炎

邓忠明

广东省中医院　510120

【作者小传】见 356 页《铍针松解治疗腕管综合征》。

【操作方法】

1. 具体操作规程

一明二严三选择。

（1）一明。明确诊断，对所治疗的疾病要明确诊断。

（2）二严。严格掌握适应证；严格无菌操作。

（3）三选择。体位选择：根据不同部位疾病选择不同体位。治疗点选择：即筋骨三针法治疗点为病变阳性反应点、压痛点、酸胀点。即肌腱起止点、交叉点、骨端附着点、骨性隆突起点、相邻点、经络穴位交会点、内脏疾病的反射点等。进针方向选择：首先要避免损伤血管、神经及内脏。进针方向与血管、神经与肌腱走向平行一致。定位方法：在不同部位选择治疗点，采用不同定位方法，以利筋骨三针法术时采用多种方法松解治疗。通常采用定位法有扇形定位法、一点三针法等。

2. 进针方法

（1）斜行进针法：用于脊柱两旁治疗，如枕部、肩峰下、肩胛内上角、尾骨、髌骨下缘、踝关节等处。

（2）筋膜弹拨进针法：用于神经血管丰富处、肌肉丰厚处，弹压筋膜，纵行进针以避开血管神经。

3. 具体操作步骤

快速透皮→逐层分离→快速出针。

【适应证】

1. 脊柱、关节退变性疾病，如颈椎病、腰椎间盘突出症、膝关节骨性关节炎等。

2. 各种因急慢性损伤引起软组织粘连、挛缩、疤痕形成后造成的顽固痛点，如肩周炎等。

3. 各种肌腱炎、肌筋膜炎、滑囊炎、腱鞘囊肿，如网球肘、膝关节滑膜炎等。

4. 风湿、类风湿性关节炎。

5. 各种神经痛，如肋间神经痛、坐骨神经痛等。

【注意事项】

1. 严格无菌操作，水针刀要采用环氧乙烷消毒，消毒前仔细用针芯清除水针刀内的滞留物，再用生理盐水反复冲洗，水针刀术后要用消毒液冲洗、浸泡3小时以上。

2. 严防折针断针，因水针刀是空心体，使用前要仔细检查有无伤痕，以防折针，断针。

3. 搞清楚水针刀治疗点局部血管神经的走行与分布，以及如何能避开，不损伤它们。

4. 逐层体会针刀下的感觉，鉴别是病变组织还是正常软组织，在不超过病灶范围，不超过病灶层次的要求下，进行松解治疗。

5. 在阳性结节处进针刀，应在原位按压，不可将阳性结节推到一旁，必须固定后方可进针刀。

6. 对水针刀注射药物要严格掌握剂量、药物浓度、配伍禁忌。同时要注意药物的适应证、注意事项；一般来讲，药物剂量的大小要根据患者年龄大小、体质强弱、注射部位肌肉分布情况而定，如对年龄大、体质弱者，或在四肢末端注射，量要小、浓度宜低；而对青壮年、体质强者，或在躯干部注射，剂量宜大，浓度宜高，刺激性可稍强。

7. 密切注意患者在治疗中的感觉及变化，如操作中患者出现头晕、心慌、恶心、出冷汗等表现时，应及时停止操作，按晕针处理。

【应用小结】临床应用本法治疗膝关节退行性关节炎患者 200 例，总有效率达 85%。

【方法来源】20 世纪 80 年代中后期以来，河南南阳水针刀研究院吴汉卿院长在临床实践中，不断总结经验，在应用水针疗法、特种针疗法过程中，发现各种疗法均有利弊。比如用水针疗法治疗疾病，对骨伤科疾病疗效较差，对内科儿科疑难性疾病疗效好，但作用时间短，不持久，易复发；针刀疗法对骨伤科疾病疗效好，作用时间长，不易复发，但对临床其他系统疾病的治疗有局限性。鉴于此，吴汉卿院长吸取各自精华，取其所长，补之所短，研制出注射型水针刀系列刀具，将水针疗法、特种针疗法与针刀疗法有机结合，形成了独特的水针刀疗法，临床使用 30 余年，得到海内外患者广泛好评。

【病案举例】

病案一：陈某，女，65 岁。左膝关节疼痛肿胀、活动受限 1 年余。上楼或初步行走困难，关节胶着，活动后稍减轻，行走时可有发软感觉。多见于内侧及髌骨上下缘疼痛明显。查体：左膝关节肿大畸形。关节活动受限，活动度 0°～ 110°，伴有粗糙摩擦感。内侧副韧带附着点处及髌骨周围压痛明显，VAS 评分 7 分。影像学检查示：膝关节内侧间隙狭窄，膝关节边缘及关节内有骨赘形成。诊断明确后，选用扁圆刃水针刀，配制骨康宁松解液 6 ～ 9mL，根据增生部位不同，结合影像学检查所示：按"一明二严三选择"操作规程，令患者呈仰卧位，在髌周肌腱韧带附着处，按钟表定位法定位。a针：3点髌内中点内侧副韧带附着点及关节囊处。b针：6点髌下中点髌韧带中点及髌下骨刺点。c针：9点髌外中点外侧副韧带附着点及关节囊处。d针：内侧副韧带起止点。皮肤常规消毒后，斜行进针直达筋膜层，筋膜弹割分离法松解3～6针，注入骨康宁松解液1～2mL，配合筋骨减压针在胫骨粗隆周围定三针点，行三针法减压术，快速出针，贴创可贴，每周2次，4次为一疗程。治疗一疗程后患者疼痛VAS评分为2分，第二疗程后疼痛缓解，活动不受限。

病案二：庞某，男，57岁。左膝关节疼痛活动不利7年余。患者长期膝关节疼痛，逐渐加重，现行走困难，活动后加重，上下楼梯困难。查体：左膝关节内翻畸形，关节屈伸活动轻度受限，活动度0°～110°，髌股关节摩擦感，研磨实验（＋），浮髌试验（－），髌骨周围压痛明显，膝关节影像学检查示：膝关节间隙狭窄，膝关节边缘及关节内有骨赘形成。选取髌骨底及两侧压痛点及双膝眼为治疗点，采用扁圆刃针刀，配制骨康宁松解液8mL，严格消毒铺巾，垂直进针直达筋膜层，每个治疗点松解剥离3针，注入骨康宁松解液2mL，快速出针，无菌敷料覆盖针孔。治疗一疗程后患者疼痛明显减轻，活动改善，第二疗程后疼痛基本缓解，活动受限不明显。

病案三：吴某，男，70岁。双膝关节疼痛活动受限11年余。反复膝关节疼痛病史，现初步行走困难，以内侧及髌骨周围为甚，活动后稍减轻，久行后乏力，服用药物及针灸推拿治疗后症状反复。查体：双膝关节轻度内翻畸形，关节活动受限，伴有粗糙摩擦感。内侧副韧带附着点处及髌骨周围压痛明显，影像学检查示：膝关节间隙狭窄，膝关节边缘骨质增生。选取髌骨底及两侧压痛点及双膝眼为治疗点，配制骨康宁松解液20mL，消毒铺巾，戴无菌手套，采用扁圆刃针刀，垂直进针，每个治疗点松解剥离3～6针，注入骨康宁松解液2mL，快速出针，无菌敷料覆盖针孔。治疗后配合活血行气中药，共治疗 3 疗程，患者疼痛基本缓解，行走活动明显改善。

联系电话：18664887562

电子邮箱：dzhongm@163.com

陈氏飞针治疗失眠

陈秀华　李颖

广东省中医院　510120

【作者小传】陈秀华，女（1974—　）主任医师、教授、博士生导师、医学博士研究生。国家人事部、卫生部和国家中医药管理局"第三批全国老中医药专家"学术经验继承人、广州中医药大学第三批"千百十培养对象"，首届"百名高徒奖"获得者。现任广东省中医院大院传统疗法中心主任，兼任国家中医药管理局"陈全新名老中医工作室"负责人、世界中医药联合会理事、世界中医药联合会自然疗法专业委员会常务理事、中医特色诊疗专业委员会常务理事和手法专业委员会常务理事、广东省针灸学会皮肤病专业委员会主任委员、广东省中医药学会中医外治法专业委员会主任委员、中华中医药学会外治法分会副主任委员、中国女医师协会中医专业委员会委员、广东省女医师协会女性健康保健专家委员会委员。从事医教研工作 20 多年，主持课题 11 项，其中"十一五"国家科技支撑计划 4 项、省部级 5 项；总主编专著 12 部，主编 9 部，副主编 5 部；发表论文 62 篇，其中 SCI 收录 2 篇，EI 收录 3 篇。获国家知识产权局发明专利 1 项、实用新型专利 2 项。主办继续教育培训项目 10 次，其中国家级 6 次。培养博士 8 人，硕士 30 人。应邀到欧、美、加、澳、南非、俄罗斯、哈萨克斯坦等十多个国家和地区进行学术交流和医疗服务，学术水平和医疗技术得到国内外同行和患者的广泛认可。近 6 年来，多次出席世界中医药大会，先后作"岭南针法新释""刺血疗法"等主题演讲、大会发言和现场演示。2014年9月应邀出席俄罗斯"第11届世界中医药大会"，开设"岭南陈氏针法"工作坊，为振兴和推动祖国医学和传统疗法走向国际做出积极贡献。多次接受美国CNN、法国电视台、CCTV新闻、CCTV4、CCTV10、中国日报、中国中医药报、健康报、大公报、中华儿女、新华网、南方日报、广东电视台等国内外媒体的采访报道。

李颖（1978—   ），男，主治医师、医学硕士、广东省针灸学会会员，广东省针灸学会皮肤病专业委员会委员及秘书、广东省中医药学会外治法专业委员会委员兼副秘书长，世界中医药学会联合会特色疗法专业委员会理事，广东省省中医院传统疗法科科研秘书，全国名老中医陈全新名医工作室秘书。擅长及研究方向：针灸治疗痛证、失眠、焦虑、胃肠疾病、妇科、慢性疲劳等亚健康疾病的临床研究。

【操作方法】

主穴：三阴交（双）、安眠（双）、神门（双）；配穴：心脾两虚证，配足三里（双）、内关（双），配合心俞（双）、脾俞（双）埋皮内针；阴虚火旺证，配大陵（双），配合在心俞（双）、肾俞（双）埋皮内针；心胆气虚证，配足临泣（双），配合在心俞（双）、胆俞（双）埋皮内针；肝郁化火证配太冲（双）、太溪（双），配合肝俞（双）、肾俞（双）埋皮内针；痰热内扰证配丰隆（双），配合三焦俞（双）、脾俞（双）埋皮内针；瘀扰心神证配内关（双），配合心俞（双）、胆俞（双）埋皮内针。

针刺方法：采用"陈氏飞针法"进针。针刺前准备工作：患者平躺，让患者尽量放松，根据辨证选定针刺处方，用75%酒精或安尔碘常规消毒穴位皮肤，押手将消毒穴位旁皮肤牵压，并固定针刺部位；持针：放松上肢肌肉，拇指指腹平放在稍弯曲的食、中指指腹前端，三指一起夹持毫针针柄；捻针：持针状态下，拇指向后拉的同时，食、中指则向前推（这是推动针旋转的动作），腕随着惯性向前后伸展，如鸟展翅飞状；刺入穴位：针尖距刺入点0.2～0.3寸垂直旋转刺入，针旋转至高速并抵刺入点时，随着刺手向前移动的惯性，用指、腕将针弹刺入穴内；针透皮刺入后，针下气至微紧时开始运针，并同时调整刺入深度与传统穴位刺入深度一致，开始施以平补平泻手法，病人自觉针下微凉、麻或酸胀感，留针20～30分钟，出针后根据辨证分型配以埋皮内针，埋针后在针与皮肤间和针上贴大小为2cm×2cm的胶布以固定；针刺神门时，用1寸毫针沿心经向上斜刺，透通里，安眠穴直刺，三阴交均直刺，其他配穴同样采取直刺，深度与传统针刺深度一致。针刺疗程：每日治疗一次，第7日休息一天，皮内针留针3天换一次，13天为一疗程。

【适应证】失眠。

【注意事项】

1.患者疲劳、精神过度紧张、过饥、过饱时，不宜立即进行针刺。

2.对于身体虚弱、气虚血亏的患者，针刺的强度与频率不宜太过。

3.患者应选用卧位，针刺前要注意无菌消毒。

4.在治疗过程中医生要细致观察患者的反应，出现滞针、晕针、出血或皮下血肿等意外情况时，应及时处理。

【应用小结】临床应用本法治疗失眠患者315例，飞针治疗有效率为85%。

【方法来源】广东省中医院名老中医陈全新经验疗法。陈全新，男，1933年生，汉族，广州人。广东省中医院教授、主任医师、主任导师，国家人事部、卫生部和国家中医药管理局第三批全国老中医药专家学术经验继承工作指导老师。现任广州中医药大学及广东省中医院主任导师、广东省中医院针灸科学术带头人、中国针灸学会荣誉理事、广东省针灸学会终身名誉会长。1993 年被广东省人民政府授予"广东省名中医"称号，曾任中国针灸学会常务理事和广东省针灸学会会长。

陈全新先生生于中医世家，幼承庭训，1955 年于广东中医药专科学校医学系毕业。同年就职于母校附院广东省中医院，从事针灸学科临床、教学、科研工作近 60 年，一贯工作认真负责，遵规守纪，对专业工作精益求精，勤于写作，善于总结，先后在国际学术交流会及国内外医学杂志上发表论文 81 篇，出版相关专著 21 部，总主编《中医外治疗法治百病丛书》，主编专著 3 部，副主编 1 部，主审 5 部。

20 世纪 80 年代，改革开放后，中国针灸热遍全球，许多外国医者来华学习，由于陈全新在中医学医教研方面学术水平突出，同时长期潜心开展无痛进针手法的研究，独创无痛飞针手法，获得同行的称赞，开启无痛针灸的里程碑，故先后应邀到欧、美、加、日、韩、马来西亚、澳大利亚、南非、中国台湾等国家和地区讲学，并被美国、英国、澳大利亚等国大学及研究院聘为客座教授、学术顾问，其间多国医疗机构以高薪并许以入籍挽留，但由于对祖国的热爱，均被他婉言拒绝，其传先后被载入《中国名医列传》《中国当代医药界名人录》及英国剑桥《世界医学名人录》。

【病案举例】

病案一：梁某，男，27 岁，因"入睡困难 4 年，加重 1 周"就诊。病史：患者于 1 周前因工作劳累，出现入睡困难，多梦，易醒，每晚可睡 3～4 小时，醒后自觉头部胀痛，神疲肢倦，纳呆，二便调，舌质淡，舌苔薄腻，脉稍数。中医诊断：不寐（心脾两虚）。西医诊断：睡眠障碍。治疗原则：健脾益气、养心安神。主穴：神门（左）、三阴交（右）、安眠、足三里（左）、内关（右）。治法：在三阴交（右）、足三里（左）、内关（右）用补法，进针得气后，运针以慢按轻提为主，配合小角度捻针；余穴用平补平泻法。留针 20 分钟，在足三里（左）照神灯，在留针期间每隔 10 分钟运针催气，以加强经络气血调和。左右交替取穴，连续针刺 3 次，日 1 次。耳穴贴压：心、脾、神门穴，以王不留行籽贴压。嘱患者自行按压穴位，每日 5 ～ 6 次，每次 10 ～ 15 分钟，睡前宜久按压。二诊：患者入睡困难明显好转，每晚可睡 6 ～ 7 小时，纳可，二便调，舌质淡，舌苔薄白，脉细。取穴：百会、安眠（右）、神门（右）、内关（右）、照海（左）（用补法）、阴陵泉（右）。针刺照海（左）时，进针得气后，运针以慢按轻提为主，配合小角度捻针。余穴刺法，平补平泻。留针 20 分钟，照海（左）照神灯。三诊：患者神情舒缓，面露喜色，眠佳，每晚可睡 7 ～ 8 小时，纳可，二便调，舌质淡红，舌苔薄白，脉缓。取穴：安眠（左）、足三里（左）（用补法）、三阴交（右）。针刺足三里（左）时，进针得气后，运针以慢按轻提为主，配合小角度捻针。余穴刺法，平补平泻，留针 20 分钟。四诊：患者神清气爽，喜诉夜可宁睡，舌脉平。为巩固疗效，仍按原法，隔日一次，连续治疗 3 次后，诸症平，病愈。

　　病案二：李某，女，45 岁，因"反复出现入睡困难 2 年，加重 3 月"就诊。病始于工作劳倦后渐现入睡困难，睡后易醒，多梦，伴神疲、心悸、夜尿频、腰酸耳鸣，劳累或思虑过度时加重，每晚仅睡 2 ～ 3 小时，舌边尖红，少苔，脉细数。中医诊断：不寐（心肾不交）；西医诊断：睡眠障碍。治则：滋阴降火，交通心肾。主穴：三阴交（左）、内关（右）、安眠（左）、太溪（左）、照海（右）。治法：在三阴交、内关、安眠用平补平泻法，在太溪、照海用补法，每日一次，每次留针 20 分钟，10 次为一疗程。耳穴取：心、肝、肾、神门，左右交替取穴，以王不留行籽贴压。嘱患者自行按压穴位，每日 5 ～ 6 次，每次 3 ～ 5 分钟。二诊：患者入睡困难、多梦、口干等症状好转，纳可，大便干，尿频减，舌质淡，舌苔薄白，脉细。按前治则选三阴交（右）、安眠（右），加心俞、肾俞，以加强降心火、滋肾阴的作用。三诊到六诊：患者神情舒缓，眠可，尚多梦，每晚可睡 7～8 小时，五心烦热、口干等阴虚症状改善，舌质淡红，舌苔薄白，脉细。论治合度，按首诊辨证选穴。七诊到十诊：患者神清气爽，喜诉夜寐良好，五心烦热、口干等症状明显改善。休息一周后继续按原治则交替选穴，隔日一次，两个疗程后诸症平，病愈。

病案三：罗某，女，20 岁，因"入睡困难 2 年，加重 1 月"就诊。患者近因受惊后出现心悸，遇事善惊，气短倦怠，睡不宁加重，梦多，易于惊醒，小便清长，舌淡，苔薄白，脉细。中医诊断：不寐（心胆气虚）；西医诊断：睡眠障碍。治则：益气镇惊，安神定志。主穴：神门（左）、安眠（左）、内关（右）、三阴交（左）、足临泣（右）。治法：在内关（右）、足临泣（右）用补法，进针得气后，运针以慢按轻提为主，配合小角度捻针；余穴用平补平泻法。留针 20 分钟，足临泣（右）照磁灯，在留针期间每隔 10 分钟运针催气，以加强经络气血调和。耳穴贴压：心、胆、神门穴，以王不留行籽贴压。嘱患者自行按压穴位，每日 5～6 次，每次 10～15 分钟，睡前宜久按压。二诊：患者入睡困难明显好转，多梦较前减少，易惊减轻，每晚可睡 5～6 小时，纳可，二便调，舌质淡，舌苔薄白，脉细。取穴：百会、安眠（右）、神门（右）、内关（左）、足临泣（左）。针刺足临泣（左）时，进针得气后，运针以慢按轻提为主，配合小角度捻针。余穴刺法，平补平泻。留针 20 分钟，足临泣（左）照红外线灯。三诊到六诊：患者面露喜色，诉眠佳，每晚可睡 6～7 小时，纳可，二便调，舌淡红，苔薄白，脉缓。辨证交替选神门、内关、安眠、足临泣、心俞、胆俞、肝俞。七诊到十诊：患者神清气爽，喜诉夜可宁睡，神疲、心悸、善惊改善，舌脉平。为巩固疗效，仍按原法，隔日一次，再经一疗程针治后，诸症平。

联系电话：15915987486

电子邮箱：15915987486@126.com

刺血疗法治疗膝关节退行性变

赵铭峰

广东省中医院　510000

【作者小传】赵铭峰，女（1980—　），硕士，主治医师，广东省针灸学会会员。2004年毕业于广州中医药大学，在广东省中医院传统疗法科从事针灸临床工作11年，擅长用针灸等传统疗法治疗胃肠病、妇科疾病、颈肩腰腿痛、失眠、痤疮、黄褐斑等，发表论文6篇，参与出版论著7部。

【操作方法】使患者保持卧位，寻找膝关节痛点及附近瘀络，常规消毒，左手按压瘀络或痛点两旁，使皮肤绷紧，右手拇、食、中3指持一次性注射器针头（8号针头），呈持笔状，中指掌握深度，拇、食指紧持针体，露出针尖，用腕力迅速、平稳、准确地点刺刺血部位后迅速退出，左手同时放松，放出适量的瘀血。在针刺瘀络放血时，一般以瘀血自行流尽为度，针刺穴位放血时，可在刺手刺络放血的同时，另一手做提、捏、推、按等辅助动作或拔火罐以配合放血，待血停止流出后，用消毒干棉球擦净。隔3天治疗1次，6次为一疗程。

【适应证】膝关节退行性变。

【注意事项】

1.做好解释工作，消除患者不必要的顾虑。选择舒适体位，在治疗过程中注意随时观察患者反应，谨防晕针，对体质虚弱者，使其尽可能采取卧位。

2.针具及应刺部位应严格消毒，注意无菌操作，防止感染及出血过多，一般以出血数滴或3～5mL为宜。

3.针刺时用力要适当，手法要娴熟，严格掌握刺入深度，切勿刺伤深部大动脉，如在邻近身体的重要脏腑和器官前胸和后背等部位，应浅刺。

4. 有凝血机制障碍的血液病患者、孕妇，传染病和心肝肾功能损害患者禁刺。

5. 对中及重度静脉曲张者及动脉禁刺。（通常刺血选择毛细血管）

【应用小结】临床应用本法治疗膝关节退行性变患者 300 例，总有效率 92%。

【方法来源】来源于广州陈秀华教授。陈秀华教授，女，1993年毕业于广州中医药大学，从事医教研工作 20 多年，主持课题 11 项，发表论文 62 篇。陈秀华倡导《内经》"宛陈则除之"的治法治则，大胆创新，深入挖掘、整理和完善刺血疗法，研究出一套集诊断、治疗等于一体，独特、规范的刺血疗法诊疗体系。并出版相关专著 3 部，"十一五"国家支撑计划课题 1 项，省部级课题 1 项，EI 收录论文 1 篇。

【病案举例】

病案一：陈某，女，35 岁，公务员，双膝关节疼痛 3 年，伴膝关节怕冷，腘窝胀痛，小腿酸胀，拍片提示膝关节退行性变，诊断为"膝关节退行性变"，刺血穴位：犊鼻、血海、鹤顶、委中、承山。常规消毒，左手按压刺血部位两旁，使皮肤绷紧，右手持一次性注射器针头（8 号针头），快速点刺，配合拔火罐留罐 5 分钟，起罐后用消毒大棉签擦净。治疗 1 次后疼痛明显减轻，隔 3 天治疗 1 次，治疗 5 次后疼痛缓解。

病案二：李某，女，56 岁，退休，反复双膝关节疼痛 10 年，加重 2 月，伴膝关节轻度变形，下蹲等活动受限，双下肢大量瘀络，拍片提示膝关节骨质增生，退行性变，诊断为"膝关节退行性变"，予双下肢瘀络放血，常规消毒，左手按瘀络两旁，使皮肤绷紧，右手持一次性注射器针头（8 号针头），快速点刺，以瘀血自行流尽为度。隔 3 天治疗 1 次，治疗 10 次后症状缓解。

病案三：马某，男，41 岁，工人，左膝关节疼痛 5 月，爬山后发病，伴左膝关节轻度肿胀，无红肿，弯曲受限，阳陵泉穴及委中穴附近少量瘀络，小腿胀痛，诊断为"膝关节退行性变"。刺血穴位：血海、梁丘、内（外）膝眼、阳陵泉、委中、承山，常规消毒，左手按压刺血部位两旁，使皮肤绷紧，右手持一次性注射器针头（8 号针头），快速点刺，配合拔火罐留罐 5 分钟，起罐后用消毒大棉签擦净。隔 3 天治疗 1 次，治疗 8 次后疼痛缓解。

切脉针灸合失眠三穴治疗失眠

王　聪

广东省中医院　510000

【**作者小传**】王聪，女，34 岁（1981—　），硕士，主治医师，现任中国中医药学会会员，全国外治疗法分会委员，世界手法学会会员、广东省针灸学会会员、广东省针灸学会切脉针灸学会秘书、广东省针灸学会耳穴分会副秘书。2007 年毕业于广州中医药大学二院七年制，在广东省中医院传统疗法科从事针灸临床工作 8 年，擅长针灸治疗抑郁、失眠、妇科病等，发表论文 18 篇，参与出版论著 7 部。

【**操作方法**】切脉针灸的操作方法是先给患者切脉，包括人迎脉、寸口脉、冲阳脉、太溪脉等部位，了解各脏腑经络虚实，采用实则泻之，虚则补之的原则，辨证取穴针灸治疗以调节机体平衡，达到治疗疾病的目的。通过切脉可了解掌握脏腑经络气血运行的变化以指导取穴，达到治病治本的目的；通过切脉辨证，还可了解病邪性质、疾病部位及病势的深浅，指导针灸手法及补泻原则，以克服针灸盲目性，明显提高疗效；在治疗过程中，通过切脉还可以动态地观察针灸临床变化，对患者病情的转变心中有数，指导进一步治疗。常规皮肤消毒后，对患者进行针灸补泻治疗，补法一般采用金针（表面镀金的金属毫针），泻法用银针（表面镀银的金属毫针）。针刺失眠三穴：耳神门、手神门、三阴交；再配合针刺切脉后的选穴，一天／隔天针一次，10 次为一疗程。

【适应证】失眠。

【注意事项】进针不宜过深，以得气为要，出针后部分病人会出现针孔发红发痒的症状，外涂花露水即可缓解。

【应用小结】临床应用本法治疗失眠患者 100 例，有效率达 90%。

【方法来源】本方法来源于苏州俞雲教授。俞雲教授早年毕业于徐州医学院，后自学中医，从医 50 年，其学贯中西，通读古籍，在《黄帝内经》的理论基础上，研究出有效却痛轻的切脉针灸方法，并长期研究中医切脉针灸治疗失眠以及各种疑难杂症，颇具疗效。俞老认为失眠非常常见，常见于临床各科疾病，因此，寻找有效方法防治失眠是治疗其他疾病的基础，必须掌握。

【病案举例】

病案一：李某，女，55 岁，家庭妇女，入睡困难 5 年，伴早醒，口苦，腹胀。诊断为"失眠"，切脉提示人迎脉旺，太溪脉沉细，太渊脉、冲阳脉弦。金针取穴：脐四针——气海、关元、中脘、天枢、阴陵泉、复溜、照海、失眠三穴；银针取穴：百会、四神聪、太冲；留针 40 分钟，隔天针一次，1 次后症状缓解，治疗 1 疗程后可恢复睡眠。

病案二：赵某，女，48 岁，教师，反复睡眠障碍 10 年，与工作压力有关，长期服用舒乐安定助眠，时伴头晕；诊断为"失眠"。切脉提示人迎脉沉弱，太溪脉沉细，太渊脉左细右滑、冲阳脉细滑。金针取穴：百会、四神聪、中脘、脐四针、气海、关元、天枢、阴陵泉、列缺、照海、失眠三穴；留针 40 分钟，隔天针一次，2 次后症状缓解，西药减半，治疗 2 疗程后不服用舒乐安定均能入睡。

病案三：曾某，男，30岁，因工作压力诱发失眠1周，彻夜难眠，白天困倦，眼圈黑，伴脱发，腰酸，服用安眠药物可入睡2小时，诊断为"失眠"。切脉提示人迎脉躁，太溪脉滑数，太渊脉弦数、冲阳脉滑细数。金针取穴：中脘、脐四针，气海、关元、天枢、足三里、阳陵泉；银针取穴：百会、印堂、大陵、失眠三穴；留针40分钟后起针；埋皮内针：失眠三穴，留针3天；3天针一次，1次后症状缓解，治疗2次基本恢复睡眠。

火针疗法治腰痛

张圣浩

广东省中医院　510120

【作者小传】张圣浩，男（1983—　　），医学硕士，现任中国针灸学会会员。2010年毕业于广州中医药大学，在广东省中医院从事骨科及针灸临床工作5年，擅长运用火针、手针等特色针法治疗痛证。参与国家973计划课题1项，十一五国家科技支撑计划课题2项，省部级课题多项，参与编写学术专著7部。

【操作方法】取1.5寸直径0.35mm毫针一根，常规皮肤消毒，用点燃的酒精棉球烧红，运用快速进针，针刺腰部压痛点，或者腰背部皮下条索处，得气后留针20分钟，一天针一次，5次为一疗程。

【适应证】各类急性及慢性腰痛。

【注意事项】对体质弱者减轻刺激强度，以患者能够耐受为度，避免晕针等意外情况发生。

【应用小结】临床应用本法治疗急性期腰痛患者120例，一个疗程有效率达87%。

【方法来源】源于广东省中医院名老中医陈全新经验疗法。陈全新，男，1933年生，广东省中医院教授、主任医师、主任导师，国家人事部、卫生部和国家中医药管理局第三批全国老中医药专家学术经验继承工作指导老师。针灸临床近60年，擅长针灸治疗各种常见病症与疑难杂症，尤其以针灸治疗痹症特色显著，以针不过数处而著称。

【病案举例】

病案一：罗某，女，63岁。患者因扭伤腰部，在外院经理疗、推拿及针灸后腰痛有缓解，但是缓解不彻底，刻诊弯腰受限伴疼痛感，疼痛部位按不知处，检查腰3左侧横突部位按痛，腰骶部肌肉紧张，不畏风冷，但出汗多，汗后皮肤冷，稍怕热，口干欲饮水，饮水偏多，小便色淡黄，大便日2～3次，不成型，无腹痛，纳一般，无小腹冷，眠一般，精神尚可，下肢无按肿无甲错，下肢有静脉曲张，稍有咳嗽，舌淡暗苔黄，睑色淡红，脉缓，皮肤湿冷。治疗：取1.5寸直径0.35mm毫针一根，常规皮肤消毒，用点燃的酒精棉球将针尖烧红，运用快速进针，针刺腰部压痛点及腰部肌肉紧张处。留针40分钟。效果：经一次治疗后，患者腰部活动受限大为缓解，弯腰疼痛感不强，稍有牵制感，第二次火针法如前，腰痛痊愈。

病案二：何某，女，59岁。主诉：腰疼半年余。患者腰疼伴左下肢牵制感疼痛，外院查X光显示腰椎退行性变，腰2～3椎体不稳，怀疑腰1～5椎间盘病变，查体左侧腰三横突部位有压痛及腰四横突压痛，左下肢承扶部位皮下有条索状物；面色暗滞，唇暗，怕风冷，手足关节怕风冷，无怕热，偶有口苦，无口干，饮水一般，汗一般，汗后无身冷，小便色淡，咳嗽有遗尿，大便日一次，不成型，纳可，无饱胀感，眠差，手足容易麻木，下肢静脉曲张；舌暗红苔薄白，睑色淡红，脉缓细。治疗：取1.5寸直径0.35mm毫针一根，常规皮肤消毒，用点燃的酒精棉球将针尖烧红，运用快速进针，针刺腰部压痛点及左下肢肌肉皮下条索处。留针40分钟。效果：经2个疗程治疗后，患者腰部活动受限大为缓解，左下肢牵制疼痛消失。

　　病案三：姚某，女，55岁。腰痛一周余。病史：2006年因腰痛年检查有腰椎增生。刻诊腰部疼痛，无绞痛，无小便不利，查尿液分析无明显异常，腰部有牵制痛，局部敲打无疼痛加重，走路时加重，否认泌尿系结石病史，查体腰部肌肉紧张，腰4椎体部位按痛明显，腰部及头怕风，无明显怕热，小便色浅黄色，无不利，大便日2次，成型，质可，纳差，眠差，夜醒，面色黄偏亮，腰疼时烦躁，舌淡红，舌边有一暗斑，苔薄白，睑色半红半白，手足温，脉弦细，左脉寸浮。治疗：取1.5寸直径0.35mm毫针一根，常规皮肤消毒，用点燃的酒精棉球将针尖烧红，运用快速进针，针刺腰部压痛点，留针40分钟。效果：经1个疗程治疗后，患者腰部活动受限大为缓解。

　　联系电话：15989160685

　　电子邮箱：214618935@qq.com

腹针治疗失眠

方　芳

广东省中医院　510120

【作者小传】方芳，女（1981—　），主治医师，毕业于广州中医药大学针推专业，硕士学位，就职于广东省中医院传统疗法科，广东省针灸学会会员、广东省中医药学会会员。擅长疾病：面瘫、中风后遗症、慢性胃肠炎、功能性便秘、带状疱疹后遗神经痛、月经不调、颈肩腰腿痛及慢性疲劳综合征等亚健康状态的中医调理。

【操作方法】

1. 腹针取穴方法

（1）腹部分寸的标定——骨分寸取穴法

上腹部分寸的标定：中庭穴至神阙穴确定为8寸。

下腹部分寸的标定：神阙穴至曲骨穴确定为 5 寸。

侧腹部分寸的标定：从神阙，经天枢穴至侧腹部腋中线确定为 6 寸。

（2）腹部分寸的测量——水平线法

中庭穴至神阙穴两个穴位点之间的水平线上的直线距离为 8 寸。

神阙穴至曲骨穴两个穴位点之间的水平线上的直线距离为 5 寸。

侧腹部的腋中线至神阙穴两个穴位点之间的水平线上的直线距离为 6 寸。

2. 腹针的针刺方法

（1）针刺手法

进针时应避开神经、血管，根据处方的要求，按照顺序进行针刺。

1）进针

准确度量，确定穴位后，采用套管针，快速弹入皮下。

针刺深度：浅刺——皮下；中刺——脂肪层；深刺——肌层。

2）行针

①缓慢捻转不提插 1 ～ 2 分钟。

②轻捻转慢提插 1 ～ 2 分钟。

3）出针

留针 30 分钟后出针，出针时按照进针顺序缓慢捻转出针。

3. 腹针治疗失眠处方

中脘（S）、下脘（S）、气海（D）、关元（D）、滑肉门（M/ 双）、气旁（左侧）、气穴（左侧），每日 1 次，每次 30 分钟，治疗 5 次为一个疗程。（注：S：浅刺；M：中刺；D 深刺）

【适应证】失眠。

【注意事项】

1. 在治疗过程中，应随时注意患者对腹针治疗的反应，若有不适，应及时进行调整，以防止发生意外事故。

2. 饭后半小时后进行治疗，在治疗前应排空大、小便。

3. 天气寒冷时针刺完成后，要注意腹部的保暖。

【应用小结】临床应用本法治疗失眠 3000 例，总有效率达 95%。

【方法来源】腹针疗法是在中医理论指导下，通过针刺腹部特定的穴位以调整气机阴阳，实现人体阴阳动态平衡，从而治疗全身性疾病的一种全新的针灸疗法。

腹针属针灸学新开展的一种治疗方法，是其创始人薄智云教授研究近 30 年的结晶。它以中医理论为指导，其精华是以腹部的神阙为调控系统，提出人之先天，从无形的精气到胚胎的形成，完全依赖于神阙系统。

从中医的角度来看，腹部不仅包括了内脏中的许多重要器官，而且还分布着大量的经脉，气血由此向全身输布，而且，腹部也是审察证候，诊断、治疗疾病的重要部位。因此，用腹针治疗内脏疾病和慢性全身疾病优势明显。

其治疗体系为以腹部的肚脐为中心进行调控，因为人在出生前，脐带是维系生命的纽带，人体生长发育所需的营养依赖于脐带的输送。腹部又是五脏六腑会聚的地方，所以采取腹部穴位治疗可调整全身的经络，从而达到治疗全身疾病的目的。

【病案举例】

病案一：李某，男，35 岁，公司职员，因工作压力较大导致失眠 1 月余，患者每日可睡 2～3 小时，睡眠较浅，稍有动静即醒，痛苦不堪，就诊于当地医院，曾服用舒乐安定治疗，有时候服用安定仍难以入睡，遂来我院就诊，求助于中医治疗。经诊，患者神清、精神疲倦，口唇色淡，少气懒言，大便烂，小便可，舌淡红，苔薄白，脉弱。诊断为失眠（心脾两虚）。治以补益心脾。选穴：中脘（S）、下脘（S）、气海（D）、关元（D）、滑肉门（M/双）、气旁（左侧）、气穴（左侧），治疗5次后，患者失眠症状消失。

病案二：王某，女，53岁，每晚睡眠少于6小时，且睡眠浅，夜里2～3点醒来则不易入睡，呈蒙眬状态的时间较多，白天头晕乏力，患病一年余，伴有颈项痛，四肢凉，畏寒。有结肠炎病史十几年，大便稀不成形，日1～3次，时有腹痛，从小曾有腹痛引发休克5～6次。舌淡苔薄白，脉象细弦。无烟酒等不良嗜好。诊断为失眠（脾气虚弱）。治以补气健脾。选穴：中脘（S）、下脘（S）、气海（D）、关元（D）、天枢（双）、大横（双）、滑肉门（M/双）、上风湿点（左），治疗3次，患者睡眠较前明显好转。

病案三：李某，女40岁，失眠2年，加重半月。病人平素睡眠质量较差，睡眠时稍有声响很容易醒，偶尔入睡困难，近2年睡眠质量更差，夜里睡眠平均时间不足5小时，主要是难以入睡，时轻时重，严重时口服谷维素，维生素 B$_1$ 等，效果理想，但易复发。半月前爱上了麻辣烫，每天晚饭时都买来吃，几乎与此同时，大便变得干结，失眠加重，病人认为失眠与吃麻辣烫无关，就没有忌口，然而此次失眠服药无效果，经常彻夜不眠，白天无精打采，昏昏沉沉，遂来求治。经查，病人体瘦，面白颧红，目下发青，咽干唇燥，手足心热，心烦不寐，尿黄便干，舌红瘦小苔黄干，脉细数，右关略弦。诊断为：失眠（心肾不交），治以交通心肾。选穴：中脘（S）、下脘（S）、气海（D）、关元（D）、关元下、滑肉门（M/双）、上风湿点（左）、肓俞（M/双），气旁（左侧）、气穴（左侧），治疗1次后，患者当晚可睡4小时。3天后，夜里睡眠已达7小时之久，而且大便通畅，感觉甚好。原方去大黄，加茯苓20g，继服15剂巩固治疗，痊愈，此后很少失眠。

联系电话：13570420236

电子邮箱：ffdcm@sina.com

通督开喑针刺治疗脑卒中构音障碍

董 赟 高大红

安徽中医药大学第二附属医院 230061

【作者小传】董赟，男（1963— ）主任医师，硕士生导师。安徽中医药大学第二附属医院康复医学科主任。1988年毕业于安徽中医药大学针灸专业，现为中国康复医学会运动专业委员会委员，中华中医药学会康复专业委员会委员，中国针灸学会会员，安徽省中医药学会常务理事，安徽省针灸学会常务理事，安徽省体育科学学会常务理事，安徽省中医药学会康复专业委员会主任委员，安徽省中医药学会推拿专业委员会副主任委员，安徽省中医药学会民间医疗专业委员副主任委员，安徽省医学会物理与康复学分会副主任委员，安徽省体育科学学会运动专业委员会副主任委员。擅长针灸、康复。将传统的针灸、推拿、太极拳、气功点穴与现代康复治疗技术相结合创立了一套独特的手法和行之有效的治疗方法。主持数项省级课题，参加两项国家级课题研究，参与三项省级课题研究。共发表论文二十余篇。参与了《常用中医临床适宜技术》《脑卒中康复治疗》和"十二五"高等院校规划教材《物理治疗学》的编写工作。

高大红，女（1980— ），硕士研究生，毕业于安徽中医药大学，安徽中医药大学第二附属医院住院医师，中国针灸学会会员，安徽中医药学会康复委员会会员，擅长针药结合治疗中风康复、脑外伤康复、脊髓损伤、偏头痛、失眠、面瘫、三叉神经痛、眩晕、颞颌关节紊乱、周围神经性病变、重症肌无力；颈椎病、腰椎间盘突出、颈椎病、骨关节炎、肩周炎、强直性脊柱炎、骨质疏松、背肌筋膜炎、臀上皮神经炎、腱鞘炎等神经系统和骨科疾病。

【操作方法】

主穴：哑门、天突、天鼎、风池、廉泉、大椎、合谷、太冲、通里。

配穴：痰浊阻窍者，配丰隆、三阴交；肝肾阴虚者，配太溪、行间；气虚血瘀者，配血海、足三里、气海。对 Phalen 征（屈腕试验）阳性者，用 1.5 寸 30 号毫针垂直进针 1.0 寸，用捻转手法，有针感即可。双风池用 1.5 寸 30 号毫针朝喉结方向进针 1.0 寸，用提插加捻转手法，使针感传递到喉结方向。在天突、天鼎、廉泉三穴均用 1.5 寸 30 号毫针，进针 1.0 寸，用提插加捻转手法，使针感传递到舌根部和喉结部。在合谷、太冲用 1.5 寸 30 号毫针，进针 1.0 寸，用提插加捻转手法，有针感即可。在通里用 1.0 寸毫针，进针 0.5 寸，用提插加捻转手法，有针感即可。以上各穴留针 45 分钟。每日治疗 1 次，10 次为 1 疗程，疗程间隔休息 1 日，连续治疗 3 个疗程。

【适应证】脑卒中构音障碍。

【注意事项】哑门、风池、大椎进针 ≤ 1.0 寸，进针缓慢，以免出现意外；体弱者刺激量宜小。

【应用小结】临床应用本法治疗脑卒中构音障碍 200 余例，有效率 90%。

【方法来源】在长期临床探索过程中，将针灸与现代康复理论有机结合而产生。

【病案举例】

病案一：王某，男，57 岁，职员，于 2014 年 12 月 20 日突发右半身不能活动，言语不清。诊断为"脑出血"，伴构音障碍。针灸治疗取哑门、天突、天鼎、风池、廉泉、大椎、合谷、太冲、通里。操作：常规皮肤消毒后，在哑门、大椎，用 1.5 寸 30 号毫针垂直进针 1.0 寸，用捻转手法，有针感即可。在双风池用 1.5 寸 30 号毫针朝喉结方向进针 1.0 寸，用提插加捻转手法，针感到喉结方向。在天突、天鼎、廉泉三穴均用 1.5 寸 30 号毫针，进针 1.0 寸，用提插加捻转手法，针感到舌根部和喉结部。在合谷、太冲用 1.5

寸30号毫针，进针1.0寸，用提插加捻转手法，有针感即可。在通里用1.0寸毫针，进针0.5寸，用提插加捻转手法，有针感即可。以上各穴留针45分钟。每日治疗1次，6次为1疗程，间隔休息1日，连续治疗3个疗程后构音障碍好转。

病例二：管某，男，61岁，已退休，患者于2013年8月5日突发右半身不能活动，言语不清。诊断为"脑出血"，伴构音障碍。针灸治疗取哑门、天突、天鼎、风池、廉泉、大椎、合谷、太冲、通里。操作：常规皮肤消毒后，在哑门、大椎，用1.5寸30号毫针垂直进针1.0寸，用捻转手法，有针感即可。在双风池用1.5寸30号毫针朝喉结方向进针1.0寸，用提插加捻转手法，针感到喉结方向。在天突、天鼎、廉泉三穴均用1.5寸30号毫针，进针1.0寸，用提插加捻转手法，针感到舌根部和喉结部。在合谷、太冲用1.5寸30号毫针，进针1.0寸，用提插加捻转手法，有针感即可。在通里用1.0寸毫针，进针0.5寸，用提插加捻转手法，有针感即可。以上各穴留针45分钟。每日治疗1次，6次为1疗程，间隔休息1日，连续治疗3个疗程后构音障碍好转。

病例三：王某，男，66岁，已退休，患者于2012年4月5日突发右半身不能活动，言语不清。诊断为"脑梗死"，伴构音障碍。针灸治疗取哑门、天突、天鼎、风池、廉泉、大椎、合谷、太冲、通里。操作：常规皮肤消毒后，在哑门、大椎，用1.5寸30号毫针垂直进针1.0寸，用捻转手法，有针感即可。在双风池用1.5寸30号毫针朝喉结方向进针1.0寸，用提插加捻转手法，针感到喉结方向。在天突、天鼎、廉泉三穴均用1.5寸30号毫针，进针1.0寸，用提插加捻转手法，针感到舌根部和喉结部。在合谷、太冲用1.5寸30号毫针，进针1.0寸，用提插加捻转手法，有针感即可。在通里用1.0寸毫针，进针0.5寸，用提插加捻转手法，有针感即可。以上各穴留针45分钟。每日治疗1次，6次为1疗程，间隔休息1日，连续治疗3个疗程构音障碍好转。

联系电话：董赟 13866782211；高大红 13866136775

通督调神针法治疗小儿多动症

曹 奕

安徽中医药大学第二附属医院　230061

【作者小传】曹奕，女（1959—　），主任医师，硕士生导师，安徽省首届"江淮名医"，安徽省名中医，全国首批优秀中医临床人才。目前担任安徽省中医药学会常务理事，安徽省针灸学会副会长、安徽省灸法研究会副会长，安徽省中医脑病专业委员会、安徽省中西医结合神经病专业委员会、安徽省中医临床教学专业委员会副主任委员。在对针灸科常见病、多发病的诊疗，尤其是心脑血管疾病的防治以及小儿脑瘫、自闭症等方面有较为丰富的临床经验。

【操作方法】

主穴：百会、四神聪、大椎、至阳、灵台、上星、印堂、哑门。

配穴：内关、通里、三阴交、中脘、足三里、丰隆、太溪、太冲、绝骨。

皮肤常规消毒后，以1寸毫针刺入，快速进针，在头面部穴位平刺或斜刺，哑门直刺，针尖向喉咙、肢体穴位直刺，提插捻转补泻，在百会、四神聪、太溪、绝骨用补法，余穴均用泻法，得气后留针40分钟，期间行针3次，一日针刺一次。10天为一疗程。

【适应证】小儿多动症、自闭症。

【注意事项】

1. 操作手法及刺激强度根据患儿体质及耐受程度而定，不可一味追求强刺激。

2. 如患儿恐惧吵闹，治疗不配合，肢体穴位不留针，头针可以留针，时间延长至60分钟。

3. 如患儿有其他兼症医者可辨证加减。

【应用小结】我院临床应用本法治疗小儿多动症患儿数百例，取得满意疗效。

【方法来源】通督调神针法来源于我院张道宗教授。张教授，男（1942—　），安徽中医学院首届毕业生，主任医师，全国第三、四、五批名老中医药学术经验继承指导老师，博士生导师，安徽省国医名师。主要学术思想：创立通督调神针法，强调督脉在脑病治疗中的重要地位，并延伸到其他内科杂病的诊治；擅长针药并用治疗疑难杂病，具有较大社会影响，深受患者爱戴。

【病案举例】

病案一：白某，男，9岁，2006年3月30日初诊。患儿自幼注意力不够集中，易被外界干扰，近半年来症状更为明显，学习成绩不好，上课不注意听讲，做小动作频繁，影响他人听课，情绪不稳定，动则发脾气，口干喜饮，纳食减少，大便干燥，睡眠欠安。舌质红苔薄黄，脉细数。证属心肾不足，肝阳偏亢，治以养心安神，滋阴潜阳。针刺处方：百会、四神聪、大椎、至阳、上星、内关、通里、风池、三阴交、太溪、太冲、绝骨。留针40分钟，期间行针3次，在百会、四神聪、太溪、绝骨用补法，余穴均用泻法，一日一次。10天为一疗程。共治疗三个疗程后症状明显改善。

病案二：蒋某，男，13岁。2007年7月25日初诊。家长代诉患儿自幼好动，注意力不能集中，学习成绩较差，近一年以来症状更为突出，上课不听讲，做小动作，讲话，还影响其他同学，与同学相处关系紧张，脾气急躁，假期补课不愿参加，在看书和看电视时不由自主挤眼，清嗓子。曾往儿童医院就诊，大夫给其西药口服，因患儿自觉不适而停药。患者平时口干口苦，胸闷纳差，头晕乏力，眠少多梦，大便干燥，小便黄赤，舌质红苔黄腻，脉滑数。证属湿热内蕴，痰火扰心，治宜清热利湿，化痰宁心。针灸处方：百会、四神聪、上星、风池、灵台、足三里、丰隆、内关、神门、劳宫、三阴交。在丰隆、劳宫、风池穴用泻法，余穴均用补法。留针40分钟，一日一次。10次为一疗程。患儿共治疗4个疗程后症状改善，学习有进步。

联系电话：13955116346

电子邮箱：caoyidoctor@163.com

刃针治疗单纯性肥胖症

陈 磊

广东省中医院 510120

【作者小传】陈磊，男（1981— ），主治医师，现任世界中医药学会联合会中医外治安全操作委员会理事。2005年毕业于湖北中医学院针灸推拿系，在广东省中医院针灸科从事针灸临床工作7年，擅长用刃针、小针刀治疗各种顽固性颈肩腰腿痛、肥胖症，疗效独到。发表论文5篇，出版论著3部。

【操作方法】

1. 取穴

主穴：中脘、下脘、天枢、大横、外陵、上巨虚、足三里等穴。胃热湿阻者加曲池、合谷、公孙等穴；脾虚湿阻者加丰隆、阴陵泉、气海等穴；肝郁气滞者加肝俞、期门、太冲等穴。

2. 使用方法

患者取仰卧位或俯卧位，充分暴露操作部位皮肤，在确定的穴位或脂肪堆积处用龙胆紫做一标记，用安尔碘消毒，医者带无菌手套，根据患者体质的强弱及局部肥厚程度分别选用0.50mm×60mm、0.50mm×40mm、0.35mm×40mm等不同型号的无菌刃针进行操作。以左手拇指、食指捏住刃针套管，针尖对准所取的穴位，其余三指作为支撑，压在进针点附近的皮肤上，使之固定。用右手食指快速拍击刃针尾部，使之进入脂肪层后，取下套管，纵行或横行切割或摆动，即出针，稍加压迫针孔，敷贴创可贴。在脂肪较多的腹部、大腿等部位快速直刺入皮肤后，倒置针身，在脂肪层沿经络向前推切2～3针，同时做扇形摆动，还可在脂肪层分层次做推切、摆动；或在脂肪堆积部位每1cm左右刺一针，行密集刺。对脂肪颗粒粗大的或局部形成团块、硬结、条索的可行纵行切割、横行摆动，进行疏通松解，出针后按压针孔1分钟，贴创可贴即可。在停滞期时，可不马上起针，适当留针10分钟后再起针以增强疗效。每次选取4～6个穴位，每5天1次，6次为1个疗程，休息1周后，再进行第2个疗程治疗。

【适应证】单纯性肥胖症。

【注意事项】在穴位上进行刃针操作，应首先了解局部的层次解剖，如有重要神经、动脉、内脏，有可能触及时，不能操作；如有神经、动脉通过，应设计进针方向和入路，以免触及；在没有神经、动脉通过的部位，也应熟悉软组织层次，以达病变部位。由于穴位处深层多有丰富的神经、动脉、静脉，故操作时宜轻宜稳，并频频询问患者感觉及体会针下感觉，二者结合判断，以便准确在病灶范围内操作。

【应用小结】临床应用本法治疗单纯性肥胖患者200例，70%的患者三个疗程治愈。

【方法来源】由田纪钧医生首创。田纪钧，刃针创始人，中国中医研究院刘道信骨伤流派传承人。北京首都知名中医专家特诊部主任、主任医师，北京特色东方医药研究院院长，北京东方特色医药培训学校校长，他从医42年，从教19年，积累了丰富的诊疗、教学经验，创立现代手法和刃针软组织微创术，方法独到、疗效卓著，深受患者和学生拥戴。近年，致力研究软组织损害与人体"亚健康"状态的关系，以及运用现代手法、刃针软组织微创术等综合治疗脊椎和四肢的软组织疾患，是一位在临床上和学术界都颇有影响和建树的骨伤科专家。

【病案举例】

病案一：陈某，女，46岁，已婚。身高160cm，体重80kg，腰围112cm，臀围115cm。自觉走路乏力，胸胁胀痛，容易发脾气，月经紊乱，睡眠差、大便烂，舌淡暗，苔白，脉弦。用刃针取中脘、天枢、大横、带脉、太冲、肝俞、合谷、公孙、内庭等穴。经刃针治疗3次后，胸胁胀痛得到明显改善。3个疗程后，体重为69kg，月经正常，睡眠好。

病案二：王某，女，36岁，已婚。身高165cm，体重93kg，腰围120cm，臀围118cm。近几年来体重一直持续增长，多食易饥，胃脘滞闷，口干舌燥，口渴喜饮，大便秘结，舌红，苔黄，脉滑数。曾自服减肥药无效而来诊。用刃针取中脘、天枢、大横、带脉、足三里、曲池、合谷、公孙、内庭等穴。经刃针治疗1次后患者即有明显食欲减退的感觉，3次后，便秘、口干症状得到明显改善。3个疗程后，患者体重为77kg，腰围96cm，臀围108cm，自觉身体轻盈，精力充沛。

病案三：李某，男，21岁，学生，身高1.73m，体重96kg。体质指数BMI32.4。胃口好，平时活动时气喘易出汗，心慌。曾查B超显示：脂肪肝。胆固醇、甘油三酯增高，其他正常。采取本法治疗2疗程后体重减轻了6kg，活动时气喘减轻，3个疗程结束后，体重减轻8kg，自觉症状消失，B超检查肝正常，血脂正常，治疗效果较好。

联系电话：13580465643

电子邮箱：chenleicm@163.com

小针刀治疗颈性眩晕

陈 磊

广东省中医院　510120

【作者小传】见384页《刃针治疗单纯性肥胖症》。

【操作方法】

患者俯伏在靠背椅的椅背上，将颈部充分暴露，术者站在患者身后，用手触摸患者颈肩部，寻找阳性体征点：痛点、结节、粘连点，做好标记，用朱氏I型4号针刀在阳性体征点针刺。

1. 在横突后结节压痛点和小结节针刺

在横突末端骨平面背侧垂直进针，使刀口线和横突顶线平行。刺达骨面后，将刀锋滑至后结节，然后将针身倾斜，进行先纵行再横行剥离，接着掉转刀锋，使刀口线和肌纤维垂直，行切开剥离，出针，压迫针孔以止血。

2. 在患椎棘突根部两侧阳性点针刺

在棘突根部，针体于人体矢状面进针，行纵切、横切2～3针后，出针，压迫针孔止血。

3. 在患椎棘突上缘阳性点针刺

垂直进针点进针，刀口线与人体纵轴平衡，待刀锋刺达骨面后，调节针体与棘突间隙平衡，并将刀锋旋转90º，使刀口线与棘突上缘骨平面平衡，切开棘间韧带2～3刀。

以上操作完毕后，止血，用创可贴覆盖针眼。每周治疗1次，4次为1个疗程。

【适应证】颈性眩晕。

【注意事项】

针刀治疗属闭合性手术，损伤较小，无须特殊处理，一般情况下在针孔处覆以创可贴保护，24小时揭去创可贴即可。患者接受治疗后，应注意以下几点：

1.走出治疗室，应适当休息一会儿。若有乏力、恶心、头昏、胸闷等不适症状，半小时内不要离开候诊室，防止术后晕针的发生。

2.治疗后24小时内，不宜局部热敷、理疗及按摩治疗，以防治疗部位有水肿或血肿的发生。

3. 根据病人的体质情况、治疗部位和创面大小，必要时可服用抗生素或活血止痛药物等配合治疗，以防感染和减轻术后不适感及疼痛。

4. 治疗三日内，应避免多牵拉、活动患处以免再次撕裂损伤，使创面出血或渗液过多而影响疗效。三天后，开始适当活动或循序渐进地锻炼。

5. 三天内，针孔处勿沾水，保持针孔处清洁，以防感染。

6. 凡属风寒湿痹的患者，治疗后应注意防寒保暖，凡属劳损性疾病，治疗后应注意患处勿负重。

【应用小结】临床应用本法治疗颈性眩晕 70 例，总有效率达 95%。

【方法来源】小针刀是由金属材料做成的在形状上似针又似刀的一种针灸用具。是在古代九针中的针、锋针等基础上，结合现代医学外科用手术刀而发展形成的，是与软组织松解手术有机结合的产物，已有十多年的历史，近几年有进一步发展的趋势，并为世人所重视。小针刀疗法是一种介于手术方法和非手术疗法之间的闭合性松解术。是在切开性手术方法的基础上结合针刺方法形成的。小针刀疗法操作的特点是在治疗部位刺入深部到病变处进行轻松的切割，剥离有害的组织，以达到止痛祛病的目的。其适应证主要是软组织损伤性病变和骨关节病变。小针刀疗法的优点是治疗过程操作简单，不受任何环境和条件的限制。治疗时切口小，不用缝合，对人体组织的损伤也小，且不易引起感染，无不良反应。

【病案举例】

病案一：李某，女，50 岁。眩晕半年，每次躺卧或头部转动时，天旋地转，甚至仆倒，2010 年 5 月 12 日，在家属陪同下，抱头来诊，神情异常痛苦。检查结果：双椎动脉血流轻度减慢；颈椎正侧位片示 C3 ～ C7 骨质增生；颈椎间盘 CT 基本正常。按上法给予小针刀治疗 1 次，回家途中自觉眩晕症状基本消失，1 周后复诊治疗 1 次。1 年后，该患者携其他友人来诊时，诉 2 次小针刀治疗后，眩晕已治愈。

病案二：王某，女，58 岁，农民，2011 年冬季始觉头晕、胸闷、颈痛，晕时天旋地转，未予重视，后时有发作，劳累后加重，来我院就诊，诊断为颈性眩晕。用小针刀治疗，选用天柱、颈百劳、肩井穴，刺入后待穴位局部有酸、麻、沉、胀等针感后即出针，针刺后在相应穴位的正中拔火罐放血，治疗两次后眩晕胸闷等症状明显改善。经三次治疗而愈。

病案三：杨某，女，41 岁，白领，因长期伏案工作出现颈痛，头晕头痛，严重时有恶心呕吐，不能正常上班。用小针刀治疗其颈 2 椎板、肩胛内上角等痛点后，头晕明显缓解，治疗数次，头晕消失，面色红润，睡眠深沉，其后又因受凉出现大椎部位疼痛，颈不能后仰，又用小针刀针刺大椎、肩外俞等穴位，疼痛消失。

联系电话：13580465643

电子邮箱：chenleicm@163.com

条口透承山治疗面瘫

高会彦

河南省开封市中医院　475000

【作者小传】高会彦，男（1982—　），毕业于河南中医学院，主治医师。于开封市中医院颈肩腰腿痛科从事临床工作 8 年，擅长用针灸推拿治疗颈肩腰腿痛类疾病，用民间验方治疗疑难杂症等。发表论文 5 篇。

【操作方法】取 2.5 寸毫针一根，常规皮肤消毒，运用快速进针法，针刺条口，透皮后，将针尖调向承山穴方向进针，施以提插捻转手法强刺激患侧穴位，得气后留针 20 分钟，一天针一次，5 次为一疗程。

【适应证】面瘫。

【注意事项】对体质弱者减轻刺激强度，以患者能够耐受为度，避免晕针等意外情况发生。

【应用小结】临床应用本法治疗急性期面瘫患者500例，85%的患者一个疗程治愈。

【方法来源】河南省尉氏县蔡庄镇罗庄村高林清老中医经验疗法。高林清，男，96岁（1911—2007）。15岁即随豫东名医王宝善先生学徒，较好继承了王老先生的临床经验，抗战期间已为当地名医，悬壶尉氏县、杞县、通许县、民权县、兰考县和睢县等地，擅长用针灸治疗各种常见病症与疑难杂症，深得当地百姓喜爱。

【病案举例】

病案一：陈某，男，20岁，在校大学生，于五一假期坐长途车回家，座临车窗，开窗睡着后出现面部肌肉僵硬，嘴角不灵活。诊断为"面瘫"，给予2.5寸毫针一根，常规皮肤消毒，运用快速进针法，针刺条口，透皮后，将针尖调向承山穴方向进针，施以提插捻转手法强刺激患侧穴位，得气后取配穴风池、地仓、合谷，平补平泻，留针20分钟，一天针一次，5天后症状缓解。

病案二：赵某，男，18岁，体校大学生，于篮球比赛后用凉水冲澡，出现面部不能完成皱额、蹙眉、闭目、鼓气和噘嘴等动作；诊断为"面瘫"，给予2.5寸毫针一根，常规皮肤消毒，运用快速进针法，针刺条口，透皮后，将针尖调向承山穴方向进针，施以提插捻转手法强刺激患侧穴位，得气后取配穴鱼腰、颊车、地仓、合谷，平补平泻，留针20分钟，一天针一次，5天后症状缓解。

病案三：刘某，女，48岁，于晚上睡前洗头，清晨洗脸、漱口时突然发现一侧面颊动作不灵、嘴巴歪斜；2天后来就医，诊断为"面瘫"，因就医不及时，给予2.5寸毫针一根，常规皮肤消毒，运用快速进针法，针刺条口，透皮后，将针尖调向承山穴方向进针，施以提插捻转手法强刺激患侧穴位，得气后取配穴鱼腰、颊车、地仓、合谷，平补平泻，留针 20 分钟，一天针一次，10 天后症状缓解。

联系电话：18637832899

电子邮箱：13460761194@126.com

穴位埋线治疗癫痫

庄礼兴

广州中医药大学第一附属医院　510000

【作者小传】庄礼兴，男（1955—　），主任医师，现任广州中医药大学教授，博士生导师，广州中医药大学第一附属医院康复中心主任。广州中医药大学针灸康复临床医学院针灸系副主任，国家中医药管理局重点专科带头人，全国中医学术流派靳三针疗法工作室负责人。出身中医世家，从医 30 余载，长期从事医疗、教学及科研工作，在临床中积累了丰富的经验，特别擅长治疗神经系统疾病及各种痛证。主持国家级和省部级课题多项，发表论文 30 余篇，主编或参编论著 16 部。

【操作方法】

1. 选穴

主穴取：①大椎、筋缩、癫痫穴、丰隆；②心俞、肝俞、厥阴俞、阳陵泉；③心俞、肝俞、臂臑。配穴：风火上炎型加胆俞，风动痰阻型加风池，瘀血内停型加膈俞，心脾两虚型加脾俞，肾元不足型加肾俞。3 组主穴轮流使用，每次埋线加配穴 1 个，配穴左右交替。

2. 操作

选穴定位标记后，常规皮肤消毒，取一段适当长度的 0 号羊肠线，放入套管针的前端，后接针芯，用一手拇指和食指固定穴位，另一手持针刺入穴位，达到所需的深度，施以适当的提插捻转手法，当出现针感后，边推针芯边推针管，将线埋置在穴位的肌层或皮下组织内。拔针后用无菌干棉球按压针孔片刻。每隔 15 天埋线 1 次，连续治疗 3 个月。

【适应证】癫痫，尤其适用于难治性癫痫，在常规运用抗癫痫药未能控制时的配合应用。

【注意事项】

1.埋线前询问病人是否有过敏史，对鱼虾、青霉素、磺胺、花粉、异味等过敏的以及严重的哮喘、糖尿病、过敏性鼻炎、癌症患者都不能使用本法。

2.操作过程中应保持无菌操作，埋线后创面应保持干燥、清洁，防止感染。

3.埋线宜埋在皮下组织与肌肉之间，不能埋在脂肪层或过浅部位，在肌肉丰满的部位可埋入深层，以防不易吸收、溢出或感染，避免伤及内脏、大血管和神经干，不应埋入关节腔内。埋线后线头不可暴露在皮肤外面。

4.埋线后应定期随访，注意埋线后反应，有异常现象时应及时处理。

5.埋线后注意清淡饮食，禁牛肉、鸡肉、鸡蛋等食物。

【应用小结】临床上的癫痫，25% 为难治性癫痫，经抗癫痫药物治疗往往未能奏效，此时结合穴位埋线方法予以治疗，多能控制癫痫发作。2003 年以来观察 200 多例，有效率达到 90% 以上。

【方法来源】穴位埋药、埋线治疗癫痫在我院针灸科已开展十余年。早在 20 世纪 80 年代初，在针灸前辈司徒铃、张家维教授等的指导下，我院就开展了在臂臑穴埋药大仑丁（苯妥英钠）治疗癫痫的临床观察工作，疗效显著。2003 年，庄礼兴教授以穴位埋线方法作为国家中医药管理局的诊疗技术项目，组织团队进行临床研究 200 例，该研究成果获得广州中医药大学科技进步一等奖和全国中西医结合学术科技进步二等奖，该方法被拍成视频在全国推广使用。

【病案举例】

病案一：杨某，女，30岁，2014年6月16日初诊。患者曾于2011年患病毒性脑炎后发现癫痫，每1～3月发作一次，且在月经前期、周围环境嘈杂或工作压力过大时易诱发，发作时四肢抽搐、角弓反张、头常向左侧、口噤，少见口吐白沫、叫声不明显，伴流涎、紫绀，无尿失禁，持续时间约1～2分钟。最后一次发作日期是4月25日。4月29日在八一脑科医院拍头颅MRI未见明显异常。脑电图：双侧颞部导联可见异波，左侧为重。发病后口服卡马西平（0.1gbid），丙戊酸镁缓释片（0.5gbid），5月份开始加服开浦兰（1片bid），病情控制不佳。庄教授详询其病情后，嘱继续口服上述药物，加予穴位埋线：肝俞（双）、脾俞（双）、心俞（双）、厥阴俞（双）。一个月后复诊，患者自诉症状好转，继续埋线治疗。20天后再次复诊，患者诉近3个月癫痫未再发作。庄教授继续予其埋线治疗：胆俞（双）、大椎、癫痫穴、臂臑（双）、心俞（双）。2014年8月29日复诊时，患者诉经埋线治疗后4个月未发作癫痫。庄教授嘱其药物口服同前，继续埋线治疗。患者后又反复就诊5次，均诉癫痫未再发作，病情控制佳。

病案二：彭某，女，30岁。2012年4月23日初诊。主诉：癫痫病史10年余。现病史：患者于10年前无明显诱因出现四肢抽搐，抽搐时意识丧失，持续约1～3分钟，自行缓解后全身酸痛，后未予治疗，未再出现抽搐。5年前生小孩后因食羊肉后出现四肢抽搐，意识丧失，持续1～2分钟自行缓解，之后患者每年发作1～2次，症状类似。2009年在湘雅二医院行脑电图检查（高度异常动态脑电图和脑电地形图），提示：右侧半球常有尖波、尖慢、慢波等，右侧颞叶、枕叶为主。2014年中山一附院头颅MRI示：松果体区占位，考虑松果体囊肿可能性大。2010年口服卡马西平2年后停药。今年患者再次出现四肢抽搐、意识丧失3次，为求系统治疗就诊。现患者诉：易疲劳，头痛，长时间用手机后明显，纳眠可，二便调。否认家族遗传病史。庄教授详询其病情后，予口服德巴金（0.5g bid）。一个月后复诊，诉服药后未见癫痫发作，继续予药物治疗。2012年6月18日三诊，诉服药后5月份未见癫痫发作，6月份发作4次，每次头晕后出现双上肢抽搐，胡言乱语，持续约2分钟，休息后可缓解，事后不自知，服药后大便干结，2～3日一行，纳眠可，小便正常。舌淡红，苔薄白，脉沉。嘱继续服药，观察发作情况。2012年7月18日四诊，诉前几天癫痫发作几次（具体不详）。发作前头晕，发作时失神，无抽搐，疲劳时发作次数增多，总体发作，次数较前减少，现记忆力仍较差，既往2个月未见癫痫大发作，继续予德巴金控制病情。2012年8月3日五诊，诉前天发作，症状同前，予加用口服丙戊酸钠（0.2g qn）。2012年9月3日六诊，诉1个月未发作，癫痫基本控制，继续予德巴金、丙戊酸钠维持治疗。2012年10月15日七诊，近一月余无明显诱因癫痫发作1次，伴意识障碍数分钟，头晕头痛，四肢小抽搐，记忆力较差，继续予德巴金、丙戊酸钠维持治疗。2012年10月22日八诊，自8月3日加用丙戊酸钠后至今癫痫共发作3次，表现为头晕，伴意识模糊，持续约3分钟，无肢体抽搐。患者药物控制不理想，加予穴位埋线：肝俞（双）、厥阴俞（双）、心俞（双）、膈俞（双），嘱两周后继续行埋线治疗。2012年11月5日九诊，近期癫痫未发作，予口服德巴金（0.5g bid），加穴位埋线：胆俞（双）、心俞（双）、肝俞（双）、脾俞（双）。2012年11月19日十诊，诉近期癫痫未发作，予口服卡马西平（0.1g tid）＋德巴金（0.5g bid）＋穴位埋线：肝俞（双）、厥阴俞（双）、心俞（双）、膈俞（双）。之后六次就诊，均诉癫痫未发作，继续予卡马西平＋德巴金治疗。以后2年未见癫痫发作，2014年3月17日因再次癫痫发作就诊，现继续予药物治疗加埋线治疗。

病案三：李某，男，15岁。2015年5月8日初诊。主诉：全身抽搐十余年，加重2月。抽搐时见全身抽搐，神志不清，呼之不应，伴口吐白沫，每次发作持续约 2～3 分钟，每个月发作 2～3 次，抽搐后精神疲倦，四肢僵硬，多次于外院治疗，口服左乙拉西坦片（0.25g tid）1 年，症状有所缓解，但近期抽搐发生频率增多。舌质淡，薄白苔，脉细。庄教授详询其病情后，嘱继续口服上述药物，加予穴位埋线及中药内服治疗。穴位埋线：肝俞（双）、心俞（双），膈俞（双），嘱两周后复诊；中药：党参 10g，白术 10g，云苓 10g，炙甘草 15g，白芍 15g，薏苡仁 15g，大枣 10g，北芪 10g，淮山药 15g，僵蚕 10g，共 7 剂，日一剂，水煎温服。2015 年 5 月 22 日复诊，继续予穴位埋线：心俞（双）、厥阴俞（双）、肝俞（双），臂臑（双）。2015 年 6 月 3 日复诊，继续予埋线治疗：大椎、癫痫穴、大肠俞（双）、臂臑（双）、肝俞（双）。2015 年 6 月 5 日再次复诊，家属代诉埋线治疗之前每个月癫痫发作 2～3 次，两次埋线治疗后，至今 1 个多月未发作。嘱继续坚持埋线治疗。穴位埋线：心俞（双）、肝俞（双）、厥阴俞（双）、臂臑（双）。

联系电话：13822287775

小针刀治疗各种疾病

郑 谅

广州中医药大学 510400

【作者小传】郑谅，男（1964—　），教授，硕士研究生导师。现任广州中医药大学第一附属医院康复中心副主任。自 1986 年毕业于广州中医学院针灸系后即留任于本院针灸科从事医疗、教学及科研工作。擅长运用各种特色中医针灸疗法治疗神经系统疾病和软组织损伤，尤其是用小针刀、毫火针等治疗各类急慢性软组织损伤、骨关节疾病以及疼痛性疾病。并在《世界针灸杂志》《中国针灸》等杂志上发表了多篇论文。

【操作方法】根据施术部位，选择合适的体位；常规消毒、铺巾，可先做局麻，医者戴无菌手套，左手定点、定向、加压分离（或捏起），右手持小针刀刺入，刺入时应迅捷、快速、准确，刺入一定深度或抵骨质达靶目标后，行疏通剥离（纵行、横向）等手法。治疗结束后出针时，应注意按压针孔，消毒，贴无菌贴，并令其于平卧位观察片刻。

【适应证】各类慢性软组织损伤、骨关节退行性疾病以及某些内外科、皮肤科等疾病。

【注意事项】禁忌证：重要器官急性衰竭、凝血功能异常、局部皮肤或深部组织感染化脓以及病变部位有重要的血管、神经或脏器等难以避开等。

在操作过程中应严格无菌操作，预防感染，并严防损伤神经、血管、内脏等重要组织。注意预防晕针，尽可能令患者采用卧位，术后应根据情况留观一段时间。

【应用小结】临床应用本法治疗慢性软组织损伤、骨关节退行性疾病，疗效突出。

【方法来源】小针刀发明人朱汉章教授。朱汉章，男（1949—2006），江苏省宿迁市人，曾任中国中医研究院长城医院院长，中国中医药学会针刀医学会理事长，世界中医药学会联合会针刀专业委员会会长。发明小针刀疗法，并创立了"针刀医学"和中国第一所针刀医院。著有《小针刀疗法》《针刀医学临床问题解析》《中国针刀医学原理》等。

【病案举例】

病案一：彭某，男，36岁，右肘关节外侧疼痛2月余，加重1周。患者平常喜欢打羽毛球，但动作欠规范，就诊时右上肢提重物痛甚，肱骨外上髁处明显压痛，诊断为"网球肘"，以小针刀治疗，以肱骨外上髁痛点为进刀点，常规消毒后，刀口线与伸腕肌纤维走向平行刺入，先行纵行疏通剥离，再向45°角处横铲剥离，出针，敷以消毒纱块。一次治疗即痊愈。

病案二：范某，女，53岁，右肩关节疼痛3月余，活动受限2

个月。右肩关节上伸、平举、后屈均受限，诊断为"肩周炎"，取喙突关节、大小结节为进刀点，刀口线与肌腱纤维走向平行刺入，先行切开剥离，再纵行疏通，对肩峰下滑束做通透剥离法，出针，敷以消毒纱布。2周治疗1次，治疗2周后痊愈。

手足挛三针治疗中风后痉挛性偏瘫

庄礼兴

广州中医药大学第一附属医院　510000

【作者小传】见391页《穴位埋线治疗癫痫》。

【操作方法】

1."挛三针"组穴

上肢：极泉、尺泽、内关。

下肢：鼠蹊、阴陵泉、三阴交。

2. 针刺操作

患者取平卧位，暴露局部皮肤，穴位常规消毒后，选用一次性1.5寸针灸针（0.30mm×40mm），在极泉穴避开腋下动脉直刺入30～35mm，以针感达手指末端或上肢抽动1～3次为度；在尺泽穴（常在肱二头肌腱附近找1点肌腱最硬之处），直刺后辅以提插捻转泻法，以关节不发生阵挛为度；在内关穴直刺入15～20mm，以手指末端感到抽动或麻木感为度。从鼠蹊穴（在腹股沟动脉搏动处外侧）朝居髎方向进针，以针感向下肢末端放射为度。从阴陵泉向阳陵泉方向透刺30～35mm；从三阴交沿胫骨后缘向悬钟方向透刺30～35mm。

【适应证】中风后痉挛性偏瘫。

【注意事项】对体质弱者减轻刺激强度，以患者能够耐受为度，避免晕针等意外情况发生。

【应用小结】此法为"十一五"国家科技支撑项目，应用该方法在全国 5 家单位治疗观察 300 例，有效率达 92.3%。2006 年，该方法作为国家中医药管理局重点专科重点病种中风病的诊疗方案之一，在全国 4 家单位进行临床验证 200 例，有效率达 94%。

【方法来源】"靳三针疗法"是靳瑞教授在 50 余年临床经验基础上，总结历代针灸名家临床经验精华，并由其弟子们反复、系统研究而创立的针灸新学派。庄礼兴教授在继承其师靳瑞教授的实践经验及疾病诊治思想的基础上，结合自身临床经验，在"十一五"国家科技支撑项目中，经过大样本临床实验研究，证实"挛三针"对中风后痉挛性瘫痪有显著疗效。此法通过国家中医药管理局重点专科全国多个协作单位进行临床验证，成为国家中医重点专科中风病的诊疗方案。

【病案举例】

病案一：蔡某，男，50 岁，在澳门赌场赌博时突然摔倒在地，在当地行头颅 CT 示："左侧顶颞叶大面积脑梗死"。接诊时患者已在外院接受 4 个月的治疗，遗留右侧肢体活动不利，伴不能言语、饮水呛咳。查体右上肢肌力 0 级，右下肢 1 级。予针刺手挛三针（右）、足挛三针（右）、舌三针、口三针、踝三针及颞三针（左），挛三针针刺方法同前述，余穴常规针刺，配合电针颞三针和舌三针，连续治疗 5 天后休息 2 天，28 天为 1 疗程，共治疗 3 个疗程后患者能进行简单言语交流，并可在拐杖辅助下行走。

病案二：黄某，男，49 岁，外出活动时突感右侧肢体乏力，在当地治疗 1 周后改善不明显，到我院就诊，症见右侧肢体乏力，言语不清，查体右上肢肌力 0 级，右下肢 1 级，混合性失语，行头颅 MRI 示：左侧胼胝体、左半卵圆中心脑梗死，辨证属痰热腑实。予针刺颞三针（左）、四神针、挛三针（右）、踝三针，辅以丰隆、中脘，连续治疗 5 天后休息 2 天，28 天为 1 疗程。连续治疗 2 个疗程后患者可自行行走，对答基本流利。

病案三：袁某，女，70 岁，在做家务时突感左侧上肢活动不利，左下肢乏力而无法站立，在外院行头颅 CT 提示："颞叶小片脑梗死"，在外院治疗 1 个月后遗留左上肢乏力，到我院就诊时，查体左上肢肌力 3 级，肌张力高，辨证属阴虚风动。予颞三针（右），上肢挛三针（左），辅以血海、三阴交，连续治疗 5 天后休息 2 天，28 天为 1 疗程。1 疗程后患者左上肢肌力基本恢复正常。

联系电话：13822287775

挑治治疗不育

张家维

广州中医药大学第一附属医院　510405

【作者小传】张家维，男（1937—　），主任医师，全国名老中医。1965 年毕业于广州中医药大学，先后在广州中医药大学针灸康复临床医学院和广州中医药大学第一附属医院工作。在临床上善用"飞针"，人称"飞针博导"，首创电梅花针治疗斑秃，善治医学难题癫痫、脑瘫、小儿抽动症等脑系疾病。

【操作方法】采用安尔碘常规消毒。术者右手持针体与皮肤平行，针尖对准挑刺点的中心，右手将针尖向皮肤轻压。当钩状针针刺入一定深度后（约 0.2 ～ 0.3cm 处，皮下脂肪层或皮下筋膜层），利用腕力将针体迅速向上提起，做左右摇摆的动作，把挑起的表皮拉断。挑开口后，即可再将针尖迅速上提，针柄下沉，重复 2 ～ 3 次，直至纤维拉出，或有血珠流出时，则表明局部纤维已净。在伤口涂上碘酒，贴盖小纱垫或创可贴固定。一般一次挑 3 ～ 4 个左右的针挑点，每点需用时间大约 5 ～ 10 秒。每周治疗 1 ～ 2 次，每次治疗时间 10 ～ 15 分钟，4 次为 1 疗程。

【适应证】不育。

【注意事项】对体质弱者减轻刺激强度，以患者能够耐受为度，避免晕针等意外情况发生。

【应用小结】临床应用本法治疗不育患者 100 例，80% 的患者一个疗程有效。

【方法来源】广东省广州市司徒铃全国名老中医经验疗法。司徒铃（1914—1993），男。司徒老治学严谨，医术精湛，学验俱丰，自 1956 年起在广州中医学院任教，在中医针灸教学、医疗、科研工作等方面成绩卓著。善于应用背俞穴治疗疑难杂症和危重症。

【病案举例】

病案一：李某，男，36 岁，因"不育 5 年"至针灸科门诊就诊，患者结婚 5 年，与妻子同居 5 年未孕，女方妇科检查未见异常，男方前列腺彩超未见异常，男方精液检查示：量 4mL，精子计数 1000 万 /mL，活动率 30%，活动力 1 级，异形精子 35%，平素善太息，烦躁易怒，偶有胸胁胀痛，小腹坠胀感，舌红少苔，脉弦细。诊断：不育（肝郁气滞）。治则：疏肝行气益肾。取穴：肾俞（双）、肝俞（双）、次髎（双）、命门、关元，每次取穴 2 ～ 4 穴，交替取穴。操作方法：定位取穴后，局部安尔碘常规消毒，取钩状挑针进针，进针约 0.2 ～ 0.3cm，利用腕力将针体迅速向上提起，挑断表皮，挑开口后，再次进针，将针尖迅速上提，针柄下沉，重复 3 ～ 5 次，直至白色纤维拉出。伤口涂上安尔碘，贴盖创可贴固定，嘱患者注意伤口清洁，禁食海鲜及刺激性食物等。每周治疗 1 ～ 2 次，4 次为 1 疗程。挑刺 2 疗程后，患者胸胁胀痛、小腹坠胀症状较前好转，复查精液检查：量 6mL，精子计数 5000 万 /mL，活动率 60%，活动力 3 级，异形精子 20%，继续治疗 2 疗程。1 年后复诊其妻子已怀孕。

病案二：李某，男，32 岁，司机。以"结婚同居未育 5 年"为主诉。患者结婚后常因家庭不和而致精神抑郁，胸闷不舒，心烦易怒，两胁胀痛，不思饮食，性欲低下，阴茎常举而不坚。3 年前小腹部有外伤史。曾多方求医，服中西药疗效不显，转来针灸科治疗。其爱人妇科检查均正常。检查：在中极与曲骨穴处有固定痛点，按之尤甚，舌质紫暗，舌边有瘀点，苔薄黄，脉弦细。精液检查：精子数目 2000 万 /mL，活动率 15%，精子畸形率 40%。诊断：男性不育症，气滞血瘀型。治疗：疏肝行气，活血通络。取穴如下，①组：中极、曲骨、阴廉、太冲。②组：膈俞、次髎、大椎、命门。操作：第 1 组每日针 1 次，10 次为 1 疗程，用泻法。第 2 组隔 3 天挑刺 1 次，5 次为 1 疗程。经针刺①组 2 个疗程，针挑②组 1 个疗程后，精子数目 6000 万 /mL，活动率 45%，精子畸形 25%，其他症状均有所改善。在原方基础上以气海易中极、三阴交易太冲、腰阳关易命门、长强易隔俞，再针刺 2 个疗程，针挑 1 个疗程后，精子数目 6500 万 /mL，活动率 60%，精子畸形率 15%，其他症状均消失。1 年后其妻顺产一女孩。

　　病案三：廖某，男，28 岁，广州市人。患者结婚三年多，与爱人同居未育。性生活正常，小便时黄，小便末有白色黏液滑出，腰部、会阴部胀痛，眠差，梦多，口苦，舌质红，苔薄白，脉弦数。精液检查：量 4 毫升，精子数 3×10^7/mL，活动率 20%，畸形率 20%。前列腺液：白细胞（＋），诊为前列腺炎，精液异常。证属肝气郁结。针刺①组：气海、关元、三阴交；②组：曲骨、归来、太冲。两组交替应用。针挑：肾俞、大肠俞、次髎，每次选 2 穴，每周 2 次。3 月后复查精液：量 6 毫升，精子数 9×10^7/mL，活动率 75%，畸形率 13%，前列腺液正常。1 年后随访，其爱人已怀孕。

　　联系电话：13609021435

　　电子邮箱：tcmLin-801@163.com

埋植线治疗癫痫

张家维

广州中医药大学第一附属医院　510405

【作者小传】见 399 页《挑治治疗不育》。

【操作方法】

1. 先用长约 1 ～ 2cm 羊肠线浸泡于 75% 酒精中 1 ～ 2 小时后备用。

2. 施治时，在距离穴位两侧 1 ～ 2cm 外，皮肤常规消毒。

3. 用 7 号或 8 号针头作套管，28 号 2 寸长毫针作针芯，取一段约 1 ～ 2cm 长已消毒的羊肠线，放置在注射针头的前端，后接针芯。左手拇食指绷紧或捏起进针部位皮肤，右手持针，刺入所需的深度；当出现针感后，边推针芯，边退针管，将羊肠线埋植在穴位的皮下组织或肌层内。

4. 局部无菌棉签压迫止血。

【适应证】 癫痫。

【注意事项】

1. 严格无菌操作。

2. 羊肠线不可暴露于皮肤外面。局部出现微肿、胀痛或青紫现象是个体差异的正常反应，埋线后可能出现小硬节，不影响疗效，一般 1 ～ 3 个月左右可吸收完全。

3. 皮肤局部有感染或有溃疡时不宜埋线。肺结核活动期、骨结核、严重心脏病、疤痕体质及有出血倾向者等均不宜使用此法。

4. 处于过度疲劳、饥饿或精神紧张状态下，不宜施术。

5. 女性在月经期、妊娠期等特殊生理时期慎用此法。

6. 埋线后 6 ～ 8 小时内局部禁沾水，不影响正常的活动。

7. 埋线后宜避风寒、调情志，以清淡饮食为主，忌烟酒、海鲜及辛辣刺激性食物。

疗程：每 2 周治疗一次，15 次为一个疗程，所有病例观察一个疗程后，继续观察第二个疗程。

【应用小结】 临床应用本法治疗癫痫患者 200 例，70% 的患者一个疗程好转。

【方法来源】 广东省广州市司徒铃全国名老中医经验疗法。司徒铃（1914—1993），男。司徒老治学严谨，医术精湛，学验俱丰，自1956年起在广州中医学院任教，在中医针灸教学、医疗、科研工作等方面成绩卓著。善于应用背俞穴治疗奇难杂症和危重症。

【病案举例】

病案一：张某，女，32岁。因"发现癫痫19年，加重2月"就诊。患者19年前受惊吓后开始出现夜间抽搐，牙关紧闭，口吐白沫，发作时神志不清，每次持续3～4分钟，至当地医院就医，服用偏方，效果不佳，14岁时，发作频率较前减轻，3月发作1次，白天夜间均可发，症状如前。自诉服用丙戊酸镁、苯巴比妥，发作频率较前减轻，约半年1次。今年4月来，因工作繁忙，容易出现头痛等不适，4月14日大发作2次，症状如前，过年前至今偶有头痛，自诉感觉将要大发作，自己按压合谷及休息后，症状能缓解。纳眠可，月经延期4～5天，量少，有血块，舌淡红，苔薄白，脉滑。中医诊断：痫病（痰蒙清窍）；西医诊断：癫痫（全身强直发作）。治以化痰开窍。初诊时埋线取穴：大椎、身柱、心俞、厥阴俞、膈俞、胃俞。复诊：期间小发作1次，出现失神，几分钟后自行清醒，头晕，无四肢抽搐，睡眠较差，食欲不佳。埋线取穴：鸠尾、中脘、天枢（双）、足三里（双）、丰隆（双）、腰奇穴。治疗效果：治疗10次后，症状较前好转，无大发作，偶尔劳累后小发作，治疗20次后，未再次发作。

病案二：潘某，男，35岁，因"发作性全身抽搐5年，加重半年"就诊，患者5年前出现全身抽搐，呈发作性，每次持续约2～3分钟，每月发作2～3次，无系统治疗，近半年加重，约每周发作3～4次。现症见：发作时不省人事，四肢抽搐，无吐白沫，持续约2～3分钟，发作后全身疲倦，发作呈突发性，无明显诱因，发作间歇期如常人，舌淡苔白，脉弦细。外院脑电图示：中度异常脑电图。中医诊断：痫证（阴阳不调）。西医诊断：癫痫。治以疏经通络，行气活血，穴位埋线取穴：厥阴俞（双）、心俞

（双）、胃俞（双）。按上述处方治疗5次，患者未再次发作。

病案三：赵某，女，12岁，3年前无明显诱因于上课时突然昏倒，不省人事，口吐白沫，四肢抽搐，两目上视，牙关紧闭，老师为其按压人中穴后苏醒，醒后不知发病情况。遂至当地医院诊治，查脑电图示痫性放电，CT、MRI均无明显异常，予卡马西平口服药进行治疗。平均每月发作1次，而后发作频率逐渐增加，约1周1次，时伴有小便失禁。现症见：神清，精神一般，纳呆食少，寐可，二便调，舌淡红，苔白腻，脉滑。查脑电图示痫性放电，CT、MRI均无明显异常。中医诊断：痫证（风痰上扰）；西医诊断：癫痫。治法：息风化痰止痉。体针取穴：四神聪、印堂、太阳、素髎、合谷、足三里、太冲。飞针刺入后，平补平泻，每周治疗2次，留针50分钟。穴位埋线：取厥阴俞透心俞、督俞透膈俞、三焦俞透肾俞为1组；肺俞透厥阴俞、肝俞透胆俞、肾俞透气海俞为1组，两组交替。治疗效果：每2周施治1次，共治疗6月，基本控制癫痫发作，遂停用卡马西平治疗和针刺，仍予每月1次埋线，并配合中药以善其后。随访未见复发。

联系电话：13609021435

电子邮箱：tcmLin-801@163.com

火针治疗带状疱疹

林国华

广州中医药大学第一附属医院　510405

【作者小传】林国华，男（1964—　），主任医师。1985年毕业于广州中医药大学，在广州中医药大学第一附属医院工作。师从全国名老中医张家维教授，熟谙经典，灵活运用，主张传统经络学说与现代神经病学并重，辨病、辨症、辨经、辨证取穴。

【操作方法】用安尔碘消毒皮疹局部，用中等粗火针在酒精灯上烧至红白后，迅速在局部水疱处进行点刺，刺破水疱，用棉签挤出疱液。若皮损面积较大，水疱数目较多，可先选取水疱大者进行点刺。术毕在局部再涂上一层万花油。每天1次，一般施术6～10天。

【适应证】带状疱疹。

【注意事项】火针后当天，局部避免接触冷水，注意局部皮损的保护；火针后忌食辛辣刺激、鱼腥虾蟹等发物。

【应用小结】临床应用本法治疗带状疱疹患者500例，80%的患者一个疗程显效。

【方法来源】广东省广州市张家维老中医经验疗法。张家维（1937—　），男，主任医师，全国名老中医。1965年毕业于广州中医药大学，先后在广州中医药大学针灸康复临床医学院和广州中医药大学第一附属医院工作。在临床上善用"飞针"，人称"飞针博导"，首创电梅花针治疗斑秃，善治医学难题癫痫、脑瘫、小儿抽动症等脑系疾病。

【病案举例】

病案一：简某，男，50岁，因"右侧胁腰部灼热刺痛一周余"至针灸科门诊就诊，患者于8月15日突发右侧腰胁及少腹部皮肤灼热刺痛，继起疱疹如珠串。在当地医院皮肤科门诊诊断为带状疱疹，经服阿昔洛韦、维生素B$_1$等相关治疗后，疱疹消退，但仍觉灼热刺痛，触之尤甚，不能右侧卧睡。自服消炎药及止痛药症状无明显好转。遂来针灸门诊就诊。现症见：右侧腰胁及少腹部皮肤灼热刺痛，无恶寒发热，无头晕胸闷，口苦，纳可眠差，大便干结难解，小便尚可。面黄微赤，以手护胁腰。右胁下、腰部及少腹部有疱疹痂痕，皮肤潮红，局部拒触，触之则痛若针刺。舌边尖红，苔薄黄，脉弦数。中医诊断：蛇串疮（火毒内蕴型）。西医诊断：带状疱疹。治法：清热解毒。针刺取穴：阿是穴、腰夹脊、支沟（双侧）、后溪（双侧）、行间（右侧）、足临泣（右侧）、带脉（右侧）。

出针后，在阿是穴处加用火针快速刺入疱疹中央约 0.2～0.3cm。患者经 4 次治疗后痊愈。

病案二：刘某，男，68 岁。因"右前胸部起水疱并剧烈疼痛 3 天"就诊，患者于 3 天前出现右前胸开始疼痛，而后相继起红斑及水疱，从前胸漫延到后背部，剧烈疼痛。现症见：右前胸部自第 7、8、9 前后肋间散在密集成簇大小不等的水疱，基底为紫红斑，未见破溃及糜烂，剧烈疼痛，夜不成眠，口干思冷饮，大便干结且 3 天未行，小便黄，舌红、苔薄黄，脉滑数。查体示右前胸部自第 7、8、9 前后肋间散在密集成簇大小不等的水疱，基底为紫红斑，充血，周围轻度红色浸润，未见破溃及糜烂。舌红、苔薄黄，脉滑数。中医诊断：蛇串疮（肝胆湿热、热盛于湿型）；西医诊断：带状疱疹。治法：止痛、清利湿热。针刺取穴为龙眼穴、后溪、支沟、阳陵泉；配穴取丘墟透照海。用三棱针点刺龙眼穴、阿是穴放血，以毫针针刺后溪、支沟穴、阳陵泉，用泻法，丘墟透照海平补平泻，留针 30 分钟，每日 1 次。在阿是穴处加用火针快速刺入疱疹中央约 0.2～0.3cm。一诊后疼痛明显减轻，针刺 10 天后疱疹结痂痊愈，诸症消失。

病案三：王某，女，60 岁。主诉：右胁肋部疱疹伴疼痛 1 周。1 周前出现右胁肋部刺痛，并出现红斑，2 天后第 5、6、7 肋间及腋下出现大小不等的簇状透明疱疹，未见破溃及糜烂，伴疼痛加重，未予治疗。诊见：第 5、6、7 肋间及腋下簇状透明疱疹，伴右胁肋部疼痛，纳可，眠差，二便调，舌淡、苔白腻，脉弦细。西医诊断：带状疱疹。中医诊断：蛇窜疮（湿毒火盛型）。治拟利湿解毒，通络止痛。取穴：双侧支沟、胸 5～7 夹脊穴、阿是穴、后溪穴。操作：支沟穴直刺 0.8～1.0 寸，泻法；胸 5～7 夹脊穴直刺 0.6～0.8 寸，平补平泻，令局部有酸胀感；后溪穴刺 0.8 寸，平补平泻，使局部有针感；留针 30 分钟。在阿是穴处用火针快速刺入疱疹中央约 0.2～0.3cm。隔天治疗 1 次。治疗 3 次后，疼痛明显改善，再治疗 5 次后，疱疹结痂脱落，疼痛完全消失。

联系电话：13609021435

电子邮箱：tcmLin-801@163.com

靳三针治疗小儿脑性瘫痪

陈兴华

广东省广州中医药大学第一附属医院针灸科　510000

【作者小传】陈兴华，男（1965—　　），主任医师，医学博士，博士研究生导师，广东省针灸学会手疗法专业委员会副主任委员，广东省针灸协会理事。对运用针灸方法治疗神经系统疾病有较深入的研究。先后参与了 4 部自编教材，主编专业论著 4 部；副主编专业论著 1 部；参编专业论著 5 部；先后有 40 篇专业论文在省级以上核心刊物发表。

【操作方法】用华佗牌 30 号 1.5 寸不锈钢毫针，头部平刺进针 1 寸左右，四肢穴直刺进针常规深度，得气后留针 30 分钟，间隔 10 分钟捻针 1 次。平补平泻，阴阳偏盛者，随证施用补泻手法，1 次/日，5 次/周，3 个月为 1 个疗程，1 个疗程后观察疗效。主穴选取"靳三针"组穴中的四神针（位于百会穴前后左右各旁开 1.5 寸共四针）、颞三针（耳尖直上入发际 2 寸为第一针，第一针同一水平线上前后各 1 寸为第二、三针，左右共六针）、脑三针（脑户一针，左右脑空各一针）、智三针（神庭穴一针、左右本神穴各一针，共三针）。配穴：上肢瘫痪配手三针（曲池、外关、合谷），下肢瘫痪配痿三针（足三里、三阴交、太溪），流涎配舌三针（上廉泉为第一针，左右旁开 0.8 寸为第二、三针）。

【适应证】以脑性瘫痪为主的，包括智力低下、自闭证、儿童注意力缺陷多动综合征、儿童语言障碍、先天愚型等在内的一系列疾病。

【注意事项】对体质弱者减轻刺激强度，以患者能够耐受为度，避免晕针等意外情况发生。

【应用小结】

研究发现智三针为主对 MR（Mental Retardation 精神发育迟滞，智力障碍）的影响是多角度、多层次的，针灸不但提高了 MR 儿童的智商、社会适应行为商数，而且可明显提高 MR 红细胞免疫功能，改善其 BAEP（脑干听觉诱发电位）及 P3 认知诱发电位，提示"靳三针"可促进 MR 大脑皮层神经细胞的发育成熟，加速神经纤维髓鞘化。动物实验还显示，"靳三针"可以提高脑反复缺血再灌注小鼠的学习记忆功能，促进其大脑皮层及海马 AchE 阳性纤维的再生与抽芽。

对多动症的研究表明，靳三针总有效率为 82.58%，对多动冲动型、混合型疗效尤为明显。

在对自闭症的临床观察中，通过 SPECT（单光子发射计算机断层成像术）检测发现自闭症儿童脑部血流的降低具有普遍性，且以左侧半球更为明显，由此新创了"颞上三针""启闭针"。靳三针可以改善患儿自闭症行为评定量表（ABC 量表）中的躯体运动因子、语言因子及交往因子，改善智力结构，增加脑血流量。

治疗语言障碍的系统研究表明，该疗法对自闭症儿童语言障碍总有效率为 65%，对脑瘫伴语障有效率为 86.8%，对单纯听力性语言障碍有效率为 78.3%，均优于相应药物对照组。

对先天愚型的研究表明，靳三针可使患者 P3 潜伏期缩短，波幅升高，增强大脑对外界信息的认知、编码能力，改善智能状况。提高患者血浆 CD3、CD4 值、CD4/CD8 比值，调节机体免疫，促进整体功能改善。

【方法来源】由广州中医药大学首席教授，针灸推拿学科学术带头人，博士生导师，著名针灸专家靳瑞教授创治。靳老指导学生把新中国成立以来全国最有代表性的针灸临床研究资料进行了分析和总结，得出结论：针灸治疗每种病时，应精选三个穴位，以其为主进行治疗，并以此为基础，作为临床常用的固定针灸配方。此后，靳瑞教授带领他的学生开始进行系统、深入的研究以及反复的临床实践。靳三针体系开始形成。

【病案举例】

病案一：廖某，男，汉族，5 岁，现接受学前教育。初诊：患者三个月前发高烧，昏迷，治疗后康复，但语言不清，语不连贯，记忆力、反应力很差，经常忘记刚完成的事情，做事情没有计划，二便及穿衣均不能自理，不会计算，进食少，挑食，但喜喝可乐，每天可以喝两瓶。时症见：略胖，四肢无明显畸形，步态尚稳，注意力分散，言语不清，欠连贯，理解力、计算力差，反应迟钝，精神呆滞，头发稀疏。针灸治疗处方：四神针、智三针、定神针、舌三针、手智针、颞三针。行智三针针刺时沿前额皮肤向下平刺 0.8 寸，用快速进针法或"飞针"法进针，进针后行捻转补泻。复诊：经过治疗后，患者的语言能力、情感交流能力、生活自理能力及肢体活动能力均有显著的改善，已能对话，使用简单的单词和词组，但发音仍未清晰。维持原方案治疗。治疗结果：语言表达清晰，单词量积累与同年纪的小朋友无异，父母满意治疗结果。

注：四神针常配颞三针、舌三针治疗脑性疾患所致的语言功能障碍。

病案二：潘某，男，汉族，9 岁，正接受小学教育。患者自五岁时发现有多动症状，且日渐加剧，总不能安坐片刻。时症见：神清，精神佳，多动难静，容易急躁，冲动，任性，有时不能听从母亲管教，注意力不集中，不能长时间静坐，动作粗钝，笨拙。纳眠可，二便调。舌质红，苔薄黄，脉弦细。针灸治疗处方：手智针、足三针、弱智四项（四神针、脑三针、颞三针、头智针）。用补法，针入 0.8～1 寸，留针。其中，脑三针、颞三针，均向下沿皮平刺，可刺 0.8～1.2 寸，以出现酸、麻、胀感为好。注意，四神针之四针皆向外平刺。在手智针中，在劳宫、内关直刺 1 寸，神门直刺 0.5 寸。在足三针中，在足三里直刺，在三阴交沿胫骨后缘直刺，有麻胀或放电感为佳，从太冲向涌泉透刺，使针感向涌泉方向扩散。复诊：患者经治疗后，多动症状明显改善，上课能够遵守纪律，做作业认真。针灸治疗处方：同初诊。治疗结果：患者的多动症状得到控制，可以独立长时间集中注意力于某项活动，独立思考的能力得到加强，学习成绩提高，其母亲对治疗效果满意。两年后追访，未复发，患者发育正常。

病案三：许某，男，7 岁，深圳人。顺产，妊娠八个月时见红，一天后消失。在生产过程中因用力过大，挤压胎头，胎头部出现两个肿块，三个月后肿消；出生时胎儿受到拍打始哭，无抽搐。出生初时身软，前囟半年闭合，2 岁 2 个月开始走路，3 岁才会叫"爸""妈"。现 7 岁，能讲十个单词，但说法刻板，语意混乱，常自言自语，急躁，打人，毁物。按靳三针自闭治疗方案进行治疗，一个疗程（120 次）后，患者语言发育、社会交往、行为方式等均有明显改善，各方面均有进步，回家准备上学。

联系电话：13631382393

电子邮箱：286261025@qq.com

靳三针治疗疲劳综合征

陈兴华

广东省广州中医药大学第一附属医院针灸科　510000

【作者小传】见 407 页《靳三针治疗小儿脑性瘫痪》。

【操作方法】选取百会、双侧内关、双侧足三里，用华佗牌 30 号 1.5 寸不锈钢毫针，在头部平刺进针 1 寸左右，四肢穴直刺进针常规深度，得气后留针 30 分钟。

【适应证】慢性疲劳综合征，《美国疾病控制中心指南》将其定义为一种不正常持续的疲劳感，是以慢性疲劳持续或反复发作 6 个月以上为主要表现，同时伴有低热、头痛、咽喉痛、肌痛、神经精神症状等非特异性症状的一组症候群。

【注意事项】对体质弱者减轻刺激强度，以患者能够耐受为度，避免晕针等意外情况发生。

【应用小结】初步研究结果表明：①慢性疲劳综合征与应激关系密切，过度的体力、脑力劳动、应激性生活事件的刺激等皆为慢性疲劳综合征的重要发病因素。导致机体应激反应可以是躯体的、心理的，也可以是社会文化等因素，应激反应可以引起人体内多个系统的病理变化，尤其与 5- 羟色胺系统功能失调有关。②"靳三针"疗法可以调节模型大鼠的躯体疲劳和心理疲劳，使之活动增多，体力恢复，兴趣提高，从而说明"靳三针"疗法可以通过心身调节改善动物的疲劳状态，为本疗法的临床应用提供了实验依据。③"靳三针"疗法可以通过降低慢性束缚疲劳模型大鼠血浆 ACTH（促肾上腺皮质激素）和 COR（皮质醇）含量，改善海马神经元结构可塑性，调节外周及中枢单胺类神经递质 5- 羟色胺的水平及海马 5- 羟色胺 1A 受体的表达等多方面发挥治疗作用，提示针刺治疗慢性疲劳综合征的作用机制是多途径、多层次、多靶点的整体调节。④实验研究表明"靳三针"对慢性应激所致的疾病具有良性调节作用，结合临床研究基础，"靳三针"疗法在治疗慢性疲劳综合征这一慢性复杂疾病时具有一定的优势，值得临床推广应用。

【方法来源】由广州中医药大学首席教授，针灸推拿学科学术带头人，博士生导师，著名针灸专家靳瑞教授创治。靳老指导学生把新中国成立以来全国最有代表性的针灸临床研究资料进行了分析和总结，得出结论：针灸治疗每种病时，应精选三个穴位，以其为主进行治疗，并以此为基础，作为临床常用的固定针灸配方。此后，靳瑞教授带领他的学生开始进行系统、深入的研究以及反复的临床实践。靳三针体系开始形成。

【病案举例】

病案一：杨某，女，25 岁。2010 年因血压过低，伴失眠、神疲乏力等不适就诊，西医诊断为慢性疲劳综合征，经休息及治疗不适症状缓解，血压仍偏低。2013 年 3 月以来患者不适加重，自觉身患重症，难以忍受。初诊：患者诉血压过低（90/62mmHg），自觉神疲乏力，时时思睡，夜寐虽安，然晨起疲乏无缓解，浑身不爽，头晕，健忘，对事物无兴趣等。经追问得知患者平素夜寐欠安，然近来夜寐尚佳，食欲不振，上腹胀闷不舒，时有烦躁，口不苦、不渴，饮水多，月经常稍有提前或推后，经期 3 天，量少，色暗红，便秘，小便可。予疲三针合肝俞、脾俞、期门、章门。经前后四诊，患者诉浑身酸楚感减轻，诸症好转。2 个月后随访：获悉患者诸症皆除，血压基本恢复正常（102/70mmHg），精神、食纳、睡眠皆佳。

病案二：吕某，女，39 岁，商场收银员。2007 年 10 月就诊。患者自觉疲劳、头晕乏力、纳差便溏一年余。患者平素易感冒，长期血压略偏低，常规体检未见器质性病变。刻诊见：面色白，形体偏瘦，四肢乏力不欲动，头昏头重，夜寐多梦，醒后不解乏，脘腹闷胀，纳呆，舌质淡胖，苔薄白，脉细缓。予疲三针合肝俞、脾俞、期门、章门，一诊后，患者觉头晕乏力及脘腹闷胀减轻，效不更方，三诊后患者食欲、睡眠质量转好，体重增加，血压稳定在90/60mmHg 以上。

病案三：陈某，女，35 岁，中学教师。2008 年 1 月就诊。患者自觉工作压力大，睡眠欠佳，神疲健忘。刻诊见：面色黯淡少华，食欲不振，神疲乏力，胁肋作痛，月经延期，经量少，色淡，有血块。舌淡苔薄，脉细弦。予疲三针合肝俞、脾俞、期门、章门，三诊后，患者觉神疲乏力及胁肋作痛减轻，守方 2 周，患者食欲、睡眠改善，月经按时来潮，经量适中。

联系电话：13631382393

电子邮箱：286261025@qq.com

毫火针治疗各种疾病

郑 谅

广州中医药大学 510400

【作者小传】见 395 页《小针刀治疗各种疾病》。

【操作方法】在针刺穴位用 75% 酒精棉球常规消毒，用止血钳夹持 95% 酒精棉球于穴位上方烧针，以尽可能缩短进针距离，将针烧红烧透后快速刺入穴内，可留针或即刻取针，出针后用押手轻轻宣散穴下气血。

【适应证】各种针灸的适应证，如疼痛、颈椎病、腱鞘炎、中风、带状疱疹等。

【注意事项】与针刺有相同的禁忌证，如严重的脏器衰竭患者，患有出血性疾病者，大月份的怀孕妇女等。

另外，应注意安全，防止烧伤或火灾等意外事故。注意保护针眼，当日不要洗浴，以免污水侵袭针眼，针孔瘙痒时，不要用指甲搔抓。针后针眼有时会形成小丘，高出皮肤，偶有发痒，须嘱患者不必担心，这是机体对火针的一种正常反应，不需任何处理，隔日自行消失。注意刺激量不宜过度，尤其对身体虚弱或寒热敏感者。

【应用小结】临床应用本法治疗各种痛症、某些皮肤病、神经系统疾病、胃肠道疾病，取得良好疗效，尤其对于痛症，一般一次见效，数次即愈。

【方法来源】毫火针创始人刘恩明教授。刘恩明，男（1944— ），中国中医特色疗法研究所（香港）所长、研究员。从事中医针灸临床研究 30 余年，擅长用火针疗法治疗各类疾病，疗效显著。著有《刘氏毫火针特色治疗》，在省、国家级刊物，省级出版社、香港医药出版社发表论文数十篇。

【病案举例】

病案一：李某，女，62岁，右胸胁烧灼样疼痛3天，就诊3天前无特殊原因突然出现右胁肋部疼痛，呈烧灼样，全身及局部检查未发现异常，胸片提示无特殊，诊断为"带状疱疹"，在患处取3个痛点，用10mm毫火针直刺，一针到地，留针10分钟，出针后疼痛消失。第二天就诊见原痛处稍后侧出现4～5个红疹，伴疼痛，在每个红疹处以毫火针治疗。第三天就诊，见原红疹已开始结痂，而靠近脊柱处又出现3个红疹，继续以毫火针治疗，后症状完全消失。

病案二：朱某，男，40岁，公交车司机，颈肩部强痛2年，加重1周。查体：颈4、5棘旁明显压痛，X线提示：颈椎反弓，颈4、5，颈5、6椎间孔变窄。用毫火针治疗，以双侧4、5、6棘旁为进针点，每次取同一椎旁2个穴位，三轮交替进行，每次留针15分钟，每周治疗3次，治疗6次后，已无颈肩强痛。

第二章 艾灸法

艾灸大骨空穴治疗霰粒肿

王 波

上海中医药大学附属曙光医院 201203

【作者小传】见 291 页《针灸治疗垂体泌乳素腺瘤》。

【操作方法】患者取坐位，双手微握拳，虎口向上置于桌上，取艾绒捏成 3cm 高艾炷放于大骨空穴（拇指背侧指间关节横纹中点），点燃后以患者自觉皮肤烫为准熄灭，双手各灸 5 壮，每周 3 次，10 次为 1 个疗程。

【适应证】霰粒肿。

【注意事项】注意防止灸治部位皮肤烫伤。

【应用小结】以此法治疗不愿接受手术的霰粒肿患者 30 例（36 只眼），并与 30 例霰粒肿手术患者比较有效率及 3 个月内的复发率。结果：艾灸组治疗总有效率为 97.2%，接近手术组；艾灸组随访 3 个月患者复发率 4.5%，低于手术组的复发率 20%。表明艾灸双手大骨空穴治疗霰粒肿有明显疗效，总有效率接近手术组，且复发率低于手术组。

【方法来源】上海中医药大学附属曙光医院针灸科李国安主任经验组穴。李国安主任医师从事针灸临床工作 30 余年，善于治疗内妇科疑难杂症，其诊疗方案独具一格，疗效显著，在上海针灸界享有盛誉。

【病案举例】

病案一：沈某，女，24岁，初诊日期：2010年5月18日。患者诉发现右下眼睑内肿块2个月，有异物感，无疼痛。曾于2010年1月10日因左眼霰粒肿行切除术，自感手术痛苦，不愿再接受手术治疗。检查：右下眼睑中央可触及一0.6cm×0.6cm大小之硬结，皮色正常，表面光滑，触之可移，无压痛，皮色正常，睑结膜轻度充血，苔薄白，脉细滑。辨证为脾胃痰湿上聚胞睑，治以化痰散结。予艾灸大骨空穴治疗，取艾绒捏成3cm高艾炷放于大骨空穴上，点燃后以患者自觉皮肤烫为一壮，双手各灸3壮。隔天1次，10次为1个疗程。嘱其回家自行艾灸治疗。5月28日复诊时右眼睑硬结已明显缩小；6月4日复诊，硬结已完全消失。

病案二：患者，男性，6岁，因发现右上眼睑内肿块3周就诊，经眼科医生确诊为霰粒肿，肿块大小为0.2cm×0.4cm，因患者及家属不愿手术而转至李医生处。予艾灸大骨空穴治疗，隔日1次，10次为1个疗程。10次治疗结束后，硬结已完全消失。

病案三：患者，男性，52岁，自感双眼睑内异物感3个月就诊，经眼科医生确诊为多发性霰粒肿，最大肿块大小为0.2cm×0.1cm，因手术无法清除及患者患有糖尿病，故至李医生处求诊。予艾灸大骨空穴治疗，每周2次，1个月后，双眼异物感明显好转，继续灸治2个月，双眼异物感基本消失，经眼科复查，未发现明显肿块。

联系电话：13817734770

电子邮箱：carloswb@163.com

艾灸治疗湿疹

吴永贵

云南中医学院　650500

【作者小传】见64页《地锦草治疗腹泻》。

【操作方法】取艾条一根，将艾条的一端点燃，在湿疹发生部位进行回旋灸20～30分钟，对瘙痒部位可延长施灸时间。1天1次，急性湿疹患者3天一疗程，慢性湿疹患者7天一疗程。

【适应证】湿疹。

【注意事项】凡颜面、眼区、重要脏器、血管浅在部位，以及妊娠期妇女的腰骶部、下腹部，乳头、阴部，男性的睾丸等不宜施灸。

【应用小结】临床应用本法治疗急慢性湿疹20余例，有效率100%。

【方法来源】该疗法为笔者经验总结。艾灸疗法是一种在人体特定部位通过艾火刺激以防病治病的治疗方法，由于局部艾火的温热刺激，使局部皮肤充血，毛细血管扩张，增强局部的血液循环与淋巴循环，使局部的皮肤组织代谢能力加强，促进炎症、粘连、渗出物、血肿等病理产物消散吸收，达到止痒、消肿、镇痛等作用。

【病案举例】

病案一：余某，男，18岁，在校大学生。左小腿部胫侧皮肤瘙痒两周，见6cm×15cm大小成片红斑，密集小丘疹，有轻度肿胀，边界不清。自用软膏一类的药物，未缓解。诊断为急性湿疹。取艾条一根点燃，在湿疹发生部位先进行回旋灸20分钟，再在瘙痒剧烈部位重点施灸。第二天症状明显好转，施灸3天后湿疹治愈。

病案二：罗某，女，39岁，公务员。患湿疹三年有余，双上肢见大小不等斑丘疹，出血点，瘙痒严重，皮肤暗红。曾多处求医问药，但效果均不理想，在某医院诊断为过敏性湿疹，然后进行脱敏治疗，但不久后复发，无法彻底治愈。取艾条一根点燃，在湿疹发生部位进行回旋灸约30分钟，每天施灸1次，症状逐渐缓解，7日后不再瘙痒，丘疹和皮损消除。

病案三：肖某，男，10岁。左右躯干部出现红斑、丘疹、瘙痒10余天，经多方治疗效果不显。曾经儿科医生诊治，口服药不明，外用炉甘石洗剂等治疗后病情加重。取艾条一根点燃，在湿疹发生部位进行回旋灸约 30 分钟，每天施灸 1 次，3 日后不再瘙痒，丘疹和皮损消除。

联系电话：13888535472

电子邮箱：2645881680@qq.com

降真香藤灸治疗腰腿痛

林天东

海南省中医院　570203

【作者小传】见 9 页《荔枝草治疗美尼尔综合征》。

【操作方法】降真香藤木加温后，通过药、热、感、灸的原理，在疼痛部位的表皮运用快速热灸，每次 15 分钟，每天 1 次，5 次为一疗程。

【适用证】腰腿痛、肩周炎、颈椎病等。

【注意事项】对体质弱者减轻强度及热度，以患者耐受为度，避免烫伤和意外发生。

【应用小结】临床应用本方法治疗急慢性腰腿痛疾病患者 400 例，治愈率 62%，好转率 85%。

【方法来源】海南省东方黎族苗族自治市八所镇符致坚老黎医经验方。符致坚，男，46 岁，黎族，13 岁随奶奶学医，奶奶符初提，行医数十载，善长草药、藤灸、埋线及放血疗法，治疗妇科病、刀枪伤等各类痛症在当地颇有名气，93 岁去世。

【病案举例】

病案一：吴某，女，65 岁，退休职工。颈部强硬、疼痛，伴有头晕，右手麻木三年，经东方市人民医院检查，诊断为颈椎病。经多次治疗后，病情未见好转。经符致坚用降真香藤灸治疗，1 天 1 次，3 个疗程后，病情好转，疼痛缓解。

病案二：符某，男，54 岁，在一次劳动中腰部扭伤，不能行走，经东方市人民医院检查，诊断为急性腰扭伤。经符致坚用降真香在疼痛部位藤灸治疗 1 个疗程，疼痛消失，病情痊愈。

病案三：吉某，男，46 岁，农民。腰部疼痛 2 年余，伴双下肢麻、左侧坐骨神经通路区域疼痛 2 天，2012 年 10 月 4 日到海南省中医院骨科诊断为腰椎间盘突出并坐骨神经痛（左），经中西医结合治疗后，腰腿疼痛加重，经符致坚用降真香藤灸治疗 1 个疗程，1 天 1 次，次日疼痛减轻，治疗 5 天后，疼痛消失，能下地干活。

联系电话：18689920201

电子邮箱：993076816@qq.com

雄黄灯火灸治疗蛇串疮

温　权

成都市慢性病医院　610083

【作者小传】见 40 页《鱼鳅串治疗肺热咳嗽》。

【操作方法】患者取坐位或者卧位，暴露病损部位。准备：灯芯草、蓖麻油（或菜油及其他食用油）若干，雄黄研磨过筛取极细粉备用。

1. 对线状、带状分布者，患部消毒后，用灯心草蘸油再裹少许雄黄粉，点燃直接点按在患者带状疱疹的起始部位，听到啪的一声即可（灸破疱疹），再灸其前行部位。

2. 对团簇状分布者，患部消毒后，用灯心草蘸油再裹少许雄黄粉，点燃直接点按在患者最外围疱疹上，听到啪的一声即可。每天 1 次，每次选灸 1～5 处。

【适应证】蛇串疮（带状疱疹）。

【注意事项】

1. 操作要领：稳、准、快。手法平稳，瞄准水疱，动作迅速，切忌左右上下晃动，造成周围皮肤烧伤。

2. 治疗期间饮食以清淡为宜，忌烟、酒、生冷之品；忌食鱼虾等海产品、羊肉等热性食物及辛辣食物。服用辛散的药物或者食物短期内可使局部皮肤起水疱增多，加重患者疼痛。

3. 水疱数量少者（10 个以内），可一次性灸完；水疱数量多者，按照上述方法分批进行，另可根据患者对疼痛的耐受度做适当调整。

4. 灸后注意保护患部清洁，避免污染、摩擦等造成感染。

【应用小结】临床应用本法治疗蛇串疮 30 余例，总有效率达 95%；此法很少遗留后遗神经痛。

【方法来源】源于民间"雄黄制蛇"及中医"火郁发之"的理论及"急则治标"的治疗原则。在总结内江地区民间"灯火灸治疗蛇串疮"基础上，提出"雄黄灯火灸治疗蛇串疮"疗法。此处"火郁发之"指使用灸法，专门针对蛇串疮病损周围皮肤的灼热疼痛，而非内服辛温发散之法。该方法简便廉效，颇受欢迎。

【病案举例】

病案一：梁某，男，70 岁，以右背部灼痛 7 天，伴水疱 2 天就诊。7 天前"感冒"初愈后出现右侧背部灼热刺痛，触摸有感觉过敏，当时皮肤颜色正常，未见皮疹、水疱，局部温度无变化，触之不碍手；无咳嗽、胸痛、潮热盗汗，呼吸正常。未予处置，后疼痛逐渐加重，夜间尤甚，以刺痛、跳痛为主。至 2 天前患处出现水疱。刻诊：右背部灼热刺痛，见右背部第七肋间隙遍布小水疱，带状分布，直径约 2～3mm，内未见淡黄色液体，未见化脓，一端靠近竖脊肌，一端抵达腋后线。诊断为：蛇串疮。治以雄黄灯火灸。患部消毒后，用灯心草蘸蓖麻油再裹少许雄黄粉，点燃后直接点按在患者带状疱疹的起始部位（右背第七肋间隙靠近竖脊肌处），听到啪的一声即可（灸破疱疹），再灸其第七肋间隙腋后线部位的数个较大疱疹。第二日复诊，患者诉疼痛稍有缓解；查见：未见新发疱疹，灸疱疹无明显变化，选取首尾及中部较大疱疹再施前法。灸至第 5 次时较大水疱已全灸破，小疱逐渐变小并消失。随访半年未再复发、无后遗神经痛。

病案二：陈某，男 28 岁，电子行业工作员，因工作强度大，长时间加班 1 月后出现左额部灼痛 5 天就诊。患者左额部疼痛 3 天时局部出现少许小水疱，直径约 2mm，团簇状分布。无恶心呕吐，无发热、寒战，颅脑 CT 未见异常，考虑为带状疱疹，给予抗病毒治疗。2 天后患者自觉疼痛有所加重、额部疱疹增多来诊。经诊断为蛇串疮，治以雄黄灯火灸。对患部消毒后，用灯心草蘸油再裹少许雄黄粉，点燃后直接点按在患者最外围疱疹上，听到啪的一声即可。3 天后未见新发，10 天后基本愈合。随访半年未再复发，无后遗神经痛。

病案三：女性，61 岁，右大腿后侧灼痛 7 天伴水疱 2 天就诊。患者无明显原因出现右大腿后侧灼热刺痛，并逐渐出现疱疹，呈线状分布，沿坐骨神经走行，疱疹起自臀横纹，终于腘窝附近。经诊断为蛇串疮，治以雄黄灯火灸。方法同前，10 日后基本愈合。随访半年未再复发，无后遗神经痛。

联系电话：15828593259

电子邮箱：381338886@qq.com

悬灸调治面部各类病症及精神病症

曹银燕

上海银燕国际养生悬灸研究所　200232

【作者小传】曹银燕，女（1954—　），主治医师。现任中华中医药学会民间传统诊疗技术与验方整理研究分会委员、上海市针灸学会保健康复专业委员会副主任。1977 年 12 月毕业于南京铁道医学院医疗系。曾在江苏省江阴市澄西船厂职工医院从事二十多年的普外、整形外科。于 1995 年辞职，自行创业，改行探索、研究中医悬灸技术，先后开发了《悬灸保健技术》和《悬灸应用技术》，被前国家劳动部核为一项新型的职业技能，主编过由国家劳动出版社出版的 1+ 某职业培训考证教材。

【操作方法】左手按穴，右手持艾在皮肤穴位上远离 3 寸以上进行悬灸。

【适应证】各类亚健康及特殊部位的各类病症。

【注意事项】不能把皮肤灸得潮红、起水疱及体内发生灼热感。最好能根据所测得的经络能量值选穴。

【应用小结】临床应用数万名，效果均显著。

【方法来源】在中医艾灸的基础上，改良手法。细化无创操作流程，注重辨证而灸，形成独特的选穴理论和操作体系。此法由于温和无创，适合不同年龄层次、不同体质的患者，深得广大亚健康人群和患有特别病症人员的喜爱。近二十年来已形成了良好的口碑效应。

【病案举例】

病例一：胡某，男，50 岁。右侧额窦癌术后，导致全身发冷，头部整日呈放射样疼痛，无法睁眼、入眠，张口受限，不能发声，不能进普食，只能选食流质。术后 15 天，来要求调治。经络检测提示：体能 12、阴阳比值 1.28、精神状态 1.25，呈头重脚轻状，筋骨气血 5.8、自律神经＞3，肾经、胆经均在低能区。选穴：命门、腰阳关、涌泉，持艾高度均在三寸以上。每个穴位灸 20 分钟左右，全过程 90 分钟以内。两次后即疼痛缓解，能入眠。五次后疼痛基本消失，面部水肿消退。停灸五天后，为改变他张口受限的问题，改灸：命门、腰阳关、百会、听宫、关元、丘墟。悬灸当天嘴巴就能张大一半，能较清楚发声说话。

病例二：汪某，女，50 岁。因胃肠型感冒导致鼓膜破裂，听力迅速下降。经络检测提示：体能 17、阴阳比值 1.28、精神状态

0.6，呈头轻脚重状，筋骨气血 4.5、自律神经 > 3，小肠经、肺经、肾经均在低能区。选灸：命门、腰阳关、听宫、关元、涌泉。悬灸三次鼓膜修复完好，听力恢复正常。

病例三：张某，女，66 岁。18 年前因患吉兰-巴雷综合征，导致双侧脸颊瘫痪，经多方治疗后，左侧面肌仍难以自如收缩，尤其晨起刷牙时，必须用手提拉嘴角把牙刷塞进去才能完成刷牙，笑时还不能露出牙齿，近半年突然发生视物呈现叠影和斜倒状，脚部落地如踩在棉花上，故不敢出门迈步。脑 CT 诊断为小脑轻度萎缩，配置多副眼镜无法得以矫正。经络检测提示：体能 17、阴阳比值 1.3、精神状态 0.6，呈头轻脚重状，筋骨气血 5.2、自律神经 > 3，肾经、肝经在低能区，膀胱经在高能区。选穴：命门、长强、百会、关元、至阴。悬灸三次，视物完全正常，视力完全恢复到发病前状态。第四天在原来的基础上加了一个扶突穴，三次后患者晨起无意中口一张发现左侧嘴角露出了四颗牙齿，不需要提拉嘴角就能把牙刷自然塞进口中。一疗程（十五次）后，双眼视物已完全正常如前，左侧嘴角的自如张开度也越来越好！

病例四：金某，男，9 岁。从小被西医诊断为"自闭症"。但自 3 岁以后，每天哭闹不止，几乎每隔半小时左右就要发作一次。发作时双手握拳，不停拳击前额，大声喊叫，躯体呈角弓反张状狂跳，有如"狂犬症"发作。发作时视无人之地，不管在火车上、马路旁，随时可爆发，且无规律可循。患儿和家长痛苦不堪！患儿初诊时，神情极度惊恐，大喊不止，面色蜡黄，舌苔厚而胖，吐字不清，不会语言表达。因不能安静，故测出的经络能量值不甚稳定，在反复和颜悦色地进行交流后，同意让其接近。在最初只能一次给予 5 分钟灸一个穴位，到目前已能像正常人那样安静地一次悬灸 90 分钟左右。每次悬灸 2 ～ 3 个穴位，根据具体情况在命门、神阙、百会、哑门、冲阳、隐白、涌泉 7 个穴位中交替选用。目前已灸了近 50 次，现在每天仅发作一两次，每次 15 分钟左右。最重要的改变是，患者能和周围人交流，智力有大幅度增长，记忆力、对事物的辨识力已有明显提升，舌苔已明显变薄，患儿已能给予完全正常的配合，目前仍在调治中。因是从外地转来上海的，故每次来沪连续灸一个疗程（15次），一疗程结束后即回去休息几天，再回上海调治。

联系电话：15221331338

电子邮箱：459175211@qq.com

督灸治疗强直性脊柱炎

张建英

山东中医药大学附属医院（山东省中医院）250011

【作者小传】张建英，女（1976—　），副主任医师，副教授，医学博士后，硕士研究生导师。现任中国针灸学会针灸教育专业委员会委员，中华中医药学会民间传统诊疗技术与验方整理分会委员，山东针灸学会理事，山东针灸学会刺法灸法专业委员会常务委员。2003年取得山东中医药大学针灸硕士学位，2010年取得山东中医药大学中药学博士学位，2014年于山东中医药大学医史文献研究所完成博士后工作。2003年至今在山东中医药大学附属医院强直性脊柱炎督灸治疗中心从事临床、教学与科研工作。擅长用督灸、温针灸、药罐等多种疗法治疗强直性脊柱炎、颈腰椎病、增生性骨关节炎、鼻炎、慢性支气管炎、哮喘、胃肠炎、痛经、亚健康等。发表论文16篇，编写著作2部。

【操作方法】令患者裸背俯卧于床上，取督脉的大椎穴至腰俞穴作为施治部位。先常规消毒，涂抹姜汁，然后均匀撒督灸粉（由麝香、肉桂、杭芍等中药组成）呈线条状，再在其上敷贴桑皮纸，然后再在纸上铺生姜泥呈梯形，最后在姜泥上面置三角锥形艾炷。点燃艾炷的上、下三点，任其自燃自灭。第1壮灸完后更换第2壮，第2壮灸完后更换第3壮。3壮后移去姜泥及艾灰，用湿热毛巾轻轻揩干净。灸后局部皮肤红润，4～6小时后慢慢起少许水疱如珍珠状，第二天放掉水疱，灸痂一般于3～5天后自行脱落。每月治疗1次，3次为一个疗程。

【适应证】强直性脊柱炎。

【注意事项】糖尿病、高血压、心脏病、高热、出血性疾病患者慎用。

【应用小结】临床应用本法治疗强直性脊柱炎5000余例，有效率为95%。

【方法来源】督灸是导师崇桂琴主任医师首创的主治强直性脊柱炎的中医特色外治技术。崇桂琴，女，66岁，山东省中医院教授、主任医师、硕士研究生导师，山东省千名知名技术专家，山东省针灸学会常务理事。1974年毕业于山东医学院中医系，于山东省中医院工作至退休。编著高校教材和著作10部，发表学术论文30余篇。擅长督灸治疗强直性脊柱炎。

【病案举例】

病案一：李某，男，21岁，转业军人，于1年前背部受寒后出现腰背僵痛，经查HLA-B27阴性，骶髂关节CT示：双侧骶髂关节炎≥Ⅲ级，而诊为"强直性脊柱炎"。督灸治疗3次后，腰背僵痛明显缓解。

病案二：蔡某，男，35岁，工人，18年前自觉无明显诱因出现左足跟痛，无法下蹲，被诊为"骨刺"，后又出现右膝关节肿痛、全身大小关节疼痛，被诊为"类风湿性关节炎"，口服激素治疗，关节疼痛缓解，但体重由60千克增至80千克。后出现髋关节疼痛，口服布洛芬缓解症状。1年前出现背僵痛，夜间痛甚，难以转侧，口服布洛芬难以缓解症状，生活不能自理，经查HLA-B27阳性，骶髂关节CT示：双侧骶髂关节炎≥Ⅱ级，被诊为"强直性脊柱炎"，予以督灸治疗，一个疗程后症状无明显缓解，两个疗程后症状微缓解，三个疗程后背僵痛明显减轻，生活自理，正常上班。

后不定期治疗 5 年，阴雨天腰背及髋关节僵痛偶有发作，但经热敷或针刺后很快消失。

病案三：李某，男，25 岁，于 3 年前因受凉后出现双臀部疼痛，腰部僵硬，后自行缓解，未予重视。3 个月前发热后出现腰及背部僵痛，夜间痛甚，于当地医院诊为"强直性脊柱炎"，口服柳氮磺胺吡啶片及甲氨蝶呤治疗，效不显，逐渐出现脊柱后凸畸形，活动受限。就诊时，体温 38.1℃，血沉 107mm/h，指地距 51cm，督灸治疗一次后，体温降至正常，脊柱活动有所改善，治疗 3 次后腰及背部疼痛明显改善，指地距减为 29cm。

联系电话：13066035253

电子邮箱：zjydujiu@163.com

雷火灸治疗痛经

方 芳

广东省中医院　510120

【作者小传】见 375 页《腹针治疗失眠》。

【操作方法】

1. 扭开灸盒中部，将备用大头针插入盒口小孔以固定药柱。

2. 点燃药柱顶端，将火头对准应灸部位，距离皮肤 2～3cm（注意随时保持红火），灸至皮肤发红，深部组织发热为度（注意避免烫伤）。

3. 火燃至盒口，取出大头针，拉开底盖用拇指推出药柱，再用大头针固定继续使用。不用时取出大头针，盖上盒盖使其灭火。

一天治疗 1 次，10 次为一疗程。

【适应证】痛经。

【注意事项】

1. 施灸时，火头应与皮肤保持用灸距离，切忌火头接触皮肤，以免烫伤。

2. 治疗时，应保持红火，随时注意患者表情，以患者能忍受为度，以避免灼伤。

3. 点穴时，若配合按摩手法，疗效更佳。

4. 治疗后，请勿立即洗涤，否则影响效果。

5. 对体质虚弱、神经衰弱的患者，治疗时火力宜小，对精神紧张的患者应先消除其思想顾虑，饥饿的患者应先进食或喝些糖水。

6. 进行雷火灸时，治疗人员可戴一次性手套进行操作。治疗过程中注意对患者其他暴露部位保暖。

7. 孕妇及患有青光眼、眼底出血、心脏病、呼吸衰竭、哮喘、高血压并发症者禁灸。

8. 使用温灸盒，要左右随时移动，温灸盒移动的距离是一个火头的距离，上下左右移动均可。因为温灸的时间较长，以防烫伤。

【应用小结】临床应用本法治疗痛经患者300例，85%的患者一个疗程治愈。

【方法来源】赵氏雷火灸是由重庆赵氏雷火灸传统医药研究所所长赵时碧医师在几十年的行医经验中创新发展出来的。它是以经络学说为原理，现代医学为依据，采用纯中药配方，在古代雷火神灸实按灸的基础上，改变其用法与配方创新发展而成的治疗法。

雷火灸燃烧时产生的辐射能量是红外线和近红外线，通过对人体面（病灶周围）、位（病灶位）、穴形成高浓药区，在热力的作用下，渗透到组织深部来调节人体各项机能。

它可激励人体穴位内生物分子的氢键，产生受激相干谐振吸收效应，通过神经体液系统调节人体细胞所需的能量，达到温通经络、祛风散寒、活血化淤、散瘿散瘤、扶正祛邪等功效，以治疗人体疾病。

【病案举例】

病案一：赵某，女，45岁。因受寒后出现痛经，伴经前乳房胀痛，就诊时患者双肩及手臂冷，述夜间痛经，常痛醒 2～3 次，纳可，二便调，舌淡，苔薄白，脉弦细。辨证考虑为阳虚受寒，予雷火灸灸患部（关元、中极）20 分钟，患者痛经较前明显好转，自觉一股热流从关元向中极传导，第二天就诊时，患者述痛经消失。随访 2 月未复发。

病案二：某患者，痛经 8 年，14 岁月经周期初潮，每次月经来潮前小腹胀痛，时轻时重，剧痛时不能站立，卧床翻滚，冷汗淋漓、四肢厥冷、恶心呕吐，不欲进食，月经量或多或少，色紫暗，有血块，血块下后疼痛减轻，伴有胸胁两乳房胀，烦躁，舌质紫暗，边有瘀点，苔薄白，脉沉弦。曾多次就诊于西医，诊为原发性痛经，治疗不获效。现月经周期来潮，上症复现。痛经灸治方法：灸疗小腹、骶髂关节部，关元、气海、曲骨、三阴交、足三里、肾俞。

病案三：黄某，女，30 岁，已婚，3 月前淋雨出现经行腹痛，每值经前或经期发作，小腹冷痛拒按，得热痛减，经血量少，色暗有块，畏寒肢冷。舌淡暗，苔白，脉沉紧。雷火灸中极、关元、三阴交，每天 1 次，6 次为一个疗程，2 个疗程后疼痛消失。

联系电话：13570420236

电子邮箱：ffdcm@sina.com

雷火龙灸治疗肾阳虚

周嘉琪

广东省江门市五邑中医院　529031

【作者小传】周嘉琪，男（1990—　），中医师，现任广东省中医针灸学会会员。毕业于长沙医学院，学士学位。参编出版专著 3 部。以灸疗养生、蜂疗保健、膏方调理、贴敷扶正等治疗各科常见病以及疑难杂症。

【操作方法】雷火龙灸是使用雷火龙灸疗法专用的艾灸箱来进行灸疗的一种外治方法。雷火龙灸的艾灸箱是一种与人体脊柱长度等长的灸箱，它利用人体工程学的原理，把灸箱下部设计成符合人体背部脊柱生理弯曲的多个弧形曲面。灸箱下部的不锈钢网随着脊柱的弯曲而弯曲。治疗时，病人俯卧在治疗床上，暴露背部督脉（脊柱）部位，治疗师选取与患者脊柱长度等长的雷火龙灸箱，使用普通药艾条，剪成若干小节，一般用 8 个小节，点燃后，均匀放置在灸箱的不锈钢网上。然后，把雷火龙灸箱放置在灸疗专用的不锈钢架子上。调整好灸箱与患者背部的高度。灸箱高度的选择以患者感到有温热感且舒适无灼痛为宜。治疗完毕，小心移开灸箱，用干毛巾替患者轻轻擦干背部汗珠，帮患者整理好衣服，完成一次治疗。根据患者肾虚病情轻重，用雷火龙灸每次治疗 20 ～ 60 分钟，每周可以治疗 3 ～ 7 次，20 次为 1 疗程。

【适应证】肾阳虚。

【注意事项】操作一定要细心大胆，防止烫伤患者。同时要随时询问病人的温热感受。注意雷火龙灸的灸疗"火候"，以病人感觉舒适无灼痛，沿病人灸疗的督脉部位出现潮红色反应带，有细密的水珠渗出为度。只有"火候"到了，疗效才明显。在治疗中有的病人即觉有一股火辣辣的温热感从颈部传至上肢，从胸椎传至胸腹部，从腰骶部传至下肢，经久不去，此时效果最佳。

【应用小结】临床应用雷火龙灸治疗肾阳虚患者 500 例，总有效率达到 92%。

【方法来源】雷火龙灸是岭南地区著名的蜂疗、灸疗专家成永明教授（1970—　）独创的一种艾箱灸疗法，拥有国家发明专利。成永明教授是岭南地区中医治未病领域的名中医，擅长灸疗养生、膏方调理、蜂针保健等治病方法。雷火龙灸主要是通过打通督脉，进而激发人体阳气，起到调整气血、增强免疫力等作用。临床使用 5 年时间，治好了众多肾阳虚、产后风、颈腰脊柱疼痛的患者，方法独特，效果显著。

【病案举例】

病案一：袁某，女，36 岁，教师。产后失于调养保健，继而出现怕冷症状。稍有风吹就感到非常不舒服，怕冷到不敢出门。使用了大量的附子水煎口服，效果欠佳。2011 年 8 月来诊。舌质红，苔白，脉沉细。确诊为肾阳虚。给予雷火龙灸治疗，隔天治疗 1 次。连续治疗 20 次。怕冷情况消失。随访 1 年未见复发。

病案二：刘某，男，48 岁。腰背部冷痛 3 年，伴双足底部发冷。平时怕吹空调，大热天仍然要穿上厚厚的袜子。舌质暗红，苔白，脉细弱。2013 年 6 月来诊，确诊为肾阳虚，给予雷火龙灸疗法调治。每天治疗 1 次，1 周后即感觉怕冷情况明显减轻。20 次后，怕冷症状完全消失。

病案三：钱某，女，46 岁。因背部发冷不适 2 年，伴四肢关节轻微酸痛于 2015 年 1 月来诊。舌质红苔白脉细弦，诊断为肾阳虚。给予成永明主任医师的雷火龙灸调理，每周治疗 3 次，每次 30 分钟。经过半年调理，诸症消失。

联系电话：13432238720

电子邮箱：948982460@qq.com

热敏灸疗法治疗突发性耳聋

黄彬城

广东省中医院

【作者小传】见 354 页《穴位埋线治疗肥胖症》。

【操作方法】术前物品准备：操作台、药用艾条 3 支，酒精灯 1 个，止血钳 1 把，打火机 1 支，毛巾 2 条，口罩 1 个，医用手套 1 双，医用无菌帽子 1 个，治疗盘 1 个，吹灰气囊 1 个，定时器 1 个。

技术操作步骤：

1. 回旋灸

点燃三根纯艾条在患者特定体表部位，离皮肤 3cm 左右，均匀地左右方向移动或往返回旋施灸。以患者感觉施灸部位温暖舒适为度。回旋灸可温热局部气血，临床操作以 1～3 分钟为宜。

2. 雀啄灸

用三根点燃的纯艾条对准患者施灸部位，一上一下地移动，如鸟雀啄食一样，以患者感觉施灸部位波浪样温热为度。临床操作以 1～2 分钟为度。

3. 循经往返灸

用三根点燃的纯艾条在患者特定体表，距离皮肤 3cm 左右，沿经络循行往返匀速移动施灸，以患者感觉施灸路线温热为度。临床操作以 2～3 分钟为度。

4. 温和灸

用三根点燃的纯艾条对准已经施行上述三个步骤的腧穴热敏化部位，在距离皮肤 3cm 左右施行温和灸法，以患者无灼痛感为度。治疗停止时，用止血钳将燃烧的部分剪掉，注意检查剩余部分是否有残留火星。临床操作以四项灸法均有灸感为度而不拘固定的操作时间。一般 10 次为一疗程，每天 1 次，每次 20 分钟。灸条用量、灸疗次数、治疗时间根据病情、病程、年龄、体质增减。

【适应证】突发性耳聋、颈椎病、腰椎间盘突出症、膝关节骨性关节炎、肩周炎、网球肘、脑梗死、面瘫、感冒、盆腔疾病、眼科疾病、妇科疾病、肺系疾病、亚健康、疲劳综合征等。

【注意事项】

1. 施灸时，打消患者对艾灸的恐惧感或紧张感，以取得患者合作。

2. 应根据患者的年龄、性别、体质、病情，充分暴露施灸部位，采取舒适的、且能长时间维持的体位。

3. 施灸剂量应以四项灸法均有灸感为度，不应拘泥时间长短。

4. 对婴幼儿及昏迷、感觉障碍、肿瘤晚期、糖尿病、结核病、出血性脑血管疾病（急性期）、大量吐（咯）血患者，皮肤溃疡处、孕妇的腹部和腰骶部禁灸。

5. 在患者饥饿、过饱、过劳、酒醉等情况下，不宜施灸。

6. 艾灸局部出现水疱较小时，宜保护水疱，勿使破裂，一般数日即可吸收自愈。如水疱过大，用注射器从水疱下方穿入，将渗出液吸出，从原穿刺孔注入适量庆大霉素注射液，并保留5分钟左右，再吸出药液，外用消毒敷料保护，一般数日可痊愈。

7. 施艾灸时，要注意防止艾火脱落灼伤患者，或烧坏患者衣服和诊室被褥等物。

8. 治疗结束后，必须将点燃的艾条熄灭，以防复燃。

【应用小结】临床应用本法治疗突发性耳聋患者400例，一个疗程总有效率达87%。

【方法来源】热敏灸又称热敏悬灸，全称"腧穴热敏化艾灸新疗法"，简称"热敏灸"，属于针灸的一种，此法不用针，不接触人体，无伤害，无痛苦，无副作用，属于中医传统外治疗法，是江西省中医院陈日新教授临床18年的科研成果。2006年10月28日经国家技术鉴定评选为原始创新技术。同年，获准为全国重点推广技术，并在江西首次成立"全国医疗协作网"全面推广。2006年广东省中医院把热敏灸疗法作为中医适宜技术引入并在全院推广运用。

【病案举例】

病案一：李某，男，40岁，职员，突发性右侧听力下降1周，电测听结果提示右侧听力为65dB；诊断为"突发性耳聋"，给予右侧听宫、听会、翳风等行热敏灸疗法治疗，1天1次，10天后自觉右侧听力恢复正常，复查电测听提示右侧听力20dB。

病案二：刘某，女，30岁，双侧听力下降伴耳鸣1月，发病后 2 天曾至某西医院就诊，给予激素类药物治疗，未见明显好转，现查电测听提示右侧为 42dB，左侧听力为 50dB，诊断为"突发性耳聋"，给予双侧听宫、听会、翳风等行热敏灸疗法治疗，1 天 1 次，10 天后患者自觉双侧耳鸣明显缓解，双侧听力恢复正常，复查电测听提示右侧听力 18dB，左侧听力为 21dB。

病案三：张某，女，48 岁，3 天前突发左侧听力下降，伴左侧耳胀感，昨日查电测听提示左侧听力为 90dB，诊断为"突发性耳聋"，给予左侧听宫、听会、翳风等行热敏灸疗法治疗，1 天 1 次，10 天后患者自觉耳胀感消失，左侧听力明显提高，复查电测听提示左侧听力 42dB。

联系电话：13632250355

电子邮箱：nf.huang@163.com

吹灸疗法治疗中耳炎

贺成功　龙红慧　蔡圣朝

安徽省合肥市安徽中医药大学第二附属医院　230061

【作者小传】贺成功，男（1977—　），山东枣庄人，主治医师，硕士研究生，梅花针灸学派第八代传人，擅长针灸配合中药治疗老年病，已发表杂志论文及会议论文 39 篇，获国家专利 46 项，主要研究方向：中医流派、针法、灸法及灸具的临床应用，安徽省中医药科技创新与开发研究会常委及副秘书长，中国针灸学会会员，安徽省中医药学会老年病专业委员会会员。

龙红慧（1979—　），女，贵州兴义人，主管护师，研究方向：临床常见病的中医针灸护理。发表论文 20 篇，获国家专利 30 项。

蔡圣朝（1957—　），男，安徽合肥人，主任医师，硕士、博士研究生导师，梅花针灸学派第七代传人，安徽中医药大学第二附属医院老年病科主任。国家名老中医学术经验继承人指导老师，首届江淮名医，全国首批名老中医学术继承人，任中国针灸学会灸法分会副主任委员，安徽省中医药学会老年病专业委员会主任委员，安徽省针灸学会常务理事，安徽省灸法研究会副主任委员。擅长针灸、中药等治疗各种老年病。

【操作方法】将艾条点燃后，放置吹灸仪治疗头内，接通电源，艾热从治疗管喷出，对准所选腧穴或外耳道，调整治疗孔与穴位的距离，以艾热均衡、患者自觉舒适、能耐受为度，每次治疗时间 10～30 分钟，每天治疗 1～2 次，5 次为 1 疗程，两疗程间隔 1～2 天。使用不同的吹灸仪，治疗方法不同，台式吹灸仪、支架式吹灸仪可以在腧穴施灸，手持式吹灸仪可沿体表经络循行线施灸。

【适应证】热证、实证、虚实夹杂证以及耳道、阴道、肛肠等腔道疾病。Ⅰ号药饼祛风定痛，活血舒筋，治疗陈年痹证；Ⅱ号药饼行瘀活血，破积攻坚，消肿散结，用于各种痞块、瘰疬阴疽、恶疮瘘孔；Ⅲ号药饼止咳降气，快膈宽中，用于心腹冷痛、吞酸反胃等症；Ⅳ号药饼益气壮阳，强心复脉，用于心阳不振、下元亏损、腰腿乏力、易劳多汗，以及遗精早泄及阳痿。

【注意事项】治疗耳道、阴道、肛肠等腔道疾病时间不宜过长，每次 10～15 分钟；在疾病敏感点压痛穴治疗，灸治时间宜长，如果出现灸法，感传现象，以灸感自然消失为度。治疗完毕使用酒精棉球擦拭吹灸仪治疗头内部，清洁艾烟油，以备下次使用。

【应用小结】以本法治疗慢性中耳炎急性发作或急性中耳炎，1 次即可止耳痛，使耳道分泌物减少。

【方法来源】吹灸疗法又称喷灸，是周楣声教授发明的一种温灸器灸法。吹灸疗法的补泻作用，其理论依据为《灵枢·背腧》中所云："以火补者，毋吹其火，须自灭也；以火泻者，疾吹其火，传其艾，须其火灭也。"周老发明了四种药饼治疗不同病症，使用喷灸仪可以进行耳灸、阴道灸、肛灸，持续恒温在压痛穴施灸可以出现灸法感传。在周楣声喷灸仪的基础上，我们发明了以艾条为灸材的各种吹灸仪。

【病案举例】

病案一：杨某，女，39岁，图书管理员，系"右耳流脓伴耳痛10年，加重1天"于2013年8月13日来诊。自述10年前掏耳朵时，导致中耳发炎，鼓膜穿孔，在劳累后症状加重，经常服用消炎药后药效越来越弱，昨天洗澡水进入右耳使中耳炎复发加重。诊断为"慢性中耳炎急性发作、鼓膜穿孔"，予吹灸仪右耳吹灸，患者自觉右耳十分舒适，20分钟后疼痛逐渐缓解，耳道脓性分泌物减少，3天后症状完全缓解。

病案二：李某，男，59岁，退休工人，系"左耳内堵塞感伴听力减退5年，加重1周"于2015年4月22日来诊，自述5年前居住环境噪声过大，逐渐出现左耳内堵塞感，听力减退，左耳内流清脓，1周劳累后上述症状加重。诊断为"慢性中耳炎急性发作、鼓膜穿孔、耳聋"，予吹灸仪左耳吹灸，患者自觉左耳舒适，20分钟后疼痛减轻，3天后耳道脓性分泌物减少，10次后症状缓解。

病案三：赵某，女，64岁，退休工人，系"左耳听力减退、流脓4月"于2015年2月22日来诊，自述4个月前因上呼吸道感染治疗不及时，逐渐出现耳闭塞感、听力减退、耳道流出脓性分泌物，伴耳鸣、耳痛，别人讲话听不见，而自己讲话觉得声音很大，有时头位改变时，听力可有改善。诊断为"卡他性慢性中耳炎急性发作、鼓膜穿孔、耳聋"，予吹灸仪左耳吹灸，患者自觉左耳舒适，20分钟后疼痛减轻，第2天耳道脓性分泌物减少，12次后症状缓解。

联系电话：13866154863

电子邮箱：463614737@qq.com

隔姜灸治疗顽固性面瘫

庄礼兴

广州中医药大学第一附属医院 510000

【作者小传】见 391 页《穴位埋线治疗癫痫》。

【操作方法】

1. 将新鲜多汁老姜切成厚度约为 0.3cm、面积大于艾炷底面的生姜片，用针柄扎孔数个。

2. 将艾绒做成炷高 2cm、炷底直径约 2cm 的圆锥形艾炷，置于已切好的生姜片中心上。

3. 在患者患侧额、面部均匀涂上一层跌打万花油后点燃艾炷，将生姜片置于患者患侧阳白、地仓、颊车、颧髎、下关等穴位上，待患者局部皮肤有灼热感时将姜片稍微提起，或悬空而灸，或更换位置再灸，反复进行，以局部皮肤潮红为度，一般每次施灸 2～3 壮。

4. 在施灸过程中，若姜片为火烤干皱缩，可根据需要更换姜片。

5. 隔日 1 次，1 周 3 次，3 次为 1 个疗程。

【适应证】顽固性面瘫。

【注意事项】

1. 不宜在患者过饿或过饱的情况下施灸。

2. 施灸前需在患者额、面部均匀涂上跌打万花油，以防烫伤；施灸过程中，患者感觉局部皮肤有灼热感时，需将姜片提起，或悬空而灸，或更换位置再灸，防止烫伤。

3. 施灸过程中如患者出现头晕、口干、鼻衄、乏力等不适，应减少灸量或停止施灸。

4. 施灸前后应嘱患者适量增加饮水。

5. 灸后应嘱患者避免患侧面部直接受风受凉。

6. 注意安全用火。

【应用小结】隔姜灸利用生姜辛温之性，与艾灸之热相互为用。姜得灸助，其辛温走窜之力增强；灸得姜助，其温补祛寒行气血之力更旺，二者相得益彰，共奏温通经络、补益气血之效。在临床观察的 200 例病例中，90% 的患者在一个疗程之后症状好转，总有效率达到 100%，治愈率达到 94%。

【方法来源】源于《灵枢·官能》："针所不为，灸之所宜。"《医学入门》："凡药之不及，针之不到，必须灸之。"古代医家多提倡用灸法以治疗寒、虚、瘀之证。晋代葛洪则大力提倡使用隔物灸，其法散见于《肘后备急方》。明代杨继洲在《针灸大成》中记载："灸法用生姜切片如钱厚，搭于舌上穴中，然后灸之。"经多年的临床实践总结得出，顽固性面瘫患者多属久病耗气伤血，脉络瘀滞，气血闭塞不通，宜用隔姜灸治之。因生姜辛温发散，可驱风散寒，艾绒性温，药性入经络。此法一可减轻患者痛苦，二可灸药并用以达到温通局部经脉，益气活血之效。

【病案举例】

病案一：陈某，男，26 岁，于 2 个月前饮酒吹风后出现左眼睑闭合不全，左侧额纹变浅，嘴角歪向右侧，食物残留口腔，耳郭内出现散在疱疹，于当地医院治疗后症状较前好转，就诊时遗留左侧眼睑闭合不全，露白 2mm，左侧额纹稍浅，嘴角稍歪向右侧，纳眠较差，二便正常，舌淡红，苔少，脉弦细。诊断为"顽固性面瘫"，先予左侧地仓、颊车、阳白、鱼腰、颧髎、人中、中渚和右侧合谷浅刺留针 15 分钟，再予隔姜灸左侧阳白、地仓、颊车、颧髎、下关，配合中药治疗，2 周后症状明显较前改善。

病案二：许某，女，19 岁，于 10 个月前无明显诱因出现左侧口角歪斜，眼球运动障碍，于外院住院治疗（具体不详）后眼球运动明显好转，就诊时症见：左侧口角歪斜，额纹消失，眼睑闭合不全，鼻唇沟变浅，鼓腮漏气，味觉减退，听觉改变，纳眠可，大便不畅，小便可，舌淡红，苔白有点刺，脉细数。诊断为"顽固性面瘫"，先予左侧阳白、鱼腰、地仓、颊车、牵正、中渚，右侧合谷、双侧风池浅刺留针15分钟后，再予隔姜灸左侧阳白、地仓、颊车、颧髎、下关，配合中成药治疗，8周后患者症状、体征基本消失。

病案三：马某，男，41岁，于3个月前因睡觉时受凉后出现左侧口眼歪斜，左侧面颊及耳后疼痛，左侧头痛，经过口服中药、激素等治疗后症状好转，就诊时已无头痛、耳后压痛，遗留左侧额纹变浅，左眼睑闭合不全，露白2mm，左鼻唇沟变浅，口角歪向右侧，纳眠可，大便秘结，小便正常，舌淡红，苔白厚，脉滑数。患者述3年前曾患过右侧面瘫，平素易口腔溃疡、咽痛。诊断为"顽固性面瘫"，先予左侧阳白、鱼腰、地仓、颊车、牵正、翳风、中渚，右侧合谷浅刺留针15分钟，再予隔姜灸左侧阳白、地仓、颊车、颧髎、下关，配合中成药及闪罐治疗，4周后症状较前明显好转。

联系电话：13822287775

第三章 手 法

"哮喘病点穴快速疗法"治疗支气管哮喘

史苗颜

上海中医药大学附属曙光医院 201203

【作者小传】史苗颜，女（1970— ），副主任医师。2002 年毕业于上海中医药大学，临床医学硕士，现任曙光医院呼吸科副主任医师，上海中西医结合学会呼吸专业委员会委员，中华医学会上海分会肺科专业会员。主攻慢性阻塞性肺病、哮喘、顽固性咳嗽、肺癌等呼吸系统疾病的中西医治疗及虚证调理。

【操作方法】首先患者取俯卧位。医者用弹拨法沿患者腿部三条无穴经络段（即肾经的筑宾到阴谷段，阴谷到横骨段，以及膀胱经的委阳到昆仑段）操作，约 10 分钟。接着，患者取俯卧位或坐位。医者由上至下依次点患者督脉各穴位（重点点按百会至命门之间的穴位），约 10 分钟。然后，医者弹拨患者背部膀胱经（重点为风门、肺俞到肾俞段，及膏肓到膈关段）及定喘穴，约 10 分钟。最后，患者取仰卧位，医者由上至下依次点患者任脉各穴位（重点为天突、膻中、中脘、神阙、气海等穴）及十个肋尖穴（即第一到第五前肋间隙与胸骨柄交界处），约 10 分钟。首次点穴操作 1 小时，以后每次 40 分钟。每日 1 次，连续治疗 40 次。

【适应证】支气管哮喘。

【注意事项】对体质弱者减轻刺激强度，以患者能够耐受为度，严重心肺功能不全患者慎用。

【应用小结】临床应用本法治疗支气管哮喘急性发作患者约220例，有效率90%。

【方法来源】该法是由蒋可定高级康复保健师首创的经验疗法。蒋可定，男，（1933—　）。"哮喘病点穴快速疗法"的创立渊源，是蒋先生在偶然的机会中，发现了腿部有三条无穴经络段（即肾经的筑宾到阴谷段，阴谷到横骨段，膀胱经的委阳到昆仑段），用点穴方法疏通后，即能快速解决肾虚的难题。而肾虚导致的肾不纳气是哮喘之根本，故在此基础上发明了本方法。

【病案举例】

病案一：邝某，女，42岁。哮喘23年。经中西医治疗效果不佳。本次因受凉后哮喘急发，胸闷气急，咳嗽，痰少，两肺散在哮鸣音。诊断为"支气管哮喘急性发作"，给予"哮喘病点穴快速疗法"治疗，第一次治疗后当场喘止，连续治疗40次，哮喘至今未发。

病案二：陈某，男，7岁。哮喘3年，发作时胸闷气急，难以平卧。经常送医院急救。本次冬季受寒致哮喘再发，胸闷气急，两肺散在哮鸣音。诊断为"支气管哮喘急性发作"，给予"哮喘病点穴快速疗法"治疗，第一次点穴当场止喘，连续治疗40次，哮喘至今未复发。

病案三：Miss.Lyn，女，54岁，悉尼。哮喘20年，发作时胸闷气急，经常送医院急救。本次感冒后致哮喘再发，胸闷气急，两肺散在哮鸣音。诊断为"支气管哮喘急性发作"，给予"哮喘病点穴快速疗法"治疗，第一次点穴当场止喘，连续治疗40次，哮喘至今未复发。

联系电话：13918287901

电子邮箱：yan03117@sina.cn

腱鞘囊肿的治疗

汪卉林

天津市武清区中医院治未病科　301700

【作者小传】见 277 页《手颤验方》。

【操作方法】视肿物之大小，用单或双拇指压住患部，突然强力挤压，肿物立刻消散，对部分不彻底者，再捻按几下即化。对日久坚硬难化者，以指节点按强力挤压力度更大，疗效更显著。本法简单，愈者甚众。

【适应证】腱鞘囊肿，即中医之筋瘤。

【注意事项】按压力度要合适，勿捻破皮肤。

【应用小结】腱鞘囊肿，又称筋包、筋瘤，该病易发于手足腕、手足背、委中穴等部位，光滑饱满酸痛无力，多因抻、扭伤而起。治法还有毫针围刺法、火针点刺法、局部贴膏法。手法治疗最简单、方便、速效、安全。以手法治疗43例，1～3次治愈。

【方法来源】临床常用的经验总结。

【病案举例】

病案一：某女士，25岁，左脚扭伤一周，足背腱鞘囊肿如红枣大，俗称筋疙瘩、筋瘤。用双拇指固定囊肿，使之不移，突然强力挤压，囊肿消散，再以鱼际推摩平复，痊愈。

病案二：某男士，28岁，农民工，右踝关节砸伤肿痛，一周后肿痛基本痊愈，关节稍下方，后遗筋疙瘩，大如鸽子蛋，用毫针围刺法处理，再轻压几下，肿物消失。

病案三：某女士，32岁，右手腕阳面腱鞘囊肿，俗称筋包，比玉米粒稍大，经手法挤压可消散吸收，干累活就复发，本次发作月余，自己挤压按摩毫无效果，经医生治疗一次即痊愈。为预防反复发作，令其贴上膏药，带上护腕，坚持养护2个月，之后随访3年未复发。

联系电话：13002253427

电子邮箱：huilin16388@163.com

降压八段锦

艾 静

上海中医药大学附属曙光医院　201203

【作者小传】艾静，女（1960—　），主任医师，硕士研究生导师，大学本科学历，1983年毕业于新疆中医学院（现为新疆医科大学中医学院），国家中医药管理局第二批名老中医学术继承人。现任上海中医药大学附属曙光医院治未病中心，上海市中医药研究院特色诊疗技术研究所专家，上海市民间中医特色诊疗技术评价中心副主任，上海中医药大学曙光临床医学院名老中医学术经验教研室主任。中华中医药学会、上海中医药学会老年病分会委员；中国民族医药学会慢病管理分会副会长，上海中西医结合学会心身医学分会委员；世界中医联合会民间分会理事，上海市中医药学会亚健康分会常委。擅长用中西医结合治疗心血管病等，尤其擅长高血压病的防治及健康管理和中医内科杂病养生、调理。自创了"降压八段锦"保健按摩操。撰写和发表了论文近30篇，主编和参编学术论著7部。

【操作方法】在社区服务中心及其他医疗保健机构作为组织方，集中锻炼，逐步过渡到自行操练，也可根据视频手册自行操练，提倡每次运动20～30分钟。每天1～2次，每次20分钟左右，每位患者每周保持4～5次功法锻炼。

第一节：搓手运眼养睛明

动作一：将两手掌互相擦热，曲指并拢，罩于眼上，眼球顺时针运转 4 次，逆时针运转 4 次，交替进行 4 次。

动作二：以左右食指第二节内侧面上下交替轮刮眼眶，上眶从印堂穴始，经鱼腰穴、丝竹空到太阳穴为止，下眶从睛明穴起，经承泣穴至攒竹穴止，先上后下，反复 10 次。并用大拇指按揉太阳穴位置，力度适中。

动作要点：将手掌搓热后，四指并拢轻扣于双眼上，无须按压眼球，轮刮动作轻柔，按揉力度不宜过大。

第二节：十指梳头活经络

动作：活动手指关节，并适当搓手产生微热，两手手指分开成爪形，由前发际线向后至风池穴，从中至两侧梳理头部，每至风池穴将此穴按压 2 次，梳理共 8 次。

动作要点：双手指尖与指腹循经梳头，以头皮有压迫感手指可顺利滑动为度。

第三节：千斤单点百会穴

动作一：右手中指（拇指置中指腹侧，食指置中指背侧）点按头顶正中处的百会穴 64 下，同时紧缩前后阴。

动作二：左手掌在下，右手掌覆于左手背上，两劳宫穴重叠对准百会穴，顺时针轻摩百会 8 圈，换手逆时针轻摩百会 8 圈，最后用右手指掌轻拍百会穴 8 下。

动作要点：周身放松，点按力度不宜过大，有微麻胀感即可。

第四节：耳前项后健脑肾

动作一：两手中指置于耳的前方（耳门、听宫、听会），食指置于耳的后方乳突及翳风穴，拇指置于下颌角后方，胸锁乳突肌前缘凹陷处天突穴，上下揉擦 32 次，发热为宜。

动作二：将一侧手掌贴在项后（风池、风府、大椎穴）揉擦 32 次，以项部发热为宜。

动作三：右手拿捏左侧肩井穴 16 次，左手拿捏右侧肩井穴

16 次。

动作要点：揉擦力度适中，以发热为度，拿捏动作轻柔，以酸胀麻为度。

第五节：上肢四穴调气血

动作一：前臂屈曲 90°，置于腹前，掌心向里，另一手大拇指置于曲池穴点揉 32 下。

动作二：掌心倾斜 45°，大拇指按在内关穴点揉 32 下。

动作三：拇指按揉合谷穴 32 下。

动作四：食指点揉桡骨小头缝隙列缺穴 32 下，左右交替。

动作要点：指揉应均匀有力，以穴位处有酸胀感为度。

第六节：足心拇指常点揉

取坐位，以一手托足，另一手拇指分别置涌泉穴、大敦穴、太冲穴，旋转指揉各 32 次，左右交替进行。

动作要点：指揉应均匀用力，可配合点按。以点揉时微有酸胀感，点揉后足心有发热感，头目清爽为度。

第七节：小腿内外上下循

动作一：掌心向上，右手拇指与其余四指对压于太溪穴和昆仑穴，沿足少阴肾经、足厥阴肝经和足太阳膀胱经、足少阳胆经，向上对捏至阴陵泉和阳陵泉。

动作二：掌心向下，右手拇指与其余四指对压于内外膝眼（犊鼻），沿足太阴脾经和足阳明胃经，向下对捏至商丘穴、中封穴与丘墟穴。反复做 6 次对捏。

动作要点：对捏力度稍重，有酸胀感为宜，反复对捏后应觉所过皮肤处有微热感。循经过程中在重点穴位稍做停留重压。

第八节：肝胆两经时敲压

动作一：敲足少阳胆经。双手半握拳，由日月穴始至阳陵泉穴（兼委中穴）止，沿足少阳胆经的循行路线由下而上反复敲打 6 次。

动作二：压足厥阴肝经。用双手掌指由阴包穴（兼血海穴）始至期门穴止，沿足厥阴肝经的循行路线由上而下反复揉压 6 次。

动作要点：足厥阴肝经揉按，足少阳胆经敲击，力度适中，以舒适为度。

【适应证】各型高血压病和易患人群及眩晕、头痛、视疲劳等。

【注意事项】

1. 情绪不要过于激动，不宜过饥过饱，衣着宽松，不留长甲，以免抓伤皮肤。

2. 颈部按摩时，避免碰触颈动脉窦，如果同时用力按压左右两侧的颈动脉窦，有可能出现心脏骤停的现象。

3. 心脑血管重症患者慎做。

4. 动作规范，定位准确。具体动作及穴位定位参照光盘及附录。

5. 锻炼期间患者饮食行为及其他活动按原习惯正常进行。不宜过饮咖啡、浓茶、烈酒。

6. 高血压患者做操的强度与时间大于高血压高危患者。

【应用小结】

1. 自 2008 年在浦东新区卫生局和中医药管理局的支持下开展《中医"治未病"进社区推广项目》——中医综合方法（降压八段锦）防治早期高血压病适宜技术推广，已在浦东多个社区卫生服务中心推广运用于高血压病的早期预防、协同治疗、病后康复，取得良好效果。2012 年在曙光基金会"我为中医献一技"评选活动中，"降压八段锦"被评为推广项目，并作为上海曙光基金会三年行动计划项目由宝山洋行社区服务中心验证推广，在改善症状、辅助降压、提高生活质量方面都有一定效果，是高血压病防治的有效手段。

2. 2010 年，"降压八段锦"保健操视频在上海卫视 IPTV《健康—治未病》栏目滚动播出半年。

3. 艾静医师于 2013 年 4 月在首届世界中医联合会传统医学诊

疗技术演示大会上演示推广此法，同年6月在世界非物质文化遗产日主题活动中演示推广此法。

【方法来源】"降压八段锦"是艾静主任医师借用中医"治未病"理念与方法，将高血压病防治战略前移和下移的具体实践，根据临床经验，结合中医经络理论及中风、眩晕的主要病机，编制的一套以降压调神为主要作用的自我保健按摩操，具体由八组动作构成，各组动作分别具有平肝潜阳、调畅气血、清心泻火、镇静安神、滋水涵木、通关开窍、交通心肾、升清降浊等功用。该保健按摩操属于原创型防治常见病（高血压病）新技术。

【病案举例】

病案一：张某，男，56岁，社区居民，发现血压升高16年，血压最高165/90mmHg，伴头晕目眩，口干口苦，予苯磺酸氨氯地平（兰迪）5mg qd.po.治疗，血压维持在135/82mmHg。加入治疗组后，维持原降压药物剂量不变，采用降压八段锦联合健身气功八段锦干预，两个月后自觉头晕目眩明显减轻，无口干口苦，半年后血压降至125/80mmHg，遂将降压药物减至CCB 2.5mg qd.po.，血压控制尚可。

病案二：李某，女，62岁，社区居民，高血压20余年，血压最高155/95mmHg，伴头痛胀闷，项强颈板，口服苯磺酸氨氯地平（络活喜）5mg qd.治疗，血压维持在130/85mmHg。加入治疗组后，在原有降压药物基础上，加做降压八段锦保健按摩操，3个月后自觉症状明显缓解，血压控制在120/85mmHg，降压药改为2.5mg qd.po.，近8个月后血压已降至120/80 mmHg，降压药物减至1.25mg qd.po.，血压无反弹，一个月后停药，血压控制尚可。

联系电话：18018658931

电子邮箱：aj0507@126.com

龙氏正骨之俯卧牵抖冲压法治疗胸、腰、骶椎椎关节错位

范德辉

广东省第二中医院　510000

【作者小传】范德辉，男（1969—　　），广东省名中医、教授、硕士生导师、主任中医师、龙氏治脊疗法传承人。1993年7月毕业于江西中医药大学，毕业后一直从事针灸推拿及康复理疗临床和教学工作20余年，擅长运用龙氏治脊疗法治疗颈肩腰腿痛，疗效显著。主编及参编著作三部，发表论文20余篇，完成国家及省级、厅局级课题多项。

【操作方法】让患者俯卧于治疗床的软枕上，嘱其双臂伸直上举（防止牵抖时胸肋骨因擦动而挫伤，引发胸痛），用手抓紧治疗床头边缘（因故不能双手抓床者，由第二助手协助用手抓紧其双侧腋窝部），对T3～10椎间复位者，术者术前指导患者配合做深呼吸（口令1～2时吸气，口令3时呼气）。在纠正腰椎滑脱症者时，指导其配合咳嗽（口令1～2时吸气，口令3时咳嗽）。助手站于患者下方，检查患者双足长度，作好牵抖准备。术者按复位主要病椎的棘突偏向，决定站于患者左侧还是右侧，然后面向其对侧肩部站立，以靠床的手掌根部做冲压（棘突偏左站左侧，用右手冲压），另手为辅助：①直接冲压法时，重叠在主冲手背上；②间接分压法时，按于病椎下方后隆的椎体棘突上；③旋转分压法时，与主冲手分置"定点"于对应的棘突或横突上。嘱患者腰肌放松，术者口令1—2—3。1—2时，第一助手将患者下肢牵拉并上下抖动1～2次。当口令3发出的瞬间，三人同时发出爆发力：术者双手向前上方冲压，第一助手向下用力牵引抖动，第二助手用力拉住患者。助手双手紧握患者踝关节上部，先牵抖"长脚"，轻力牵抖2～3下，

以松解病椎错位的"交锁"，再牵抖"短脚"，以较重力牵抖 3～4下，促使椎间"复位"完善（根据病情量力，用力宁轻勿重，先轻后重，切忌追求响声，以保安全），继而仍以稍重力牵抖双脚 2～3下（滑脱式、倾仰式、混合式错位者 3～5 下）。手法完成后，再比较患者双下肢长短之差是否减小或已正常。

【适应证】胸、腰、骶椎椎关节错位引起的背痛、腰腿痛及相应的内脏疾病。

【注意事项】对年老体弱及骨质疏松者，正骨时用力要轻，防止因擦动或力量过大而挫伤，引发胸痛等意外情况。

【应用小结】临床应用本法治疗因胸、腰、骶椎椎关节错位引起相关症状的患者数万例，一个疗程后临床有效率达 90% 以上。

【方法来源】本法是龙氏正骨十法中的一种，龙氏正骨疗法是由龙层花、魏征教授等创立的。龙层花为著名脊椎病专家，现任脊椎相关疾病研究所副所长，中华推拿学会、中国脊椎相关疾病学会名誉会长，首届中华脊柱医学论坛大会名誉主席；创立脊椎病因治疗学说和治脊疗法，举办龙氏治脊疗法培训班 200 多期，培养了 2 万多名龙氏治脊医师。

【病案举例】

病案一：张某，男，53 岁，因"大便溏泄 14 年余"而就诊，患者 14 年前因饮食不规律出现大便稀烂，每日 3～5 次，伴腹胀、腹痛，曾于广州市多家医院就诊，多次查肠镜及胃镜未见明显异常，诊断为"肠易激综合征"，经用奥美拉唑、双歧杆菌等药物治疗，症状未见明显缓解，经我院消化科主任介绍就诊，症见：精神疲倦，大便溏泄，食欲差，腹胀，腹痛，全身乏力。查体：腹平软，无压痛及反跳痛，触诊：胸 9 棘突偏向左，胸 10 棘突偏向右，棘突旁压痛明显。辅助检查：胸椎正侧位片显示胸 9 向左偏歪，胸 10 棘突偏向右。治疗方式：先放松患者背部肌肉，予俯卧牵抖冲压法纠正其胸椎小关节错位，连续治疗 3 次，患者大便稀溏、腹痛、腹胀等症状明显改善，嘱患者练习"飞燕""拱桥"等动作加强腰背肌肉力量，继续治疗 7 次，患者大便稀溏、腹痛、腹胀等症基本消失，随访 2 年余，未见复发。

病案二：林某，女，30 岁，因"产后腰痛 1 年余"而就诊，因患者 1 年前产后出现腰痛，近 1 年来腰部疼痛逐渐加重，行走困难，需在搀扶下行走，无双下肢麻木，曾在当地医院接受针灸、推拿治疗，未见明显好转，经朋友介绍遂来我院就诊。症见：腰部疼痛，行走艰难，无放射痛，无双下肢麻木。查体：腰肌紧张，腰椎棘突旁两侧软组织均压痛明显，髂后上棘压痛明显，腰 2～4 椎体向左侧偏歪，腰 4、腰 5 椎体旋转式错位。辅助检查：腰椎正侧位片显示腰 2～4 椎体向左侧偏歪，腰 4、腰 5 椎体旋转式错位。治疗方式：用俯卧摇腿法放松患者腰部肌肉，后予俯卧牵抖冲压法治疗，首次治疗后，患者疼痛明显减轻。嘱患者用"飞燕""拱桥"等动作加强腰部肌肉的锻炼，前后共治疗 15 次，患者诉腰部疼痛症状已消失。

病案三：张某，男，46 岁，因"腰部疼痛伴右下肢放射痛 1 月余"而就诊，1 月前因搬抬重物扭伤腰部，出现腰部疼痛，伴右小腿前外侧麻木疼痛，病情逐渐加重，遂来我院就诊，门诊以"腰痛查因"收住入院。症见：腰部疼痛，伴右小腿前外侧麻木疼痛。查体：触诊腰部板硬，L4 棘突左偏并后凸，L4 椎旁压痛。辅助检查：腰椎 MRI 示 L3～L4 椎间盘突出症。可明确诊断为"腰椎间盘突出症"。治疗时，先予龙氏正骨摇腿揉腰法放松腰部肌肉，再予龙氏俯卧牵抖冲压法等治疗。首次治疗后，患者诉腰部疼痛明显好转，经治疗 5 次后，患者无明显腰痛，遂出院。嘱其睡硬板床，坚持游泳、悬吊、腰背肌功能训练，1 年后随访未见复发。

联系电话：13246435796

电子邮箱：1317073040@qq.com

脉冲震动按压手法治疗胸腰椎骨折

陈小勇

海南省三亚市中医院　572000

【作者小传】陈小勇，男（1968—　），主任医师，现任世界中医药联合会急诊分会副会长、服务贸易分会副会长，中华中医药学会第六届理事会理事，中华中医药学会骨伤分会委员，海南省骨质疏松和骨矿盐疾病专业委员会副主任委员。1992年毕业于湖南中医学院并从事骨伤科等临床工作。擅长中西医结合治疗脊柱、关节、创伤等骨伤疾病，并形成其独到见解。2008年以来，共主持国家级课题一项，省部级课题三项，国家发明专利一项，厅局级科技进步奖三项，建立市重点实验室一个。发表国家级医学期刊论文20余篇。

【操作方法】治疗时，让患者俯卧于牵引床上，在牵引到位后，首先让患者充分放松，术者立于其侧方，分别于其腰背部施以揉、弹法，解除其腰背部软组织痉挛，然后用一手掌根部按住患椎棘突高凸处，另手叠压，均匀用力贴紧后，在垂直棘突方向施以脉冲式按压手法，频率为每分钟90～120次，约3分钟，再缓缓背伸，牵引远端肢体至腰背肌松弛、后凸畸形纠正。

【适应证】胸腰椎压缩性骨折（无椎管占位）；骨质疏松性压缩性骨折。

【注意事项】在手法治疗过程中配合充分牵引，先在其腰背部施以揉、弹法，解除其腰背部软组织痉挛，使患者放松后，找准病椎，施力均匀。复位后予其腰围带保护，令其平卧硬板床制动及骨折处下垫软枕，复位1周后依次行五点支撑法、三点支撑法、拱桥支撑法、飞燕点水法4步功能锻炼，4～6周后试坐，6～8周后下床活动。治疗期间配合适当的药物对症处理。

【应用小结】临床应用本法治疗胸腰椎及骨质疏松性压缩性骨折 30 例，80% 的患者 4～6 个疗程后症状明显改善。压缩椎体基本达正常高度，生理弧度恢复。无腰背痛，腰部活动无明显受限，正常生活可自理。

【方法来源】该诊疗技术是陈小勇教授基于多年的临床经验并在参阅大量文献及临床报道的基础上，立足中医传统理论，从正骨整脊的角度出发，借鉴现代医学的研究成果，博采众长，归纳总结而成。陈小勇教授 2011 年主持的课题《脉冲震动按压手法并三维牵引治疗胸腰椎骨折的临床及生物力学研究》获得三亚市"十一五"科技进步二等奖。

【病案举例】

病案一：龙某，男，48 岁。车祸后出现腰背部疼痛伴活动受限，行 X 线检查示：胸 10～11 椎体压缩性骨折。伤后 3 天在我院脊柱科予以脉冲震动按压手法并三维牵引治疗。治疗时患者俯卧于牵引床上，牵引到位后，首先让患者充分放松，术者立于其侧方，分别于其腰背部施以揉、弹法，解除其腰背部软组织痉挛，然后术者以一手掌根部按住患椎棘突高凸处，另手叠压，均匀用力贴紧后，以垂直棘突方向施以脉冲式按压手法，频率每分钟 90～120次，约 5 分钟，再缓缓背伸牵引远端肢体至腰背肌松弛。治疗后嘱患者用腰围带保护及指导功能锻炼。同时施以药物治疗，按骨折三期辨证施治，配合脱水治疗，8 周后复查 X 线片：压缩椎体基本达正常高度，生理弧度恢复。无腰背痛，腰部活动无明显受限，可正常生活及工作。

病案二：吉某，女，60 岁。晨跑锻炼后，出现腰背部疼痛，伴屈伸转侧受限，局部中药外敷效果不佳，后来我院就诊，行 X 线检查：T12～L1 椎体骨质疏松性压缩性骨折。住院期间针对病变椎体予以脉冲震动按压手法并三维牵引，治疗后嘱患者用腰围带保护，复位 1 周后依次行五点支撑法、三点支撑法、拱桥支撑法、飞燕点水法 4 步功能锻炼，4 周后试坐，6 周后下床活动。同时施以药物治疗，按骨折三期辨证施治，配合脱水治疗，6 周后复查 X 线片：压缩椎体基本达正常高度，生理弧度恢复。无腰背痛，腰部活动无明显受限，正常生活可自理。

病案三：刘某，女，56 岁，因不慎摔倒，双臀部着地，随即出现后腰疼痛，伴腰部活动受限，来我院急诊行 X 线检查示：腰 1 椎体骨质疏松性压缩性骨折。在我院住院期间，采用脉冲震动按压手法并三维牵引，于其病变椎体垂直棘突方向施以脉冲式按压手法。治疗后嘱患者用腰围带保护及功能锻炼。同时施以药物治疗，按骨折三期辨证施治，配合脱水治疗，6 周后复查 X 线片：压缩椎体基本达正常高度，生理弧度恢复。无腰背痛，腰部活动屈伸自如，正常生活可自理。

联系电话：13876746798

电子邮箱：13876746798@126.com

揉推排乳手法治疗郁滞期乳痈

凌文津

广西壮族自治区桂林市中医院　541002

【作者小传】凌文津，女（1969—　），主任医师，现任中华中医药学会乳腺病防治工作协作委员会委员、广西中医外科协会常委、广西抗癌协会肿瘤转移专业委员会常委等。1992 年毕业于广西中医学院医疗系，在桂林市市中医院乳腺科从事临床工作 23 年，擅长乳腺常见病的中西医结合治疗，尤擅早期乳腺癌保乳手术及乳腺癌规范化化疗等治疗，擅长用中医治疗乳腺增生病、乳腺炎性疾病，继承和创新周期疗法、揉推排乳手法，擅长运用中药膏方促进三期乳癌术后康复，有效提高无病生存率。在纠正乳房下垂、改善乳房发育不良等方面有丰富经验。对于女性养生，尤其是乳房保养方面有独到的研究。发表论文 23 篇。

【操作方法】患者取坐位，先在患部涂以少量润滑剂或乳汁，以方便施行揉推患乳。术者左手托起乳房，两手四指并拢，指尖相对，靠近胸壁托于乳下，上下抖动，频率要与乳房摆动的频率一致，约 1～2 分钟，然后，右手五指顺着乳络方向，轻拿提拉乳头与乳晕部，疏通该部淤乳，继而采用揉推的手法按摩患乳部硬结肿块，至肿块变软为度，随后采用推法，沿乳络呈放射状往乳头处推挤，最后，右手拇指与食指尖持患乳乳晕及乳头部，不断轻拉揪提，宿乳即呈喷射状排出，直至结块消失、乳房松软、淤乳排通为度。

【适应证】郁滞期乳痈（急性乳腺炎）。

【注意事项】手法以患者能够耐受为度，对酿脓期乳痈慎用，成脓期乳痈禁用。

【应用小结】临床应用本手法治疗郁滞期乳痈患者 2000 余例，96% 的患者经一至三次手法治愈。

【方法来源】全国著名老中医、乳腺病专家林毅教授经验传承和创新。林毅，女（1943—　），20 世纪 80 年代末桂林市中医院乳腺科创始人，擅长治疗急性乳腺炎、化脓性乳腺炎、浆细胞性乳腺炎、肉芽肿性乳腺炎、乳腺增生等各种乳腺常见病症与疑难杂症。

【病案举例】

病案一：袁某，女，24 岁，2009 年 7 月 21 日 20：00 急诊。患者初产 20 天，右乳肿痛 1 天，自诉昨日喝凉水后半小时觉右乳外上隐疼，继之泌乳不畅，遂肿胀，痛加剧，自行热敷症无缓解，二便正常，舌淡苔薄白，脉弦。中医诊断为"乳痈（郁滞期）"；西医诊断：急性乳腺炎。予揉推排乳手法治疗一次，30 分钟后，宿乳呈喷射状排出，右乳房渐松软，外上肿痛消除，痊愈，次日已正常哺乳。

病案二：彭某，女，28 岁，2014 年 10 月 8 日就诊。主诉：左乳肿块疼痛伴泌乳困难 3 天。患者 3 天前因外出未及时哺乳致左乳胀疼，泌乳不畅，自用吸乳器抽吸后泌乳困难，左乳外侧出现鸡蛋大小肿块，疼痛加剧，拒按；口干，溲黄，大便干结，2 日一次，舌红苔薄黄，脉弦。血常规示：无异常。乳腺彩超示：左乳外象限稍高回声区，3.5cm×5cm。考虑为乳汁淤积性团块，中医诊断为"乳痈（郁滞期）"，西医诊断为急性乳腺炎。给予揉推排乳手法治疗：医者右手五指顺着患乳乳络方向，轻拿提拉乳头与乳晕部，疏通该部淤乳，继而采用揉推的手法按摩患乳部硬结肿块，至肿块变软为度，随后采用推法，沿乳络呈放射状往乳头处推挤，最后，用右手拇指与食指尖持患乳乳晕及乳头部，不断轻拉揪提，宿乳即呈喷射状排出，结块渐消失，乳房松软，淤乳基本排通。次日复诊，患乳肿块已消除，唯泌乳欠畅，再予揉推排乳手法 30 分钟，痊愈而归。

病案三：詹某，女，33 岁。初诊：2011 年 8 月 13 日。主诉：产后 19 天，左乳肿块红肿热痛伴发热 1 天。病史：患者产后 19 天，用母乳喂养婴儿，8 月 11 日出现左乳泌乳不畅，外上象限肿块，热敷无效，继之患处红肿热痛，肿块渐变大，恶寒，无身痛，伴发热，T39.3℃，大便秘结，无恶心、呕吐等不适，舌淡红，苔薄黄，脉弦滑数。检查：左乳排乳不畅，左乳头 3 点位置可见淡黄色乳汁淤滞点，左乳外上象限肿块疼痛，皮色微红，局部肤温微高，范围约 6.5cm×5cm，质韧，边欠清，拒按。血常规示，WBC：17.6×10⁹/L，N：10.5×10⁹/L。乳腺彩超示：左乳外上象限稍高回声区，考虑为乳汁淤积性团块。中医诊断：乳痈（郁滞期）。西医诊断：急性乳腺炎。治法：通乳消肿。治疗：揉推排乳手法。患者取卧位，先用 TDP 理疗左乳肿块 20 分钟以温经宣络，疏通乳络，后用平头针将左乳头 3 点处乳汁淤滞栓子剔除，疏通乳管，然后施予揉推排乳手法，宿乳即呈喷射状排出，立见结块消失、乳房松软，患者顿感全身轻松，疼痛消失，30 分钟后体温正常。嘱患者：

①采用正确哺乳方法；②保持乳头清洁干燥；③饮食清淡营养，避免寒凉及辛辣刺激之品；④正确用吸奶器充分吸出剩余乳汁或用揉推排乳手法自行挤去；⑤保持心情舒畅，注意休息。患者欣然返家，自己连续治疗三天，已排乳通畅，正常哺乳，随访6月未见复发。

联系电话：18978698258

电子邮箱：lwj9516@163.com

指针点穴治疗中风后痉挛性瘫痪

林　敏

广东省广州中医药大学第一附属医院　510405

【作者小传】林敏，男（1982—　），主治医师。毕业于广州中医药大学，医学硕士，继承家父点穴疗法，并跟随国内外多位推拿、针灸、整脊、康复名医学习。在广州中医药大学第一附属医院推拿科从事点穴、推拿、针灸临床工作10年。擅长治疗颈椎病、腰腿痛等脊柱相关疾病，用点穴治疗瘫痪症以及内、妇、儿科杂症。

【操作方法】

1. 常用手法

点击（一指点、三指点、五指点）法，还有点弹、点压、点掐、点旋、点划、拍打、开筋（拨、拿）、换血等法。

2. 具体操作

按照患者坐位—侧卧位—仰卧位—坐位依次进行（保持体位需家属、陪护或医务人员协助完成）。

（1）坐位操作：医者先以右手食中二指，点、压、弹患者胸左神藏穴，激活气血；继出双手，点弹双侧中府穴，胸三关（神藏、灵墟、神封）；深压腹三脘（上脘、中脘、下脘），天枢、气海、关元。

点压颈部人迎。拇指放在患者颈部结喉旁颈总动脉搏动处，食中指扶持于颈后大筋前，手指呈大双钩。先缓慢按压一侧人迎穴而后轻放，持续数秒；对另一侧人迎以同样按压方法实施。

右中指侧击印堂后以千斤坠手法压弹（点压）百会，五指成鹰爪点弹点叩四神聪等头顶穴。中指点旋太阳，拇指划眉弓（攒竹、鱼腰、丝竹空），点压睛明、鼻通、迎香、人中、颊孔。中指旋听宫，压翳风，指拨天容及颌下筋。

双手点拿颈筋和肩井，拇指拨开缺盆。中指拨辄筋、极泉、肢麻穴，拇指同开（拨、拿）手五里、手三里、合谷，点压内关、神门，对掐指甲根。点击上肢刺激线。

双手点拨股筋、髀关，中指拿腘筋、委阳、阴谷，开（拨、拿）委中。

（2）侧卧位操作：点击背腰部刺激线，点拨、点压膀胱经之肺俞、心俞、肝俞、脾俞、肾俞以加强刺激，通五脏六腑。

（3）仰卧位操作：拇指点压肢麻穴，食、中、无名指齐压脐上，拇指点压沟中，热麻周身（以上点压均持续 15 ～ 20 秒）。拇指压足三里，中指弹拨承山，点压三阴交、悬钟。点拿足跟筋、昆仑、太溪，拨小麻筋，压太冲，对掐趾甲根。点击下肢刺激线。被动活动四肢关节。

（4）坐位操作：拇、中指相对压弹风池，点划颈部刺激线，双手点拿肩井，拍打背腰部结束。

以上为点穴治疗中风后痉挛性瘫痪的常规治疗，重点用拨法加强对患肢的神经干刺激，用拿法作用于瘫痪肌群的肌腱、肌腹，用掐法刺激患肢指（趾）甲根、指（趾）关节，用点击法沿瘫痪肌肉的隆起线敲打，用换血法改善病灶及肢体血液循环，同时配合主动、被动运动。

3. 刺激量

对临床表现以实证为主的予较重刺激，对以虚证为主的手法宜柔和。

4. 疗程

点穴疗法可每日施治一次，坚持治疗效果更佳。

【适应证】中风后痉挛性瘫痪；临床多种瘫痪症，如小儿麻痹后遗症、脑炎后遗症、脑性瘫痪、中风偏瘫、外伤性截瘫、多发性神经炎、面神经麻痹、脊髓炎、周围神经损伤、痉挛性斜颈、癔瘫等，可参考本方案治疗。

【注意事项】

1. 禁忌证

对有急性传染病、外科急腹症、恶性肿瘤、严重的心血管疾病、出血性素质及用手法治疗可能引起出血疾病的人，病情较重又经不起轻微点穴者，皮肤病、骨折、烫火伤的局部，极度疲乏、酒醉、过饱过饥，孕妇等，暂不做治疗。

2. 正常反应

（1）在点穴过程中部分施术部位有酸、麻、热、胀、痛感，肢体抽动，皮肤红润，甚至全身微汗发热，属正常现象，无须特别处理。

（2）患者经点穴治疗后，食欲增加，睡眠改善，全身轻松舒适，症状逐渐减轻，有部分患者在治疗初期可能出现汗多黏稠，尿黄、腹泻、排痰，妇女在月经期多有瘀块排出，多属正常反应。

3. 不良反应

（1）皮下瘀斑较常见，出现后操作力度应稍减轻。

（2）若出现肌肉内出血（硬结），对出血局部一周内改为抚摸、推揉等法，第二周可轻点治疗。

（3）若出现胸闷、憋气感，可立即拍打肩、背、颈、头等部，或加按压腰眼及抓拿腰三角、腹斜肌等，即可缓解。

（4）如出现晕推现象可按晕针处理，一般是按压鼻隔，用快手法掐手、足指（趾）甲根，即可迅速恢复。

（5）若重刺激肩胛及臀外侧时，患者易感肢体瘫软无力，对上肢无力者，可拍打肩胛、肘、腕等处；对下肢无力者，可拍打腰眼、臀、腘窝等处，一般即可迅速恢复。

4. 其他注意事项

（1）精神乐观，心情舒畅，积极配合，坚持治疗和自我点穴保健。

（2）妇女在月经期间可以继续接受点穴治疗，妇科疾病于月经期点穴效果更佳。

（3）在治疗期间尽量避免冷刺激，如冷水洗手、洗脸、洗澡，空调过冷、直吹等。

【应用小结】临床应用本法治疗中风后痉挛性瘫痪 100 例，总有效率达 80% 以上。点穴治疗介入的时间越早，临床疗效越显著。

【方法来源】山东省崂山县人民医院贾立惠、贾兆祥等用点穴疗法治疗各种疾病 20000 余例，其中有资料记载的脊髓灰质炎、脑炎后遗症、脑性瘫痪、外伤性截瘫、颈腰疼痛综合征 3000 余例，有效率达 80% 以上。1985 年与中国中医研究院的合作课题，曾对点穴疗法治疗大脑损伤、大脑产伤后遗症及颈髓不完全损伤后遗症 300 例病案进行分析，优良率 59%，总有效率 88%。

【病案举例】

病案一：柯某，男，30 岁，个体户。因突发昏迷，急诊 CT 示"脑血管畸形破裂出血 60mL"，经开颅手术抢救，留观 2 周后转普通病房。患者偏身瘫痪，患侧上下肢肌张力高，并偶发抽搐，待病情稳定后即开始接受点穴治疗，并由家属点穴配合。至发病后 2 月余，患者生活可自理，能拄拐行走，继续自我点穴保健，半年后基本康复，可继续做生意。随访十年恢复良好。

病案二：汪某，男，45 岁，印尼商人。糖尿病史十余年，晨起发现口角歪斜、半身乏力，神经科确诊为"脑梗死"，经西药、理疗、康复治疗 3 月稍微好转，但来诊时口角仍歪斜，可扶物行走十余米。予其点穴治疗方案，即在常规基础上，参考面神经麻痹，加重对五官周围经穴的点按、点拨，配合舌与面部肌肉的点拨牵拉。患者治疗 21 天后痊愈。随访近 20 年无复发。

病案三：焦某，男，65 岁，退休干部。数日操劳后忽觉头晕，双下肢乏力、麻木，逐渐加重，不能行走，2 天后双上肢乏力、感觉麻木；既往双下肢静脉血栓形成病史 3 年。CT/MRI 确诊为"双侧丘脑、放射冠多发腔隙性脑梗死"，经内科治疗病情稳定后，转针灸、推拿、康复治疗 5 月余，疗效不满意，求助点穴治疗。患者坐轮椅来诊，颈以下皮肤感觉稍麻木，四肢肌张力稍高，双上肢肌力 4 级，双下肢肌力 1 ～ 2 级，生理反射活跃，病理反射阳性。经点穴治疗 2 次后异常感觉稍减轻，10 次后肢体麻木感消失，1 月后可扶物站立，经点穴治疗 4 个月后行走基本无碍。指导患者和家属坚持自我点穴，随访 8 年恢复良好。

联系电话：13632447433

电子邮箱：linmin215@163.com

提拨竖脊肌治疗急性胃痉挛

樊东升

山西省中西医结合医院　030001

【作者小传】樊东升，男（1965—　　），山西临县人，1983 年 8 月参加工作，1997 年加入中国共产党，大学本科，法学学士学位。现任山西省中西医结合医院党委书记、副教授、硕士生导师、副主任药师（执业药师）。

【操作方法】患者全身放松，俯卧于床上，双臂前交叉置于颈前，尽量放松背部肌肉。施术者坐于患者一侧，以大拇指协助，其余四指在脊柱左侧用力探寻竖脊肌内缘。一般急性胃痉挛时，竖脊肌近胃俞处会变得粗大而明显。找到这一肌束后，即以四指向内下方深人，与拇指配合，将这一肌束用力向上提起后立即放开，此为一次操作。若需再次操作则需在对侧竖脊肌上进行。一般提起竖脊肌时患者会有剧痛，随即胃痉挛迅速缓解。

【适应证】急性胃痉挛。

【注意事项】本操作会造成患者疼痛较剧烈，故对体质过弱者不宜，术者应动作熟练并用力适中；使用时注意除外器质性病变。

【应用小结】临床应用本法治疗急性胃痉挛患者20余例，90%的患者可于操作当时疼痛迅速缓解。

【方法来源】本法广泛流行于临县民间，俗称"提弦"。弦即竖脊肌，胃痉挛时胃俞附近的竖脊肌触感粗而明显，即称"有弦"，可用本法治疗。当地俗语"弦"通"寒"，意指本病多由寒邪直中胃脘所致。

【病案举例】

病案一：李某，男，25岁，农民。于夜卧受凉后出现胃脘部剧痛，无呕吐，无腹泻，面色苍白，冷汗淋漓，舌淡，苔白滑，脉弦紧。考虑为胃痉挛，寒凝胃脘。胃俞附近竖脊肌触之粗大明显，予本法治疗，五分钟后，胃痉挛缓解。

病案二：张某，男，35岁，农民，于劳作汗出并凉水冲澡后，出现突发胃脘部剧烈疼痛，无呕吐，无腹泻，面色苍白略青，冷汗淋漓，舌淡红苔白腻，脉弦，触诊胃俞附近竖脊肌粗大明显。考虑胃痉挛，寒凝胃脘，令其俯卧放松后提拉竖脊肌，左右操作各一次后疼痛缓解。

联系电话：13485315555

电子邮箱：10169123@qq.com

徐氏理筋复位手法治疗各类骨与关节疾病

徐继禧　江晓兵

广东省广州市广州中医药大学第一附属医院　510405

【作者小传】徐继禧，男（1985—　），主治医师，毕业于广州中医药大学中医骨伤科学，硕士研究生，出身于中医世家，自幼随父学习中医基础及正骨手法，擅长治疗各种骨科疾病，尤其对退行性脊柱及关节疾病疗效显著。

江晓兵，男（1984—　），副主任医师，师承梁德教授等国内外多位名师，常年致力于中医特色疗法的应用及研究，于 2012 年始跟从徐广坚医师观摩临证，得徐氏理筋复位手法之精髓，用于治疗颈椎腰椎病患，疗效显著。

【操作方法】通过手法触诊，周围比较，找出粘连、钙化的软组织肌肉条索或结节，运用推、拿、捏、搓、按压等手法，配合工具的辅助，有针对性地松解病灶，恢复软组织的弹性及功能活动，对于松解后无法自行复位的小错位，可以使用工具，通过"液压原理"，以温和而恒定的力量，反方向作用于位置不佳的骨性结构处，作定点复位，操作后外敷中药以消肿止血，活血止痛。

【适应证】颈椎病（椎动脉型、颈型、神经根型、交感型）、胸椎小关节紊乱、棘上韧带炎、腰椎间盘突出症、腰椎管狭窄症、腰背肌筋膜炎、骶髂关节炎、肩周炎、梨状肌综合征、膝关节骨性关节炎、骨化性肌炎、足跟痛等。

【注意事项】应以皮下操作为主，避免过度用力摩擦表皮，引起皮肤破损，手法宜温和，切忌使用暴力，以患者能够耐受为度，对骨质疏松及基础疾病较多患者尤其要注意，避免晕厥、骨折等意外情况发生。

【应用小结】中医骨伤治疗讲求筋骨并重，本法通过医者的触诊，不仅能判断骨关节的小错位，就连目前影像学无法诊断的软组织病变大小、位置及严重程度也能诊断出来，并能在不破坏原有结构的前提下松解软组织肌肉，平衡各拮抗肌肉之间的力量，恢复骨的正常生理位置，最大限度保留功能活动，避免手术带来的风险及并发症，获得良好的临床疗效。临床应用本法治疗各种急慢性骨与关节疾病患者 1500 例，总有效率达 90%。

【方法来源】徐氏理筋复位手法由徐继禧之父亲徐广坚首创。徐广坚祖籍广东南海，17岁跟随近代"十大武术名师"、广东省武协原副主席、原省武术馆蔡李佛拳主教练——区汉泉习武，并学习中医及传统跌打骨伤科医学，摸索出一套独特的治疗方法，对治疗脊柱及关节相关疾病颇有成效，在当地小有名气。

【病案举例】

病案一：朱某，女，49岁，外企高管，长期使用电脑，颈部酸痛不适一年余，一月前开始出现头晕，天旋地转感，转头时头晕加重，伴有右侧搏动性头痛，进行性加重，半月前出现呕吐，不能起床，平卧时头晕及呕吐不能缓解，被诊断为椎动脉型颈椎病，查体发现右侧斜方肌起点附近软组织较左侧变硬，缺乏弹性，颈椎棘突序列不佳，枢椎棘突轻度向右后方轻微移位，予点按及大面积松解斜方肌后，顶推枢椎棘突定点复位，局部外敷中药。患者经治疗后即感头晕头痛及呕吐症状明显缓解，可下地行走，后每天治疗一次，4天后症状消失，未再复发。

病案二：杨某，女，24岁，在校大学生，右侧胸背部、肩胛内区酸痛不适半年余，活动时疼痛加重，偶有胁肋部放射痛、胸闷，行针灸及理疗效果不明显，影像学检查未见明显异常，查体见胸5～8棘突向右后方移位，压痛（+），叩击痛（+），棘突至右侧肩胛内区竖脊肌及最长肌呈条索状变硬。经诊断为胸椎小关节紊乱，按压松解竖脊肌及最长肌后，顶推胸5～8棘突复位，局部外敷中药。治疗1次后患者疼痛症状消失，未再复发。

病案三：谢某，男，46岁，搬重物后出现腰痛伴左下肢后外侧放射痛1天，活动受限明显，强迫屈髋屈膝位。影像学提示腰4～5椎间盘中央偏左型突出，查体见腰4棘突向左后方移位，压痛（+），叩击痛（+），左侧腰部肌肉大面积紧张，腰4左侧棘突旁明显。经诊断为腰椎间盘突出症，松解左侧腰部软组织后，顶推腰4棘突复位，局部外敷中药。治疗后患者当即可下地行走，连续治疗 3 天后疼痛症状明显缓解，治疗 7 天后基本无腰痛及下肢放射痛。

病案四：黄某，女，61 岁，退休教师，双膝关节疼痛肿胀，活动受限 5 年余，上下楼梯时疼痛明显，伴双下肢静脉曲张，影像学提示双膝骨性关节炎（晚期），关节间隙变窄，增生明显，查体见双膝关节肿胀，肤温升高，肤色正常，内外侧间隙软组织增生粘连，呈"橘皮样"改变，压痛明显。以弹拨、按压手法松解周围增生粘连软组织，局部外敷中药消炎止痛，止血活血。连续治疗 14 天后双膝疼痛基本消失，行走活动正常，双下肢静脉曲张消失。

联系电话：13622200063

叩击法治疗肾绞痛

曾 莉

广州中医药大学第一附属医院　510405

【作者小传】曾莉，女（1971—　　），副主任中医师，现任广东省中医药学会肾病分会委员。1994 年毕业于广州中医药大学医疗系，2003 年、2011 年获得医学硕士、博士学位，在广州中医药大学第一附属医院内科从事内科临床工作 21 年，从事中医肾病专业 15 年，擅长中医治疗肾病综合征、慢性肾衰竭、泌尿系结石等肾系疾病。发表论文 10 余篇，参编论著及教材各 2 部。

【操作方法】左侧肾绞痛者取右侧卧位，右侧肾绞痛者取左侧卧位，嘱患者家属用拳头持续叩击患侧疼痛部位，叩击时力度宜适中，垂直叩击 3 次，起立跳跃 5 分钟，反复 3 组。

【适应证】结石诱发的肾绞痛，单发输尿管结石，结石直径小于 0.8cm，并且没有明显梗阻者。

【注意事项】选择体质壮实者，年幼及年老者不适宜，以患者能够耐受为度。同时多饮水，可配合跑楼梯。

【应用小结】临床应用本法治疗肾绞痛患者 20 例，90% 的患者结石排出。

【方法来源】不详。

【病案举例】

病案一：张某，男，25 岁，篮球运动员。下午打球后出现右腰部疼痛，放射至会阴部，伴恶心欲呕。体格检查：右肾区叩击痛阳性，尿常规潜血 +++。泌尿系彩超示：右输尿管中上段轻度扩张，未见结石。拟诊为肾绞痛，右输尿管中下段结石。嘱其多饮水，左侧卧位，请朋友用拳头持续垂直叩击右侧腰部 3 次，起立跳跃 5 分钟，反复 3 组。患者当晚即排出 1 粒约绿豆大小不规则结石。

病案二：陈某，男，38 岁，建筑工人。晚上睡觉时突然出现右腰腹绞痛，尿痛，肉眼血尿，伴恶心呕吐，急诊就诊。体格检查：右肾区叩击痛阳性，尿常规潜血 ++++。泌尿系彩超：右输尿管下段结石，大小 1cm×0.7cm。诊断为肾绞痛，右输尿管下段结石。嘱其多饮水，并用荸荠 10 个加葱 50g（取连须的葱白部分，去掉葱绿，洗干净）一起煮汤 500mL，喝汤吃荸荠；左侧卧位；请老婆用拳头持续垂直叩击右侧腰部 3 次，再起立跳跃 5 分钟，反复 3 组。第二天下午结石即排出。

联系电话：13602422718

电子邮箱：13602422718@139.com

按摩膻中穴治疗呃逆

王秉隆

山东省高密市中医院　261500

【作者小传】见 246 页《自拟镇痛饮治疗坐骨神经痛》。

【操作方法】患者平卧床上，两腿屈曲，腹部放松，以中指点按膻中穴，先顺时针后逆时针，各按揉 20 次，重复 10 次。

【适应证】胃气上逆动膈导致的呃逆证。

【注意事项】

1. 注意选穴的准确性。

2. 按摩力度要适中，过轻达不到治疗效果，过重可能引起不良反应。

【应用小结】膻中穴为任脉气会穴，又称上气海，具有宽胸理气、宁心安神之功。临床应用本法治疗呃逆证，总有效率达85%。

【方法来源】本法来自高密民间。

【病案举例】

病案一：张某，女，70岁，慢性胃炎病史8年。近几日，患者因饮食不节后出现胃胀、呃逆症状，伴全身无力、倦怠嗜睡，舌淡，苔白，脉缓无力。给予按摩膻中穴（取穴、操作同上）1次后，患者呃逆缓解，连续7天后，患者呃逆完全消失，患者胃胀、乏力亦明显改善。

病案二：高某，男，54岁，高血压病史6年。患者因情志失调后出现呃逆症状，脘闷胁胀，精神抑郁，舌质偏红，苔白，脉弦。给予按摩膻中穴（取穴、操作同上）1次后，患者呃逆消失，脘闷胁胀症状亦有缓解。

病案三：李某，女，35岁。患者进食肥甘厚味后出现呃逆，伴胸闷纳呆，四肢乏力，口中淡腻，苔白偏腻，脉滑。给予按摩膻中穴（取穴、操作同上）1次后，患者呃逆明显缓解，连用3天后呃逆消失，胸闷纳呆、四肢乏力、口中淡腻症状亦明显缓解。

脐下按摩治疗老年尿频

崔玉梅

山东省高密市中医院　261500

【作者小传】见125页《山茱萸饮治疗自汗症》。

【操作方法】在前正中线上，脐下三寸处选"关元"穴，脐下四寸处选"中极"穴。用自己双手的食指、中指并拢，各按一穴位上，先顺时针方向，按摩 80 ～ 100 转，再逆时针方向按摩 80 ～ 100 转，力度要达到有轻度压迫感。每日一次。

【适应证】老年人尿频。

【注意事项】

1. 夜间休息时仰卧床上，两腿并拢伸直。

2. 注意选穴的准确性。

3. 按摩力度要适中，过轻达不到治疗效果，过重可能引起不良反应。

【应用小结】关元穴培元固本，补益下焦，按摩关元穴可补益肾气；中极穴是膀胱经募穴，按摩中极穴可激活膀胱的气化功能。临床应用本法治疗老年人尿频 80 例，总有效率达 90%。

【方法来源】本法来自高密民间。

【病案举例】

病案一：高某，男，70 岁，胃癌术后 2 年，自述身体乏力，近半年来夜间尿频，每夜 7 ～ 10 次，小便清长，舌质淡红，苔薄白，脉细无力。给予上述方法治疗，1 周后，患者尿频减轻，1 个月后明显缓解，小便每夜 1 ～ 2 次。坚持 3 个月治疗后，排尿正常。

病案二：黄某，女，68 岁，高血压病史 8 年，近 1 年来，患者出现小便频数，夜尿 5 ～ 8 次，伴头晕、乏力感，曾去西医院就诊，未发现异常疾病，舌质淡，体胖大，苔白腻，脉细。应用上述按摩方法，2 周后，患者尿频减轻，1 个月后尿频明显缓解，体力也有恢复。

联系电话：18265662096

电子邮箱：350470513@qq.com

脐下按摩治疗尿频

陈　涛

山东省高密市中医院　261500

【作者小传】见 113 页《蜂房散治疗阳痿》。

【操作方法】在前正中线上、脐下三寸处选"关元"穴，脐下四寸处选"中极"穴。用自己双手的食指、中指并拢，各按一穴位上，先顺时针方向按摩 80～100 转，再逆时针方向按摩 80～100 转，力度要达到有轻度压迫感。每日一次。

【适应证】老年人尿频。

【注意事项】

1. 夜间休息时仰卧床上，两腿并拢伸直。

2. 注意选穴的准确性。

3. 按摩力度要适中，过轻达不到治疗效果，过重可能引起不良反应。

【应用小结】临床应用本法治疗老年人尿频 80 例，总有效率达 90%。

【方法来源】本法来自高密民间，关元穴培元固本、补益下焦，按摩关元穴可补益肾气；中极穴是膀胱经募穴，按摩中极穴可激活膀胱的气化功能。

【病案举例】

病案一：高某，男，70 岁，胃癌术后 2 年，平时身体乏力，近半年来夜间尿频，每夜 7～10 次，小便清长，舌质淡红，苔薄白，脉细无力。给予上述方法治疗，1 周后，患者尿频减轻，1 个月后明显缓解，小便每夜 1～2 次。

病案二：黄某，女，68 岁，高血压病史 8 年，近 1 年来，出现小便频数，夜尿 5～8 次，伴头晕、乏力感，曾去西医院就诊，未发现异常疾病，舌质淡，体胖大，苔白腻，脉细。应用上述按摩方法，2周后，患者尿频减轻，1个月后尿频明显缓解，体力也有恢复。

病案三：崔某，女，65岁，平素易感冒，近2年来，逐渐出现小便频数，夜尿5～8次，伴全身乏力，畏寒，大便溏，舌质淡，体胖大有齿痕，苔白腻，脉沉细。应用上述按摩方法，2周后，患者尿频减轻，2个月后尿频明显缓解，体力亦有恢复，畏寒及大便溏均有好转。

联系电话：18265662018

电子邮箱：281768606@qq.com

第四章 外治法

冬病夏治——穴位贴敷

丁 强

天津市中医药研究院附属医院 300120

【作者小传】丁强，男（1957— ），主任医师。1982年毕业于天津中医药大学，1982～2009年工作于天津市中医医院，从事儿科、急诊内科、内科专业。2009年工作于天津市中医药研究院附属医院，从事呼吸内科专业。擅长治疗呼吸内科、内科多发病及疑难杂症。在专业期刊发表论文10余篇。近年从事穴位贴敷治疗各种慢性疾病的研究。

【操作方法】

1. 方剂组成

白芥子、苏子、细辛、肉桂、麻黄、姜汁等。

2. 方剂功效

调理肺气，温肺化痰，增强机体免疫力，降低机体变态反应，有效改善支气管哮喘等肺部疾患。用于急、慢性支气管炎，哮喘患者的治疗及哮喘病"冬病夏治"的预防治疗。

3. 药物制备

药物制备过程要求在无菌、清洁、常温环境下进行，或者在当地医疗机构的专用制剂室完成。将药物烘干，粉碎，研细末，过100～120目筛，密闭封存（或放置于冰箱冷藏室）备用。使用时将上药加入姜汁（或蜂蜜、凡士林）调成稠膏状，做成直径1cm

左右、高度 0.5cm 左右的药饼。放在 3cm×4cm 的脱敏胶布中心，制成贴敷药膏。

注意：药物应在使用的当日制备成膏。

4. 常用穴位

定喘、膻中、天突、大椎、肺俞、隔俞、肾俞等。

5. 使用方法

每年夏季，农历三伏天的初、中、末伏期间进行贴敷治疗。即每年的 7～8 月间。成人每次用药物在穴位持续敷贴 2～4 小时，不超过 6 小时（儿童、青少年及体质敏感者应酌情减少时间并向医生咨询）。选定贴敷部位（穴位），擦拭干净，常规消毒，将做好的贴敷药膏贴在穴位上。每两次之间间隔 7～10 天，一般三次为一个疗程。每年贴 1～2 个疗程，连续 3 年。

【适应证】过敏性疾病、支气管哮喘、慢性支气管炎、肺气肿、慢性阻塞性肺疾病、肺纤维化、过敏性鼻炎等呼吸系统疾病；腹泻、慢性腹痛、畏寒怕冷等消化系统疾病；关节疼痛、肌肉酸痛、风湿等疾病。中医辨证属于阳虚为主，或寒热错杂且以寒为主的疾病。

【注意事项】

1. 不是所有疾病都适用本法治疗，应严格遵循适应证、禁忌证，切忌滥用。

2. 贴敷时间长短应根据患者个体差异和身体的耐受性而定。贴敷后如有皮肤瘙痒、灼热感等情况，可以减少贴敷时间，不可抓挠，以免感染，等数天后局部症状消失，再进行下一次贴敷。

3. 穴位贴敷药物对皮肤有一定的刺激性，正常可出现潮红、灼热感、异物感、小水疱等反应，短时间可以不进行特殊处理。如有特殊反应请及时咨询医生。

4. 贴敷药膏，要固定牢稳，贴敷期间避免剧烈活动，防止移位或脱落。

5. 对于残留在皮肤的药膏等，只可用清水洗涤，不宜用汽油或肥皂等有刺激性的物品擦洗。

6. 治疗期间禁食生冷、海鲜、辛辣刺激的食物。

【禁忌证】

1. 患者发热，处于疾病急性期或发作期者，如处于哮喘发作期、支气管扩张期者及活动性肺结核咳血者。

2. 患糖尿病且血糖不能很好控制者，血液病、恶性高血压、严重心脑血管疾病、严重肝肾功能障碍等疾病患者。

3. 对贴敷药物极度敏感。

4. 对贴敷药物或辅料成分过敏者。

5. 特殊体质及接触性皮炎等皮肤病病人。

6. 贴敷部位皮肤有创伤、溃疡、感染者。

7. 瘢痕体质者。

8. 孕妇。

9. 其他医生认为不宜使用此法治疗的患者。

【应用小结】

1. 本方法的药物炮制关键是白芥子的炒制程度，过熟降低疗效，过生容易发泡。可根据本地域或人群状况炒制。

2. 加入姜汁促进发泡，加入蜂蜜（或凡士林）降低发泡。

3. 以本法治疗呼吸系统疾病以外的疾病时，可以不使用姜汁。减少发泡的目的是延长贴敷时间。

4. 在治疗风湿性关节炎疾病时可以加入活血药（制成粉剂）。

5. 对热型体质的患者不可以使用本方法治疗。

6. 患者使用本方法治疗后，贴敷部位发泡严重者，可在常规消毒下将泡内液体放出，一般不要揭去浮皮，使其自然脱落即可，消毒后用消毒纱布覆盖，避免感染。感染后或可遗留瘢痕。

【方法来源】来源于清·张璐《张氏医通》，结合地区气候特点加以调节。

【病案举例】

病案一：杨某，男，66岁，患慢支炎20余年，自述每年冬季皆因为感寒，出现咳嗽、咳痰等慢支炎症状，甚至引起哮喘，虽经各种治疗，症状仍反复不定，2012年来我院进行三伏贴治疗，第一伏治疗后，背部水疱严重，经处理后局部症状缓解，但影响了二、三伏的敷贴治疗。2013，杨某在老伴的陪伴下再次参加治疗。其老伴说，去年敷贴后虽然杨某背部水疱严重，但是去年一冬没有出现明显的咳嗽痰喘症状，他愿意继续治疗。

病案二：李某，女，46岁，患有慢性咽炎，经常咳嗽，闻到异味或食用刺激性食物便咳嗽不止，有时出现顿咳，严重时影响睡眠。患者自参加我院三伏贴治疗后，自觉症状明显改善，咳嗽减轻，过敏反应也不如以前强烈。并且每年都来参加我院三伏贴治疗。

病案三：曹某，女，35岁，患有慢性胃炎，平时饮食少，食欲差，并经常出现腹泻，大便稀软，遇寒则腹痛明显，自参加我院三伏贴治疗（选穴：中脘、神阙、足三里、胃俞等），症状改善，腹痛、便泻症状消失，并每年参加三伏贴治疗。

联系电话：15822066082

电子邮箱：dzyj.0410@163.com

循经配时调气敷贴 / 循经贴

宋光明

天津市中医医院　310700

【作者小传】宋光明，男（1972—　），副主任医师，全国卫生产业企业管理协会治未病分会副秘书长、中西医结合学会第一届基层工作委员会副主委、天津市中医药学会心血管病专业委员会常委、中华中医药学会内科分委会委员、中国中医药研究促进会专科专病建设工作委员会常委、中国中医药信息研究会健康管理与促进专业委员会常务理事等。毕业于天津中医学院，学士学位，在读硕士研究生，幼年随祖父学医而受家传，自幼接触中医药民间工作研究，擅长结合中医古法用药、诊病，同时结合祖传循经调气法应用"循经调气贴"在临床辅助治疗各种内科疾病，其中，对脾胃病、心血管疾病的辅助治疗疗效显著。在武清区中医医院从事临床工作 20 余年，发表论文 11 篇。宋氏几代人均致力于弘扬祖国传统医学精髓，将临床和民间绝技结合，至本代宋光明，在传承中结合创新，创造出以现代方法的基础研究为出发点，进行省市级、国家级科研课题申报，已成功申报课题 1 项，并获得了国家认可的特色诊疗证书。

【操作方法】

1. 取穴

根据十二经循行理论，疾病是因为脏腑功能失调，影响经脉气血运行所致。所以，通过调节经脉气血，脏腑气血亦通畅，则疾病痊愈。循经取穴法强调明确脏腑、经络、时辰的对应关系，在对应的时辰里，可以取该经的背俞穴、募穴。只要做到合时、合穴、合经，循经按开穴时间，选取相应穴激发经气，即能取得良好效果。

根据下面的循经俞募对应表即能在对应时间找到对应脏腑的对应穴位。

循经调气俞募对应表

脏腑	脏腑所属经脉	背俞穴	募穴	十二经经气旺盛时辰
肺	手太阴肺经	肺俞	中府	寅时（3 点至 5 点）
大肠	手阳明大肠经	大肠俞	天枢	卯时（5 点至 7 点）
胃	足阳明胃经	胃俞	中脘	辰时（7 点至 9 点）
脾	足太阴脾经	脾俞	章门	巳时（9 点至 11 点）

续表

脏腑	脏腑所属经脉	背俞穴	募穴	十二经经气旺盛时辰
心	手少阴心经	心俞	巨阙	午时（11点至13点）
小肠	手太阳小肠经	小肠俞	关元	未时（13点至15点）
膀胱	足太阳膀胱经	膀胱俞	中极	申时（15点至17点）
肾	足少阴肾经	肾俞	京门	酉时（17点至19点）
心包	手厥阴心包经	厥阴俞	膻中	戌时（19点至21点）
三焦	手少阳三焦经	三焦俞	石门	亥时（21点至23点）
胆	足少阳胆经	胆俞	日月	子时（23点至1点）
肝	足厥阴肝经	肝俞	期门	丑时（1点至3点）

2. 贴敷操作

（1）敷贴药物组成：白芥子∶丁香∶川芎∶冰片=1∶1∶1∶1。

（2）制作：将上药制成粉剂，用醋调成糊状，即可贴敷于穴位。

（3）贴敷组成：由敷膜无纺布，压敏胶贴、中药层（2cm×2cm）组成。

（4）根据药物服用配时循经进行贴敷。

【适应证】胃脘痛。

【注意事项】

1. 贴敷时间一般在30分钟左右，贴敷后局部有轻微灼热、痒感为正常反应，如出现奇痒、灼痛难忍等应立即去掉药膏，以免起水疱。

2. 贴敷期间饮食以清淡为宜，忌烟、酒、生冷之品；忌食鱼虾等海产品、羊肉等热性食物及辛辣食物，否则易使局部皮肤起水疱而影响下次的贴敷。

3. 贴药期间不宜进行剧烈活动，贴药后尽量不要待在在空调屋，因遇冷会使毛孔收缩，影响药物吸收，最好在自然通风处乘凉。

4.贴敷局部有感染、溃疡、瘢痕、肿瘤的患者，精神病患者，以及合并有严重肺心病，肺癌，心脑血管病，肝、肾、造血系统病等严重危及生命的原发性疾病的患者禁用。

【应用小结】临床应用本法治疗慢性非萎缩性胃炎（胃脘痛脾胃虚寒证），总有效率达90%。本法特点是根据十二经脉经气循行理论，结合背俞穴、募穴对应五脏，针对经气旺盛的时间，选取服药时间当值经脉的背俞穴、募穴进行刺激，引导经气，同时予以临床用药治疗，使药物治疗效果最大化。敷贴主要有调节经气，使穴位经过敷贴刺激后，激发本经经气，发挥内联络脏腑，外畅通经络的作用。循经贴获"首届中华中医药学会民间传统分会首批民间中医药特色诊疗项目奖。循经调气法是外敷疗法与经络刺激相结合的一种体现方式，循经调气法整合了外敷疗法的优点，以及经络刺激的灵活性和伤害小等优点，具有调畅经气、激发自身能力、迅速打通人体经络，祛除病痛的特性。此法简便易学，作用迅速，使用安全，副作用极小，患者乐于接受。它不仅在消化系统等科疾病的治疗方面显出特色，而且对呼吸系统疾病也有显著疗效，尤其对老幼虚弱之体，攻补难施之时或不肯服药之人，不能服药之症，更有内服法所不具有的诸多优点。同时，若以此法配合药物内服法，更能提高药物治疗作用。因而循经调气法是一个值得系统整理和加强研究的重要课题。

【方法来源】

循经贴是中医古老经络理论的延伸，源于《针灸甲乙经》《灵枢》等针灸理论专著。其含义是根据经络走循和经络循行时间进行穴位刺激，是中医外敷疗法中的一种。

循经调气法是以中医基本理论为指导，应用中草药制剂，施于腧穴局部等部位的治病方法，属于中药外治法；也是中医治疗学的重要组成部分，并较内治法更为简便、实用；是在同疾病长期斗争中总结出来的一套独特的、行之有效的治疗方法。

【病案举例】

病案一：王某，男，65岁，3年前因时时胃脘隐痛行胃镜检查，提示：慢性非浅表性胃炎。患者自诉胃脘痛，舌淡，苔薄，脉细。曾多次以中药或中成药自行服用，效果好转，但仍有胃脘隐痛，予以前次中药并加以循经贴贴敷（辰时：胃俞、中脘；午时：心俞、巨阙；酉时：肾俞、京门）两周。间断服药和敷贴一周后再次治疗一疗程，后病愈，随访2年未再复发。

病案二：胡某，女，51岁，干部，2014年11月就诊。诉腹部不适，痞满，胃脘压痛，嗳气，进食少，易产生饱腹感。舌淡，苔薄白，脉弱。一年前行胃镜检查示：慢性非萎缩性胃炎伴隆起糜烂。病理诊断：胃窦黏膜重度慢性炎。曾服用盐酸伊托必利胶囊、泮托拉唑钠肠溶片等，症状较前减轻，但仍时感胃脘痛，痞满，进食少。中医诊断为胃脘痛，予以上药加循经贴，两周为一疗程，后停用一周，再行治疗一疗程，诉症状消失。随访1年，未复发。

联系电话：18622303163

电子邮箱：18622303163@163.com

穴位敷贴治疗咳嗽变异性哮喘

都乐亦

上海市浦东新区公利医院　200135

【作者小传】都乐亦，男（1972—　），主任医师，硕士，现任中华中医药学会亚健康分会委员、中国民族医药学会教育分会理事、上海中医药学会社区分会副主任委员、上海中医药学会全科分会委员、上海市中西医结合学会身心医学专委会委员等职务。1995年毕业于上海中医药大学中医系，在上海市浦东新区公利医院中医科从事临床工作 20 年，擅长运用中医药综合疗法治疗各类呼吸疾病，如支气管哮喘、喉痹咳嗽等。发表论文 10 篇，副主编专著 2 部，参编 1 部。主持完成厅局级课题 4 项，获得上海市浦东新区科技进步奖 1 项（第三完成人）。

【操作方法】自拟"咳喘方"（麻黄、细辛、丁香、椒目、生白芥子、生甘遂研粉，过 100 目筛）穴位敷贴，使用时以黄酒调和成饼，取穴华盖、膻中、肺俞（双侧）、膏肓（双侧）敷贴。时间：冬季为 4 个小时，夏季为 2 小时。敷贴 3 次为 1 疗程，每次间隔 3 日。

【适应证】咳嗽变异性哮喘。

【注意事项】发现皮肤起泡，局部保护使其自行吸收，如已破裂，可局部消毒后，待其自行干燥愈合，或以青黛散局部涂敷。

【应用小结】临床应用本法治疗咳嗽变异性哮喘患者 200 余例，总有效率 > 90%。

【方法来源】上海市浦东新区公利医院中医科的临床验方，用于治疗各类咳喘疾病，使用逾 20 年。

【病案举例】

病案一：马某，男性，30 岁。7 月 23 日初诊。4 月前受凉后出现咳嗽，未重视及治疗，近月来加重，半夜咽痒不适，剧烈干咳，严重影响睡眠休息，白天症状较轻，偶有阵咳。多次西医门诊，查血常规、胸片、胸腔 CT 均未提示明显异常，致敏原测定：龙虾（++++），户尘螨（++++）。曾服氨茶碱、酮替芬、愈美甲麻敏糖浆、复方可待因糖浆等，用药期间症状有所好转，停药即发。刻下少咳、无痰，稍有短气，无胸闷、气急，但神疲乏力，精神萎靡。舌红，苔薄，脉小细弦。予口服复方甲氧那明胶囊，局部穴位敷贴。7 月 27 日复诊，诉半夜刺激性咳嗽症状明显好转，能正常休息，再行穴位敷贴。7 月 31 日三诊，诸症缓解，继行穴位敷贴，并嘱复方甲氧那明胶囊 2 日后停服。3 月后电话回访，治疗后未再出现咳嗽及相关症状。

病案二：虞某，男，47岁。3月12日初诊，诉购房装修后仅1月入住，不久即出现入睡前咽部异物感不适，阵发性咳嗽伴打嗝，痰液清稀，发作时间约30～40分钟，可自行缓解，但近期逐步加重，发作时间延长。刻下无咳嗽、气急、胸闷，无咯痰，精神不振，口中异味。舌淡苔薄腻，脉细。当天予穴位敷贴1贴，另2贴带回自行敷贴，并嘱平日多开窗、开门通风。3月23日复诊，3次敷贴结束后症状明显好转，基本能安睡，唯诉敷贴局部皮肤红疹瘙痒，予艾洛松外用。其后病情未再反复。

病案三：褚某，男，18岁。7月1日初诊，素无哮喘病史，近一月来，每日早晨约4～5点，出现咳嗽，较为剧烈，无咯痰，稍有气急、胸闷，白天基本无明显症状，强体力活动后会出现轻度胸闷。家庭内饲养宠物犬2条。曾自服头孢类抗生素、止咳糖浆（具体不详），无缓解。6月23日，在我院呼吸科门诊，查血常规、胸腔CT均正常，予氯雷他啶、沙丁胺醇等药物，症状有所好转，但每天清晨仍会咳醒。刻下无咳喘、气急，无胸闷，精神可，舌红苔薄，脉滑。予穴位敷贴1贴，另2贴带回自敷，减少与宠物接触。7月22日，二诊，诉3次敷贴治疗结束后，咳嗽症状基本消失，但昨晨5时许，咳嗽复作。继予敷贴1疗程，治疗后未再反复。

联系电话：13801822579

电子邮箱：13801822579@126.com

苗药膏方穴位贴敷疗法治疗神经症

邵勇

贵州省中医医院　550001

【作者小传】邵勇，男（1959—　），国家中医药管理局重点学科后备学术带头人，国家中医药管理局重点专科学术负责人，国家临床重点专科负责人，贵州省医学会神经病学会分会委员、贵州中西医结合学会常务理事会理事、贵州省中西医结合学会神经专业委员会副主任委员、贵州省医学会第一届神经电生理学分会副主任委员、贵州省抗癫痫协会常务理事、贵州省省中医药学会脑病专委会副主任委员。毕业于贵阳中医学院，学士学位，在贵州省中医医院运用针灸、中西医结合开展脑病的研究20年，出版论著2部，发表论文40篇。擅长中医及中西医结合治疗神经系统疾病、脑血管病、三叉神经痛、痴呆、癫痫、帕金森病、多发性硬化病、脊髓炎、运动神经元疾病、小儿抽动症、失眠、头痛、眩晕及中医疑难杂症。

【操作方法】

1. 器械准备

纸胶布，镊子1～2把。

2. 详细操作步骤

补气养血膏方方药组成：黄芪、当归、白芥子、肉桂、太子参、茯苓、合欢花、百合、酸枣仁、磁石、香附、郁金、刺五加、红景天、珍珠母。

穴位的选择：穴位贴敷疗法的穴位选择与针灸疗法是一致的，也是以脏腑经络学说为基础，通过辨证选取贴敷的穴位。

贴敷方法：根据所选穴位，采取适当体位，使药物能敷贴稳妥。贴药前，定准穴位，用温水将局部洗净，或用乙醇棉球擦净，然后敷药。也有使用助渗剂者，在敷药前，先在穴位上涂以助渗剂或助渗剂与药物调和后再用。

3. 治疗时间及疗程

每日一次，10～15天为1疗程。

4. 关键技术环节

将膏方调制稀稠均匀，使用助渗剂渗透性强。

5. 注意事项（特别是安全性保障措施）

（1）凡用溶剂调敷药物时，需随调配随敷用，以防蒸发。

（2）若用膏药贴敷，在温化膏药时，应掌握好温度，以免烫伤或贴不住。

（3）对于孕妇、幼儿，应避免贴敷刺激性强、毒性大的药物。

（4）对于残留在皮肤的药膏等，不可用汽油或肥皂等有刺激性物品擦洗。

6. 可能的意外情况及处理方案

对胶布过敏者，可改用绷带固定贴敷药物。

【**适应证**】穴位贴敷法适应范围相当广泛，不但可以治疗体表的病症，而且可以治疗内脏的病症；既可治疗某些慢性病，又可治疗一些急性病。

本法可用于神经症、失眠、头痛、眩晕等。此外，还可用于防病保健。

【**注意事项**】

1. 禁忌证

（1）处于昏迷状态或有精神病的患者。

（2）合并有局部炎症或肿瘤等。

（3）对过敏体质者，慎用。

2. 不良反应 / 事件

（1）对刺激性强、毒性大的药物，贴敷穴位不宜过多，贴敷面积不宜过大，贴敷时间不宜过长，以免发泡过大或发生药物中毒。

（2）对久病体弱消瘦以及有严重心脏病、肝脏病等的患者，使用药量不宜过大，贴敷时间不宜过久，并在贴敷期间注意病情变化和有无不良反应。

【**应用小结**】临床应用本法治疗急性脑梗死 1000 例，总有效率达 95%。

【**方法来源**】源于中医"春夏养阳"的理论及"急则治标，缓则治本"的治疗原则。依据"子午流注，适时开穴"理论，融合了中医学、时间医学、免疫医学等诸多学科知识。穴位贴敷法是指在一定的穴位上贴敷药物，通过药物和穴位的共同作用以治疗疾病的一种外治方法。我科运用该法治疗植物神经功能失调取得了很好疗效。

【病案举例】

病案一：石某，男，35岁，职员。2年前无明显诱因出现情绪不稳，烦躁焦虑，烦起来不能看电视，甚至听到说话都浑身难受，心慌，爱生气，易紧张，恐惧，敏感多疑，悲观失望，无愉快感，不愿见人，不想说话，压抑苦恼，甚至自觉活着没意思，入睡困难，睡眠表浅，早醒梦多，身疲乏力，记忆力减退，注意力不集中，反应迟钝。曾在当地医院治疗后症状稍好转。近1年来，自觉无明显改善，因自感上症较重，来我院就诊，诊断为植物神经功能失调。治以养心安神之法。选用神门、心俞、肺俞、肾俞，用补气养血膏方贴敷，配合耳穴贴敷，选取皮质下、交感、神门等耳穴。贴敷10日后，患者感上述症状明显减轻，继续使用30日后，病情基本恢复。

病案二：鲁某，女，28岁，教师，2013年冬季始觉没有食欲，进食无味，腹胀，恶心，打嗝，烧心，胸闷气短，喜长叹气，喉部哽噎，咽喉不利，来我院就诊，诊断为植物神经功能失调，后在当地诊所间断药物治疗，效果欠佳。2015年开始，在我院接受温经散寒膏方贴敷治疗，选用气海、关元、肺俞、心俞、大肠俞、三阴交、足三里，用1寸毫针分别点刺，待穴位局部有酸、麻、沉、胀等针感后即出针，针刺后在气海、关元、肺俞、心俞、大肠俞、三阴交、足三里7个穴位的正中拔一大号火罐，起罐后贴敷温经散寒膏方，现治疗两个周期，食欲不佳、进食无味、腹胀、恶心、打嗝、烧心、胸闷气短、喜长叹气、喉部哽噎等症状明显改善。

联系电话：13985024698

电子邮箱：957269860@qq.com

解毒贴治疗腮腺炎

王秉隆

山东高密市中医院　261500

【作者小传】见 246 页《自拟镇痛饮治疗坐骨神经痛》。

【操作方法】

解毒贴药物组成：仙人掌（去刺）30g，鲜地丁 30g。

制作：将上药捣烂如泥，调成糊状，贴敷于患处。

贴敷方法：事先用无纺布裁剪成 8cm×10cm 药贴，把药膏调成糊状，用压舌板均匀地将调好的药膏涂在无纺布上，贴敷患处，然后用无纺透气胶布固定药膏。

疗程：每天换药 1 次，连用 7～15 天。

【适应证】腮腺炎。

【注意事项】

1. 仙人掌一定去刺，防止刺伤皮肤。

2. 贴敷范围要覆盖病变范围，药物要调匀。

3. 对本药过敏患者禁用。

【应用小结】临床应用本法治疗腮腺炎，总有效率达 86%。

【方法来源】本方来自高密民间名医刘筱斋。刘筱斋（1900—1983），山东高密人，从医 60 余年，崇尚仲景之说，通晓《本草纲目》，擅长治疗疑难杂症，选方药少而精，廉而效。

【病案举例】

病案一：刘某，男，26 岁，腮腺炎病史一周，曾在医院应用抗病毒药物，效果一般，右侧面颊部红肿热痛仍比较明显，伴有口干心烦，舌质红，苔薄白，脉滑数。给予解毒贴外用 3 天后，患者肿痛明显缓解，连续 10 天后，患者腮腺红肿热痛完全消失，患者口干、心烦亦消失。随访半年未复发。

病案二：杜某，男，17岁，左侧腮腺突发肿痛，皮肤色红，触痛明显，口干渴明显，舌质红，苔薄黄，脉数。给予解毒贴外用3天后，患者肿痛明显缓解，连续7天后，患者腮腺红肿热痛完全消失。随访半年未复发。

病案三：杨某，女，35岁，患者因感冒后出现右侧腮腺红肿热痛，伴发热，口干、口苦，舌红，苔黄腻，脉滑数。给予解毒贴外用3天后，患者肿痛明显缓解，连续14天后，患者腮腺红肿热痛完全消失。随访半年未复发。

贴肚脐刺大椎退热法

阎钧天

山西省运城市中医医院　044000

【作者小传】见4页《三五七鹿茸散治头晕》。

【操作方法】取神阙（肚脐眼）和大椎穴，将肚脐眼及肚脐周围皮肤和大椎穴进行常规消毒后，先用三棱针在大椎穴上呈品字样点刺出血，拭血净，取生姜汁拌薄荷末敷贴于大椎穴上（干即换）；再用井底泥或生石膏末填入肚脐，以黑色布敷盖，固定；六小时一次换药，以热退病愈为止。

【适应证】伤风感冒、淋雨后发热、伤食积食及小儿受惊吓后发热等。

【注意事项】气虚血虚发热不宜。

【应用小结】应用此法对伤风淋雨后发热，不拘大人小儿，在4～6小时后即可热退身凉者，占到80%。

【方法来源】垣曲县长直乡前清濂已故民间中医齐丙辰，齐氏长于男妇、内科，最善儿科，治病多用单方，往往应手取效。

【病案举例】

病案一：文某，男，47岁。1966年夏末秋初一日上午，下河护坝，回家后即发高烧，头痛，身痛，因发烧而说胡话。疾刺大椎与承山穴放血，用井底泥填脐，泥干即换，至日落时，热退身爽。

病案二：刘某，男，9 岁。1974 年春，野外玩耍不慎坠入河中，傍晚时发热喘促，昏睡不醒。即疾刺大椎出血，外敷姜汁薄荷末，又以生石膏末填脐，至天亮时热退神清。

病案三：王某，女，19 岁。1978 年 9 月，感冒发热，头痛咳嗽，用阿司匹林、氨基比林、磺胺嘧啶等药治疗，热退复起，三日反复不休。时邀余往诊，余即以此法施治，上午九时用法，至日落时分热退，后未再复发。

联系电话：13935937577

自拟退热散穴位贴敷治疗高热

刘　云

山西省中西医结合医院　030013

【作者小传】见 86 页《自拟糖肾方治疗糖尿病肾病蛋白尿》。

【操作方法】

1. 药物

生石膏 30g，生栀子 10g，细辛 10g，延胡索 30g，上药研细末备用。

2. 材料

自制退热散中药粉末、蛋清、7cm×7cm 一次性敷贴。

3. 取穴

大椎（在后正中线上，第 7 颈椎棘突下凹陷中）。

双曲池：（在肘横纹外侧端，屈肘，当尺泽与肱骨外上髁连线中点）。

双涌泉：（位于足前部凹陷处第 2、3 趾趾缝纹头端与足跟连线的前三分之一处）。

4. 贴敷方

用适量蛋清将中药粉末调成糊状，贴于上述 5 个穴位，保持 24 小时，每日一次，热退为止。

【适应证】高热。

【注意事项】皮肤过敏及皮肤破损者禁用。

【应用小结】临床应用本法治疗高热 2000 余例，一日内退热占 83%，二日内退热占 9%，三日内退热占 3%。3 日以上为无效。总有效率达 95%。

【方法来源】此法源于中医穴位贴敷疗法。穴位贴敷疗法，是以中医经络学说为理论依据，利用药物贴敷穴位，刺激穴位，从而起到药效、穴效的双重作用，达到治疗疾病的目的。通过配伍不同的药物，达到汗、清、下、消、补、温、和等治疗作用。具体药物及选穴来自山西省中西医结合医院刘云经验方。

【病案举例】

病案一：高某，男，23 岁，主因高热一天就诊。一天前因天气变化出现发热恶寒，头身疼痛，体温 39.2℃，伴鼻塞流脓涕，口渴咽痛，乏力纳差，大便干结，舌质红，苔薄黄，脉浮数。自服速效伤风胶囊及抗生素治疗，体温反复升高，给予退热散穴位贴敷，当晚体温降至 36.8℃，第二天晨起体温 36.5℃，热退身凉。

病案二：赵某，女，51 岁，主因发热伴咳嗽 2 天就诊。2 天前劳累后出现发热，体温高达 39.5℃，伴有咳嗽、咯痰，痰色黄白，胸痛，胸片示左肺炎，给予抗炎对症治疗 2 天，发热反复不退，给予退热散穴位贴敷，当晚体温降至 38℃，第二天晨起体温 37.8℃，继续给予退热散穴位贴敷，晚上体温降至 36.8℃，第三天晨起体温 36.3℃，未再发热。

病案三：杨某，男，79 岁，主因反复咳嗽咯痰 12 年，加重伴发热一天就诊。患者有慢性阻塞性肺病病史 12 年，一天前受凉后出现恶寒发热，体温最高 39.1℃，咳嗽，咯黄白黏痰，不易咯出，气喘胸憋，口干咽痛，大便秘结，自服康泰克及抗生素治疗，效果不佳前来就诊，经退热散穴位贴敷 2 日及其他对症治疗，体温降至正常。

联系电话：15203469646

电子邮箱：liuyun2266680@163.com

脾胃培元散外敷治疗功能性消化不良

李学军　金月萍

安徽中医药大学第二附属医院　260000

【作者小传】李学军，男（1967—　），主任医师，教授，医学硕士，硕士研究生导师，第四批全国名老中医学术经验"优秀"继承人，中华中医药学会脾胃病分会委员，中国中医药研究促进会专科专病建设工作委员会委员，中国中医药研究促进会消化整合医学分会执行理事，安徽省中医药学会脾胃病专业委员会副主任委员，安徽省针灸学会常务理事，国家中医药管理局"十二五"重点专科脾胃科学科带头人，安徽省中医药管理局"十二五"重点专科脾胃科学科带头人，安徽省中医重点专科协作组组长单位脾胃病项目负责人，安徽省中医临床学术和技术带头人培养对象，安徽中医药大学第二附属医院首批优秀中青年学科带头人。科室开展应用中药、针刺、点灸、隔物灸、电子灸、大肠水疗、穴位外敷、穴位注射等中医特色疗法二十余项，同时开展无痛胃镜、肠镜，内镜下高频电切、氩气刀电凝、钛夹止血、营养管放置等六项先进"三新技术"。近五年来，发表论文 20 余篇，参编论著 1 部。主持科研课题 5 项，参与 7 项。

金月萍：女，硕士研究生，中医内科专业，现为安徽中医药大学第二附属医院脾胃科医师。擅长运用中西医结合方法治疗功能性消化不良、各种胃炎、消化性溃疡、胆囊炎、胰腺炎等疾病，以及胃肠息肉内镜下治疗。

【操作方法】

1. 脾胃培元散药物组成

党参 6g，川椒 3g，高良姜 10g，炒吴茱萸 5g，细辛 3g，川芎 6g，白芍 10g，当归 10g，香附 10g，川楝子 6g，白芷 10g，冰片 1g。

2. 制作

将上药打粉，混合均匀后，制成大小约 20cm×10cm 的药袋，每袋重净 80g。

3. 外敷方法

患者平卧，暴露敷贴部位，注意保暖，取一药袋直接平置于患者神阙、中脘、天枢、下脘、建里、气海穴上，同时予 TDP 灯烘袋加热（TDP 灯与药袋垂直距离约 20cm）。每日一次，一次一袋，每次 40 分钟。（TDP 灯为巴山牌，YH-D 直热立式单头。）疗程：一疗程 14 天，共两个疗程。

【适应证】脾胃虚寒型功能性消化不良。

【注意事项】

1. 脾胃培元散主要用于治疗脾胃虚寒、脾胃虚弱引起的多种胃肠疾病，尤其是脾胃虚寒证，故对各种原因引起的热证、血证等均属禁忌。

2. 对局部皮肤溃烂、癌肿等病变，孕妇的腹部和腰骶部禁用。

3. 操作过程中注意室内温度，注意保暖，预防受凉感冒。

【应用小结】临床应用本法治疗脾胃虚寒型功能性消化不良 2000 例，总有效率达 94%。

【方法来源】此法遵《内经》"劳者温之，损者益之"之旨，守东垣"以辛甘温之剂，补其中而升其阳""内伤脾胃，百病由生"之说，结合新安医学派倡导的"调补气血，固本培元"之法，提出以"温中健脾，行气消痞"为治疗原则进行组方；再据"夫十二经脉者内属于脏腑，外络于肢节"之理，通过药物（即脾胃培元散）

对穴位的刺激作用，有效提高血药浓度，以治疗疾病。

【病案举例】

病案一：宋某，女，41岁，家庭主妇，3年前因进食生冷后出现上腹胀满，喜温喜按，泛吐清水，纳差，经社区门诊治疗后，症状未有明显好转，后又出现神疲倦怠，手足不温，大便溏薄，就诊于我院。确诊为脾胃虚寒型功能性消化不良。予脾胃培元散外敷于神阙、中脘、天枢、下脘、建里、气海穴位，同时予TDP灯加热。治疗一疗程后，患者上腹不适、泛吐清水之症状改善，食欲增强，连续两疗程后症状基本消失，余症状亦有不同程度减轻。随访6月未再复发。

病案二：张某，男，28岁，职员，2013年前因受凉后出现上腹隐痛，喜温喜按，泛吐清水，纳差，就诊于我院。确诊为脾胃虚寒型功能性消化不良。予脾胃培元散外敷于神阙、中脘、天枢、下脘、建里、气海穴位，同时予TDP灯加热。治疗二疗程后，患者上腹隐痛、泛吐清水等各种症状均有不同程度改善。随访6月未再加重。

病案三：王某，女性，36岁，职员，反复上腹隐痛2年余，稍进寒凉、生冷食物后症状加重，就诊于我院，确诊为脾胃虚寒型功能性消化不良。予脾胃培元散外敷于神阙、中脘、气海等穴位，同时予TDP灯加热。治疗一疗程后，患者上腹不适症状明显减轻，再行第二疗程治疗后，症状基本消失。随访6月未再复发。

联系电话：13515512139

电子邮箱：Lixuejun0308@126.com

哮喘膏贴敷治疗哮喘

王俊伏

河南省开封市中医院　475000

【作者小传】王俊伏，女（1959—　），主任医师，现任中华中医药学会民间传统诊疗技术与验方整理研究分会常委，河南省中医药学会民间传统诊疗技术与验方整理研究分会副主委。毕业于河南中医学院，学士学位，出身于中医世家，在开封市中医院针灸科从事针灸临床 33 年，出版论著 3 部，发表论文 36 篇。在继承家父治疗哮喘经验的基础上，采用隔姜灸治疗过敏性鼻炎、支气管哮喘、慢性支气管炎等肺系疾病，采用艾灸养生保健等，临床中擅长运用中医辨证治疗疑难杂症。

【操作方法】

1. 针刺操作

患者取端坐位，暴露局部皮肤，穴位常规消毒后，选用一次性 1 寸针灸针（0.30mm×25mm），分别点刺三穴五针，待穴位局部有酸、麻、沉、胀等针感后即出针。针刺后在大椎、肺俞（双）、风门（双）五个穴位的正中拔一大号火罐，根据患者体质和皮肤情况，一般留罐 3～5 分钟，以局部皮肤红润为度。对于儿童或体质较虚弱惧怕针刺者，也可直接拔罐，而不针刺。

2. 贴敷操作

（1）哮喘膏药物组成：延胡索 3g，细辛 1.5g，白芥子 1.5g，干姜 1g，肉桂 2g。

（2）制作：将上药制成粉剂，用 3mL 姜汁、6mL 盐水、2mL 蜂蜜，调成糊状，即可贴敷于穴位。

（3）贴敷方法：事先用无纺布裁剪成大小为 11cm×13cm、10cm×12cm 或 8cm×10cm 不同规格的药贴，根据患者身高选择大小合适的药贴，原则是能够把大椎、肺俞（双）、风门（双）五个穴位都覆盖在内。用生姜汁调和哮喘膏成糊状，用压舌板均匀地将调好的哮喘膏涂在无纺布上，贴敷在大椎、肺俞（双）、风门（双）五个穴位上，使药膏能够完全覆盖住五个穴位，然后用无纺透气胶布固定药膏，再用小的穴位贴涂适量的哮喘膏贴敷在天突穴上。

在每年的三伏天进行治疗，在每伏的第一天进行贴敷，头伏前

10 天贴敷一次起到强基的作用，末伏结束后 10 天再贴敷一次，起到固本的作用，所以我们提出强基固本三伏贴，三伏五贴更科学，并且要连续贴敷效果会更好，一般三年为一个疗程。

【适应证】哮喘。

【注意事项】

1.贴敷时间一般在 30 分钟左右，贴敷后局部有轻微灼热、痒感为正常反应，如出现奇痒、灼痛难忍等应立即去掉药膏，以免起水疱。

2.贴敷期间饮食以清淡为宜，忌烟、酒、生冷之品；忌食鱼虾等海产品及辛辣食物、羊肉等热性食物，因其易于使局部皮肤起水疱而影响下次的贴敷。

3.贴药期间不宜进行剧烈活动，贴药后尽量不要待在空调屋，因遇冷会使毛孔收缩，影响药物吸收，最好在自然通风处乘凉。

4.贴敷局部有感染、溃疡、瘢痕、肿瘤的患者，精神病患者，以及合并有严重肺心病，肺癌和心脑血管、肝、肾、造血系统疾病等严重危及生命的原发性疾病的患者禁用。

【应用小结】临床应用本法治疗支气管哮喘 3000 例，总有效率达 95%。

【方法来源】源于中医"春夏养阳"的理论及"急则治标、缓则治本"的治疗原则。依据"子午流注、适时开穴"理论，融合了中医学、时间医学、免疫医学等诸多学科知识。在总结开封市中医院 53 年开展三伏贴经验的基础上，提出"强基固本三伏五贴"疗法。其意在三伏贴"培土""强基"，三伏后加贴"生金""固本"。强基固本三伏贴获首届"中华中医药学会民间中医药特色诊疗项目奖"。

【病案举例】

病案一：赵某，男，45 岁，7 年前因感冒未治愈，后出现咳嗽、咯痰等症状，咯白色泡沫状稀薄痰，易咯出。曾在当地诊所治疗后症状好转，后又因感冒次数频繁，每月至少感冒 1 次，每次症状持续 7 天左右，给予"头孢曲松钠"治疗。近几年来，自觉无明显诱因出现感冒，且咳嗽、咯痰症状加重，咳嗽时伴有喘息、气短等症状，冬天时尤甚，咯痰时常感咽部瘙痒、疼痛不适，且感觉上下楼梯活动后气短、呼吸困难症状较明显，来我院诊断为哮喘。治以宣肺平喘之法。选用大椎、风门、肺俞，用 1 寸毫针分别点刺，待穴位局部有酸、麻、沉、胀等针感后即出针。针刺后在大椎、肺俞（双）、风门（双）5 个穴位的正中拔一大号火罐，起罐后贴敷哮喘膏，治疗 5 次后患者气短、呼吸困难等症状明显改善。此后连续 3 年每年贴哮喘膏，现患者哮喘症状基本消失。随访 2 年未再复发。

病案二：鲁某，男 58 岁，农民，2011 年冬季始觉胸闷、气喘、呼吸困难，未予重视，后时有发作，冬季加重，来我院就诊，诊断为哮喘，后在当地诊所行间断药物治疗，效果欠佳。2013 年开始，在我院接受哮喘膏贴敷治疗，选用大椎、风门（双）、肺俞（双），用 1 寸毫针分别点刺，待穴位局部有酸、麻、沉、胀等针感后即出针，针刺后在大椎、肺俞（双）、风门（双）5 个穴位的正中拔一大号火罐，起罐后贴敷哮喘膏，现治疗两个周期，胸闷、呼吸困难等症状明显改善。

病案三：某女性患者，68 岁，发作性呼气性呼吸困难 10 余年，每年冬春两季发作，严重时活动受限，平素畏寒、胸闷，纳食少，大便干，小便频数，夜眠差，查肺功能示：重度限制性肺通气功能障碍，小气道功能重度下降，平素服用特布他林片、复方茶碱片、蛤蚧定喘丸等药物，病情不能控制，2014 年在我院接受哮喘膏贴敷 1 个周期，随访症状明显缓解。

联系电话：18637832899

电子邮箱：13460761194@126.com

恶阻膏贴敷神阙穴治疗妊娠剧吐

侯爱贞

河南省开封市中医院　475000

【作者小传】侯爱贞，女（1981—　），主治医师，妇科主任助理。现任河南省中西医结合学会妇产科分会委员，开封市中医药学会中西医结合妇科专业委员会秘书兼常务委员。2004 年毕业于河南中医学院中医一系（中西医结合专业），在开封市医学科学研究所生殖中心工作一年后至开封市中医院从事妇科临床工作 10 年，擅长治疗不孕症、盆腔炎、痛经、崩漏、恶阻等。参与国家 973 课题一项、开封市科技攻关项目两项，发表省级以上学术论文近10 篇。

【操作方法】用盐水棉球清洁局部皮肤，将调制好的"恶阻膏"贴敷在神阙穴（肚脐），12 小时后揭去。

【适应证】恶阻（妊娠剧吐）。

【注意事项】过敏者及时揭去，对症处理。

【应用小结】临床应用本法治疗恶阻患者 200 例，96% 的患者治疗 3 天显效。

【方法来源】河南省开封市中医院妇科经验疗法。

【病案举例】

病案一：王某，女，29 岁，无业，孕 9 周，恶心、呕吐较重，纳差，甚至饮水即吐，诊断为"恶阻（妊娠剧吐）"，给予"恶阻膏"（丁香散加减）神阙穴贴敷，每日一次，一次 12 小时，3 天后症状明显减轻。

病案二：刘某，女，21 岁，农民，孕 7 周，恶心、呕吐逐渐加重，不敢进食，饮水即吐，诊断为"恶阻（妊娠剧吐）"，给予"恶阻膏"（丁香散加减）神阙穴贴敷，每日一次，一次 12 小时，7

天后症状消失。

联系电话：0371-25616825

电子邮箱：haz1981@126.com

天灸疗法治疗支气管哮喘

庄礼兴 贺 君

广州中医药大学第一附属医院 510000

【作者小传】庄礼兴见 391 页《穴位埋线治疗癫痫》。

贺君，女（1979—　），副主任医师，针灸推拿专业硕士生导师。2005 年毕业于广州中医药大学，取得针灸学博士学位。从事临床、教学、科研工作 10 余年，长期致力于针灸临床的建设与发展，主要致力针灸治疗脑病、免疫系统疾病、针灸临床大数据的研究；主持国家级和省部级课题多项，发表论文 20 余篇，主编论著 1 部。

【操作方法】

1. 天灸时间

三伏指初伏、中伏、末伏三个庚日，按历法规定，夏至后第三个庚日为初伏，第四个庚日为中伏，立秋后第一个庚日为末伏。三九即冬至当天开始数九，九天为一九，在一九、二九、三九的第一天进行敷贴。

2. 药物选择

敷贴药物多选用化痰平喘、辛温通散、祛风活血类药物。以《张氏医通》消喘膏（白芥子、延胡索、甘遂、细辛）为基础加减用药。临床上常用的药物有白芥子、细辛、甘遂、延胡索、麝香、冰片、香附、生姜、肉桂、苏子、川芎、半夏等。

3. 操作方法

（1）询问患者病史，辨虚寒、实热。按证型在特定穴位上贴敷相应药膏，对虚寒证采用虚寒穴加虚寒证药，对实热证采用实热穴加实热证药。

（2）药物组成

虚寒证药：甘遂、白芥子、麻黄、细辛、法半夏、制南星、白术各等份，上加少许麝香。

实热证药：甘遂、白芥子、麻黄、前胡、鱼腥草、桑白皮各等份，上加少许麝香。

（3）选取穴位

虚寒证穴如下：

初伏：定喘、肺俞、命门（均双）

中伏：大杼、脾俞、腰阳关（均双）

末伏：厥阴俞、足三里、关元（均双）

实热证穴如下：

初伏：百劳、风门、肺俞（均双）

中伏：定喘、大肠俞（均双）、大椎

末伏：厥阴俞、曲池、上巨虚（均双）

根据不同病种选取不同药物，将所选药物按比例研磨成粉，用时以新鲜姜汁调匀做成膏状，再做成约 1cm×1cm 大小的方块状药饼，在其中央挖一小孔加入适量麝香作为药引，用约 3cm×3cm 胶布固定敷贴于所选穴位上。

【适应证】支气管哮喘。

【注意事项】

1. 天灸药物为芳香走窜之药物，皮肤有潮红、微痒、疼痛、轻度出水疱等表现属于正常反应。如感到灼痛，可随时撕除。去药后，局部皮肤有轻微灼热、发红或起小水疱是正常现象，可回医院处理或自行用消毒针将水疱刺破，刺破水疱时应保持小水疱皮肤的完整性，然后覆盖消毒纱块，以防局部感染。敷药的部位，在 10 小时内不要接触冷水。治疗当天最好不要洗冷水澡，宜用温水洗澡。

2. 感冒发烧者，患有恶性肿瘤、皮肤病、肺结核、支气管扩张、急性咽喉炎、感染性疾病等病患者不适合进行天灸。有糖尿病史的病人可适当缩短贴药时间，预防出现水疱后引起感染。幼儿贴药，最好在 3 岁以上，还要注意，孩子肌肤腠理疏松，更易吸收药物成分，因此贴药时间只需成人的 1/4 左右，一般只需要 0.5～1 小时即可。

3. 因贴药的药膏中含有麝香等芳香药物，故孕妇不可进行"天灸"。正处经期且月经量多者不适宜进行天灸，月经量少或者处于月经末期的经期女性，则可进行天灸。

4. 接受天灸治疗当天，戒食发物，如牛肉、烧鹅、花生、芋头、豆类等；避免食用生冷食物或虾、蟹等海鲜。

5. 由于天灸贴药部位多在颈背部、腹部、腰部，故患者最好选择宽松、深色的衣服，女士不宜穿连衣裙。

6. 所敷药物应现配现用，避免有效成分挥发丢失。

【应用小结】本疗法经大样本临床研究证实治疗及预防支气管哮喘效果显著。

【方法来源】广州中医大学第一附属医院针灸科开展天灸疗法已有三十多年的历史，从 1982 年开始，由已故著名针灸专家司徒铃开始应用此法治疗支气管哮喘，经临床反复实践，处方几经改良，1990 年在全省进行技术培训及推广应用，并对临床疗效进行了系统的研究，13 年来在院本部及全省各地共治疗患者约数十万人次。经临床和实验研究表明，其总有效率 94.56%，广东省市各级电视台、电台、香港亚视、阳春市电视台，各地各大平面媒体都对此做了大篇幅的报道。

【病案举例】

病案一：胡某，女，65 岁，10 年前无明显诱因出现咳嗽、咯痰、气促，每年秋冬季节发作，在外院呼吸科行胸片、肺功能检查，诊断为"支气管哮喘"，喘息发作时呼吸急促，喉中哮鸣有声，胸膈满闷如塞，咳不甚，咯吐不爽，痰稀薄色白，面色晦滞带青，渴喜热饮，发前喷嚏频作，鼻塞流清涕，舌淡苔白，脉细弱。根据患者发作的症状及舌质脉象，辨证为虚寒型哮喘。治疗选穴如下所示，初伏：定喘、肺俞、命门（均双）；中伏：大杼、脾俞、腰阳关（均双）；末伏：厥阴俞、足三里、关元（均双）。药物：甘遂、白芥子、麻黄、细辛、法半夏、制天南星、白术各等份，加少许麝香。将所选药物按比例研磨成粉，用时以新鲜姜汁调匀做成膏状，再做成约 1cm×1cm 大小的方块状药饼，在其中央挖一小孔加入适量麝香作为药引，用约 3cm×3cm 胶布固定敷贴于所选穴位上。经过一个三伏疗程，当年入冬时，患者已无明显哮喘发作，喷嚏及鼻塞流清涕亦明显减少。

病案二：许某，男，71 岁，有四十余年吸烟史。15 年前出现咳嗽、咯痰增多，伴有气促，发作时气粗息涌，咳呛阵作，喉中哮鸣，胸高胁胀，烦闷不安，汗出，口渴喜饮，面赤口苦，咯痰色黄，黏浊稠厚，咯吐不利，舌质红，苔黄腻，脉弦滑。于我院呼吸科行胸片、肺功能检查诊断为"支气管哮喘"。根据患者发作的症状及舌质脉象，辨证为实热型哮喘。治疗选穴如下所示，初伏：百劳、风门、肺俞（均双）；中伏：定喘、大肠俞（均双）、大椎；末伏：厥阴俞、曲池、上巨虚（均双）。药物：甘遂、白芥子、麻黄、前胡、鱼腥草、桑白皮各等份，加少许麝香。将所选药物按比例研磨成粉，用时以新鲜姜汁调匀做成膏状，再做成约 1cm×1cm 大小的方块状药饼，在其中央挖一小孔加入适量麝香作为药引，用约 3cm×3cm 胶布固定敷贴于所选穴位上。经过一个三伏疗程，当年入冬时，患者咳嗽、咯痰症状明显减少，无哮喘发作。

联系电话：13822287775

电子邮箱：zhuanglixing@163.com

千里光熏洗治疗癣病

张改芹

河南省内乡县余关乡卫生院 474362

【作者小传】张改芹，女（1959— ），医师，祖父精于中医外科，少时曾于祖父身边侍诊，18岁卫校毕业后又曾在南阳卫校进修学习2年，至今已从事中医临床工作30余年。在家学的基础上又结合了三十多年的临床实践经验摸索出了一些治疗皮肤病的有效方法，擅长治疗蛇串疮、癣、瘾疹、痈疽、发颐、臁疮、褥疮等。

【操作方法】

1. 方药组成

千里光（鲜品）100～150g，防风、荆芥、黄柏、金银花、当归、生地黄各30g，川椒、白芷、大黄、红花、苦参各15g。

2. 制作

上药加清水3500mL，水沸后再煎煮15分钟，煮取药液约3000mL左右；第二次煎煮加清水3000mL，水沸后再煎煮20分钟，煮取药液约2500mL左右，每剂药一般以煎煮两次为宜。

3. 熏洗方法

将煎好的药液倒入大小适中的盆中，先将患处（双手或双脚）悬于药液上方约5～10cm熏蒸，待药液温度降至40℃左右时再将双手或双脚放入药液中浸洗，如手癣、足癣同时都有则一般先泡手后泡脚，每天1～2次。1周为1个疗程，病情重者可以半月为1疗程。

【适应证】癣病（手癣、足癣）。

【注意事项】

1. 熏洗时间不宜过久，一般先熏蒸约10～15分钟左右为宜，再浸洗患处约15～20分钟，熏洗过程中出现灼痛难忍等不适应立即停止，以免烫伤。

2. 熏洗期间患者宜注意休息，起居定时，调畅情志，避免精神刺激；饮食宜清淡，禁食肥甘厚腻，辛辣发物；禁烟戒酒。

3. 熏蒸期间还可配合中药汤剂内服或抗真菌类西药以增强疗效。

4. 患处局部有破溃者慎用，有严重高血压病、脑血管病及其他系统性疾病危及生命者禁用。

【应用小结】临床应用本法治疗手足癣 600 余例，总有效率达 90%。

【方法来源】本方源于《串雅内编》之"千里光膏"，主治"贴疮疖风癣、杨梅疮毒、鹅掌风等"，原方组成为"千里光采茎叶捣汁，砂锅内熬成膏，防风、荆芥、黄柏、金银花、当归、生地黄各二两，川椒、白芷、大黄、红花、苦参各一两"。笔者受此启发，以此方作熏洗之用，试用后屡获良效。

【病案举例】

病案一：余某，女，47 岁，农民，1997 年 6 月 22 日初诊。患者诉手足瘙痒 5 年余，每年夏季瘙痒都有加重，每次均是先双手手心或指缝出现水疱，不断蔓延，瘙痒难忍，水疱破后出现白皮，手背、腕部也有，冬天患处则皲裂疼痛，反复发作，双脚情况相似，夜间常因瘙痒难以入睡。舌苔黄腻，脉弦滑。曾外用达克宁、癣净、足光散等屡治不效。予上方 7 剂，半月后复诊，瘙痒已不明显。又予上方 7 剂，未再复发。

病案二：吴某，男，35 岁，农民。1998 年 7 月 20 日初诊。患者诉双脚瘙痒 3 年余，每年夏季瘙痒都有加重，每次均双足趾间出现水疱，不断蔓延，水疱破溃后，趾间皮肤发白，瘙痒剧烈，常抓破出血瘙痒才能暂时缓解。苔薄白，脉弦滑。予上方 7 剂，半月后复诊，瘙痒消失，后单用千里光一味熏洗半月，未再发作。

病案三：岳某，男，18 岁，学生。2002 年 6 月 15 日初诊。患者诉双脚反复瘙痒 2 年余，每年夏季双足趾间均会出现水疱，水疱破溃后，瘙痒剧烈。舌质淡，苔薄白，脉缓。曾外用达克宁、足光散等，效果不明显。予上方 7 剂，半月后复诊，瘙痒消失，后单用千里光一味熏洗半月，未再发作。

联系电话：18487280819

电子邮箱：1779651081@qq.com

清热凉血湿敷法治疗静脉炎

张 丽

天津市武清区中医医院 301700

【作者小传】张丽，女（1967— ），主任医师，1991 年毕业于天津中医药大学，学士学位，现任天津市中西医结合学会糖尿病专业委员会委员、天津市中医药学会糖尿病专业委员会委员，全国第三批名老中医学术继承人。采用中西医结合方法治疗糖尿病及其并发症。发表论文 20 余篇，完成科研课题 5 项，参与编写著作 3 部。

【操作方法】

1. 药物组成

金银花、连翘、蒲公英、紫花地丁、牡丹皮、川芎、赤芍、紫草各 30g。

2. 制作

将上药水煎至 450mL，每次取药 30mL。

3. 湿敷方法

对敷药局部皮肤做清洁处理，每次取用 30mL 药汁，将纱布浸入药汁。按湿敷面积取用适量纱布，拧至悬起时刚无药液滴下为宜，敷于患处。大小须超出病变处 1 ～ 2cm，外用辅料固定。每天 1 次，每次 30 分钟，7 天为一疗程。

【适应证】静脉炎。

【注意事项】

1. 一旦出现局部皮肤过敏，首先立即停用，伤处清洗干净（温开水可促进血液循环、减轻疼痛）；然后外涂抗过敏皮炎药膏如尤卓尔药膏等，并可适当口服抗过敏药，如氯雷他定片等，严重者可以静脉点滴或肌肉注射抗过敏药物。

2. 如局部出现水疱，应用消过毒的针刺破，外用消毒药物，防止皮肤继发感染。

3. 在皮肤破损处禁用刺激性药物，一旦接触到刺激性药物要立即清洁干净。

4. 对于患有严重高血压、心脏病等危重疾病的患者，要密切注意其敷药后的反应，如有不适感应及时中止治疗，并采取相应的处理措施。

【应用小结】临床应用本法治疗静脉炎 1020 例，总有效率达 94.6%。

【方法来源】天津市武清区名老中医陈宝贵院长认为静脉炎属中医"脉痹"范畴，根据中医辨证论治理论，首先提出用清热凉血湿敷法治疗静脉炎，在临床工作中取得了满意的治疗效果。该法在中华中医药学会民间传统诊疗技术与验方整理研究会首届民间特色诊疗项目评选活动中获奖。

【病案举例】

病案一：李某，男，56 岁，工人，门诊入院。既往糖尿病病史 16 年，合并周围神经病变、下肢血管病变。医嘱予静脉滴注 0.9% 氯化钠注射液 250mL，加 α–硫辛酸注射液 300mg 静点，qd，辅以其他常规药物治疗。患者于治疗第 3 天诉输硫辛酸组液时输液侧手背及前臂疼痛，难以耐受，痛感沿浅表静脉向近心端放散。检查可见患处皮肤红肿，皮温升高，触痛明显，全身症状不明显。诊为脉痹之热痹，证属热毒血瘀，治以解毒清热，凉血行瘀。处静点 α–硫辛酸时于患处行湿敷方浓煎湿敷治疗。经湿敷治疗，患者患处红肿、疼痛症状较前明显减轻，能够耐受，顺利完成硫辛酸治疗疗程后病情好转出院。

病案二：侯某，女，40 岁，离职人员，主因"周身软瘫 3 小时"由急诊入院。于入院前 3 小时无明显诱因出现周身软瘫。查体示：神智清楚，精神萎顿，心肺腹无特殊情况。四肢肌张力正常，四肢肌力 III 级，腱反射减弱，病理征阴性。查血清钾示 2.97mmol/L，诊断为低钾血症。医嘱予氯化钾缓释片 1.0g 口服，Tid，5% 葡萄糖注射液 250mL+ 胰岛素 4IU+ 氯化钾 1.0g 静点，ST，常规药物治疗。静脉补钾约 5 分钟后，患者诉输液侧手背及前臂疼痛难忍，痛感沿浅表静脉向近心端放散。查体见患处皮肤微红不肿，皮温略高，疼痛拒按，全身症状不显。处理予减慢氯化钾组液滴速，患处行湿敷方浓煎湿敷治疗。经处理后患者诉疼痛较前减轻，能够耐受。患者补钾至正常范围后病情好转出院。

联系电话：13920728881

电子邮箱：rh2003yan@163.com

外敷治疗颈肩腰腿痛

万仁全　代　星

武汉万福中医专家门诊部　430010

【作者小传】见 98 页《万氏姜蜜治阳虚》。

【操作方法】组方：黄沙 500g，海盐 500g，生姜丝 500g，花椒 250g，艾叶 100g，桂皮粉 100g。先将黄沙、海盐、花椒放入锅中炒热后加入生姜丝、艾叶、桂皮粉继续炒，1～2 分钟后加入食醋 3 匙，混匀后分装在 2～3 个棉布袋中，热敷关节疼痛部位。每天热敷 2～3 次，续用时可用微波炉加热后使用。

【适应证】颈椎病、肩周炎、腰椎病、坐骨神经痛、四肢关节痛等。

【注意事项】

1. 加热温度不能太高，以防烫伤。

2. 局部有感染、溃疡、瘢痕、肿瘤的患者，精神病患者，以及合并有严重肺心病、肺癌和心脑血管、肝、肾、造血系统病等严重危及生命的原发性疾病的患者禁用。

3. 不做剧烈运动，注意保暖。

【应用小结】 临床应用本方法治疗颈椎病、肩周炎、腰椎病等600例患者，有效率96%。

【方法来源】 本方来源于武汉市万福中医专家门诊部万仁全主任医师的祖传秘方。

【病案举例】

病案一：宋某，男，50岁。天热洗澡后不擦干上身吹空调，后出现双肩疼痛，活动稍受限。诊断为受凉后引起的肩周炎。用此法热敷双肩，每天3次，每次20～30分钟，并辅以按摩肩部。热敷1天后疼痛缓解，3天后痊愈。

病案二：陈某，男，65岁，农民。年轻时常下水捕鱼、挖藕，常年种菜干农活，现在双腿发凉，右膝关节疼痛，走路、上下楼时疼痛加重，气温降低时也加重。后用此法外敷，当时疼痛就缓解。后来每天热敷，带护膝，1个月后基本没有疼痛。

病案三：许某，女，37岁，职员。每天都是长时间用电脑工作，夏天在办公室每天用空调，感觉脖子有点发凉，但是从来不带纱巾，在某天用空调后，脖子僵硬、胀痛，被诊断为颈椎病。用此法早晚热敷，每次30分钟，白天用空调时在颈部围上纱巾。热敷5天后，颈部无胀痛，无不适的感觉。

联系电话：027-82861676　13807167183

电子邮箱：wanrenquan@126.com

熏洗法治疗跟痛症

王秉隆

山东高密市中医院　261500

【作者小传】见 246 页《自拟镇痛饮治疗坐骨神经痛》。

【操作方法】

1. 熏洗方组成

威灵仙 30g，艾叶 20g，独活 20g，红花 15g，皂角刺 20g，汉防己 20g，食醋 100mL，鲜葱 50g。

2. 操作步骤

将中药加清水适量（约 1500mL），用武火煎沸后，再煎 15～20 分钟，将药液倒入桶或盆内使用。每次浸泡 30 分钟左右，每天 1 次，10 次为一疗程。

【适应证】跟骨疼痛症。

【注意事项】

1. 对本药已知成分过敏者禁用。

2. 有严重心、肝、肾等并发症，或合并有严重原发性疾病、精神病者禁用。

【应用小结】临床应用本法治疗跟痛症，总有效率达 85%。

【方法来源】本方来自高密民间名医刘筱斋。本方具有舒筋活络、活血止痛的作用。刘筱斋（1900—1983），山东高密人，从医 60 余年，崇尚仲景之说，通晓《本草纲目》，擅长治疗疑难杂症，选方药少而精，廉而效。

【病案举例】

病案一：赵某，男，65 岁，走路时跟骨下面疼痛，疼痛可沿跟骨内侧向前扩展到足底，舌质暗红，苔薄白，脉弦细。给予上方熏洗 10 天后，患者疼痛明显缓解，连续 3 个疗程后，患者疼痛消失。随访 1 年未复发。

病案二：柳某，男，70 岁，患者站立时跟骨下面疼痛，疼痛可沿跟骨内侧向前扩展到足底，早晨起床后开始走路时疼痛明显，舌质暗红，苔白，脉涩。给予上方熏洗 10 天后，患者疼痛缓解，连续 3 个疗程后，患者疼痛明显减轻。随访 1 年病情未反复。

病案三：王某，女，35 岁，站立时跟骨下面疼痛，疼痛可沿跟骨内侧向前扩展到足底，休息后开始走路时疼痛明显，行走一段时间后反而减轻，舌质暗红，边有瘀点，苔白，脉涩。给予上方熏洗 10 天后，患者疼痛缓解，连续 3 个疗程后，患者疼痛明显减轻。随访 1 年病情未反复。

熏洗法治疗糖尿病足

陈　涛

山东省高密市中医院　261500

【作者小传】见 113 页《蜂房散治疗阳痿》。

【操作方法】细辛 20g，桂枝 30g，红花 20g，透骨草 30g，花椒 15g，木瓜 50g。用法：将上述中药放入 3000mL 水中煎煮 30 分钟，药液温度保持在 40～42℃，浸泡患足，药液以泡过足踝为度，每天 1 次，每次 30 分钟。睡前进行。两周 1 疗程。

【适应证】糖尿病足。

【注意事项】

1. 糖尿病患者需在西医常规治疗的基础上采用此疗法。

2. 妊娠或哺乳期妇女或对本药已知成分过敏者。

3. 有严重心、肝、肾等并发症，或合并有严重原发性疾病、精神病者禁用。

4. 合并严重感染者禁用。

5. 熏洗后立即用软的干毛巾轻轻拭干双脚，尤其是脚趾间，切莫用力,以免拭破皮肤。

【应用小结】临床应用本法治疗糖尿病足80例,总有效率达92%。

【方法来源】中药熏洗法是我院糖尿病俱乐部民间宣传、推广疗法。糖尿病足是糖尿病的严重并发症之一,不仅花费大,而且截肢残疾率高。治疗上,多采用扩血管、营养神经、抗感染、局部处理等方法,疗效较差。我们通过多年的临床实践,应用中药熏洗法,显著提高了临床疗效,不仅明显改善患者的临床症状,还延缓了并发症的发生发展。

【病案举例】

病案一:任某,女,70岁,糖尿病病史10年,近1年来,患者出现双下肢发凉、发麻,走路踩棉感,伴乏力,舌质暗红,苔薄白,脉弦细。曾应用阿司匹林等药物口服,效果欠佳,遂给予中药熏洗法(组方、操作同上),用药4周后,患者下肢麻、凉、踩棉感明显改善。

病案二:黄某,男,68岁,糖尿病病史8年,近半年来,患者出现双下肢麻凉感,伴感觉功能减退,因走路不小心足部被划破,有少量渗出物,无脓血,伴乏力感、畏寒感,舌质暗红,苔白,脉涩。曾口服西药及外用消炎药膏,效果欠佳,遂给予中药熏洗法(组方、操作同上),用药2周后,患者伤口愈合,4周后肢末麻凉症状明显缓解。

病案三:崔某,女,65岁,糖尿病病史12年,近2年来,患者出现双下肢麻凉感,凉不过膝关节,下肢末端时有针刺样疼痛,舌质暗红,有瘀点,苔薄白,脉细涩。曾口服扩血管西药及复方丹参片,效果欠佳,遂给予中药熏洗法(组方、操作同上),用药3周后,患者症状减轻,6周后肢末麻凉、刺痛感明显缓解。

联系电话:18265662018

电子邮箱:281768606@qq.com

熏蒸法治疗偏头痛

岳金恒

河南省内乡县医药公司　474350

【作者小传】见 251 页《鲜玄参治疗瘰疬》。

【操作方法】

1. 方药组成

僵蚕每 1 岁 1 条（如 20 岁 20 条），蚕沙四两（120g），川芎二两（60g）。

2. 制作

将上药先用 2500mL 清水浸泡 30 分钟，水沸后再煎煮 15 分钟，煮取药液约 1500mL 左右，连同药渣一起装入保温瓶中。

3. 熏蒸方法

用 2～3 层纱布将保温瓶瓶口封住，将患处（一般以太阳穴为主）对准瓶口约 5～10cm，如两侧均痛则隔 10～15 分钟交替熏蒸，每天 1～2 次。用毕将保温瓶瓶塞盖上，留待下次再用，2 天换一剂药。一般以 1 周为 1 个疗程，病情重者可以半月为 1 疗程。

【适应证】头痛（偏头痛、血管性头痛、紧张性头痛、三叉神经痛）。

【注意事项】

1. 熏蒸时间不宜过久，一般在 15～20 分钟左右为宜，熏蒸过程中出现灼痛难忍等应立即停止，以免烫伤。

2. 熏蒸期间患者宜注意休息，起居定时，调畅情志，避免精神刺激；饮食宜清淡，禁食肥甘厚腻、辛辣发物；禁烟戒酒。

3. 熏蒸期间还可配合适当的头部保健按摩法，以疏通经脉，调畅气血，以增强疗效。

4. 患处局部有破溃或瘢痕者慎用，有严重高血压病、脑血管病及其他系统性疾病危及生命者禁用。

【应用小结】临床应用本法治疗头痛 500 余例，总有效率达93%。

【方法来源】《本草纲目》上载，白僵蚕可"散风痰结核，瘰疬，头风，风虫齿痛"；原蚕沙"炒热袋盛，熨偏风""治消渴癥结，及妇人血崩，头风、风赤眼，祛风除湿"。笔者受此启发，以僵蚕、蚕沙为主，加川芎一味作为引经药，试用后屡获良效。

【病案举例】

病案一：张某，女，42 岁，小学教师，1995 年 3 月 28 日初诊。患者诉头痛 20 年余，几乎每年都在春分前后发作，此次因家庭琐事与丈夫发生口角后头痛发作，发作时头痛难忍，痛如锥刺，时有呕吐，夜间因疼痛而不能入睡，舌质淡暗，边有瘀点，舌下络脉青紫，脉弦紧。曾至多家医院就诊，被诊断为血管紧张性头痛，中药西药屡治不效，常规止痛药已不能止痛，夜间更需加服安眠药方能入睡。本欲以吴茱萸汤加减治疗，无奈患者久服中药，屡治不效，拒服汤药，遂予上方 7 剂试用。半月后复诊，云头痛已止。随访 3年，未再复发。

病案二：周某，男，49 岁，农民。1997 年 7 月 6 日初诊。患者诉 5 年来头痛缠绵不愈，头痛如裹，每遇阴雨天发作，遇冷及遇风加重，以左侧头痛为主。舌质淡胖，苔薄白，脉弦滑。先后用中西药物及针灸治疗，疗效甚微。此次不慎淋雨受凉感冒后诱发头痛，因家庭条件拮据，欲求一简便之法。以上方 3 剂交之试用。半年后偶遇，告知 3 剂药用完，头痛竟未复作。

病案三：王某，男，37 岁，镇政府公务员。2002 年 9 月 15 日初诊。患者左半侧头痛 3 月余，就诊时诉头痛难忍，难以胜任日常工作，遇寒加重，得温后痛减，痛处不移，疼痛严重时可连及项背。舌质淡，苔薄白，脉弦紧。曾口服去痛片、芬必得等头痛均不见好转。因患者嫌中药味苦，故予其上方 3 剂。1 周后患者复诊，头痛等症完全消失，未再用药。

联系电话：18487280819

电子邮箱：1921432166@qq.com

蛴螬治疗小儿口疮

阎钧天

山西省运城市中医医院　044000

【作者小传】见 4 页《三五七鹿茸散治头晕》。

【操作方法】从粪土中挖取蛴螬虫（俗名：木管虫）3 ～ 5 条，洗净泥土备用；每次取一只蛴螬，用竹筷一根，将筷子小头顶入蛴螬头部或尾部，顶好后均匀用力，把蛴螬内脏翻出在外，然后，用反过来的蛴螬反复擦拭口内溃疡处，1 天 2 ～ 3 次，轻者 1 天即愈，重者不过 3 天而愈。

【适应证】小儿口疮，小儿鹅口，成人口疮亦可。

【注意事项】擦拭时用力要轻，并随擦随转动筷子。

【应用小结】应用此法治疗小儿口疮、新生儿鹅口甚多（未统计），治愈率在 90% 以上；用于成人口疮者亦数十人，效果均佳。

【方法来源】山西省垣曲县王茅下亳城师星明老中医经验疗法。师星明，男，76 岁（1914—1990 年）。师从族祖师育德，善儿科、针灸，尤善用单方治病，所辑单验方多达一千余首，常以单方起死回生，影响颇大。1937—1947 年，以行医为掩护进行抗日和解放工作。为垣曲县名医，解放后任垣曲县政府副县长兼卫生局局长。师星明与李复唐、赵中凤、石金熙合称垣曲县四大名医，深得当地百姓喜爱。

【病案举例】

病案一：闫某，女，1 岁 2 个月。1965 年春，口舌溃烂，口水时时外流，口水所流之处，红烂疼痛，一医用核黄素等药治疗近半月不愈，乃用此法，未及 4 天而愈。

病案二：文某，男，8 个月。1964 年秋，先患痢疾，痢止后即口舌生疮，糜烂，流口水，不能吮乳，吮乳则疼痛哭闹，延至 3 天，乃用此法，3 天后糜烂愈合，吮食如常。

病案三：程某，男，37 岁。1977 年收罢小麦后，患口疮，牙龈、两腮及舌边舌尖，多处糜烂，不能饮食，喝水时也需忍痛。时曾建议用此法治疗，患者恶其不洁，乃拒绝之，而吃黄连上清丸、磺胺嘧啶，在口内溃疡处涂以紫药水，迁延十余天，不能痊愈。以其痛苦难忍，遂愿接受此法治疗，1 天用蛴螬 5～6 条，2 天后，疼痛大减，糜烂处亦减少，再 2 天，口疮痊愈。

联系电话：13935937577

拔脓生肌简易方

阎钧天

山西省运城市中医医院　044000

【作者小传】见 4 页《三五七鹿茸散治头晕》。

【操作方法】取大牛心柿饼一个，分成两半，取一半，去掉柿饼内核和瓤，使成凹形，凹面向溃烂的疮口贴上去，一日一换，直至脓净，肉生，疮口长平即可。

【适应证】凡痈疽化脓后，脓排不净，脓根顽固不化，新肉不长者均可用之。

【注意事项】寒性溃疡不宜。

【应用小结】临床应用此法治疗疮、疡、痈、疖、无名肿毒等，排脓生肌约五十余例，有效率大于 95% 以上。

【方法来源】山西省垣曲县李复唐老中医经验疗法。李复唐，男（1893—1978 年）。晚清进士，饱读诗书，酷嗜医学，清末民国初垣曲县名医，精通中医四大经典，时称活神仙，言必中的，药必中病，对缠绵之疾，常能数剂而愈。

李复唐与师星明、赵中凤、石金熙合称垣曲县四大名医，深得当地百姓喜爱。

【病案举例】

病案一：刘某，男，58岁。臀部因打针而发炎化脓，切开后，虽用油纱条引流，但脓血淋漓不净，肉芽不生，疮口久不愈合。乃用此法，1天1换，3天后脓净，肉芽旋生如珠，续用此法1周后，新肉满而疮口愈合。

病案二：马某，女，33岁。患乳痈，溃破后，脓水淋漓，长达半月，久不收口。乃用此法，1天1换，5天后脓净，新肉萌生，续以此法外贴，1周后收口而愈。

病案三：王某，男，28岁。患脑疽月余，终天脓血淋漓，请疡医治以内服外敷并用，又天天注射青霉素、磺胺嘧啶等，终不见效。遂用此法，1天1换，半月后，脓水净，疮疡内肉芽始生如珠，仍以此法治疗，又半月而疮口愈合。

联系电话：13935937577

米糠炒热外擦治疗小儿荨麻疹

李跃进

山西省中西医结合医院　030013

【作者小传】李跃进，男（1975—　），中医内科学博士，从事中医临床近20年，曾先后师承东北中医心血管病名家郭文勤、徐惠梅教授，山西中医肾脏病名家孙郁芝、高继宁教授及浙江中医肾脏风湿免疫疾病名家鲁盈教授，集南北派医学之长。参与国家自然科学基金项目、国家科技部国际合作项目等国家级科研项目多项，出版中医专著三部，发表国家级论文十余篇。擅长中医治疗多种内科杂病，尤其对肾病及风湿免疫性疾病有较为丰富的临床经验。

【操作方法】根据患儿大小，取新谷子所碾出的米糠适量，置铁锅中炒热后，将米糠倾倒于一直径 1m 左右浅底的竹制容器中。候米糠温度至探之热而不烫手时，将患荨麻疹之小儿除去衣服，置于米糠中，大人以手抓热米糠在小儿前胸后背及有荨麻疹之部位搓擦，约 15 分钟或米糠变凉后将小孩抱出，穿好衣服，操作完成。

【适应证】小儿荨麻疹，遇风寒加重者。

【注意事项】对米糠的温度要掌握好，避免烫伤；小儿皮肤娇嫩，搓擦力度不宜过重，以皮肤微微发红而不觉痛为度，操作时注意保暖，避免因暴露身体而再次感寒。

【应用小结】临床应用本法治疗小儿荨麻疹属风寒证者 50 余例，疗效基本接近赛庚啶对照组，且治疗一次后，约 30% 左右的患儿可长期不复发，优于赛庚啶组。

【方法来源】本法广泛流行于山西农村地区，如临县、大同等地，基本家喻户晓，但具体创始人不详。本法既可通过热米糠令风寒从皮肤而出，又可通过米糠补充维生素 C，故对荨麻疹有良好的治疗作用。

【病案举例】

病案：李某，女，7 岁，每于受凉后即感全身瘙痒，迅速出现风团及丘疹样皮损，色淡白，反复发作半年余，平常予赛庚啶口服可暂时见效，但不能减少复发，舌淡红，苔薄白，脉浮无力。诊断为荨麻疹（瘾疹），表虚感寒。于发病时，予米糠炒热后全身搓擦至米糠变凉后停止。共治疗 2 次，随访 3 月未复发。嘱其父母，若小儿以后再发，仍可采用此法治疗。

联系电话：18235196645

电子邮箱：li00567@126.com

芎冰喷雾剂治疗缺血性脑血管病

陈宏珪

广州中医药大学第一附属医院　510405

【作者小传】陈宏珪，男（1938—　），湖北省武汉市人，广州中医药大学教授，硕士研究生导师，曾任广州中医药大学第一附属医院院长，从事中医教医研工作 50 余年，主持或指导心脑血管病研究各级课题多项，荣获广东省中医管理局基础研究一等奖。在各级专业杂志发表论文 20 多篇，参与编写 7 部专著，培养研究生 25 名。

【操作方法】芎冰喷雾剂，每一喷剂量为 0.09mL，相当于含川芎生药 1.35g，冰片 0.9mg。每次每侧鼻孔喷 3 喷，每天 3 次。

【适应证】缺血性中风、头痛、眩晕。

【注意事项】喷鼻前宜先通畅鼻腔，喷鼻时头稍后仰，喷鼻后仰卧 5 ~ 10 分钟，尽量不要用手捏鼻，因为雾状剂比液体更容易吸收。

【应用小结】用芎冰喷雾剂喷鼻能显著改善偏头痛患者发作期的症状及脑血流变化，即时疗效明显，起效快，且未发现毒性作用。

【方法来源】我国古代早有通过鼻腔递药治疗脑部疾病的记载，如《伤寒杂病论》载有用薤捣汁灌鼻以开窍回苏，《急救广生集》用鲜萝卜汁加冰片、薄荷滴鼻治疗头痛，《中国药典》2000 年版一部载有以鼻腔给药的通关散治疗中风、昏厥。

【病案举例】

病案一：2002 年 3 月至 2004 年 4 月，共观察了 42 例偏头痛患者，治疗组 24 例，用芎冰喷雾剂治疗；对照组 18 例，用生理盐水治疗。经芎冰喷雾剂喷鼻治疗后，临床症状显效 12 例，好转 8

例，无效 4 例，总有效率：83.3%。给药 15 分钟后 TCD 监测痉挛血管血流速度明显降低，血管顺应性明显改善，与对照组比较有显著性差异（$P < 0.01$）。

病案二：2002 年 7 月至 2004 年 3 月期间，共观察了广州中医药大学第一附属医院心内科病房住院的 58 例急性缺血性中风患者，发病 72 小时内开始治疗，疗程为 2 周。按照随机、对照、盲法的原则，随机分为治疗组和对照组，治疗组 39 例，用芎冰喷雾剂治疗；对照组 19 例，用尼莫通治疗。芎冰喷雾剂治疗组的总有效率为 76.9%，显效率为 66.7%，尼莫通对照组总有效率为 78.9%，显效率为 67.9%，两组疗效差异无显著性（$P > 0.05$）。

病案三：椎 – 基底动脉供血不足性眩晕病人 40 例，芎冰喷雾剂组和空白喷鼻剂（葡萄糖氯化钠溶液喷鼻剂）组各 20 例，给药 15 分钟后，治疗组眩晕分值、症状总分自身比较及与对照组比较均明显下降（$P < 0.01$）。

联系电话：13826057026

电子邮箱：451087748@qq.com

芒硝外敷法治疗水肿病

邱淑丽

广东省广州市广州中医药大学第一附属医院　510405

【作者小传】邱淑丽，女（1972—　），副主任护师，从事临床护理工作 24 年，主持和参与科研课题 7 项，发表论文 10 余篇。

【操作方法】将芒硝装入布袋内（每小袋装 60g）直接贴敷于患处。

【适应证】水肿。

【注意事项】

1. 及时检查芒硝粉末结块情况，如芒硝粉末已变成硬块应随时更换芒硝粉剂。

2. 贴敷时宜敷满整个水肿的肢体，但避开关节处。

3. 有皮肤破损处时应避开破损部位。

【应用小结】临床应用本法治疗下肢水肿病例 393 例，有效率达 96% 左右。

【方法来源】2013 年 10 月邱淑丽护士长到杭州中医院肾病科交流学习 3 天，从中学习到用芒硝贴敷疗法改善肾性水肿的方法。经过改善方法后运用到临床。

【病案举例】

病案一：朱某，男，14 岁，2 年前开始出现眼睑浮肿，在当地门诊治疗后浮肿消退。1 周前因劳累后出现眼睑及下肢浮肿，诊断为"原发性肾病综合征"收入院治疗。给予常规药物治疗的同时，予芒硝粉末布袋贴敷水肿处。患者觉贴敷处"热汗"出，布袋湿透后及时更换，1 天 2 次。3 天后患者下肢浮肿较前减轻。

病案二：陈某，男，24 岁，5 年前开始出现双下肢浮肿，在我院诊断为"肾病综合征"微小病变型，长期在我院门诊复诊，水肿症状反复发作。3 天前因劳累后再次出现眼睑及下肢浮肿，住院治疗。入院后给予辨证中药及维持西医治疗，并予双下肢外敷芒硝。5 天后，患者浮肿症状明显消退。

病案三：潘某，男，73 岁，因"泡沫尿 5 年，双下肢水肿 5 月"入院。入院时见面色萎黄、气促、下肢重度浮肿，小便减少。给予西医常规治疗及口服辨证中药，再加外用芒硝外敷双下肢。芒硝贴敷处皮肤水分析出多，布袋湿透后及时更换，1 天 2 次。5 天后患者浮肿症状较前减轻。

联系电话：13710166594

电子邮箱：qiushuli71@163.com

糖化蚯蚓治疗急性期带状疱疹

高会彦

河南省开封市中医院　475000

【作者小传】见 389 页《条口透承山治疗面瘫》。

【操作方法】取本地韭菜地里生存 3 年的蚯蚓 12 条（以蚯蚓身上环数定年龄），白砂糖 1 两；混合后放置瓷碗中加盖 3～6 小时，化为液体后擦拭患处，3 天为 1 疗程。

【适应证】急性期带状疱疹。

【注意事项】

1. 治疗期间，局部有轻微灼热、痒感为正常反应，如出现奇痒、肿疼难忍等应立即用清水洗去。

2. 治疗期间饮食以清淡为宜，忌烟、酒、生冷之品；忌食鱼虾等海产品及辛辣食物、羊肉等热性食物。

【应用小结】临床应用本法治疗带状疱疹急性期 79 例，治疗一疗程后，总有效率达到 96%。在治疗过程中，对急性期带状疱疹越早治疗效果越好，尤其适用于部位在腰部的患者。

【方法来源】河南省开封市尉氏县罗庄村名医高林河 40 年临床经验疗法。高林河，男（1955—　），擅长民间土法治疗各种常见病症与疑难杂症，尤其运用本法治疗带状疱疹急性期疗效显著。

【病案举例】

病案一：赵某，男，35 岁，教师，感冒后发现腰部"带状疱疹"，疼痛难忍，应用该疗法治疗一疗程后疼痛消失。

病案二：罗某，女，8 岁，学生，发现"带状疱疹"后于当地诊所静滴抗病毒药物治疗 1 周后效果不明显；经使用该疗法 1 周后疼痛消失，带状疱疹逐渐减少。

病案三：郑某，男，33 岁，洗澡后感觉腰部疼痛难忍，因患者既往有腰部疼痛难忍症状，继而发现"带状疱疹"的经历，经该疗法治愈；立即应用该疗法擦拭，1 天后疼痛症状消失。

联系电话：18637832899

电子邮箱：13460761194@126.com

第五章　综合疗法

刺络拔罐法治疗风赤疮痍技术

杨　光

天津中医药大学第一附属医院　300193

【作者小传】杨光，男（1956—　），毕业于天津中医药大学，任中华中医药学会眼科分会常务委员，中国中西医结合学会眼科分会常务委员，世界中医药联合会眼科分会理事，天津中西医结合眼科专业委员会主任委员，天津市眼科学会委员，科普作家协会委员，河北省中医眼科学会名誉委员，天津中医药大学五官教研室主任、主任医师。从事眼科医、教、研35年。临床以治疗中老年眼病为主，长期从事针刺治疗眼病的临床及机理研究。主编、参编学术著作十余部，发表论文70余篇、科普作品百余篇。完成各级科研课题8项，"针刺治疗眼病研究机理研究"等3项眼科针刺临床及机理研究获天津市科技进步奖。

【操作方法】

1. 患者取坐位，可用肘部支撑于诊床，或反向坐于靠背椅上，双手抱住椅背。充分暴露项部及上背部。

2. 取大椎穴、肺俞穴（双侧）。一般急性者只取大椎穴。慢性者大椎、肺俞均取。

3. 用酒精棉球消毒穴区，以消毒三棱针点刺穴区2～3下，深约2～3mm。

4. 以闪火法于穴区拔罐。一般选直径40mm口径火罐，体瘦者可选较小口径火罐。

5. 20 分钟后起罐。擦去血液。点刺处涂抗生素眼膏少许，以消毒棉球覆盖 24 小时。

6. 每日治疗 1 次。3 天为一疗程。一疗程不愈者，3 天后再进行下一疗程治疗。

【适应证】

中医：风赤疮痍。因脾胃湿热，复感风邪，客于胞睑，以致胞睑皮肤红肿疼痛，起丘疹，小泡，继则引起脓疱、溃烂的眼病。

西医：眼睑非感染性炎症，如眼睑接触性皮炎、眼睑湿疹等。

1. 急性

（1）睑部有明显的刺痒感和烧灼感。

（2）眼睑皮肤红肿，出现红斑、丘疹、水疱（如有继发感染则为脓疱、溃疡）、结痂等。

（3）血嗜酸粒细胞增多。

2. 慢性

湿疹长期不愈，眼睑皮肤粗糙呈鳞屑样，组织肥厚。局部痒、痛、麻木等。

【注意事项】

1. 慢性患者治疗期间不应停用药物。

2. 治疗期间忌辛辣刺激饮食，眼局部避免接触化妆品等化学物质。

3. 治疗后局部 24 小时内勿沾水。

4. 出现晕针者，按针灸晕针常规处理。

5. 禁忌：孕妇及婴幼儿患者；糖尿病患者，血糖高于 9.0mmol/L 者；血压高于 160/90mmHg 者；精神病患者；穴位周围皮肤有感染、破损等病变。

【应用小结】

据《150 例风赤疮痍患者刺络拔罐治疗初步观察》一文报道，刺络拔罐法治疗风赤疮痍有效率 100%，治愈率 77.27%。

【方法来源】

天津中医药大学第一附属医院眼科已故老中医李恩生、王慧茹常用刺络拔罐法治疗眼病，并传授给王淑梅、杨光等医生。经科室多年观察，提炼总结证实，采用本法治疗风赤疮痍疗效良好。科室于 2011 年加入中医药管理局重点专科疾病"风赤疮痍"协作组，完成如下工作：

回顾总结科室多年治疗本病的经验，筛选不同疗法，经疗效比较，初步确定以刺络拔罐法作为治疗风赤疮痍（眼睑湿疹）的主要方法；经临床实践，精选、筛选穴位，由原只选大椎穴扩大为大椎、肺俞 2 个穴位。并统一治疗方案，规范治疗操作及禁忌证、注意事项等。

【病案举例】

病案一：患者，女，40 岁，医务工作者。染发后眼睑红肿、白睛红赤，眼痒难耐 2 天。检查见双眼睑充血，出现少许水疱；球结膜充血、轻度水肿，角膜透明，结膜囊有黏液状分泌物。诊断：变应性结膜炎、接触性睑皮炎。中医诊断：风赤疮痍。予典必殊眼液及眼膏，2 天后结膜炎症消退。眼睑仍红肿，少许脱屑，刺痒难忍。予大椎刺络拔罐法，出血约 2mL。第二天症状明显减轻，自述已基本不痒。检查见眼睑微红微肿，少许脱屑。继续大椎刺络拔罐 2 次（每天 1 次），痊愈，眼外观如常。

病案二：患者，女，34 岁，商业人士。双眼睑红、刺痒、脱屑，反复发作半年余。检查见双眼睑皮肤潮红，不肿，近睑缘部有水疱及皮屑。自述"上火"，吃辛辣食物即加重。西医诊断：眼睑湿疹；中医诊断：风赤疮痍。予大椎、肺俞（双侧）刺络拔罐法，每日一次，大椎与肺俞交替应用。每次出血 0.5～2mL 不等。3 日后症状即明显减轻。10 天后基本痊愈。眼睑不红不肿，唯见皮肤色素不均。停止治疗，嘱少用化妆品，忌食辛辣。

联系电话：022–27432712 13803028232

电子邮箱：yangguangtj2005@126.com

中医治疗不孕的特色疗法

李令宣

河南省兰考县西街李令宣中西医结合门诊　475300

【作者小传】见 120 页《原发性性腺功能低下所致不育症的中医特色治疗》。

【操作方法】对女子不孕且有月经的患者，停经后的第二天，每天中午采取高频理疗或超短波理疗 15 分钟，晚上再用炒麦麸子皮热敷下腹部 30 分钟，每天一次，连续 20 天为一个疗程，可连用 3～4 个疗程，以促进血液循环，松解局部组织粘连，改善局部营养，消除局部炎症。对无月经者，可连续使用 5～6 个疗程。在理疗和热敷过程中，每天晚上坚持口服中药：当归 9g，红花 9g，熟地黄 9g，白芍 9g，山药 12g，桃仁 12g，补骨脂 12g，菟丝子 12g，鳖甲 20g，穿山甲 20g。每剂水煎两次，每晚温服 1 次。

【适应证】女子不孕症。

【注意事项】

1. 保持良好的心态。

2. 保持良好的生活环境。

3. 禁用辛辣食物（生蒜、辣椒等）。

4. 夫妻间感情保持最佳状态。

5. 注意保持居处温度适宜。

6. 禁止食用过凉食物。

【应用小结】本法长期在临床应用，经对千余例患者观察，80% 的患者经 2～3 个疗程治疗，都能够治愈。

【方法来源】河南省兰考县名老中医李焕堂经验疗法。李焕堂，男，汉族（1933—2013），李老先生擅长治疗疑难杂症，在兰考县深受当地不孕不育症及疑难病患者的好评。李令宣医师跟随其家父行医多年，本法系继承李焕堂老先生治疗经验。

【病案举例】

病案一：高某，女，24岁，结婚3年不孕，每月行经正常，运用高频理疗15分钟，晚上用炒麦麸子皮热敷下腹部30分钟，每天治疗一次。以此法治疗一个疗程即受孕。

病案二：张某，女，23岁，结婚2年不孕，每月行经正常，每天中午采用超短波理疗15分钟，晚上用炒麦麸子皮热敷下腹部30分钟，每天治疗一次。以此法治疗一个疗程即受孕。

病案三：刘某，女，26岁，结婚4年未受孕，营养不良，月经不调，经行时量极少。每天中午采用超短波理疗15分钟，晚上用炒麦麸子皮热敷下腹部30分钟，每天治疗一次。同时，每晚口服中药：当归9g，红花9g，熟地黄9g，白芍9g，山药12g，桃仁12g，补骨脂12g，菟丝子12g，鳖甲20g，穿山甲20g。经一个疗程治疗即受孕。

联系电话：13295080688

电子邮箱：3311304566@qq.com

药棒叩击综合疗法治疗腰椎间盘突出症

俞晓飞

上海中医药大学附属曙光医院　201203

【作者小传】俞晓飞，女（1977—　　），副主任医师，上海中医药大学附属曙光医院神经内科副主任。任中国医师协会中西医结合医师分会神经病学专家委员会副主任委员兼秘书长，上海市中西医结合学会神经科专业委员会常委兼秘书，上海市中医药学会脑病分会委员等职。继承药棒叩击综合疗法特色技术20年，擅长治疗颈椎病、腰椎病等经筋类疾病。

【操作方法】

药棒叩击综合疗法治疗腰椎间盘突出症的标准程序：根据患者症状选定穴位后，依次进行针灸、药棒叩击、场效应理疗。

1. 针灸

取穴原则应以循经与局部相结合，可选用命门、腰阳关、肾俞、大肠俞、秩边、环跳等穴位，采取直刺法，行提插捻转补泻手法使之得气，艾条悬灸后起针。

对伴下肢放射痛、筋吊拘挛者，加用舒筋解痉法针刺，即在筋挛部位上每隔一寸刺一针，刺下得气后行补法，拇指向前捻转三下，艾条悬灸后，留针 15 分钟再起针。

2. 药棒叩击

针灸后，患部喷涂药液，进行药棒叩击。医者右手持棒，以腕力对准治疗部位进行叩击，叩击频率约 120 次 / 分钟左右，叩击力量以患者局部肌肉放松状态下能耐受为度。每一部位叩击 10～15 分钟，使局部皮肤潮红或患者感觉局部发热为度，从而使气血流通，药达病所。叩击时，以痛点为俞，从点到面，从轻到重。病位与经络取穴相结合，或轻或重，或快或慢，或点叩、平叩、横叩、混合叩。

3. 场效应理疗

药棒叩击后，取药液浸过的药棉外敷于相应椎体上，通过场效应仪理疗热敷 20 分钟。

【适应证】 腰椎间盘突出症。

【注意事项】

1. 叩击力量以患者局部肌肉放松状态下能耐受为度，每一部位叩击 10～15 分钟，避免叩击力量过大、时间过长而导致局部大片皮下出血。一旦发生皮下出血先予冷敷止血，后期予热敷消散瘀血，并停止药棒叩击。

2. 椎体附近（正中旁开 4cm 范围内）避免药棒叩击，避免加重椎间盘突出。

3. 场效应仪理疗热敷温度以皮肤能耐受为度，不能耐受时温度由高调至低或关闭，避免局部烫出水疱，温度觉障碍者避免使用。一旦烫出水疱，应予治疗烫伤药物，并防止水疱溃破感染，水疱未愈时局部暂停治疗。

4. 局部皮肤药液过敏者，一旦出现过敏可口服抗过敏药物，并避免接触药液或酒精。

【应用小结】临床应用本法治疗腰椎间盘突出症患者 135 例，有效率为 93%。

【方法来源】上海市王粤珍老中医经验疗法。王粤珍，女（1928—　）。师从名医王和伯，学习岐黄之术。她首创药棒叩击综合疗法，治疗肩周炎、颈椎病、腰椎病、中风后遗症等皆收奇效，为无数患者解除病痛。上海各报刊均曾载文报道。1994 年应邀出席美国洛杉矶国际东方医学及针灸学术交流会，所宣读"药棒叩击综合疗法"获二等奖。

【病案举例】

病案一：王某，男，48 岁，腰痛伴左下肢放射痛 2 天，无法直立及行走。诊断为"腰椎间盘突出症"，给予药棒叩击综合疗法治疗，每周 3 次，治疗 1 次后患者即可直立及行走，5 次后症状缓解。

病案二：支某，女，56 岁，反复腰痛 3 年，加重伴右下肢放射痛 2 天，翻身不利，行走时疼痛明显，诊断为"腰椎间盘突出症"，给予药棒叩击综合疗法治疗，每周 3 次，治疗 2 次后下肢疼痛消失，10 次后症状缓解。

病案三：孙某，女，72 岁，反复腰痛 10 年，加重伴右下肢麻木 1 个月。诊断为"腰椎间盘突出症"，给予药棒叩击综合疗法治疗，每周 3 次，治疗 20 次后症状缓解。

联系电话：13331978806

电子邮箱：doctorxiaoyu@sina.com

药棒叩击综合疗法治疗肌紧张型头痛

俞晓飞

上海中医药大学附属曙光医院　201203

【作者小传】见 521 页《药棒叩击综合疗法治疗腰椎间盘突出症》。

【操作方法】

药棒叩击综合疗法治疗肌紧张型头痛的标准程序：根据患者症状选定穴位后，依次进行针灸、药棒叩击、场效应理疗。

1. 针灸

取穴原则应以循经与局部相结合，可选用风池、颈夹脊、肩髃等穴位，采取直刺法，行提插捻转补泻手法使之得气，艾条悬灸后起针。

2. 药棒叩击

针灸后，患部喷涂药液，进行药棒叩击。医者右手持棒，以腕力对准治疗部位进行叩击，叩击频率约 120 次 / 分钟左右，叩击力量以患者局部肌肉放松状态下能耐受为度。每一部位叩击 10 ～ 15 分钟，使局部皮肤潮红或患者感觉局部发热为度，从而使气血流通，药达病所。叩击时，以痛点为俞，从点到面，从轻到重。病位与经络取穴相结合，或轻或重，或快或慢，或点叩、平叩、横叩、混合叩。

3. 场效应理疗

药棒叩击后，取药液浸过的药棉外敷于颈项部，通过场效应仪理疗热敷 20 分钟。

【适应证】肌紧张型头痛。

【注意事项】

1. 叩击力量以患者局部肌肉放松状态下能耐受为度，每一部位叩击 10 ～ 15 分钟，避免叩击力量过大、时间过长而导致局部皮下出血。一旦发生皮下出血先予冷敷止血，后期予热敷消散瘀血，并停止药棒叩击。

2. 场效应仪理疗热敷温度以皮肤能耐受为度，不能耐受时温度由高调至低或关闭，避免局部烫出水疱，温度觉障碍者避免使用。一旦烫出水疱，应予治疗烫伤药物，并防止水疱溃破感染，水疱未愈时局部暂停治疗。

3. 局部皮肤药液过敏者，一旦出现过敏可口服抗过敏药物，并避免接触药液或酒精。

【应用小结】临床应用本法治疗肌紧张型头痛患者 105 例，痊愈率为 70%。

【方法来源】上海市王粤珍老中医经验疗法。王粤珍，女（1928— ）。师从名医王和伯，学习岐黄之术。她首创药棒叩击综合疗法，治疗肩周炎、颈椎病、腰椎病、中风后遗症等皆收奇效，为无数患者解除病痛。上海各报刊均曾载文报道。1994 年应邀出席美国洛杉矶国际东方医学及针灸学术交流会，所宣读"药棒叩击综合疗法"获二等奖。

【病案举例】

病案一：叶某，女，45 岁，财务人员，长期伏案工作，后枕头痛伴颈肩板滞疼痛反复半年，加重一周。诊断为"肌紧张型头痛"，给予药棒叩击综合疗法治疗，每周 3 次，同时配合口服头风痛胶囊，每次 2 粒，每日 3 次。经药棒叩击综合疗法治疗 6 次后症状缓解。

病案二：张某，女，43 岁，头痛一周，每日凌晨痛醒，伴右侧颈肩及上臂疼痛加重一月，凌晨尤甚。诊断为"肌紧张型头痛"，给予药棒叩击综合疗法治疗，每周 3 次，同时配合口服头风痛胶囊，每次 2 粒，每日 3 次。经药棒叩击综合疗法治疗 10 次后症状缓解。

病案三：黄某，男，62 岁，平素嗜好打麻将，头昏痛伴颈项板滞不舒两周。诊断为"肌紧张型头痛",给予药棒叩击综合疗法治疗,每周 3 次。经治疗 3 次后症状缓解。

联系电话:13331978806

电子邮箱:doctorxiaoyu@sina.com

手法结合中药热敷及针刺治疗
髌骨软化症(髌股关节炎)

周 斌

上海市浦东新区公利医院 200135

【作者小传】周斌,男(1974—),副主任医师,现任上海浦东新区公利医院中医骨伤科主任。1997 年毕业于上海中医药大学针灸系,在上海浦东公利医院从事中西医结合、中医骨伤科临床工作 18 年,擅长以中、西医保守治疗手段治疗各种骨伤科疑难杂症,尤其对膝关节退行性疾病、颈椎病、腰椎间盘突出等病疗效独到。在国家级核心期刊发表论文 5 篇。

【操作方法】

1. 舒筋松髌手法

首先,令患者取俯卧位,采用揉法、拿法、按揉法、弹拨法松解其膝后腘肌,并点按委中、委阳、承山穴。其次,令患者取仰卧位,腘窝处垫以小枕,使膝关节保持于 微屈膝 10°～ 15°,以拿法、揉法按揉其股四头肌、胫前肌和髂胫束,尤以股内侧肌和髂胫束为重点,并用揉、点按、拿等手法松解髌骨两侧支持带、内外侧副韧带、髌韧带,点按梁丘、血海、阴陵泉、阳陵泉、足三里、鹤顶、内外膝眼等穴,以酸胀为度。再次,令患者取仰卧位,伸膝关节放松肌肉,最大限度推移髌骨分别向内侧或外侧,用食、中、无名指或拇指尖摩动刮揉髌骨内外侧缘,同时用掌根或拇指按揉内外侧股骨髁;而后以最大限度向上下左右各个方向推移髌骨,顺逆时针交替，尽可能增加髌骨活动度。最后，令患者取仰卧伸膝位，嘱患者放松肌肉，医者用五指抓紧髌骨，五指尖嵌入髌股关节间隙，最大限度将髌骨抓离股骨髁关节面，并略做屈伸膝关节活动，并屈伸患膝数次，以拍打、搓揉等手法结束。每日用手法治疗一次，每次约 20 分钟。

2. 中药局部热敷（外熁法）加针刺

药用制川乌 30g，制草乌 30g，延胡索 15g，川芎 20g，当归 10g，刘寄奴 15g，红花 10g，川椒 9g，独活 15g，透骨草 15g，威灵仙 15g，甘松 15g，桑枝 30g，海桐皮 15g。浸泡 1 ~ 2 分钟后装入纱布袋，隔水蒸 30 分钟，取出后待药袋温度降至皮肤能耐受时，将之热敷于髌骨前、腘窝处及其周围软组织，同时向内或向外最大限度推移髌骨，着重热敷股骨内外髁关节面、髌骨内外侧关节面和股内侧肌，温度以皮肤可耐受为度，每日早晚各一次，每次 30 分钟。取 2.5 寸毫针一根，常规皮肤消毒，运用快速进针法，针刺条口，透皮后，将针尖调向承山穴方向进针，施以提插捻转手法强刺激患侧穴位，得气后留针 20 分钟，1 天针 1 次，5 次为一疗程。

【**适应证**】髌骨软化症（髌股关节炎）、膝关节退行性疾病等。

【**注意事项**】注意外熁法的局部温度，以患者能够耐受为度，避免烫伤等意外情况发生。

【**应用小结**】累计治疗 122 例，针对其中 56 例，10 天为 1 个疗程，连续治疗 3 个疗程，应用 WOMAC 骨关节炎指数量表验证疗效，经过统计学数据对比，效果良好。

【**方法来源**】外治法首见于《五十二病方》。外熁法是中医外治法的一种，是运用湿热药物敷于皮肤黏膜直达体内的一种治疗方法。治疗时，清湿热的药液和蒸汽通过皮肤表面布满的孙络吸收，再经过经络传导输布于体表脏器，起到疏通经络、通行气血、调节脏腑阴阳的作用。诚如吴师机所著《理瀹骈文》曰："外治法之理即内治法之理，外治法之药即内治法之药，所异者法耳。"外熥法可以"切于皮肤，彻于肉理，摄于吸气，融于渗液"。可适用于"病者衰老而不胜攻者，病者幼小而不宜表者，病邪郁伏急难外达者，局部之疾药力不易达到者，上下交病不易合治者，内外合病势难兼护者，病起仓卒不易急止者，既要祛病又怕药苦者等等"。其具有蒸汽湿热敷和中药渗透吸收的双重作用。蒸汽湿热敷法可开放腠理，发汗散寒祛邪，放松肌肉，解除肌痉挛。中药渗透吸收法中多用芳香温热散寒之品，可祛风除湿，温经散寒，舒筋活血，通络止痛。

【病案举例】

病案一：刘某，女，73岁，退休职员，因家住3楼，长期上下楼，膝关节经常负重屈伸活动而致膝关节疼痛6个月。经过摄片结合症状体征诊断为"膝关节髌股关节炎"。给予舒筋松髌手法治疗结合中药外熥法治疗，手法2～3次/周，外熥法2～3次/天，每次20～30分钟。3周后症状明显缓解。

病案二：何某，男，45岁，高校老师，由于体重过重，且需每天多次行走楼梯上下，诱发膝关节疼痛3个月，经过摄片结合体征和症状诊断为"膝关节髌骨软化症"。给予舒筋松髌手法治疗，2～3次/周，配合外熥法，2～3次/日。2周后明显缓解。

病案三：苏某，女，42岁，由于体型瘦弱、下肢纤细，并且自20岁起常年喜欢穿短裙，膝关节反复着凉后关节疼痛2～3年，反复间歇性发作，且每次发病恢复的病程逐渐加长，诊断为"膝关节髌骨软化症"。给予舒筋松髌手法治疗，2～3次/周，外熥法2～3次/天，每次20～30分钟，配合股四头肌内侧肌肉强化锻炼。8～9天后症状明显缓解。

联系电话：18637832899

电子邮箱：13460761194@126.com

耳压穴配合穴位贴敷治疗小儿脾胃不和

王 津

天津市中医药研究院附属医院 300120

【作者小传】王津，女（1963—　），儿科主任，主任医师，现任中华中医药学会儿科分会委员，天津市副主任委员，天津市中西医结合学会委员，仲景学说专业委员会委员，中国中医药研究促进会儿科分会常务理事，天津市健康教育专家及中医药文化与科普宣讲团宣讲专家。1985 年毕业于天津中医药大学中医系，从事儿科工作 30 年，擅长用耳针、穴位贴敷、推拿、捏脊、中药治疗小儿常见病及疑难杂症。

【操作方法】

1. 耳压穴

令患儿取坐位，局部常规消毒，用王不留行籽行耳压穴。基本穴：耳尖、神门、皮质下、脾、胃、三焦、交感。配伍：肝火旺盛加肝，便秘加直肠下段。治疗时取双耳的穴位配合穴位贴敷，每周 1～3 次，10 次为 1 疗程。最少为 1 个疗程，最多为 4 个疗程。

2. 穴位贴敷取穴

中脘、神阙、天枢（双）、关元、气海。穴位贴敷药物组成比例：按照焦槟榔 46g，乌药 17g，高良姜 17g 的比例研面，以蜜调匀，抹在穴位上以治疗疾病。每天 1 次，每次 2 小时（2 岁以下 1 小时），20 天为 1 疗程。

【适应证】脾胃不和或兼患以下疾病者。①脾系疾病：小儿厌食症、疳积、消化不良性腹泻、功能性腹痛、胃脘痛、营养性缺铁性贫血；②心肝系疾病：多动症、抽动症、夜啼、汗证；③肾系疾病：遗尿、神经性尿频；④肺系疾病：反复呼吸道感染、过敏性咳嗽、鼻炎、哮喘等；⑤其他疾病：慢性荨麻疹、慢性湿疹、遗尿、神经性尿频。

【注意事项】

1.耳压穴时用防过敏胶布,过敏现象极其少见。穴位贴敷后一般无不适感觉,个别患儿皮肤有轻微痒、红,可提前取下。

2.贴敷期间忌食辛辣、发性、刺激性食物。

3.贴敷期间尽量不剧烈运动,以免汗出药物脱落。

4.发热,局部感染,局部湿疹,破损、创伤、溃疡、对辅料及药物过敏者,过敏体质者均不宜用此方法治疗。

【应用小结】脾胃不和的患儿经过治疗,食欲明显增加,面色逐渐红润,肌肉渐丰满,脾胃不和诸症明显减轻或消失,临床有效率达到 90% 以上,年龄越小,病程越短,治疗效果越明显。

【方法来源】鉴于一般小儿比较抗拒中药饮片的味道,天津市中医药研究院附属医院儿科诸位大夫翻阅古典医籍,结合临床逐渐摸索,总结出此方法。

【病案举例】

病案一:刘某,女,4岁。患儿反复咳嗽 1 年余,纳少,大便头干,睡眠不安,面色黄,少光泽,身材瘦小,在外院服用中药饮片效果不理想,到我院用耳压穴配合穴位贴敷治疗,以活血通络、健脾养胃。治疗 2 个疗程后,患者面色红润,纳食增多,大便正常。

病案二:尹某,男,6岁,上学前班,纳少,上课注意力不集中,小动作多,脾气急,易发火,已半年余。到我院用耳压穴配合穴位贴敷治疗,以疏肝活血,健脾养胃。2 个疗程后痊愈。

病案三:李某,女,6岁,遗尿 3 年,纳食一般,夜尿 2 ~ 3次,不易叫醒,经过耳压穴配合穴位贴敷治疗 3 个疗程后,患儿夜尿 1 次,可以自己醒来。纳食增加。

联系电话:15902233783

电子邮箱:ztlwangjin@163.com

耳穴贴压法治疗冠心病心绞痛

毛静远

天津中医药大学第一附属医院　300193

【作者小传】毛静远，男（1962—　），医学博士，主任医师，教授，博士研究生导师。教育部"中医药防治心血管疾病研究"创新团队带头人，兼任中华中医药学会心病分会、中国中西医结合学会心血管疾病专业委员会等副主任委员，从事中西医结合防治心血管疾病医教研30余年，主持国家级、省部级课题17项，参编医学专著5部，发表学术期刊论文185篇，译文4篇，其中被SCI收录5篇。

【操作方法】先对患者耳郭常规消毒，再仔细观察。在患者心脏病发作期，耳郭视诊病变区表现为边缘红润，中心淡红色，有一定光泽，触诊有隆起（如结节、条索状、沙粒样）、凹陷及压痛等阳性反应。用耳穴探测仪寻找阳性点定位，取心、交感、神门、肾、枕、额、耳背心、皮质下等耳穴，将耳穴贴片贴压在耳穴部位并用手指适度轻揉，以患者感到局部热、麻、胀、痛为度，每次取一侧耳穴，双耳交替使用。患者每天按压耳穴4次，每次约5～10分钟。耳穴每星期调换2次，两耳交替使用。

【适应证】冠心病、心绞痛。

【注意事项】

1.严格消毒，防止感染。

2.耳郭有炎症，贴敷部位有创伤、溃疡者，妊娠或哺乳期妇女，过敏体质者应禁用。

3.贴压期间，夏季一般留置1～3天，冬季一般留置7～10天。

4.注意贴压部位局部防水。

5. 对有严重心脏病、高血压病的患者不宜行强刺激。

6. 在穴位贴压期间，饮食方面要注意清淡。

【应用小结】临床应用本法结合药物治疗冠心病心绞痛患者400 例，85% 的患者临床症状有明显缓解。

【方法来源】耳穴贴压法源于中医学"内病外治"理论，通过视诊和触诊观察耳郭色泽和形态的改变，以了解与其关联密切的脏腑病变。天津中医药大学第一附属医院心血管内科，在多年临床实践中总结出一组针对冠心病心绞痛的特定耳穴穴位，深得患者的喜爱。

【病案举例】

病案一：赵某，男，58 岁，冠心病病史 10 年，近半月因劳累胸闷憋气加重，发作时含服硝酸甘油 3 ~ 5 分钟后缓解，曾就诊于外院，经西药常规治疗，胸闷憋气仍间断发作，遂来我院就诊。心电图：窦性心律，V3 ~ V5 导联 ST 段压低 0.2mV；血压：150/80mmHg。诊断为"冠心病、心绞痛"，嘱患者继续使用原西药的同时，取心、交感、神门、肾、枕、额、耳背心、皮质下等耳穴，每天按压耳穴 4 次，每次 10 分钟，12 天后患者胸闷憋气症状消失。

病案二：李某，男，62 岁，冠心病病史 3 年，一周前因情绪不畅出现心前区痛、气短，遂来诊治。经检查，血压：120/75mmHg；心率：67 次 / 分，律齐；超声心动图：左房内径 34mm，左室内径 52mm，室间隔 11mm，射血分数 56%，主动脉硬化，左室壁节段性运动异常。患者现心前区及后背痛间作，气短，烦躁易怒。嘱患者原有西药常规治疗不变，取心、交感、神门、肾、枕、额、耳背心、皮质下等耳穴，每天按压耳穴 4 次，每次 10 分钟。7 天后患者心前区痛、气短症状减轻，治疗 14 天后，患者病情稳定，情绪平稳。

病案三：刘某，女，54 岁，冠心病病史 6 年，冠状动脉支架植入术后 2 年，一月前出现心前区刺痛，心慌，偶有夜间憋醒，平素大便秘结。就诊查血压：125/60mmHg；心率：72 次 / 分，律齐；心电图：窦性心律，未见明显 ST ～ T 缺血性改变。嘱患者取心、交感、神门、肾、枕、额、耳背心、皮质下等耳穴，每天按压耳穴 4 次，每次 10 分钟。14 天后患者心前区刺痛、心慌症状明显缓解，大便通畅。

联系电话：13820498886

电子邮箱：jymao@126.com

大背晃腰法治疗腰椎后关节紊乱

吴来发

江西省南昌市洪都中医院　330038

【作者小传】吴来发，男（1956—　），国家级重点中医骨伤专科、省级重点中医骨伤康复专科主任，副主任中医师。南昌市运动与康复专业委员会副主任委员、南昌市养生与保健学会委员。1981 年 2 月参加工作，从事中医骨伤、康复治疗。2003 年 1 月担任骨伤康复科主任至今。主要擅长各种骨折、筋伤、颈肩腰腿痛、颈腰椎间盘突出症、肩周炎、寰枢关节失稳的中医治疗，以及全身各关节骨折后关节功能障碍的康复等。大背晃腰法为其在三十余年的临床诊疗过程中不断潜心学习、研究总结临床经验所形成的独门绝技，治疗腰椎后关节紊乱效果颇佳，深得患者好评。科室承担完成课题六项，发表论文十余篇。

【操作方法】

1. 理筋

患者取俯卧位，术者站立于患者一侧，先从健侧背部膀胱经用掌根推法从上到下平推，在腰骶结合部交叉，推到患侧足跟，在跟腱处用提捏法提拉跟腱，做两到三次，接着做对侧。

2. 点按斜扳

患者取侧卧位，术者查找其腰部两侧较明显的痛点或异常肌肉韧带，进行点按弹拨松解，大约 2～3 分钟，再进行斜扳，先健侧后患侧进行复位。

3. 大背晃腰

让患者下床站立，与术者背背相对，术者双肘勾住患者双肘后双手提拉患者的腰部皮带将患者背起，术者稍弯腰用背腰或骶部抵患者腰椎病变小关节相应节段，晃动患者腰椎并发力顿挫，令病变小关节复位，同时嘱患者在术者发力时咳嗽一声。可进行 2～3 次，术毕让患者站在原地。

4. 挺背深蹲

让患者站在治疗床前，双足打开与肩同宽，背部挺直，下蹲 3～5 次，逐次加深下蹲深度。

【适应证】腰椎后关节紊乱、急性腰扭伤。

【注意事项】应用整复手法前、后施以放松关节手法，是整复手法成功的必要保证。同时提醒患者加强体育锻炼，改善腰部功能。

【应用小结】临床应用本法治疗后腰椎关节紊乱 3000 例，总有效率达 95%。

【方法来源】南昌市洪都中医院吴洪义老中医经验疗法。吴洪义是南昌市洪都中医院创始人之一，在中医骨伤、推拿方面有丰富的临床诊疗经验，享誉南昌。"大背晃腰法"就是吴洪义老先生在几十年行医过程中总结出的一种特色疗法。吴来发主任在继承其老父亲吴洪义先生传统"大背晃腰法"的基础上，经三十余年临床积累，潜心研究总结出大背晃腰法在腰椎后关节紊乱治疗中的独特效用。

【病案举例】

病案一：陈某，男，28 岁，会计员，吹空调大声打喷嚏后出现腰部活动受限，不能弯腰和转身活动，卧床起身困难，腰部疼痛难忍。诊断为急性后腰椎关节紊乱，给予腰部局部放松手法，结合大背晃腰法。术后患者即感腰部轻松，可以弯腰等活动。

病案二：张某，男，49岁，工人，上坡推摩托车后，出现腰部疼痛，不能转身弯腰活动，当时闻及腰部"咔"的声响，后经腰椎正、侧位X线片检查，未见明显骨折。诊断为急性腰椎后关节紊乱，经大背晃腰法治疗并配合局部拔罐后；患者感腰部疼痛明显减轻，可以自行下地行走。

病案三：林某，男，33岁，超市销售员，上班期间弯腰搬衣服，起身时不慎扭伤，当时感不能站立，腰部不能活动，需人撑扶才能站立。诊断为急性腰椎后关节紊乱，予大背晃腰法治疗，术后让患者挺背深蹲数次后，可以自行行走。

联系电话：1377028930

电子邮箱：36003429@qq.com

针灸调理冲任法治疗输卵管炎性阻塞性不孕症

田丽颖

安徽中医药大学第二附属医院（安徽省针灸医院） 230061

【作者小传】田丽颖，女（1960— ），主任医师，现任安徽省针灸学会常务理事，安徽省中医妇科专业委员会副主任委员，1984年毕业于安徽中医学院中医系，在安徽中医药大学第二附属医院妇科从事妇科临床30年，擅长运用针灸治疗各种妇科疑难杂症，尤其对不孕症、月经不调、盆腔炎等病疗效独特。发表论文十余篇。

【操作方法】取1寸针灸针，用75%的酒精棉球消毒后，快速进针，在阴交、气海、关元、中极、中渚、气穴、四海施平补平泄，得气后，并予气海、关元加用艾灸，将艾条分成一寸的小段，点燃置于针柄上，留针 30 分钟，期间艾条燃尽予以置换。每日一次，三个月经周期为 1 个疗程。

【适应证】输卵管炎性阻塞性不孕症。

【注意事项】对体质弱者减轻刺激强度，以患者能够耐受为度，避免晕针等意外情况发生。

【应用小结】临床应用本方法治疗输卵管炎性阻塞性不孕症100 例，50% 的患者一个疗程治愈。

【方法来源】本方法是田丽颖主任以多年临床经验结合历代医家学说自创的。田主任自幼跟随家乡老中医学医，之后就读于安徽中医学院学习，加之多年的临床经验，具有扎实的中医理论基础和临床实践基础，擅长运用针灸治疗各种妇科疑难杂症，深得患者好评。

【病案举例】

病案一：李某，女，37 岁，于 2013 年 9 月初诊。自诉：婚后未避孕未孕 3 年，5 年前人流 2 次，平素月经周期 29～33 天，经期 6 天，月经量中，色偏暗，有血块，伴腰骶酸软，有慢性盆腔炎病史，男方精液常规正常，输卵管造影提示：双侧输卵管通而不畅，属肾虚冲任失调，予以针灸调理冲任。治疗四个月经周期后，月经过期未来潮，小腹坠胀，阴道出血量少一次，予以查尿 HCG（＋），示怀孕，予以保胎治疗。

病案二：朱某，女，29 岁，于 2014 年 3 月初诊。自诉：婚后未避孕未孕 2 年，三年前人流一次，平素月经周期 28～31 天，经期 5 天，月经量少，色偏暗，有血块，伴腰骶酸软，有慢性盆腔炎病史，男方精液常规正常，曾于多家医院就诊。输卵管造影提示：双侧输卵管通而不畅。宫腔镜提示：宫腔粘连。属肾虚血瘀，冲任失调，予以针灸调理冲任。治疗一个月经周期后，月经过期未来潮，小腹坠胀，予以查尿 HCG（＋），示怀孕，予以保胎治疗。

病案三：李某，女，27 岁，于 2012 年 6 月初诊。自诉：婚后未避孕未孕 1 年，平素月经周期 29 ～ 40 天，经期 6 天，月经量中，色偏暗，有血块，伴腰骶酸软，有慢性盆腔炎病史，有月经推后病史，男方精液常规正常。输卵管造影提示：右侧输卵管通而不畅，属肾虚冲任失调，予以针灸调理冲任。治疗三个月经周期后，月经过期未来潮，小腹坠胀，予以查尿 HCG（＋），示怀孕，予以保胎治疗。

联系电话：13696543397

电子邮箱：1493910307@qq.com

第六章 其他疗法

自制"牛肋刮刀"治疗颈椎病

杨宇玲　严兴海

新疆昌吉州中医院　831100

【作者小传】

杨宇玲：见 168 页《葛根二仙汤治疗更年期综合征》。

严兴海：见 42 页《痒咳宁汤治咳嗽》。

【操作方法】

1. 患者体位

嘱患者充分暴露颈肩背部，患者背向医生，骑坐在自制的颈椎病治疗椅上，头部向前伸固定在平颈部的框架内，双手向前环抱一枕头，使颈项肩背以大椎为中心形成一前屈弧状。

2. 治法

先以长约 40cm，直径约 5cm 的自制"松揉棒"自颈部的第一、二颈椎开始，沿着颈椎生理曲度依次向下按摩，施以按、揉等手法，手法由轻至重，以患者皮肤发红为度；然后在颈部、背部、肩部、脊柱，由内而外在腧穴两侧及肩胛两侧涂上少许红花油，用自制的长约 50cm，宽约 5cm 的"牛肋刮刀"，按经络走向顺次刮拭，采取单一方向，自上而下沿颈部、大椎、督脉、华佗夹脊穴及其两侧的肩胛进行由轻到重的刮痧，刮拭时用力要均匀，每一部位刮 10 ～ 20 次，每条刮痕长约 6 ～ 15cm，直至皮肤出现深红色或紫红色的痧斑块或痧条块为度。1 周 1 次，3 次为一疗程。

【**适应证**】颈椎病、颈肩综合征。

【**注意事项**】治疗后颈肩局部注意保暖。

【**应用小结**】临床应用本法治疗颈椎病患者 300 例，85% 的患者治疗一次症状即明显改善。

【**方法来源**】新疆昌吉州中医院何复东主任医师经验疗法。何复东，男（1942—　）。生于中医世家，新疆名老中医，为国家中医药管理局"第五批全国老中医药专家学术经验继承工作"指导老师，从事中医临床 50 余载，博览群书，兼收并蓄，精益求精，师古训而不拘泥，遵大道而知变通，对多种疾病治疗有其独到之处，尤其是在各种痛证的诊治方面，精于传统经络辨证，结合现代解剖生理学选穴配穴，并将五六十年代在下乡巡回医疗时所接触到的民间刮痧、拔罐等治疗颈肩腰腿痛的方法加以改进，形成了独特的治疗痛证的"梳筋理肌"疗法。

【**病案举例**】

病案一：尹某，女，35 岁，会计师。患者因"反复颈肩部酸痛不适 5 年余"来诊。症见：颈肩背部酸痛沉重，连及两侧肩胛部，伴有头昏重，眼胀，手脚心发热易汗，纳食可，眠欠安，大便 2 日一行，小便可，舌淡红苔薄白。脉弦细。查体：颈椎生理曲度存在，颈项部及肩前部肌肉稍紧张，压痛（＋），以右侧为甚。予本法治疗一次，患者即感颈项肩背部酸痛减轻，头昏重感、眼胀、睡眠、手足心热、汗出等症状亦明显改善。1 周后予以二诊治疗，连续三次后患者长时间不再复发。

病案二：朱某，女，51 岁，退休教师，2013 年 8 月 23 日就诊，既往患有"颈椎病"多年，每遇劳累、寒冷，颈肩部即感僵硬，头痛，易烦躁，夜寐较差。此次发病因外出旅游劳累所致，慕名前来就诊，经本法治疗后效果改善明显。

病案三：王某，女，24 岁，于 2013 年 8 月 17 日就诊。既往因工作需要常年伏案于电脑，经常感颈部酸痛沉重，于发病前晚上睡前洗头，次日清晨感颈部僵硬，左右转侧不利，在外院行推拿、针灸等治疗后症状未见明显改善，于发病3天后来就医，诊断为"颈肩综合征"，予本法治疗一次即愈。

联系电话：15909949879

电子邮箱：2503416642@qq.com

砭石刮痧治疗面部色斑

马碧茹

广东省中医院　510000

【作者小传】马碧茹，女（1982—　　），主治医师，现任广东省针灸学会皮肤病专业委员会委员。2008年毕业于广州中医药大学针灸推拿学院，在广东省中医院从事针灸临床工作6年，擅长用针灸等传统疗法治疗各种皮肤科和内科杂症，尤其对痤疮、黄褐斑、慢性咳嗽、慢性胃肠病等病疗效独到。发表论文2篇，参与出版论著6部。

【操作方法】使用砭石刮痧板按以下步骤和顺序进行刮痧治疗：

额部：从眉心至额前发际，由下至上，再由正中到两边发际。

鼻部：从眉心中至鼻尖，由上至下。

眼部：上下均由目内眦至目外眦方向。

鼻翼：由鼻翼到两侧太阳穴。

嘴部：由嘴角两边至耳部正中。

下巴：由下巴至耳后凹陷处（翳风穴）。

依次点按揉下列穴位：印堂、太阳、迎香、四白、颧髎、地仓、下关、耳门、听宫、听会、承浆。

每日或隔日一次，10次一疗程。

【适应证】黄褐斑、痤疮后色素沉着。

【注意事项】

1. 面部有感染、炎症、溃烂破损者不宜刮痧。

2. 刮痧前要以温水湿润砭石刮痧板，并在刮痧过程中不断蘸水以保持刮痧板湿润。

3. 刮痧力度轻柔，以患者皮肤能适应为宜。一般而言，刮痧板和皮肤呈 15°角最好。

4. 有皱纹处，用手撑平，顺着皱纹的方向多刮几次，一般遵循由下至上，由内至外的原则。

5. 刮痧时间不宜过长，以面部发红微有热感为宜。在每个部位一般刮 3 分钟，每穴点按揉 1 分钟。

【应用小结】临床应用本法治疗黄褐斑、痤疮后色素沉着共 1000 例，总有效率达 90%。

【方法来源】该疗法起源于旧石器时代。当时，人类在患病时，出于本能地用手或者石片抚摩、捶击身体表面的某一部位，有时竟然能使疾病得到缓解。通过长期的实践与积累，逐步形成了砭石治病的方法，这也是刮痧疗法的雏形。明代郭志邃著有《痧胀玉衡》一书，完整地记录了各类痧症百余种。明代医学家张凤逵的《伤暑全书》中，对于痧症这个病的病因、病机、症状都有具体的描述。近代著名中医外治家吴尚先对刮痧给予了充分肯定，他说："阳痧腹痛，莫妙以瓷调羹蘸香油刮背，盖五脏之系，咸在于背，刮之则邪气随降，病自松解。"刮痧疗法发展到今天已经成为一种适应病种非常广泛的自然疗法。刮痧疗法以其实用简单、容易操作、安全性高及推广性强的特点，在临床应用广泛。刮痧施术于皮部。中医认为通过刮痧可疏通经络，宣畅气血，活血化瘀，从而起到排毒养颜，舒缓皱纹，行气消斑，养颜保健的功效，而现代医学认为刮痧能改善面部血管的微循环，增加血液、淋巴液及体液的流量，提高皮肤的携氧能力和吸收营养能力，加速细胞的新陈代谢，促进衰老细胞的脱落，维护纤维的弹性状态，激发人体"潜能"，提高皮肤免疫力。

【病案举例】

病案一：钟某，女，41岁，诉多年前眼角下方出现少许淡褐色斑点，未予理会，近期发现面部斑点突然增多增大，呈深褐色并融合成片，故来诊。查体见面色晦暗无泽，两颧深褐色斑片，舌淡暗，苔薄白，脉沉细。诊断为黄褐斑。治以补益肝肾，调和气血。以砭石面部刮痧治疗，配合内服中药，并嘱平日注意防晒。2疗程后面部褐斑变浅，面色红润有光泽。

病案二：王某，女，24岁，反复面部痤疮，经皮肤科中西药治疗后皮疹消退未有新发，但"痘印"多，色暗，故来诊。查体见面部散在色素沉着，舌暗，苔白，脉弦。诊断为皮肤色素沉着。治以活血化瘀。以砭石面部刮痧治疗，配合内服中药。3疗程后面部色素沉着变浅，痤疮未有再发。

联系电话：13678978936

电子邮箱：71280647@qq.com

咽部运动治疗慢性咽炎

吴永贵

云南中医学院　650500

【作者小传】见64页《地锦草治疗腹泻》。

【操作方法】患者体位随意，不进食，进行咽部的前后自主运动，每天2次，每次做咽部运动200～300下。咽部运动结束后模拟正常进食时的吞咽，完成吞咽口水动作10余次。2周为一疗程。

【适应证】慢性咽炎。

【注意事项】咽部运动及模拟吞咽时，不进食、喝水和讲话，让注意力集中在咽部。

【应用小结】临床应用本法治疗慢性咽炎患者20余例，有效率

100%。

【方法来源】该疗法为吴永贵教授经验总结。咽部运动疗法是通过咽部的前后自主运动和吞咽动作改善局部的血液循环与淋巴循环，使局部的组织代谢能力增强，促进炎性病理产物吸收，使咽后壁增生的滤泡消散，达到治疗慢性咽炎的目的。

【病案举例】

病案一：陈某，男，22岁，在校大学生。去年冬天来诊，一年多来常常自觉咽喉疼痛不爽，发音不畅，咽干思饮，以言多为甚，或有咽部异物感，诊断为"慢性咽炎"，嘱患者利用空闲时间在不进食时进行咽部的前后自主运动，每天2次，每次做咽部运动200～300下。咽部运动结束后模拟正常进食时的吞咽，完成吞咽口水动作10余次，坚持做两周。后患者告知，1周后咽部症状基本消除，2周后咽部已无不适感。检查咽后壁滤泡基本正常。

病案二：林某，女，48岁，因从事教师职业导致咽部常年不适，咽干，有异物感，时有疼痛10余年，诊断为"慢性咽炎"。嘱患者在早晚不进食时进行咽部的前后自主运动，每次做咽部运动200～300下，咽部运动结束后模拟正常进食时的吞咽，完成吞咽口水动作10余次。2周后症状消除。患者平时仍每天晚上做咽部运动，现3年多来咽部一直无不适感。

病案三：杨某，男，36岁，机关工作人员，近5年时常感觉咽部干燥、灼热，诊断为"慢性咽炎"。嘱患者早晚不进食时进行咽部的前后自主运动，每天2次，每次做咽部运动200～300下，咽部运动结束后模拟正常进食时的吞咽，完成吞咽口水动作10余次。2周后症状缓解，咽部无不适感。

联系电话：13888535472

电子邮箱：2645881680@qq.com

信息置换治疗小儿惊梦——梦疗实验

汪卉林

天津市武清区中医医院治未病科　301700

【作者小传】见 277 页《手颤验方》。

【操作方法】

治则：阻断有害信息之源，再以良性信息置换之。

处方：信息置换法（以一种信息置换另一种信息的方法）——梦疗实验。

①让小儿少看电视，或只看轻松愉快的少儿节目；②不训斥和恐吓小儿；③不与小儿做令其紧张或恐惧的戏闹；④多与小儿做能激发幼儿欢乐、勇敢和胜利体验的游戏。如让小儿瞪眼，家长便装作害怕的样子，求饶或逃跑；让小儿练武术拳脚，成人总担任挨打受气或失败的角色，失败得越夸张越滑稽越猛烈，则客居于小儿脑中的强大的良性信息越多，有害的致病信息越来越少，越来越弱，直至被彻底置换掉。正胜则邪衰，元神守舍，惊梦当愈。每天一次，一周为一疗程。

【适应证】小儿客忤惊梦。

【注意事项】本法专为小儿惊恐噩梦而设，寒热饥渴疼等因素导致夜啼者，非信息置换法所及，辨证宜准确。

【应用小结】出生至一周为婴儿期，1～3 周岁为幼儿期，3～7 岁为学龄前期。客忤惊梦以 3～4 岁以内幼儿发病率最高，年龄小、发病短而轻者易治，反之难治。临床治疗 32 例，半数为门诊病人，接受咨询指导后就走，半数为业余时间接受电话咨询。其中，有信息反馈者 25 例，一例患儿在睡中被稍大的淘气小儿经常贴耳吼叫，常被惊吓得全身激灵、肢体战抖以至哭闹，久而成痉挛，经治无效，其余 24 例全部痊愈。

【方法来源】信息置换法是用一种信息置换另一种信息的方法。由汪卉林主任原创于 20 世纪 80 年代。汪主任解析客忤惊梦的发病机理，突破"心主神明"的理论，将客忤惊梦的病位定位于脑，与"脑者玉帝之官，元神出焉"的理论相符。获中国特效医术一等奖和天津市科技成果奖。

【病案举例】

病案一：患者，女，3 周岁，1989 年 10 月 14 日来诊，夜睡惊梦半年余。症见夜卧不安，惊恐骇叫："老虎咬"等恐惧之语，紧抱母亲，神情恐惧，呼吸紧促，藏首缩身，不敢仰面，须哄劝壮胆，讲故事以分神，才渐安稳，甚时一夜再发，惧黑不睡，彻夜亮灯，倦极复眠，眠而不实，有响动即醒，或长出气，白睛出血丝。早晨问其故，云："梦见大老虎和大乌龟咬我！"白日神乏虚烦，饮食减少，隔数日或数周惊梦又作。近一周加重，每夜均发，经服药和采用民间疗法无效。

余细察其白昼至睡前之活动，具体如下：①幼儿有时因淘气受到严厉训斥和恐吓；②因该幼儿活泼，邻人喜爱，常装作老虎与之嬉闹，如张开手成虎爪状，吼，抓，追，咬，吓得幼儿尖叫；③幼儿所看电视有惊险影片及"动物世界"等节目，常见狮虎猛兽搏斗画面。

这些外界信息作为刺激因素一直未断，导致幼儿心理紧张，并影响及脑，由此诱发惊梦。病机分析："脑者，玉帝之官，元神出焉"。脑与神志心理及睡梦活动密切相关。幼儿稚体，脏腑娇嫩，形气未充，脑亦如此，结构和功能均未发育完善，神气稚微，不堪强烈劣性信息之刺激。上述三大刺激信息，大大超过幼儿脑神之气的承受限度。白昼属阳，用神之时，玩耍活动亦属阳，二阳相和，阴消阳长，神气得阳气之助而旺，抵抗力强，故紧张恐惊之感片时即消，诸多信息化为潜意识客居于脑中；夜晚属阴，乃养神之时，休息睡眠亦属阴，二阴相和，阳消阴长，神气失阳气之助而虚，抵抗力差，客居于脑中的潜意识，在阴气养神之时，乘虚扰神，使元神之府不得安宁而发为惊恐噩梦，不利身心健康。据此反思，欢欣愉快的良性活动信息刺激亦可化为潜意识客居于脑中，于睡中补虚养神壮胆，使元神之府和美安详，美梦生起，从而有利于身心健康。

治则：阻断有害信息之源，再以良性信息置换之。

处方：信息置换法（以一种信息置换另一种信息的方法）——梦疗实验。

①让小儿少看电视，或只看轻松愉快的少儿节目；②不训斥和恐吓小儿；③不与小儿做令其紧张或恐惧的戏闹；④多与小儿做能激发幼儿欢乐、勇敢和胜利体验的游戏。如让小儿瞪眼，家长便装作害怕的样子，求饶或逃跑；让小儿练武术拳脚，成人总担任挨打受气或失败的角色，失败得越夸张越滑稽越猛烈，则客居于小儿脑中的强大的良性信息越多，有害的致病信息越来越少，越来越弱，直至被彻底置换掉。正胜则邪衰，元神守舍，惊梦当愈。

临床效果：幼儿常胜不败，心理上无所畏惧，情绪激昂，放声大笑，穷追不舍。练习三四日，惊梦次数渐少且程度减轻；至一周以后的某夜睡中，面带笑容，喜笑咯咯出声。早晨问其故，云："做梦了，吓唬爸爸，爸爸一害怕，我就笑了。"练习三周左右，惊梦全无，睡实后再熄灯，睡至天明无惊。初愈之后，百日之内，只有两次惊梦轻微发作，继用信息置换法抵消。再后观察6年，胆大活泼、健康聪明，睡眠甚好，精气神足，惊梦根除。按语：小儿惊梦，又称惊吓、客忤，是神志功能失常的疾病。轻者不药自愈，重者虽药难痊。《诸病源候论》云："小儿中客忤者，是小儿神气软弱，忽有非常之物或未经识见之人，触之与神气相忤而发病。""若失时不治，久则难治"。《幼科发挥》云："客忤者，谓客气忤犯主气之病也……有所惊恐，则忤其神。"来者为客，逆者为忤，惊吓之梦，元神受伤。本例客忤惊梦，余试从中西医结合及信息学角度分析，病位责之于脑，疗之以游戏治神，于玩耍中置换脑中信息，以梦治梦，愈病真奇，实为药物疗法所不及。信息置换法作为成功的梦疗实验，具有简便廉验、灵活性、趣味性和可重复性的特点，具有推广价值。

病案二：李小孩，女，7个月大，2008年10月13日来诊。熟睡中被吼叫声惊吓，夜啼惊叫不安，时缓时急，紧依母怀，病发2天，眼圈青色。治法：①治神。信息置换法：避开有害信息刺激，置换入良性信息，禁止强烈的响动，轻拍柔唱哄着孩子玩。②治形。镇惊安脑，稳定元神。口服加减温胆汤：蝉蜕3g，琥珀5g，陈皮3g，半夏3g，云苓3g，甘草2g，枳实3g，胆南星3g，天竺黄5g。水煎少量频饮。效果：3天后病显著减轻，一周后痊愈。

病案三：高氏男孩，2岁，坐汽车遇紧急刹车，车内人惊叫，身体前倾撞击，高度紧张，小孩被紧急情况惊吓，哭叫不止，拒绝坐车，另换一辆，哄了半小时才肯入座，入夜做噩梦惊叫哭闹。以信息置换法调理，重复前述病例经验，轻柔拍打，柔声细语哄着玩，予加减温胆汤7剂。1周后，小孩逐渐平稳直至痊愈。

按语：《黄帝内经补遗》中说："脑者，玉帝之官，元神出焉。"小儿客忤惊梦，惊吓夜啼，病根在脑。脑与神志心理及睡梦活动密切相关，突发的恶劣性信息刺激，惊动"玉帝之官"，使元神失调而不安，于夜中阴气养神之时发为惊恐噩梦而啼哭。信息置换法为心理疗法，以柔和的良性信息调理无形之元神，将客居于脑中的有害信息置换出来；辅之汤药口服法从形体上调理失调的脏腑气血阴阳，清脑稳心，形神同治，使元神与形体尽快调衡归于和谐，故速获佳效。

联系电话：13002253427

电子邮箱：huilin16388@163.com

耳穴压豆治疗糖尿病胃轻瘫

刘 龙

山东省高密市中医院 261500

【作者小传】见 22 页《川芎葱茶汤治疗头痛》。

【操作方法】取单侧脾、胃、大肠、小肠、神门、糖尿病点、三焦、内分泌耳穴，以 75% 酒精棉球消毒后，托持耳郭，用镊子夹取中心粘上王不留行的方块胶布，对准穴位紧紧贴压其上，并轻轻揉按 1～2 分钟，每天自行按压 3～5 次，每穴、每次按压 50 次。手法要轻，要求有酸、麻、胀、热感觉。但对胶布过敏者改用粘合纸代之。耳穴贴压 2 天换贴 1 次，双耳交替进行，连续 4 周。

【适应证】糖尿病胃轻瘫属脾胃虚弱、气机郁滞者。

【注意事项】

1. 糖尿病患者在西医常规治疗的基础上采用此疗法。

2. 耳部有炎症、有冻伤的部位，以及习惯性流产史的孕妇禁用。

3. 对过度饥饿、疲劳、精神高度紧张、年老体弱者及孕妇按压宜轻，对急性期病症患者宜用重手法强刺激。

【应用小结】临床应用本法治疗糖尿病胃轻瘫 120 例，总有效率达 90%。

【方法来源】耳穴压豆疗法是山东省高密市中医院糖尿病俱乐部民间宣传、推广之疗法。糖尿病胃轻瘫是糖尿病最常见的慢性并发症之一，现代医学主要是应用促胃肠动力药及止泻、通便药物等对症处理，手法单一，不良反应较大。近几年，刘龙医师在治疗本病方面积累了一些经验，应用耳穴疗法，不仅明显改善了患者的临床症状，还延缓了并发症的发生发展。

【病案举例】

病案一：李某，女，65 岁，糖尿病病史 7 年，现应用胰岛素降糖治疗，近半年来，患者出现食欲不振，食后胃胀、胸胁胀满不适，嗳气频繁，伴乏力，舌质淡，苔白微腻，脉弦细。曾在西医院就诊，口服莫沙必利、奥美拉唑等药物效果欠佳，遂接受耳穴压豆疗法（取穴、操作同上）。用药 4 周后，患者食欲不振、胃胀、乏力明显改善，6 周后痊愈。

病案二：王某，男，70 岁，糖尿病病史 12 年，现应用胰岛素降糖治疗，近 1 年来，患者出现食欲减退，食后胃胀，恶心，呕吐，全身乏力，大便溏，舌质淡，苔白腻，脉弦细。曾应用西药及针灸疗法，效果欠佳，遂接受耳穴压豆疗法（取穴、操作同上）。用药 3 周后，患者食欲不振、胃胀、乏力明显改善，恶心、呕吐症状消失，5 周后痊愈。

联系电话：0536-2367357

电子邮箱：373809734@qq.com

中医特色疗法之中药蜡疗

王　野　李　妍

辽宁中医药大学附属医院　110032

【作者小传】王野，男（1967—　），教授，主任医师，现任辽宁中医药大学附属医院传统疗法中心主任，国家中医药管理局重点学科后备学科带头人，辽宁省中医药文化科普专家团专家，辽宁省高级技术职称评审专家，辽宁省医疗事故鉴定专家，中医非物质文化遗产雷火灸文化传承人。现主持国家中医药行业专项课题一项，国家中医药管理局课题一项，辽宁省自然基金课题一项，辽宁省教育厅课题一项，自主研发多项中医外治法。"中药蜡疗"获全国首批中医药特色诊疗项目，"中药熥疗"和"中药蜡疗"获辽宁省首批中医药特色诊疗项目，拥有多项自主知识产权和发明专利。临床疗效和经验曾被国内外多家媒体报道。从事中医外治法临床、教学、科研工作二十余年。擅长利用中医外治法治疗各种慢性疾病和亚健康。多次被公派出国工作和讲学，出版多部著作，并在核心期刊上发表论文数十篇。兼任中华中医药学会传统诊疗技术与验方整理研究分会常委，世界中医药学会联合会疼痛康复专业委员会常务理事，中国中医药研究促进会专科专病建设工作委员会常委，辽宁省中医药学会软伤专业委员会副主任委员。

李妍，女（1985— ），医学硕士，主治医师，从事康复治疗工作近十年，多次参与国家中医药行业专项课题，国家中医药管理局课题，辽宁省教育厅课题等。出版 1 部著作，并在核心期刊上发表论文。世界中医药学会联合会疼痛康复专业委员会委员，辽宁省中医药学会软伤专业委员会委员。擅长利用中医外治法治疗和调理骨科疾病及围手术期的调养。

【操作方法】

1. 设备及物品准备

（1）自动数控拌蜡机。特性：容积 130L 加强型数码控温；功能：自动搅拌阀门出蜡；型号：L-6000EPIUS；产地：上海。

（2）术前准备

①治疗室：两床位。

②熔蜡室：应单设熔蜡室，以免石蜡气味刺激病人，室内要有通风设备，地板应是水泥，墙应刷油漆，熔蜡炉旁应设隔热垫。

③熔蜡热源：煤气、电热或蒸汽等。

④熔蜡套锅一对（大、小锅各一个）。

⑤搪瓷盘或木制蜡盘数个（依病人多少决定），浸蜡用的浴盆或瓷盆一个。

⑥石蜡若干斤。

⑦油布数块，棉垫数个（保温包裹用），纱布数块，6～8 层

纱布垫数块，毛巾 3 ～ 5 条。

⑧白色板刷或刷墙排笔 2 ～ 3 支。

⑨长柄外科钳两把（拧蜡纱布用），铝舀水杓一只。

⑩其他用具：水温计，产污刀两把、剃毛刀一把，凡士林油若干。

⑪石蜡选择：外观洁白、无杂质，熔点在 50 ～ 60℃，pH 值约为 7，不含有水溶性酸碱，含油量不大于 0.9%，黏稠性良好。54 号石蜡。

⑫中药制备：将中药煎煮至沸腾后放凉，至 45 ～ 55℃待用。

⑬环境要求：蜡疗仪必须适当放置，保证空气自由流通，保证不被无意移动和使用，后板离墙面至少 10 ～ 20cm。

⑭患者体位：根据疾病的不同部位选取仰卧或俯卧位进行治疗。

⑮术者要求：医生术前须针对患者病情进行辨证论治。

2. 操作步骤

（1）制作蜡饼，其厚度为 3 ～ 4cm 为宜，将切好的柔软石蜡用透油布袋装好。

（2）进行辨证施治后选取适合患者的方药进行煎煮，冷却至 45 ～ 55℃，将制好的封包浸泡 15 分钟后留置待用。

（3）将制好的封包敷于患处，尽量全面接触治疗部位，将蜡饼敷于封包外侧，起到加压加热等作用。

（4）用保温棉布进行包裹，防止散热。

（5）用弹力绷带绑紧蜡块及患部即可。

（6）20 分钟后取下，废弃封包，将石蜡倒回保温箱进行清洗消毒后备用。

3. 治疗时间及疗程

每次治疗时间为 20 分钟，风湿骨病患者 5 ～ 7 天为一疗程，神经内科疾病 15 天为一疗程。

【适应证】

中医适应证：痹症、腰痛、中风后遗症、痉症及瘢痕等中医系统疾病，尤其适用于致病因素为寒邪及阳虚体质的患者。主要包括扭挫伤、腰肌劳损、风湿性关节炎、类风湿性关节炎、颈肩腰腿疼痛，亦适用于手术后愈合、四肢创伤后瘢痕粘连、骨折后肿胀及恢复功能障碍性疾病等。

西医适应证：

（1）软组织系统疾病：肌纤维组织炎、肌痉挛、软组织扭挫伤（肌肉、肌腱、韧带、筋膜）、挤压伤、腰肌劳损及肩周炎等肌肉韧带的慢性损伤性疾病等。通过中药蜡疗，可松弛局部肌肉，促进血液循环及增加淋巴回流，从而减轻肿胀，消除疼痛。

（2）骨关节系统疾病：风湿性关节炎、骨关节炎、肩周炎，腱鞘炎、滑膜炎、滑囊炎、外伤性关节炎、关节功能障碍（施行运动疗法之前）、腰椎间盘突出症等。亦适用于手术后愈合、四肢创伤后瘢痕粘连、骨折后肿胀及恢复功能障碍性疾病等。早期利用中药蜡疗的临床作用，不仅可使局部毛细血管扩张，新陈代谢加快，局部的充血、水肿获得改善，还可以减轻对神经根的压迫与刺激，减轻患者症状，增强中药的疗效。骨折病人在手术疗法术后早期适当应用中药蜡疗，能加快血液回流，具有促进骨折愈合的作用。

（3）慢性炎症性疾病：慢性附件炎、慢性结肠炎、经久不愈的创面、溃疡等。

（4）组织器官粘连、疤痕：蜡疗可促进上皮组织生长，软化疤痕组织，并恢复皮肤弹性。中药蜡疗通过扩张局部毛细血管，增加其通透性，促进局部渗出的吸收，消除肌痉挛和增加软组织的伸展性。

（5）周围神经疾病、神经外伤及其后遗症：神经炎、神经痛、神经营养不良、神经性皮炎等。

（6）周围血管病：治疗闭塞性动脉炎、静脉炎、雷诺氏征等。

（7）皮肤感染：疖、痈、湿疹等。

【注意事项】

1. 勿空腹进行本项治疗。

2. 治疗前中后应适当补充水分。

3. 治疗后皮肤出现表面发红、汗出均属正常现象，但注意避风寒。

4. 治疗后在皮肤发红、汗出及发热状况未消退之前，勿用任何护肤品及化妆品，以免使邪无出路。

5. 老年人及儿童须在监护人陪同下进行诊治。

6. 治疗过程中局部可能出现水疱或烫伤。

7. 若局部皮肤出现泛红、肿胀，甚至脱屑及色素沉着等反应，这种情况多为中药蜡疗的疗效体现，数日后可自然消失。

8. 治疗前适量饮水，治疗后告知患者及时补充水分，如饮适量温开水。

9. 治疗后注意避风寒，休息 10 分钟，以免再次受寒。

10. 如治疗部位皮肤近期应用过擦剂，可能提高皮肤敏感性，注意烫伤及不良反应的发生。

11. 皮肤敏感的患者，治疗时间应适当缩短。

【应用小结】

中药蜡疗的优势在于可通过辨证施治对蜡疗药物进行灵活加减，特别是针对痹证。如对于风湿痹证患者中游走性疼痛明显者，加防风、葛根、桂枝等疏散风寒药；对于部位固定遇寒痛甚者，加川乌、麻黄温经散寒通脉止痛；对于关节活动不利、肌肤麻木不仁的患者，加薏苡仁健脾祛湿；对局部灼热红肿、痛不可触的患者，加桂枝、防己宣痹通络；对痰瘀痹阻，表现为肢体顽麻重著者，加桃仁、红花活血化瘀，通络止痛；对肝肾两虚的患者加熟地黄、肉苁蓉滋阴补肾。常见的痿证患者病位多在筋脉肌肉，根底属于五脏俱损，多选用滋补肝肾的药物，加牛膝、熟地黄。将本科室基础方与上述药物共同煎煮后用汤液将制好的中药封包进行浸泡后备用。

蜡疗作为一门传统的治疗方法，由于治疗项目的单一，临床应用范围较小，经过王野的改良和应用，将传统蜡疗与中医的封包技术相融合，经过中医辨证施治，将治疗单一病种扩大到骨科、妇科、神经内科等多类疾病，不仅扩大了治疗范围还大大提高了治疗效果。自 2012～2014 年以来，共治疗患者十余万人，临床有效率在 80% 左右。此法为无创治疗，既减轻患者痛苦又提高了治疗效果，使科室门诊量由日均 10 余人次激增至百余人次。此法为治疗痛风、网球肘等临床常见疾病的创新疗法，是传统疗法与现代技术相结合的全新治疗方法。

【方法来源】 王野教授擅长用中医外治法治疗各种风湿疾病、骨科疾病，潜心钻研中医外治法二十余年，曾多次应邀到国内外讲学，担任理论顾问，近年来以《本草纲目》为蓝本，结合临床经验，创新性将中药与蜡疗结合，发明中药蜡疗法，应用于临床治疗，取得显著疗效，获得多项荣誉和专利，受到业内的好评。

【病案举例】

病案一：张某，男，50 岁，企业职工，长期嗜食肥甘厚味，近日出现深夜第一跖趾关节痛而惊醒，疼痛进行性加剧，难以忍受。诊断为"痛风"，给予中药蜡疗敷于患处，每次 20 分钟，一天一次，7 天后症状缓解。

病案二：李某，男，28 岁，大学生，平时酷爱网球运动，因近日比赛集训，训练后出现肱骨外上髁部疼痛，查体压痛明显。诊断为"肱骨外上髁炎"，给予中药蜡疗敷于患处，每次 20 分钟，一天一次，7 天后症状缓解。

病案三：刘某，女，38 岁，关节游走性酸痛 3 年，近日加重，膝关节肿胀明显，疼痛，遂来就医。诊断为"风湿性关节炎"，给予中药蜡疗敷于患处，每次 20 分钟，一天一次，10 天后症状缓解。

联系电话：18102457026

电子邮箱：wyln270@163.com

中药直肠滴入治疗糖尿病肾病

王志强

河南省开封市中医院 475000

【作者小传】王志强，男（1976— ），医学硕士，主任医师，开封市中医院内分泌二病区主任、开封市拔尖人才、开封市卫生系统优秀人才，现任中华中医药学会糖尿病分会青年委员、河南省中西医结合学会糖尿病分会委员、河南省中西医结合学会周围血管病分会委员、开封市中西医结合内分泌专业委员会常委兼秘书长。毕业于河南中医学院研究生班，从事中医临床工作20年，擅长运用中医特色疗法治疗内科常见病、多发病，尤其对内分泌失调、糖尿病及其并发症、甲状腺疾病、内科疑难杂症疗效独到。发表论文20余篇，出版论著2部。

【操作方法】取中药大黄30g，生牡蛎30g，薏苡仁30g，附子10g，败酱草30g，蒲公英30g，槐米30g，水煎浓缩至200mL，维持药温35～40℃。将药液装入输液瓶，把输液管剪掉过滤器，接入一次性PVC直肠滴入导管，前端涂上润滑剂，把PVC管插入患者肛门10～20cm，滴入药液即可。每日1次，15天为1个疗程。

【适应证】糖尿病肾病4～5期。

【注意事项】一般取左侧卧位，以每日排便2～4次为宜。避免使用对肾有损害的药物，低蛋白、低钠饮食。用药观察期间同时进行相关糖尿病防治、饮食宜忌、心理治疗等教育。

【应用小结】直肠滴入是一种根据传统医学理论与现代科学实践相结合的中医外治疗法，它对患者无痛苦、作用快、疗效高、毒副作用小、操作方便、费用低廉。临床应用本法治疗糖尿病肾病4～5期患者102例，显效28例，有效62例，无效12例，总有效率88.2%。

【方法来源】河南省开封市通许县练城乡闫台村已故老中医王世会临床经验。王世会，男，已故。18岁随军医王步朝先生学徒，较好继承了王老先生的临床经验，22岁即在当地小有名气，尤以运用单方、验方治疗内科疾病，疗效独特，深得当地百姓喜爱。

【病案举例】

病案一：温某，男，68岁，退休干部，患糖尿病20余年，糖尿病肾病6年，双下肢水肿，恶心呕吐，口干多饮，疲劳无力，皮肤瘙痒，夜尿增多，腰部酸痛。诊断为"糖尿病肾病"，予中药直肠滴入，15天后双下肢水肿、恶心呕吐、皮肤瘙痒、夜尿增多、腰部酸痛症状均消失。

病案二：赵某，男，58岁，工程师，患糖尿病12年，糖尿病肾病5年，眼睑及双下肢水肿、恶心呕吐、夜尿增多、腰部酸痛。诊断为"糖尿病肾病"，予中药直肠滴入。15天后眼睑及双下肢水肿、恶心呕吐、腰部酸痛症状均消失，食欲恢复正常。

病案三：刘某，女，58岁，工程师，患糖尿病12年，糖尿病肾病5年，双下肢水肿、恶心厌食、疲劳乏力、小便量少。诊断为"糖尿病肾病"，予中药直肠滴入。15天后双下肢水肿、恶心厌食症状消失，体力恢复正常，尿量正常。

联系电话：18637889089

电子邮箱：18637889089@163.com

"穴位埋植中药药丸"治疗哮病和喘病

杨王义

山西省运城市中医医院　044000

【作者小传】杨王义，男（1948—　），主治医师，1968年毕业于山西省运城市卫生学校（原地区卫校）闻喜分校中医班，同年分配到闻喜县瓯底卫生院工作。1970年回本村卫生所工作，期间因研究"穴位埋植中药药丸"治疗哮病和喘病技术，曾三上包头，两去西宁，在外工作近三年。1988年受聘到闻喜县城关卫生院工作。1991年受聘到重庆沙坪坝区人民医院工作。2000年受聘到闻喜县眭底卫生院工作至退休。2010年在运城市卫生局领导大力支持与推荐下来到运城市中医医院工作，由该院专家总结其技术经验，共完成学术论文3篇，2013年"穴位埋植中药药丸对慢性持续期支气管哮喘患者肺功能和生活质量的影响"获山西省科技厅科研立项。

【操作方法】

1. 药丸组成

祛风散寒止咳化痰丸：由麝香、麻黄、川乌、细辛、蜀椒、白矾、牙皂、半夏、穿山龙等组成，简称1号药丸。

祛风清热止咳化痰丸：由麝香、牛黄、麻黄、半夏、白花蛇舌草、川贝母、天竺黄等组成，简称2号药丸。

抗敏解痉止咳化痰丸：由炒白芍、炙甘草、全蝎、蜈蚣、钩藤、白蒺藜、皂角等组成，简称3号药丸。

益气健脾止咳化痰丸：由太子参、炒白术、茯苓、炙甘草、陈皮、姜半夏、黄芪、熟地黄、当归、五味子、紫菀等组成，简称4号药丸。

益气补肾止咳化痰丸：由人参、蛤蚧、冬虫夏草、白术、黄芪、熟地黄、五味子、紫菀等组成，简称5号药丸。

2. 药丸制备

将所选方药水煎，去渣，过滤，浓缩，特殊药物最后放入，如麝香等，制成药丸，每丸如赤小豆大小，烘干，分别装入干净的玻璃瓶中密封保存，使用前高压无菌消毒。

3. 辨证选药

第一次，依据寒热选药，寒证选取1号药丸，热证选取2号药丸。

第二次，选用 3 号药丸。

第三次，依据肺脾气虚和肺肾气虚之不同选药，肺脾气虚选取 4 号药丸，肺肾气虚选取 5 号药丸。

4. 辨证选穴

实证：取足太阳膀胱经穴为主，选取天突、膻中、双定喘、双肺俞、双哮喘宁（第三胸椎棘突下旁开 6 寸）等穴。肺热加中府；风寒加风门；痰多加丰隆。

虚实夹杂证：取足太阳膀胱经穴及强身保健穴为主，选取双膈俞、双膏肓、双血海、左咳喘（左手食指与中指指缝上缘凹陷中）等穴。喘甚加华盖；纳呆加建里；过敏加百虫窝。

虚证：取强身保健穴为主，选取双脾俞、双肾俞、双足三里。还可配合关元、气海等穴。

5. 埋药操作

穴位埋植中药药丸必须在手术室进行。在辨证选穴、选药基础上，对穴位进行常规消毒，铺洞巾，2% 利多卡因表面浸润麻醉后，用手术刀在穴位上切 5mm 小口，深达肌层，用钩针将切口两侧纤维组织挑断 10 根左右，持持针器沿切口前下方，分离皮肤与肌肉之间组织，将一粒消毒过的药丸放入分离过的穴位内，缝合一针，消毒后用无菌纱布包扎固定。每次埋植 6～8 个穴位。术后连续静脉点滴抗生素 3 天，第 2 天换药 1 次，7 天拆线，一般 7 天埋药 1 次，连续埋药 3 次。

【适应证】支气管哮喘、慢性支气管炎、肺气肿。

【注意事项】

1. 合并有肺结核、风心病、严重心绞痛、严重肺心病、肿瘤及糖尿病血糖控制不佳时均不适合本疗法。

2. 需住院治疗，埋药术后，减少户外活动，避免受风；注意伤口清洁，避免感染。

3. 哮喘病患者年龄在 5 周岁以下，不适合本疗法。

4.瘢痕体质者禁用本法。

5.埋药期间不能洗澡，饮食以清淡为宜，忌烟酒、生冷、辛辣及鱼虾等物；禁用空调。

【应用小结】临床应用本法治疗支气管哮喘患者上万例，对单纯性哮喘患者有效率达90%，治愈率达60%；对合并肺气肿者有效率达80%，治愈率达30%；对慢性支气管患者有效率达80%，治愈率达50%。

【方法来源】20世纪70年代初，杨王义医师跟师梁英老中医学习。梁师擅长冬病夏治——穴位贴敷治疗支气管哮喘。由于穴位贴敷疗法局限于虚寒性哮喘患者，治疗受时间限制，治愈率低，杨医师由此萌发"穴位埋药"诊疗技术的想法，一方面可以覆盖所有哮喘患者，同时治疗不受时间限制，一年四季随时可以进行，再者治疗可不间断。杨医师从此走上了研制"穴位埋药"诊疗技术之路，从组方的筛选，药丸加工提炼，到临床验证，反复不断实践，历时10年，研制出针对不同证型的5种药丸，临床上也取得比较好的疗效。

【病案举例】

病案一：芮某，女，54岁，1987年9月20日入院。患者在30岁时因生孩子失血过多，加之受凉，诱发哮喘，近5年病情明显加重，一年四季均发病，冬重夏轻，感冒或闻及异味亦加重，长期服用地塞米松、氨茶碱、百喘朋等药，本次因感冒诱发加重而入院。刻诊：咳嗽，气短，阵发性加重，伴喉间痰鸣，不能平卧，痰色白稀，泡沫状，量多易咯吐，面目及双下肢浮肿，恶寒怕冷，胸闷，纳差，乏力，大便不畅，小便量少，舌体胖大，质淡，苔白腻，脉弦细无力。听诊双肺布满哮鸣音。诊断为支气管哮喘急性发作期。证属风寒袭表，寒饮内停。拟祛风散寒，温阳化饮为主。第一次穴位埋药，药用祛风散寒止咳化痰丸，选取膻中、天突、双定喘、双风门、双肺俞、双丰隆，每穴埋植药丸1粒，同时口服小青龙汤加味，药用麻黄 10g，桂枝 10g，干姜 10g，姜半夏 10g，细辛 3g，五味子 6g，炒白芍 10g，杏仁 10g，茯苓 15g，泽泻 10g，陈皮 10g，白术 10g，当归 10g，党参 30g，炙甘草 10g。7 剂，每日 1 剂，水煎服。7 日后，咳喘减轻，咯痰减少，面目及双下肢浮肿消退。第二次穴位埋药，药用抗敏解痉止咳化痰丸，选取双膏肓、双膈俞、双气户、左咳喘点、左鱼际，每穴埋植药丸 1 粒，口服益气补肾化痰中药方，药用党参 15g，五味子 10g，熟地黄 20g，山药 15g，杏仁 15g，代赭石 15g（先煎），生龙骨、生牡蛎各 25g（先煎）。7 剂，每日 1 剂，水煎服。三诊咳喘消失，纳食增加，精神好转，二便调，活动时气短，脉细缓，寸尺无力，证属肺肾气虚，肾不纳气。第三次穴位埋药，药用益气补肾止咳化痰丸，选取双脾俞、双肾俞、双足三里、气海，每穴埋植药丸 1 粒，口服"金匮肾气丸"加减，药用熟地黄 20g，山药 20g，山茱萸 15g，茯苓 10g，牡丹皮 6g，泽泻 10g，肉桂 3g，附子 5g（先煎），党参 15g，核桃仁 20g，蛤蚧 1 对。7 剂，每日 1 剂，水煎服。四诊患者精神倍增，活动后气短大有好转，基本痊愈而出院。2010 年及 2015 年随访，哮喘未再发作，身体健康，能操持一切家务。

病案二：王某，男，24 岁，2001 年 12 月 11 日入院。患者于 13 岁时，由于夏季汗出受凉，加之吸入尘土及麦秸碎片而发病。曾多处求医，症状未减轻，遂来我院治疗。症见凌晨 4 时左右，气短气喘发作，喉间哮鸣有声，伴咳嗽，吐痰，痰色白，呈泡沫状，量多，易咯吐，持续到早上 8 时左右自行缓解，缓解后如常人。舌质淡，苔薄白，脉沉细。平素易感冒，感冒后病情加重。入院中医诊断：哮证，属寒哮。西医诊断：支气管哮喘慢性持续期。治以温肺散寒，化痰止咳。第一次穴位埋植，选用祛风散寒止咳化痰丸。选穴：膻中、天突、双定喘、双肺俞、双哮喘宁，在完成割治、挑治治疗后，每穴埋植药丸 1 粒。同时配合口服苓甘五味姜辛汤加减治疗。12 月 18 日，经上述治疗后于凌晨 4 时咳喘逐日减轻，稍感气紧，咳嗽数声，咯少量白黏痰，不影响睡眠，纳呆，神疲，闻及刺激性气味仍气短气喘。舌质淡，苔薄白，脉细。二诊证属阳虚痰阻，风敏挛急。治以温阳化痰，抗敏解痉为主。第二次穴位埋植，选用抗敏解痉止咳化痰丸。选穴：双膈俞、双膏肓、双百虫窝、左咳喘点，在完成割治、挑治治疗后，每穴埋植药丸1粒。配合口服苓甘五味姜辛汤合脱敏汤加减治疗。12月25日，于凌晨咳嗽偶作，饮食稍增，夜寐转佳，仍体虚怕冷，自汗，乏力，动则气短，舌质淡红，苔白，脉细缓。三诊证属肺脾气虚。治以健脾益气，培土生金。第三次穴位埋植，选用益气健脾止咳化痰丸。选穴：双脾俞、双肾俞、双足三里，在完成割治、挑治治疗后，每穴埋植药丸1粒。配合口服玉屏风散合四君子汤加减治疗。2002年1月2日，咳喘基本未再发作，余无明显不适，为巩固疗效，回家继续服用参苓白术散合参蛤散。10年后回访哮喘病未再发作。

　　病案三：郝某，男，67岁，主因"咳嗽，吐痰，伴气短，气喘10年，加重4年"于2010年10月2日入院。有慢性吸烟史40余年，日20支左右。发病以来，曾在多家医院就诊，诊断为慢性阻塞性肺病，治疗效果欠佳。入院症见：咽痒，咳嗽，咯吐大量白色泡沫痰，伴气短，气喘，动则加剧，纳呆，腹胀，寐差，乏力，大便不成形，每天晨起一次，夜尿多，舌质淡，苔白，脉滑。中医诊断：喘证，寒痰壅肺。西医诊断：慢性阻塞性肺病。治以燥湿化痰，宣降止咳。第一次穴位埋药，选用祛风散寒止咳化痰丸，取穴：膻中、天突、双定喘、双肺俞、双喘宁。在完成割治、挑治治疗后，每穴埋植药丸1粒。同时配合口服二陈汤合三子养亲汤加减，药用陈皮10g，清半夏15g，茯苓30g，炒苏子10g，炒莱菔子10g，炒白芥子10g，桔梗10g，枳壳10g，炒杏仁10g，厚朴10g，大腹皮10g，炙甘草10g。7剂，日1剂，水煎服。10月9日二诊，痰量明显减少，余症变化不明显，舌淡，苔白，脉滑细。证属虚实夹杂，实为痰敏，虚为气虚。治以化痰消食，健脾益气。第二次穴位埋药，选用抗敏解痉止咳化痰丸，取穴：双膏肓、双膈俞、双痰喘、左咳喘点。在完成割治、挑治治疗后，每穴埋植药丸1粒。同时配合口服三子养亲汤合六君子汤加减，药用炒苏子10g，炒莱菔子10g，炒白芥子10g，太子参20g，炒白术15g，茯苓20g，炙甘草10g，陈皮10g，清半夏10g，砂仁3g（后下），木香9g，枳壳10g，大腹皮10g，麦芽15g，炒神曲15g，花粉6g。7剂，日1剂，水煎服。10月16日三诊，咳嗽吐痰减轻，纳食增加，仍气短，气喘，动则加重，伴腰困，乏力，夜寐欠佳，舌质淡，苔薄白，脉沉细无力。证属肺肾气虚，治以补益肺肾，纳气平喘。第三次穴位埋药，选用益气补肾止咳化痰丸，取穴双脾俞、双肾俞、双足三里。在完成割治、挑治治疗后，每穴埋植药丸1粒。同时配合口服人参胡桃汤加减，药用人参10g，胡桃肉30g，川贝母10g，炒杏仁10g，桔梗10g，炙甘草10g，五味子10g，沉香3g（冲服），山茱萸10g，炒山药10g，炒白术10g，茯苓10g，炒谷芽15g，鸡内金10g。7剂，日1剂，水煎服。10月23日四诊，偶有咳嗽，吐少量白痰，仍气短，气喘，活动后加重，但程度较入院时明显减轻，纳、寐可，二便调，舌质淡红，苔薄白，脉沉细。药已对证，为巩固疗效，给予丸药继续治疗。出院时予药如下：蛤蚧2对，党参60g，生山药60g，麦冬60g，百合60g，黄芪60g，当归30g，五味子30g，炒白术30g，茯苓30g，平地木30g，熟地黄30g，炒杏仁15g，防风15g。1剂，共为细末，炼蜜为丸，1丸3克，1次1丸，1日2次口服。半年后回访，患者自述，回家后症状一天比一天轻，现在基本恢复如常人，可以从事轻微体力劳动。一年后回访，患者完全恢复健康，像同龄人一样能够从事所有体力劳动，为表示感谢，特送来锦旗一面。

联系电话：13753931316

电子邮箱：wajichxish@163.com

砭石疗法治疗痛经

马碧茹

广东省中医院 510000

【作者小传】见 540 页《砭石刮痧治疗面部色斑》。

【操作方法】

1. 经前 3 天内每天用加热砭板在患者小腹及腰骶部位做温法 30 分钟。

2. 用砭具向下压于小腹正中，做顺时针旋转揉摩 10 分钟，同时从小腹至脐部反推 30 ～ 50 次，然后在气海、关元各按揉 2 分钟。

3. 用砭具点按膈俞、肝俞、脾俞、胃俞、肾俞、八髎等穴位各半分钟，在腰骶处横擦，以透热为度。

4. 按揉章门、期门、血海、地机等穴位，每穴半分钟。

【适应证】痛经。

【注意事项】

1. 砭术调理以行经前为宜。

2. 经期砭术调理手法要轻柔，尤其对腹部更需注意。

3. 可配合艾灸三阴交、合谷、子宫等穴位。

4. 如经数次调理疼痛仍不缓解者，应到医院进一步检查。

【应用小结】临床应用本法治疗各种类型痛经患者 200 例，90% 的患者治疗一个疗程后有效，反复治疗多个疗程后痛经明显减轻。

【方法来源】砭石治疗技术是使用适合于人体治疗的石制器具

（砭具），按照中医原理治疗疾病的一种医疗技术，也称为砭术或砭石疗法，在《黄帝内经》时代，曾被列为中医五大医术之首，东汉以后逐渐失传，20世纪末被重新挖掘与发展。砭术的适应证包括：腰腿痛、颈肩背痛、四肢关节风湿痛等骨关节类疾病，肌肉痉挛、肌肉粘连等软组织类疾病和痛经、月经不调等妇科类疾病。

【病案举例】

病案一：陈某，女，20岁，在校大学生，自月经初潮至今，月经期第一、二天小腹冷痛，甚则"无法出门"，伴手足凉，冷汗出，恶心呕吐，需服用止痛药物。查体见：舌淡暗，苔薄白，脉弦细。诊断为原发性痛经。治以温经散寒。经前一周开始予砭石疗法治疗至月经来潮。当月经期第一、二天腹痛大减，无须服用止痛药物。继续治疗3个疗程后，经行腹痛未发作，嘱平日自行艾灸三阴交、关元以调理，并注意经期卫生保健。

病案二：徐某，女，40岁，经行腹痛难忍，月经量多，色暗，夹血块，经外院B超检查后诊断为子宫腺肌症，建议手术治疗。患者因畏惧手术，故来诊。查体：舌暗胖，苔白，脉沉弦。诊断为子宫腺肌症。治以益肾活血。予每三天一次砭石治疗，配合艾灸子宫、三阴交、合谷，从经前一周开始每天治疗一次至月经来潮，配合中药内服。治疗当月，经期腹痛稍减，血块较前多。继续治疗3疗程后，经期腹痛减轻，可忍。嘱其平日自行艾灸三阴交、关元以调理，注意条畅情志，定期复查，必要时手术治疗。

联系电话：13678978936

电子邮箱：71280647@qq.com

耳穴按压治疗失眠

李 颖

广东省中医院 510120

【作者小传】见 363 页《陈氏飞针治疗失眠》。

【操作方法】

1. 取穴

心、神门、肝。

2. 贴敷操作

以酒精棉球轻擦消毒，左手手指托持耳郭，右手用镊子夹取割好的方块胶布，中心粘上王不留行，对准穴位紧贴压其上，并轻轻揉按 1～2 分钟，每日按压 3～5 次，隔 1～3 天换 1 次，两耳交替贴用。

【适应证】失眠。

【注意事项】

1. 贴压耳穴应注意防水，以免脱落。

2. 夏天易出汗，贴压耳穴不宜过多，时间不宜过长，以防胶布潮湿或皮肤感染。

3. 如对胶布过敏者，可用粘合纸代之。

4. 耳郭皮肤有炎症或冻伤者不宜采用。

5. 对过度饥饿、疲劳、精神高度紧张、年老体弱者及孕妇按压宜轻，对急性疼痛性病患者宜重手法强刺激，对习惯性流产者慎用。

【应用小结】临床应用本法治疗失眠 1000 例，总有效率达 95%。

【方法来源】来源于全国名老中医陈全新教授治疗失眠的秘诀。他认为失眠源于"营卫不调、心神失养"，治疗失眠需"调神宁心""身心同调"。

【病案举例】

病案一：30岁的梁某，1月前因工作繁忙，思虑操心过度，故开始出现入睡困难，容易早醒，多梦，每晚可睡3～4小时，醒后自觉头部胀痛，神疲肢倦，胸闷心慌，纳呆，故服用阿普唑仑，服用约2周，用药时睡眠稍缓解，白天仍然觉得乏力心慌，停药后再次出现入睡困难，心慌加重，对服用西药失去信心。主穴选耳穴：神门、心、肝。对准穴位紧贴压其上，并轻轻揉按1～2分钟，每天按压3～5次，隔1～3天换1次，两耳交替贴用。共治疗两周，患者神清气爽，喜诉夜可宁睡，舌脉平。

病案二：王某，男，35岁，股票分析师。主诉：眠差3月。病史：平素工作压力大，3月前开始出现失眠，入睡困难，睡后易惊醒，伴少许头晕、耳鸣、心悸、腰膝酸软，纳一般，一直未予系统诊治；近日觉入睡困难，醒后觉精神萎靡，少气懒言，严重影响日常工作，遂前来就诊，纳一般，二便调。查体：神经系统查体未见异常，舌质淡，苔薄，脉沉细。证脉合参，患者以失眠为主证，属于中医学"不寐"范畴；心主神志、主血，劳心过度，伤心耗血，故见失眠、心悸等症；肾主藏精，肾气亏损则见头晕、耳鸣、腰膝酸软之症；脾藏意，主思，思虑过度易致气机阻滞不畅，脾胃运化无力，故见精神萎靡、少气懒言、纳差之象；辨证属"心肾不交"，以交通心肾为法。中医诊断：不寐（心肾不交）；西医诊断：神经衰弱。治则：交通心肾。针灸并施，用补法。耳穴贴压：予王不留行于心、肝、神门、肾、皮质下贴压；嘱患者畅情志，勿忧虑过度扰伤心神，要求贴压治疗两周，共贴四次，双耳交替。2诊：患者精神转佳，喜诉昨夜睡眠较前好转，头晕症状减轻，舌质淡，苔薄，脉沉细。3～5诊：患者神清气爽，面露喜色，诉失眠症状基本消失，精神较前好转，仍有少许腰膝酸软，无头晕、耳鸣、心悸等不适，纳眠可，二便调。

病案三：梁某，男，27岁，因"入睡困难4年，加重1周"就诊。病史：患者于1周前因工作劳累，出现入睡困难，多梦，易醒，每晚可睡3～4小时，醒后自觉头部胀痛，神疲肢倦，纳呆，二便调，舌质淡，舌苔薄腻，脉稍数。中医诊断：不寐（心脾两虚）；西医诊断：睡眠障碍。治疗原则：健脾益气、养心安神。耳穴贴压：心、脾、神门、肝，以王不留行贴压。嘱患者自行按压穴位，每日5～6次，每次10～15分钟，睡前宜久按压。2诊：患者入睡困难明显好转，每晚可睡6～7小时，纳可，二便调，舌质淡，舌苔薄白，脉细。3诊：患者神情舒缓，面露喜色，眠佳，每晚可睡7～8小时，纳可，二便调，舌质淡红，舌苔薄白，脉缓。4诊：患者神清气爽，喜诉夜可宁睡，舌脉平。

联系电话：15915987486

电子邮箱：15915987486@126.com

无痛蜂疗法治疗儿童反复呼吸道感染

成永明

广东省江门市五邑中医院　529031

【作者小传】成永明，男（1970—　），主任医师，现任中华中医药学会健康服务分会委员，广东省中医外治学会委员、全国第四批名老中医经验继承人。广东省江门市五邑中医院治未病科主任。广东省中医院外聘专家。毕业于广州中医药大学，硕士学位。主编出版专著3部。以中药治病、蜂疗保健、膏方调理、贴敷扶正、灸疗养生等特长闻名于岭南地区。

【操作方法】右手拿镊子，左手拿蜂疗盒，用镊子从蜂疗盒中取出一只中华蜜蜂。把蜜蜂交于左手，用左手食指与拇指夹住蜜蜂，露出尾部螫针，然后用镊子的尖端刮拨数下蜜蜂的尾部螫针，以便刮掉一部分蜂毒。接着用左手把蜜蜂移近儿童的足三里穴，使用蜜蜂的螫针进行针刺穴位，即点即出，动作迅速，每次留针均不超过 3 秒钟。动作要点一是刮拨螫针，二是即点即出，才能达到无痛或微痛的效果。对年龄较小的孩子每次只针一只蜜蜂，左右足三里穴轮换治疗，年龄较大的孩子，可双侧足三里穴同时蜂疗。每周治疗 1～2 次。10 次为一个疗程。一般治疗 2～3 个疗程。注意，对体质敏感者，蜂疗前必须皮试，阴性后才能进行正式疗程。（蜂疗皮试：可在单侧足三里穴轻刺一下，观察 20 分钟，患者局部红肿范围直径不超过 5cm，且无头晕、怕冷、气紧、胸闷、欲呕、皮疹、面青、昏睡、乏力等不适情况出现，即为皮试阴性。）

【适应证】儿童反复呼吸道感染。

【注意事项】蜂疗后，局部有瘙痒红肿水疱者，外涂芦荟汁、土豆汁、皮炎平等；有发热发冷者，口服退热药以及抗过敏药；迟发过敏反应者，应及时到医院进行救治。

【应用小结】临床应用无痛蜂疗法治疗儿童反复呼吸道感染 60 例，总有效率 88.33%，明显高于对照组 70% 的总有效率。

【方法来源】无痛蜂疗法也叫岭南中医无痛蜂疗法，是成永明主任医师 1996 年独创的一种蜂疗法，主要是通过手法对蜜蜂进行减毒处理后，再进行穴位螫刺治疗。适用于身体虚弱、惧怕针刺疼痛、痛觉特别敏感的人群以及儿童群体。无痛蜂疗法 2008 年被确定为广东省级中医药继续教育项目。无痛蜂疗法防治儿童反复呼吸道感染的课题于 2005 年获得广东省科技进步成果奖。

【病案举例】

病案一：张某，女，5 岁。幼儿园小朋友。反复感冒一年，几乎每个月均会感冒发热，咽喉发炎。使用多种方法调理，疗效不佳，仍然反复发作感冒。于 2010 年 3 月来诊。确诊为反复呼吸道感染。给予无痛蜂疗法在双侧足三里穴交替螫刺，治疗 20 次后，患儿感冒明显减少。随访 5 年，期间，偶然才会有一次小感冒，而且，很快就能自愈。

病案二：钟某，男，4岁。反复咽喉发炎，致咽部双侧扁桃体肿大Ⅱ度，睡觉时会打鼾。某西医院的医生主张手术摘除肿大的扁桃体。家长惧怕给孩子做手术。于是前来接受无痛蜂疗法，两个疗程之后，咽喉发炎的次数明显减少。扁桃体也缩小至Ⅰ度。打鼾声也消失了。随访1年未见复发。

病案三：李某，女，6岁。因反复感冒流鼻涕、鼻塞、打喷嚏2年来诊。经鼻腔镜检查显示腺样体肥大，已堵塞鼻腔道达4/5。曾滴鼻治疗效果不佳。给予无痛蜂疗法3个疗程之后，流鼻涕、打喷嚏、鼻塞明显减轻。复查鼻腔镜显示腺样体已缩小至占鼻道的2/5。

联系电话：15218818800

电子邮箱：chengym2000@163.com

穴位注射治疗眩晕

李佩芳

安徽中医药大学第二附属医院　230061

【作者小传】李佩芳，男（1966—　），主任医师，现任中华中医药学会针灸分会委员。1990年毕业于安徽中医学院针灸推拿系，在安徽中医药大学第二附属医院从事针药并用防治脑血管病临床工作25年，擅长针药并用治疗各种疑难杂症，尤其对偏瘫、眩晕、失眠、帕金森等病疗效独到。发表论文70余篇，参与出版论著1部。

【操作方法】取2mL注射器1支，抽取盐酸异丙嗪1mL，患者取俯卧位，风府穴常规皮肤消毒，医者采用持笔式将针快速进入风府穴，当患者有酸麻重胀感，并且回抽无血时，再将异丙嗪注入。每天一次，三次一个疗程。

【适应证】良性位置性眩晕、颈源性眩晕、后循环缺血性眩晕。

【注意事项】此法操作简单，但风府穴之下为延髓之所，故下针时要朝下颌方向，进针深度要依据患者胖瘦控制在 0.5 ～ 1 寸之间。

【应用小结】临床应用本法治疗眩晕患者 200 例，98% 的患者一个疗程治愈。

【方法来源】来源于李佩芳主任多年来运用中西医结合治疗眩晕的临床探索，效果佳。穴位注射疗法是在针刺疗法和现代医学封闭疗法相结合的基础上，根据经络学说和药物治疗原理而发展起来的一种治疗方法。本疗法对机体具有针刺和药物的双重效能。中医认为眩晕病位在脑，风府穴是脑府经气在体表的输注之处，异丙嗪能竞争性阻断组胺 H 受体而产生抗组胺作用，并且其抗胆碱作用较强，因此在风府穴注射异丙嗪治疗眩晕有良好的效果。

【病案举例】

病案一：刘某，女，58 岁，眩晕发作 3 小时，患者今晨前起床不能，视物旋转，恶心、呕吐，与姿势位置有明显关系，即来就医，水平眼征（＋），凯尔尼格征（－），无颈强直，诊断为"良性位置性眩晕"，当下立即予以风府穴注射异丙嗪一支，随访，两小时后眩晕症状已明显缓解，连续治疗三天，症状完全消失。

病案二：王某，男，59 岁，眩晕反复发作半年余加重 2 天，患者半年前在无明显诱因下出现眩晕，在外院多次就诊，颈椎正侧位片显示骨质增生，在外院拟颈椎病治疗，效果不佳，一周前来我院就诊，眼征（－），颈椎张口位片示存在寰枢关节半脱位；故诊断为"寰枢关节半脱位"，给予每天风府穴注射异丙嗪一支，连续三天。一月后随访，眩晕症状未再发。

病案三：姜某，女，79 岁，眩晕反复发作 3 年余加重 5 天，患者三月前在无明显诱因下出现眩晕，无视物旋转、恶心、呕吐，在外院多次就诊，头颅磁共振示老年性脑改变，拟后循环缺血收治，予以活血化瘀，改善脑代谢治疗效果不佳。后来我院就诊，查体：垂直眼征（＋），颈椎棘突旁压痛（－），闭目难立征（＋），诊断为"后循环缺血"，给予每天风府穴注射异丙嗪一支，连续三天，第一次治疗后症状明显缓解，第三次治疗后症状消失。一月后随访，眩晕症状未再复发。

联系电话：13956955697

电子邮箱：Lipf67@163.com

中药保留灌肠治疗慢性肾衰竭

洪钦国

广东省广州市广州中医药大学第一附属医院　510405

【作者小传】见 29 页《升清降浊方治疗慢性肾功能衰竭》。

【操作方法】

1. 患者取左侧卧位或平卧位，臀下铺中单、胶单，下垫一小枕，暴露臀部。

2. 用石蜡油充分润滑肛管前端，排气。

3. 将中药灌肠液倒入灌肠袋内，灌肠液温度约 38℃，关灌肠袋开关。

4. 嘱患者深呼吸，用止血钳夹持肛管轻轻插入直肠 10 ～ 15cm，固定肛管，打开开关，缓慢滴入灌肠液。

5. 灌肠液滴完后，关紧开关，用纱块包住肛管，将肛管反折并轻轻拔出。

【适应证】慢性肾衰竭。

【注意事项】

1. 操作过程中注入速度不可过快过猛。

2. 灌肠高度：液面距肛门 40 ～ 50cm。

3. 注入灌肠液后，嘱患者平卧，尽量保留灌肠液 30 分钟后再排便。

4. 观察灌肠后患者有无不适，排便次数是否正常，并观察大便颜色及性质。

5. 以每日灌肠 2 ～ 3 次，粪质稀烂，病人不觉辛苦为宜。

【应用小结】本法在临床上使用已超过 10 年，可有效延缓肾功能衰竭进展。严格按照操作规范，无严重并发症。

【方法来源】洪教授宗内经之"大肠者，传导之官，变化出焉"，认为将糟粕化为粪便排出体外，是脾胃降浊功能的延伸。即"大肠之所以能传导者，以其为肺之腑，肺气下达，故能传导"，肠道"受五藏浊气，名曰传化之府，此不能久留，输泻者也"。洪教授据上述学术观点及多年临床经验，提出中药灌肠液保留灌肠。

【病案举例】

病案一：丁某，女，44 岁，10 年前开始出现下肢浮肿，在当地医院被诊断为慢性肾衰竭。近 1 月来因思虑过度，下肢浮肿症状反复，5 天前出现恶心呕吐，纳差，大便少，质硬。舌胖大，苔白厚腻。入院后给予复方黄槐灌肠液保留灌肠，一天一次。灌肠后患者解大便 2 ～ 3 次 / 天，无明显其他不舒服。5 天后，患者舌苔渐化，复查生化指标较前改善。

病案二：刘某，男，48 岁，因"反复右腰痛 10 年余，乏力纳差 1 月"入院。患者有右肾结石 10 年余，曾行右肾碎石术及口服排石药物。腰痛症状时有发作，患者未予重视，未能系统复查。1 月前，患者出现食欲差，伴有恶心感，下肢浮肿。遂入院治疗。查肌酐为 550μmol/L。治疗以纠正贫血、降压、纠正酸中毒、活血化瘀、通腑泄浊、益气补肾等为主。予复方黄槐灌肠液保留灌肠，灌肠后患者解大便 1 次 / 天。1 周后复查肌酐为 460μmol/L。

病案三：潘某，男，73 岁，因"泡沫尿 5 年，双下肢水肿 5

月"入院。入院时见面色萎黄，气促，下肢重度浮肿，小便减少。查肌酐为 789μmol/L，诊断为慢性肾衰竭。患者拒绝行肾脏替代疗法。给予西医常规治疗及口服辨证中药及中药保留灌肠。灌肠后患者日解大便 4 次，质稀烂。3 天后下肢浮肿、气促症状减轻，复查肌酐为 650μmol/L。

联系电话：020-36591358

剪治龈交治疗痔疮

林国华

广州中医药大学第一附属医院　510405

【作者小传】见 404 页《火针治疗带状疱疹》。

【操作方法】用左手拇指和食指夹持无菌纱布，将患者上唇提起，唇内正中与牙龈交界处的系带上有形状、大小不等的小滤泡或小突起，正中与牙龈交界处的系带上有形状、大小不等的小滤泡或小疙瘩，先后用 2% 碘酒及 75% 酒精消毒后，用 3 号眼科弯剪将其剪掉或剪出小口。若有出血，用棉球按压止血。一周一次，四次为一个疗程。

【适应证】痔疮。

【注意事项】注意避免伤口感染，禁食辛辣及刺激性食物。

【应用小结】临床应用本法治疗痔疮患者 200 例，80% 的患者一个疗程显效。

【方法来源】广东省广州市张家维老中医经验疗法。张家维（1937—　），男，主任医师，全国名老中医。1965 年毕业于广州中医药大学，先后在广州中医药大学针灸康复临床医学院和广州中医药大学第一附属医院工作。在临床上善用"飞针"，人称"飞针博导"，首创电梅花针治疗斑秃，善治医学难题癫痫、脑瘫、小儿抽动症等脑系疾病。

【病案举例】

病案一：李某，男，25 岁，因"大便带血半年"至针灸科门诊就诊，患者于饮食不洁后出现大便时伴有鲜血，色鲜红，量少，大便干，难以解出，伴出血二年余，曾用"化痔栓"等药物治疗症状稍好转，期间反复发作，肛门指检示：3～5 点有蚕豆大小痔核，查体示上唇系带中部可见小米粒状突起点，舌红苔黄腻，脉弦数。中医诊断：痔疮（湿热下注）；西医诊断：混合痔。操作：采用龈交穴剪治法，治疗一次后未见大便出血，巩固治疗一次后大便干等症状较前好转。追访一年，肛检痔核吸收，至今未发。

病案二：张某，女，58 岁，便秘 20 年，大便常难以解出，伴有疼痛，质干结，3～5 天一次，偶伴有出血，色鲜红，至肛肠科诊断为混合痔，外用药物后症状未见明显好转。肛检：位于 6、4 点处有蚕豆大小痔核，痔核部分伴有直肠黏膜和轻度外翻现象。查体示上唇系带中部可见米粒大小的结节突起，舌红少苔，脉沉细。中医诊断：痔疮（阴虚肠燥）；西医诊断：混合痔。采用龈交穴剪治法治疗，每周治疗 1 次，1 月后观察，便秘、便血等症状消失，直肠黏膜下垂现象消失，随访 1 年，未见复发。

病例三：许某，男，30 岁，因"肛门坠胀感 3 年"就诊，患者自觉肛门下坠感，大便难以解出，偶伴鲜血，色淡红，伴气短懒言，纳呆便溏，神疲乏力，面色无华。肛门指检示：3～5 点外痔，痔核脱出，舌淡苔薄白，脉沉细。中医诊断：痔疮（脾虚气陷）。采用龈交穴剪治法治疗，一次后肛门坠胀感消失，每周治疗 1 次，1 月后观察，便秘、便血等症状消失，痔核脱出消失，随访 1 年，未见复发。

联系电话：13609021435

电子邮箱：tcmLin-801@163.com

蜂针治疗各种疾病

李万瑶

广州中医药大学 510400

【作者小传】李万瑶，女（1954— ），教授，博士生导师。现任中国针灸学会针灸临床专业委员会副顾问，中国民间疗法协会蜂疗专业委员会副主任委员，在广州中医药大学第一附属医院针灸科从事针灸临床30余年，擅长用各种特色针灸疗法治疗各种疑难杂症，尤其擅长活蜂针刺治疗类风湿性关节炎、强直性脊柱炎、各种疼痛、扭伤、肿瘤等不同疾病。出版论著6部，先后发表论文数十篇。

【操作方法】将蜂针针刺穴位用75%酒精棉球常规消毒，用医用镊子夹住蜜蜂腰部，使它的尾部对准穴位，直刺，15秒或更久后拔掉蜂刺，1周3次，10次为1疗程。

【适应证】各种病因引起的痛症、风湿病、运动病、肿瘤等。

【注意事项】心、肾等内脏严重功能不全的患者禁用，严重蜂针过敏者，孕妇和体虚不受者慎用。

初期接受蜂针者，宜小量，因人因病而异，经过一个月左右逐渐加量，初期可在蜂针处出现红肿痒、色素沉着等现象，甚至出现发热、淋巴结肿大等，均为正常反应；初期接受蜂针者，不宜用较大剂量，以免引起风疹、过敏性休克等严重反应。

【应用小结】临床应用本法治疗各种痛症、风湿病、肿瘤等患者3万余例，95%的患者一个疗程疼痛消失；在类风湿性关节炎、强直性脊柱炎等自身免疫性疾病患者中，一直坚持定期用蜂针治疗的，有85%的人脊柱僵硬、四肢关节变形未见发展。

【方法来源】广州中医药大学黎文献老师及南方医科大学陈恕仁教授经验疗法。

黎文献，男（1932—   ），广东怀集县人，曾任广州中医药大学副教授、副主任医师。从事中医针灸医、教、研40余年，擅长针挑、火针、蜂针疗法，治疗风湿性疾病疗效显著。编写我国第一本针挑疗法，主编《针灸简易取穴法》《中国常用民间疗法》《实用针灸临床处方》《彩色针灸挂图》等。已退休，现定居美国纽约。

陈恕仁，男（1940—   ），江西永新人，于1983年先后至今在解放军177中心医院、第一军医大学专家门诊部，创办我军第一间蜂疗室、男性学诊室，采用蜂疗、性医学、磁疗等中西医结合诊疗新技术，专治不孕不育及奇难杂症，主编有《中西医结合治疗不育不孕症》《蜂疗一百问》《性医学的奥秘》《生物磁疗与保健》《农村常用中草药选》《民间单方验方歌谣一百首》等15本专著。另外在报刊、电台、电视台发表科普文章80余篇。在从医近40年的临床、教学、科研工作中，为促进我国男性学及中医蜂疗的进一步提高和发展做出了贡献。

【病案举例】

病案一：彭某，女，46岁，右踝疼痛半年加重一周，发病前曾长时间行走，无明显外伤史。诊断为"右踝痛"，给予活蜂针针刺丘墟穴，先对穴位用75%酒精棉球常规消毒，再用医用镊子夹住蜜蜂腰部，使它的尾部对准穴位，直刺，15秒后拔掉蜂刺，一周三次，两次后疼痛缓解，6次后右踝已无疼痛不适。

病案二：黄某，男，初诊时间为2004年3月，当时60岁，现在71岁。就诊时双手指食、中指近端指间关节疼痛，稍有肿胀变形，双腕关节肿胀疼痛，活动受限，晨僵1.5小时。余关节未见明显异常，查类风湿因子阳性、血沉增快。诊断为"类风湿性关节炎"，在其腕部与近端指间关节疼痛处阿是穴交替进行蜂针针刺，10次后症状缓解，疼痛不适轻微，肿胀消退。10余年来症状控制后治疗间隔由一周三次到一周一次，再到一月一两次，10余年来类风湿性关节炎未再发作，关节变形未见加重。

病案三：尹某，女，58 岁，因"卵巢肿瘤多发转移病变"剧痛不舒，肿瘤医院予强阿片类镇痛药注射，剧痛只可缓解 1～3 小时，遂慕名而来，寻求蜂针抗肿瘤止痛治疗。予活蜂针针刺肝俞、肾俞、次髎、子宫穴、气海、关元等，在穴位用 75% 酒精棉球常规消毒，用医用镊子夹住蜜蜂腰部，使它的尾部对准穴位，直刺，5 分钟后拔掉蜂刺，一天蜂针一次，一次用蜂 6～10 只，每次可止痛 4～8 小时。

病案四：李某，男，61 岁，澳门人。因肝硬化肝癌腹水，胁痛不已，前来要求蜂针治疗。初期 1 个月住一附院综合科，边用蜂针边用中药，后转为门诊，专门用蜂针治疗，配合服用蜂王浆、蜂胶、蜂花粉、蜂蜜。从仅用 2 只蜂直刺，在肾俞、大肠俞、期门、关元、足三里穴等交替进行，逐渐达到一次用蜂 50 多只。1 个月后胁痛减退，3 个月后腹水逐渐消失，6 个月后腹水全无，肝功能检查全部正常，9 个月后肝区未见肿块。

联系电话：13527665286

电子邮箱：1273386623@qq.com

耳尖放血治疗偏头痛

庄礼兴

广州中医药大学第一附属医院 510405

【作者小传】见 391 页《穴位埋线治疗癫痫》。

【操作方法】患者取正坐位，医者左手将患者耳郭搓热折叠，使其耳上方呈一尖角，用 75% 酒精棉球消毒后，右手持 5 号注射针头对准耳尖点刺令其出血，左手松开，对针刺处进行挤压，令其出血 8～10 滴。每次放一侧耳尖，左右耳交替治疗。首次放血选头痛侧耳尖；若头痛两侧皆有，则选痛甚侧耳尖。1 周 3 次，3 次为一个疗程。

【适应证】偏头痛。

【注意事项】大病体弱、贫血、孕妇和有自发性出血倾向者慎用。

【应用小结】经临床观察的 300 例病例统计，99% 的患者只需治疗 1 次，偏头痛减轻或立愈，90% 的患者一个疗程治愈。

【方法来源】耳尖放血属于中医学刺络放血范畴，早在两千多年前的《黄帝内经》中就有大量论述，《素问·气穴论》指出，瘀血为多余之血，应泄其血。岐伯云，视病位之血络，刺出其恶血，使血除经通得以治其病。即通过刺络放血，泻邪毒、恶血、浊气，通调经脉血气，恢复机体平衡。

【病案举例】

病案一：雷某，女，34 岁，因工作劳累过度，熬夜后出现左侧偏头痛，休息后可缓解，病情反复发作，劳累过度情绪激动后症状加重。诊断为"偏头痛"，将其耳郭搓热折叠，用 75% 酒精棉球消毒后，右手持 5 号注射针头对准耳尖点刺令其出血，左手松开，对针刺处进行挤压令其出血 8 ～ 10 滴。首次放血选取左侧耳尖，左右耳交替。另取风池、颈百劳、肩井、阿是穴、外关、中渚，留针 30 分钟，隔天一次，5 天后症状消失。

病案二：王某，女，43 岁，两天前因生气后致右颞侧疼痛难忍，自服芬必得后疼痛略减，数小时后疼痛又作。患者心烦意躁，彻夜难眠。诊断为"偏头痛"，将其耳郭搓热折叠，用 75% 酒精棉球消毒后，右手持 5 号注射针头对准耳尖点刺令其出血，左手松开，对针刺处进行挤压令其出血 8 ～ 10 滴。首次放血选取右侧耳尖，当时即觉症状减轻，隔天一次，5 天后症状缓解。

病案三：刘某，女，32 岁。每逢经行期间，右侧头部如针刺锥钻样疼痛，2 天前经行偏头痛又作，两乳及小腹胀痛不舒。诊断为"偏头痛"，将其耳郭搓热折叠，用 75% 酒精棉球消毒后，右手持 5 号注射针头对准耳尖点刺令其出血，左手松开，对针刺处进行挤压令其出血 8～10 滴。首次放血选取右侧耳尖，左右耳交替。另取合谷、太冲、太溪、外关、风池，留针 30 分钟，隔天一次，5天后症状缓解。

联系电话：13822287775

电子邮箱：zhuanglixing@163.com

蜂针疗法治疗免疫系统疾病

韩巧菊

石家庄大正中医蜂疗医院　050031

【作者小传】 韩巧菊，女（1954—　），中医主任医师，医学博士。现任中华中医药学会民间传统诊疗技术与验方整理研究分会副主委、中国中医蜂疗专业委员会副会长、中国民族医药学会常务理事。毕业于河北医科大学，从事蜂疗临床工作 30 余年，出版论著 2 部，发表论文 20 余篇。擅长用蜂疗治疗免疫性疾病，尤其对风湿、类风湿、强直性脊柱炎、胆结石、颈椎病、腰椎间盘突出症、肿瘤等疾病疗效独到。

【操作方法】 具体针法分为直刺法、点刺法、散刺法。直刺法：将活蜂尾部螫针直接刺入已消毒的穴位后把活蜂体取走，螫针留在皮肤上，通过螫刺的基部螫器官有节奏地收缩，将蜂针液注入人体，留针约 15 分钟左右拔出螫针。点刺法：同直刺法，留针约 0.5～1 分钟即拔出螫针。散刺法：趁活蜂尾部的螫针伸出时，用医用镊子夹持住螫针的中部拔出。以每隔 1 秒钟的速度约 0.1 个蜂单位量螫刺在经常规消毒的患部或与疾病相关的经络皮部，垂直刺入皮肤 0.5～1mm，随即拔出，一针可刺 3～10 个点或穴位。

蜂针数量：每日治疗 1 次，每次的蜂针数量从 1 个蜂单位开始逐日递增，在治疗开始第一个月内每次治疗针数不超过 10 个蜂单位，一个月后蜂针数量逐渐递增，一般病种每次治疗不超过 15 个蜂单位。严重的慢性病，不超过 20 个蜂单位。

疗程：一般病种每 15 天为一个疗程，一个疗程后休息 2 ～ 3 天。对于类风湿性关节炎等较重的慢性病连续治疗 3 个疗程后，休息 7 ～ 10 天，再进行下一阶段的治疗。

【适应证】风湿、类风湿、强直性脊柱炎、胆结石、颈椎病、腰椎间盘突出症、肿瘤、骨关节病、滑膜炎、神经系统疾病等。

【注意事项】

1. 接受蜂针疗法治疗者，宜从小量开始，因人因病而异，逐渐加量。

2. 过敏体质者、孕妇和体虚不受者慎用。

3. 做蜂针治疗时要备急救箱，以用于过敏患者的处理，特别是过敏性休克患者的急救。

4. 心、肾等内脏严重功能不全的患者禁用。

【应用小结】临床应用本法治疗类风湿患者 1086 例，强直性脊柱炎患者 6330 例，胆结石患者 1015 例，颈椎病、腰椎间盘突出症患者 360 例，肿瘤患者 123 例，85% 的患者一个疗程治愈，总有效率达 95% 以上。

【方法来源】源于前辈郑秀荣老先生的蜂针疗法。郑秀荣，男（1920—2015）。韩巧菊博士跟随郑秀荣先生学习多年，深得其真传，完全接承了郑秀荣先生的蜂疗技术，在单纯蜂针的基础上，立足临床，潜心研究 30 多年，将蜂疗与中医理论相结合，独创了"中医蜂疗四联法"，以蜂针配合蜡疗温经散寒，活血化瘀，祛风除湿，强督通脉壮筋骨，从根本上调节人体的免疫功能，在治疗类风湿关节炎、强直性脊柱炎、肿瘤等疑难杂症方面取得了突破性进展及成果。

【病案举例】

病案一：熊凤珍，女，74 岁，东北人。患者双腕踝关节疼痛 8 年，右中指变形 5 年，1999 年秋季因劳累后出现全身大关节疼痛肿胀，肢体活动不便，2005年7月因受凉后，全身大关节疼痛加重，肿胀明显，行动受限，诊断为类风湿性关节炎。经朋友介绍，2006年2月16日来我院治疗，经"中医蜂疗四联法"的系统治疗后，病情明显减轻，关节肿胀减轻。在我院经三年断续治疗，疼痛肿胀消失，完全治愈。

病案二：王某，女，56岁，家住石家庄市新华区，主因"颈肩痛伴双上肢麻木5年，腰痛伴双下肢放射性疼痛憋胀5年，加重1个月"，于2013年3月25日入住我院。此前行走几十米就会出现右下肢憋胀放射性疼痛，侧卧位时双上肢麻痛不能入睡，赴市中医院求治，被诊断为"颈椎病（颈椎间盘膨出）、腰椎间盘突出症"。在我院经"蜂毒药物植入疗法"治疗2天后，腰部疼痛及双下肢放射性疼痛消失，双上肢麻木症状明显减轻。15天后患者病愈出院。

病案三：患者某，男，18岁，山东蓬莱人。2005年10月以"强直性脊柱炎"入住我院，被家人抬入病房，双下肢与躯体呈60°，强迫体位，不能平卧，生活完全不能自理。骨盆正位片显示，双侧股骨头重度坏死，髋关节中度融合，双侧骶髂关节完全融合。入院后给予"中医蜂疗四联法"治疗，治疗17天后可拄双拐下床行走；治疗1个疗程后可生活自理，拄单拐上下楼；治疗4个疗程后骨盆正位片显示，股骨头坏死由中度变为轻度，双侧骶髂关节间隙清晰可见，生活能够完全自理，关节活动自如，疼痛消失，髋关节活动度明显增大，达到临床治愈，随访8年未复发。现已参加工作。

病案四：董某，女，68岁，东北鞍山人，上腹部胀痛1年有余，加重伴黄疸10余天。以"胆石症"入住我院后，采用"中医蜂疗速素排石法"治疗9天后排除墨绿色结石数十粒和大量胆泥、胆沙。彩超复查示胆管及胆总管结石消失。但胆囊内仍有1/4结石未排出。患者出院后带药继续排石，在鞍山市中心医院做彩超检查，显示胆囊大小、形态未见明显异常，胆囊结石消失。

病案五：高卫星，男，57岁，河北省石家庄人。于2014年11月因排尿困难，刺痛，右下肢憋胀、疼痛来我院就诊。直肠指诊：前列腺质硬、表面不平，有结节感，无明显触痛。核医学影像提示：全身骨显像示颅骨、胸骨、左肩部、颈椎、多个胸腰椎、多根肋骨、盆骨及左股骨上端异常放射性浓聚。CT扫描范围示：多部位骨质髓腔内可见片状或结节状高密度影，考虑多发骨转移癌。入院后结合病史、症状、体征及辅助检查诊断为：前列腺癌，全身多发性骨转移。采用"中医蜂疗四联法"治疗。具体分为：①中药内治：补肾沥下汤口服及液体输入治疗；②中药外治：灌肠及蜂针治疗。内外结合治疗，以凉血解毒，散结止痛，防止骨转移。采用蜂针治疗仅3天后，患者自觉小便困难，刺痛等症状明显减轻，周身轻松；继续治疗20天，无小腹憋胀、排尿困难等不适症状，出院；休息18天后于12月第二次入院巩固治疗，继续采用蜂疗四联法，以消肿解毒，散结止痛，控制骨转移。治疗22天后，患者病情好转，出院。定期随访，药物巩固。现已正常工作。

联系电话：13931122082

电子邮箱：dzflzx@163.com

耳穴贴压治疗单纯性肥胖

杨天颖

河南省开封市中医院　475000

【作者小传】杨天颖，女（1987—　），针灸推拿硕士，住院医师。2015年毕业于湖北中医药大学针灸推拿专业，在湖北省中医院针灸科、开封市中医院颈肩腰腿疼科从事针灸临床工作6年，擅长用针灸治疗颈肩腰腿痛类疾病、单纯性肥胖症。发表论文3篇。

【操作方法】耳穴：口、胃、脾、肺、三焦、饥点、内分泌、皮质下、交感。用75%酒精棉球消毒一侧耳郭，用耳穴笔在所选取耳穴的相应区域，探寻患者的最敏感点，稍加压标记后，用中央固定有王不留行的 0.8cm×0.8cm 脱敏胶布贴于标记的穴位处。嘱患者晨起后及饭前半小时按压 3～5min，以局部有痛感伴发热为宜，每天按压 4 次。每次取单侧耳穴，双耳交替进行，3 天更换一次，1 个月为 1 疗程，每疗程之间休息 3 天。

【适应证】单纯性肥胖症。

【注意事项】治疗期间，嘱患者避免进食煎炸类等含高热量及高糖量的食物；不喝饮料，不饮酒，以温开水代替。每晚根据自身情况坚持有氧运动（以快走、慢跑为佳）半小时至 1 小时。

【应用小结】临床应用本法治疗单纯性肥胖症 64 例，治疗两个疗程后，总有效率达到 90.5%。治疗过程中，患者的伴随症状如便秘、失眠、月经不调等均有不同程度的改善。

【方法来源】湖北省武汉市中青年名医周仲瑜教授 30 年临床经验疗法。周仲瑜，女（1965—　），擅长针灸治疗各种常见病症与疑难杂症，尤其运用针灸治疗单纯性肥胖症疗效显著。杨天颖医师 22 岁师从于周老师，较好地继承了周老师的临床经验。中医认为"十二经脉、三百六十五络，其血气皆上于面而走空窍"，"耳者，宗脉之所聚也"。耳通过经络与全身及各脏腑密切相连，是人体的缩影，刺激相应的耳穴也可宣通气血，平衡脏腑的阴阳虚实，从而实现减肥的目的。

【病案举例】

病案一：胡某，男，35 岁，会计，肥胖病史 9 年，身高 171cm，就诊时体重 81kg，腹部及大腿肥胖明显，食欲不振，痰多，神疲乏力，嗜睡懒言，大便溏稀，舌淡，边有齿痕，苔薄白，脉细缓，辨证为脾虚湿阻型。经两个疗程耳穴治疗后，体重减轻 10kg，精神佳，嗜睡乏力等症状均明显减轻，大便调，一年后随访，体重未反弹。

病案二：徐某，女，42 岁，教师，肥胖病史 18 年，身高

164cm，就诊时体重74kg，胃脘痞满，月经不调，失眠多梦，舌质暗红，苔白或薄腻，脉细弦。经三个疗程耳穴治疗后，体重降至63kg，月经基本恢复正常，痞满消失，睡眠质量明显提升。

病案三：苗某，女，27岁，就诊时体质肥胖，身高159cm，体重65kg，上下匀称，按之结实，食欲亢进，肢重，困楚怠惰，口渴，喜饮，舌质红，舌苔腻，微黄，脉滑数，辨证属胃热湿阻型，经2个疗程耳穴治疗后，体重下降7kg，食欲正常，肢体困重明显好转。

联系电话：13103786181

电子邮箱：470364316@qq.com

点按任、督二脉穴位治疗脑瘫、截瘫

张宝斌

黑龙江　哈尔滨市　150003

【作者小传】张宝斌，男（1953年—　），中医推拿副研究员。1995年毕业于黑龙江省中医学院，取得中西医结合乡村中医师证。2012年8月获黑龙江省中医药管理局监制的"传统医学医术确有专长证书"，技术专长：脏腑经络点穴法。张宝斌医师掌握此民间绝技40多年，擅长以指代针点按脏腑经络治疗各种疑难杂症，尤其对小儿脑性瘫痪、截瘫、老年性痴呆、三高征疗效独到。曾在《黑龙江省中医药老年杂志》《健康大视野》《中华脊柱健康医学》《黑龙江省反射疗法协会论文汇编》发表论文4篇。

【操作方法】取穴：阑门穴（位于上腹部，前正中线上，脐中上1.5寸）、建里、气海、关元、大椎、至阳、命门，可随症加减任脉、督脉上的穴位。手法：用拇指指腹按压在选定的穴位上，力量适中，以使病人略觉微痛，又感舒适为度，手指来回按揉滑动，指端应将穴位的皮肤压下。按揉时以穴位为中心呈圆形，也可根据穴位处的结节或条索状物的形态、骨缝和肌肉的走向呈十字形交叉滑动。1 天 1 次，10 次为 1 疗程。

【适应证】小儿脑瘫、截瘫。

【注意事项】以患者能够耐受为度，对体质虚弱者、皮肤病患者及有严重心脏病的患者禁用。

【应用小结】临床应用本法对 20 例小儿脑瘫及截瘫患者治疗后，肢体功能均有不同程度好转，有效率达 90%。

【方法来源】20 世纪 70 年代张宝斌医师受人赠与《脏腑图点穴法》一书，书中记载了点按穴位养生治病的方法。张医师认真研读，通过临床实践，逐步总结形成了点按任脉及督脉穴位治疗小儿脑瘫、截瘫的治疗方法。

【病案举例】

病案一：张某为早产三胞胎之一，女，4 岁；因出生 17 个月后仍不能独立站立，肢体活动障碍，四肢肌张力高，反应迟缓，被诊断为小儿脑瘫。经过两年康复治疗，效果不明显。通过本方法治疗 10 疗程后，肌张力明显改善，三胞胎均能独自站立，可短距离行走。

病案二：俄罗斯脑瘫患者，男，23 岁，三年前因外伤造成脑部受撞击，颈胸段脊髓损伤，导致失语、下半身截瘫，利用本手法结合整脊手法治疗 1 疗程后，此患者能借助外物站立，又经 2 疗程治疗后，可独自平稳站立。

联系电话：13936171823、18249778956